针刺手法量学研究

主审　石学敏
主编　孟智宏　石江伟　邓士哲　徐天舒

全国百佳图书出版单位
中国中医药出版社
·北　京·

图书在版编目（CIP）数据

针刺手法量学研究 / 孟智宏等主编 . -- 北京 : 中国中医药出版社，2025. 1.

ISBN 978-7-5132-8967-2

Ⅰ. R245.3

中国国家版本馆 CIP 数据核字第 2024X5M993 号

中国中医药出版社出版

北京经济技术开发区科创十三街 31 号院二区 8 号楼

邮政编码　100176

传真　010-64405721

北京盛通印刷股份有限公司印刷

各地新华书店经销

开本 787×1092　1/16　印张 25　彩插 0.25　字数 599 千字

2025 年 1 月第 1 版　2025 年 1 月第 1 次印刷

书号　ISBN 978－7－5132－8967－2

定价　129.00 元

网址　www.cptcm.com

服 务 热 线　010-64405510

购 书 热 线　010-89535836

维 权 打 假　010-64405753

微信服务号　zgzyycbs

微商城网址　https://kdt.im/LIdUGr

官 方 微 博　http://e.weibo.com/cptcm

天猫旗舰店网址　https://zgzyycbs.tmall.com

如有印装质量问题请与本社出版部联系（010-64405510）

《针刺手法量学研究》编委会

主　审　石学敏

主　编　孟智宏　石江伟　邓士哲　徐天舒

副主编

李桂平　蔡　斐　Benny Xu（加拿大）　张丽丽
李　礼　鲁　海　卓碧芳　姜海伦　司尚坤

编　委

Yang Li（加拿大）　马铭垚　王　凯　王　甜　王雅哲
文　妍　田　光　丛莹莹　吕元昊　乔　曼　刘景岳
阮建国　李　明　李波漩　李孟汉　李凌鑫　时嘉蔚
汪　洋　沙　滔　张　超　张飞飞　张云洁　张俊清
张洁瑛　陈俊杰　陈　重　罗珊珊　林梦萱　金鑫瑶
庞　博　孟　想　赵志恒　夏　梦　党　潇　徐家淳
郭颢龙　陶　锋　桑博默　常　花　常颖慧　麻凯璇
梁　轩　葛泉希

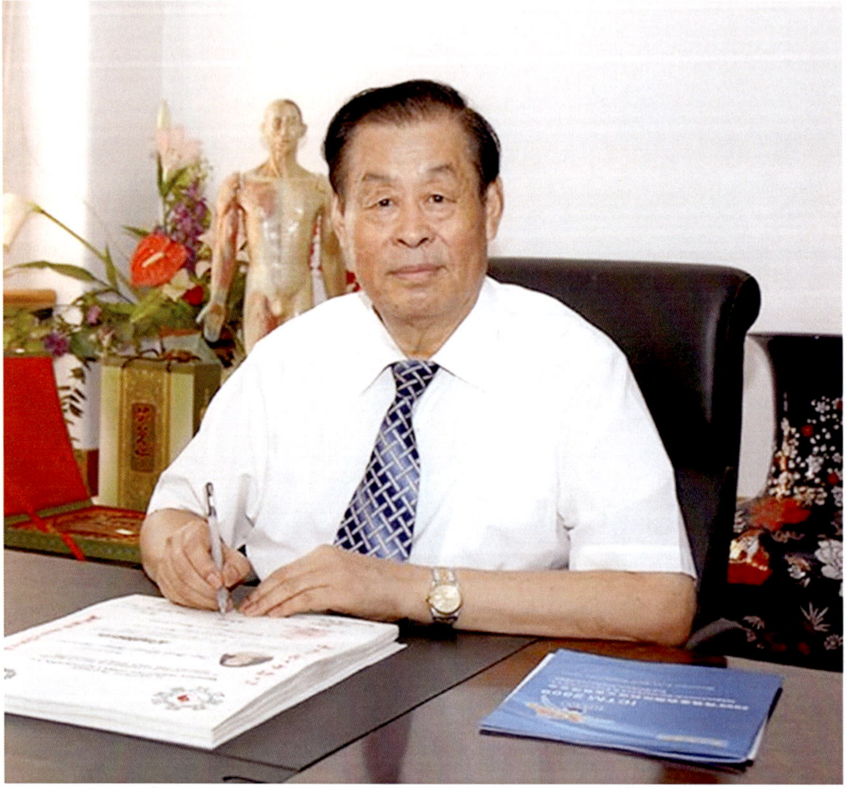

中国工程院院士、国医大师石学敏

石　序

针灸学，作为中华民族历代医家实践智慧与经验的结晶，承载着深厚的中医历史文化积淀，是中国传统医学的瑰宝与遗产，亦是世界医学宝库中一颗璀璨的明珠。作为国家一级学科，针灸学兼具深厚的历史底蕴与现代科学价值，是推动中医药现代化、国际化进程的关键一环。“中医针灸”已被联合国教科文组织列入《人类非物质文化遗产代表作名录》，标志着中国针灸已走向世界。

循证支持与科学解释对于推动针灸现代化发展具有至关重要的作用，而基于此的针灸标准化工作更是推广针灸疗法、解决全球健康问题的关键所在。针灸手法量学，作为针灸治疗走向剂量化、规范化、标准化、科学化的必由之路，其重要性不言而喻。《针刺手法量学研究》一书，正是基于针刺手法量学的理论与方法，系统收集、归纳、整理了针刺手法量学的临床与基础研究成果，对手法量学进行了全面而深入的总结。此书的问世，标志着针灸科学化、标准化领域探索与总结的重要成果，其意义深远，值得我们共同关注与深入探讨。

顺应中国针灸新时代的发展要求，并遵循中医药的发展规律，本书秉持“传承精华，守正创新”的发展原则，编写严谨，内容既注重深度又兼顾广度，理论与实践紧密结合，环环相扣。本书在传承中医传统理论体系的同时，亦重视现代研究进展，力求与国际标准相衔接，为中国传统医药文化与技术的国际传播贡献重要力量。

愿本书能为中医针灸疗法的规范化和标准化起到积极的推动作用，为中医药走向国际舞台、融入世界医学体系提供强有力的支持，成为中医药传承与发展历程中的一座里程碑，让古老而宝贵的中医药在世界医学舞台上绽放出更加独特和卓越的光芒，为人类的健康福祉作出更大的贡献。

在此书即将出版之际，欣然为之序，期待其能为中医药的国际化进程添砖加瓦，再添华章。

中国工程院院士　国医大师

石学敏

2024 年 8 月

编写说明

本书是在石学敏院士学术思想指导下完成编著。

针灸学作为中华民族宝贵的医学遗产，其提升为国家一级学科不仅标志着针灸医学在国内地位的显著提升，更预示着针灸在国际舞台上的影响力将进一步增强。这一历史性决策，不仅是对针灸深厚历史底蕴和现代科学价值的认可，也是推动中医药现代化、国际化进程的关键一步。随着针灸学科的升级，国内针灸教育与科研将迎来新的发展机遇，不仅将促进针灸理论、技术和服务模式的不断创新，还将吸引更多优秀人才投身这一领域，为培养高素质、专业化的针灸医师队伍奠定坚实基础。

针刺疗法作为中医学的重要组成部分，通过精细的针刺手法作用于人体特定穴位，以达到调理气血、平衡阴阳、治疗疾病的目的。随着现代科学技术的发展，针刺疗法的量化研究日益受到重视，针刺手法量学应运而生，成为针灸学领域的一个重要分支。基于此，笔者团队在国家重点基础研究发展计划（973 计划）课题“针刺手法的量效关系及生物学机制研究 ”的资助下著成此书，结合古代医籍智慧与现代科学研究方法，系统阐述针刺手法量学的理论与实践。

本书在编写过程中，注重内容的深度与广度，既涵盖针刺手法量学的基本理论、基本知识和基本技能，又结合临床实际，突出中医思维，强调理论与实践的紧密结合。本书深度解析针刺手法量学，涵盖其基本理论、历史演变、临床实践与内在机制。通过系统探讨针刺四大核心要素——方向、力度、时间及间隔，结合丰富临床案例，揭示不同针刺手法在多种疾病治疗中的独特效果与科学依据。本书旨在促进中医针灸疗法的精准化、科学化发展，为提升临床疗效提供有力支持，并推动针刺技术在国际医疗领域的广泛应用与认可。

在编写风格上，本书力求语言简练、条理清晰，便于读者理解和掌握。同时，书中融入了大量近年来针刺手法量学领域的新观点、新成果，充分展示了该学科的最新进展与发展趋势。尽管我们在编写过程中付出了巨大的努力，但受限于编者水平和时间等因素，书中难免存在不足之处。我们衷心希望广大读者及专家学者能够提出宝贵的意见和建议，以便我们在今后的修订中不断完善和提高。

最后，我们要感谢所有为本书编写付出辛勤努力的专家和同仁们，尤其感谢孟智宏教授及石江伟教授对本书编著中的悉心指导，以及中国中医药出版社各位领导老师的大力支持和帮助。我们相信，在大家的共同努力下，《针刺手法量学研究》这本书定能为推动针刺疗法的发展贡献一份力量。

《针刺手法量学研究》编委会

2024 年 7 月

目　录

第一章 针刺手法量学的提出与历史源流

针刺是以针刺入人体穴位来达到治疗目的的干预方法，医者采取的操作手法称作针刺手法。临床上根据不同病案，应用针刺手法考量不同，导致针刺疗效具有不确定性，故而在针刺研究中，有极大临床意义的研究即为“量效关系研究”。

1976 年，石学敏院士深入研究古代医籍，进一步结合现代科学，在针灸学领域率先提出了针刺手法量学理论，关注针刺捻转补泻的手法时间与治疗作用持续时间，总结出针灸量学最优参数的雏形。根据不同疾病情况，制定不同针刺手法的量化标准，以达到治病最佳疗效，优化了针刺疗法的规范性、操作性和可重复性。

针刺手法量学理论的提出，使针刺治疗由定性的补泻描述，上升到了定量的规范化研究。手法量学规范化的四大要素，包括针刺作用力方向、作用力大小、针刺持续时间与施术间隔时间。

第一节 针刺手法量学的提出

一、针刺作用力方向

古代医家论述针刺作用力方向，常用以“迎夺左而泻凉，随缝右而补暖”“左转从子能外乃主阳，右转从午能内行主阴”等，近代则以“大指向前为补，大指向后为泻”等为主。《针灸大成·三衢杨氏补泻》云：“如出至人部，内捻者为之补转针头向病所，令取真气以至病所。如出至人部，外捻者为之泻，转针头向病所，令侠邪气退至针下出也。此乃针中之秘旨也。捻针指法不相同，一般在手两般穷，内外转移行上下，邪气逢之疾岂容。”

从古至今，针刺手法量学的源流不断衍进，但研究受到时代的局限，针刺的作用方向相关论述以定性为主，具体描述方向大致分为与经络循行方向相同的顺逆刺法、向病灶所在方向针刺法，与较为常规的角度描述直刺、斜刺等，难以根据病家情况进行因人制宜的调整。其衍生的补泻手法称为“针向迎随补泻法”。《云岐子论经络迎随补泻法》中言：“凡用针，顺经而刺之，为之补；迎经而夺之，为之泻……此谓迎随补泻之法也。”

在手法量学的衍进过程中，石学敏院士开创性地提出捻转补泻手法第一定义，即作用力的方向是决定补泻的重要因素之一。十二经脉以任督二脉为中心，两手拇指开始捻转时作用力切线的方向为标准，医生采用面向患者的体位，规定作用力的方向向心者为补、离心者为泻。即相对患者而言，左侧捻转方向顺时针为补，右侧捻转方向则逆时针为补；捻转泻法作用力方向与之相反，作用力起始方向向两侧均为离心捻转，左侧为逆时针，右侧为顺时针；任督二脉腧穴则采用迎随补泻、呼吸补泻或平补平泻的方法。针刺手法为捻转时施加作用力，使针身缠绕肌肉纤维，倒转时则自然退回，捻转连续不断。

在手法量学研究基础上，当代医家探究更为细致，同一穴位的不同针刺方向同样具有不同治疗效果。如何玲玲等认为，朝百会方向针刺四神聪，能够提高睡眠质量，减轻患者的抑郁焦虑程度；朝逆督脉方向针刺，对治疗失眠效果更明显；朝病灶方向透刺则能提高局部针感。

二、针刺作用力大小

针刺作用力大小指针灸针作用于身体穴位，医者行针操作的刺激力度，刺激量达到一定程度是得气的前提。各个穴位所处身体部位不同，存在较为合理的刺激量范围，应当在范围内寻找论治不同疾病时，最为合理的穴位刺激量，使针刺作用强度同样具有标准化和规范化的特性，进一步提高治疗效果。古代医家论述针刺作用力大小，常用“捻转幅度小、用力轻为补，捻转幅度大、用力重为泻”等宏观描述，具体操作手法与补泻手法中的“捻转补泻”有一定相关性，但古籍描述大多比较笼统，难以进行客观精确的量学分析。

石学敏院士进一步研究分析，提出捻转补泻手法量学的第二定义，即捻转补泻与作用力的大小有直接关系。医者行针捻转时幅度小频率高，频率每分钟＞120 次为补；捻转大幅度、低频率，频率每分钟 50~60 次为泻。

针刺施行泻法时，术者应当协调指、腕、全臂的力量，对穴位施加作用力较大，能够迅速激发经气，促进气至病所；施行补法则轻度捻转而后自然退回，节律明显的捻转为主，徐徐激发人体经气。

三、针刺持续时间

“每穴施行捻转 1 分钟”，如今已经是常规的手法量学标准。但在针刺手法并不明晰，古代医籍多以“病家数息”“一呼一吸”等难以精确概括为现代计量单位，同时不具备可复制的概括性描述进行总结。且根据古代医籍的描述，某穴进行手法操作的预留时间大多较短，只余留数个呼吸的时间进行穴位刺激，难以激发穴位对机体的影响和治疗作用。

石学敏院士提出，施行捻转补泻手法所持续时间，每个穴位 1~3 分钟为其最佳施术参数，是针灸临床研究开创性的提升。这一参数在扎实的理论和实践基础上论证而出，考察对比了正经361穴与经外50余穴。

以椎基底动脉供血不足为例，石院士针对手法量学进行早期临床研究时，对54例患者进行风池、天柱、完骨三穴针刺对照，每穴均施行小幅度高频率捻转补法3分钟，每日治疗两次。脑血流图对比可知，患者枕乳导联的波幅明显增高，同时观察施行手法后即刻至6小时四个阶段的分期枕乳导联，可见波幅增高，患者供血情况得到改善，临床疗效明显。另有无脉症患者取人迎、太渊，配穴加气冲、冲阳，小幅度高频率捻转补法各穴施术1分钟，人迎穴需放射针感直达指端，再施持续时间精确的小幅度高频率捻转手法1分钟。施针后寸口脉应手，再加治疗3~5日脉搏即可触及，患肢血压接近常人，且肢体血流波幅升高，患肢供血状况好转。

支气管哮喘等呼吸道疾病，取大椎、风门、肺俞、心俞等穴，均采取小幅度、高频率的捻转补法，行针时可同步听诊肺中哮鸣音。每穴施针1分钟左右，可闻及肺中哮鸣音逐渐消失，部分病情较重情况哮鸣音消失较晚，可继续运针施用手法，最长可达3分钟，多数情况能够闻及哮鸣音渐轻的过程。

“留针时间30~45分钟”，同样是经由西医学深入探讨和多次临床试验，成功总结出的行针方略。其字面意义明确，指代将针刺入穴位成功得气后，针身原地停留一段时间再行出针的过程，其间可另行其他补泻手法刺激机体，以增强针感、持续刺激神经，进一步提高针刺疗效为根本目的。根据目前的临床研究和治疗情况，多以留针30分钟为主，此时间节段成了许多临床研究的标准对照时间。但临床情况因人制宜，部分研究中“长留针”效果优于常规留针效果。李丽萍等研究髓海不足证的血管性认知障碍，将104例患者随机分为头皮针留针30分钟、1小时与10小时三个组别，观察比较治疗前后的MOCA评分，结果显示对于针刺治疗无痴呆型血管性认知障碍患者的临床情况，头皮针长留针的治疗效果更为显著。

四、针刺间隔时间

针刺间隔时间，是指患者一次针刺治疗结束直至下一次治疗开始之间所经历的时间。受到血流动力学的影响，在出针停止针刺刺激后，针感会逐渐减弱和消失。

两次施术间隔时间的最佳参数为3~6小时，根据具体病种不同，针刺持续作用时间各有区别。为找出针刺治疗有效作用时间区间，当代医家对50余种病进行逐一研究，提出每个穴位在治疗不同病种中所持续时间的最佳参数。如针刺人迎穴治疗脑血管疾病施术3分钟，其脑血流图改变最为明显，施术后6小时其脑供血开始衰减，可知本疾病最佳施术间隔时间为6小时。再如，针刺治疗哮喘施捻转补法3分钟后，肺内哮鸣音减少，患者症状缓解，最佳有效治疗作用时间持续3~4小时，此后继续针刺治疗才能达到有效的蓄积作用。

随着研究的不断深入，针刺手法量学的研究范围逐渐扩大，包括进针参数（方向、角度与深度）、时间因素（介入时间、行针时间、留针时间、两次间隔时间及疗程）及针刺操作手法等众多因素。其中，时间、频率、方向与深度这几方面因素在针刺手法量学中占着较大的比重，相关研究不断增多。

如今，针刺补泻量化研究对于针灸现代化研究，是意义深远的研究领域，已经引起研究者的充分重视，临床上进展成果显著。过往研究的不完善之处在于，补泻量化的临床研究多为个人研究，在规范化、多中心、大样本的对比研究上并不明确。临床上针对教学和科研，顾星、刘堂义等研制出针刺手法测试仪，通过微电机传感技术采集针刺手法信号，表达手法提插捻转的细微变化。但研发者针对科研作用制造设备，缺乏对临床应用的考虑，同时对实验室背景下获得的针刺手法参数进行分析，难以说明真实世界的临床问题。

石学敏院士探究针刺手法量学，经历了漫长的实验研究过程。从疑难重症切入，在临床实践中验证，使手法量学研究进入了清晰明确、具有量化标准和可复制性的新阶段。从中风的临床研究，到冠心病、胆石症、椎-基底动脉供血不足等临床试验，为探究同一穴位采用不同手法量学的临床差异性，石学敏院士进行了大量的研究探索。

在中风手法量学方面，石院士进行实验对比，通过醒脑开窍针刺法的规范量学与传统操作手法的对照，考察了缺血性脑血管病急性患者的血液流变学、血脂等多方面因素。治疗结果显示，规范的针刺手法量学对临床治疗效果有显著意义，充分证实了手法量学的科学性和实用价值。在冠心病、顽固性便秘等其他病种取穴方面，石院士研读经典医籍和临床经验，发现冠心病的常规取穴采用捻转补法、固定3分钟施术，顽固性便秘采用1分钟大幅度低频率捻转泻法，规范手法量学后，均有更显著的临床疗效。

多数观察研究证明，在不同疾病的针刺治疗中，手法量学的规范使用与针刺疗效具有正相关性，手法量学所带来的规范性和可重复性，对临床疗效的提高和针刺研究深入发展有显著的临床意义。

第二节　手法量学的历史源流

古往今来，手法量学涵盖虽广，临床应用中仍紧密归类为力的方向、力的大小、持续时间和间隔时间四项要素。经典医籍对针刺作用力的方向和大小进行记载，落点称为“针刺补泻”。从针刺手法用以行医开始，古人对疾病的虚实、用针的补泻进行了无数次解读和尝试。病分虚实论治，针行补泻法则，这种宏观描述式的手法记载，是历史源流中逐渐清晰的手法量学的雏形。

现代医家认为，针法补泻基本上分五大类，即迎随、捻转、提插、呼吸、开阖，而临床应用中能够进行更完善的数十种变化。在应用补泻时，必须按照中医学的辨证论治，辨别疾病的性质和患者的体质，应用正确的补泻手法。以现代出版的针灸著作而言，其中部分存在不注重补泻手法，仅仅以强、弱刺激概括补泻手法的弊端，为了中医学的进一步继承和弘扬，重视手法量学的补泻问题自有其必要性。另外，在古代补泻手法中，也存在一些不合理的部分，可以以实践应用为标准，取其精华，去其糟粕。

针刺补泻有两种表现形式，一方面是以医者为主，充分应用迎随、开阖、提插、捻转等针刺手法；另一方面依靠患者本身的客观力量完成补泻，由医者要求患者做某种动作，例如，呼吸、咳嗽等方法。在具体的临床环境下，针灸补泻的完成度均以前者为主，后者为适度补充。其补泻手法的正确应用，对临床疗效具有正相关性，历代医学文献都有清晰明确的记载。《灵枢·禁服》有言："当泻则泻，当补则补，如桴应鼓。"《金针赋》则言明："观乎针道，捷法最奇，须要明乎补泻，方可起于倾危。"用针之道，绕不开补虚泻实、调整阴阳，调整人体的内在环境，贯彻"虚则补之，实则泻之"的治疗法则。同理可知"补泻反则病益笃"，如果错用针刺补泻，同样会发生临床调治不当，反使病情加重的恶果。

一、春秋战国、秦汉时期

春秋战国、秦汉时期，中医学尚且处在探索阶段，最有代表性的医学著作即为《黄帝内经》，手法量学操作皆从其中选摘。此时期的针刺手法，俱以《黄帝内经》为通要。

（一）呼吸补泻

《素问·离合真邪论》有言："吸则内针，无令气忤，静以久留，无令邪布，吸则转针，以得气为故，候呼引针，呼尽乃去，大气皆出，故命曰泻。帝曰：不足者补之奈何？岐伯曰：必先扪而循之，切而散之，推而按之，弹而怒之，抓而下之，通而取之，外引其门，以闭其神。呼尽内针，静以久留，以气至为故，如待所贵，不知日暮，其气以至，适而自护，候吸引针，气不得出，各在其处，推阖其门，令神气存，大气留止，故命曰补。"

《素问·八正神明论》曰："以息方吸而内针，乃复候其方吸而转针。"

《黄帝内经》关于呼吸补泻的操作叙述较为详细，待患者呼气时进针，经行针、留针操作准备后，患者吸气时出针，出针后按闭穴孔为补；患者吸气时进针，待患者呼气时出针为泻。又有《素问·调经论》言明："泻实者气盛乃内针，针与气俱内，以开其门如利其户，针与气俱出，精气不伤，邪气乃下，外门不闭，以出其疾。"论述了呼吸补泻的原因，针的方向与气的出入同向，有利于机体门户顺应精气与邪气的留存和出入，通过补泻进一步论治病家。

（二）徐疾补泻

徐疾补泻方面的古籍记载，主要体现在进针速度和力度上，与西医学针刺手法量学的"作用力大小"不谋而合。《灵枢·九针十二原》有言："徐而疾则实，疾而徐则虚。"《黄帝内经》中关于徐疾补泻的描述，主要集中在《灵枢·小针解》和《素问·针解》，而这两个篇章对后世徐疾补泻的指引，体现出了不同的方向。

《灵枢·小针解》云："徐而疾则实者，言徐内而疾出也；疾而徐则虚者，言疾内而徐出也。"

《素问·针解》云："徐而疾则实者，徐出针而疾按之，疾而徐则虚者，疾出针而徐按之。"

一种观点以《灵枢·小针解》为旨，将“疾出”含义理解为“快速出针”，而《素问·小针解》出针时的补泻操作，则与《针解》完全相反。另一种观点认为古籍并无矛盾，但其所指的徐疾补泻内容角度不同。《灵枢·小针解》中，“徐疾”二字能够指代进出针的时间，而《素问·针解》指代留针时间的长短。古籍记载多有标点缺失、逻辑精简的劣势，故而难以辨别。

《黄帝内经》论述徐疾补泻法，同样相对比较详尽。其详细解释了当时行针施行补法，需先在穴位浅部候气，得气后，将针向内缓慢推进到一定深度，退针时再疾速提至皮下，反复引导阳气由浅入深、由表及里地深入病所。泻法与之相反，需要迅速地一次进针，到其应刺的深度等候气至，见针下沉紧能得气后，再引气向外，缓慢分层退针，直至皮下。使邪气随针身向外引申，能够由里达表，诱发邪气离开机体。补法留针时间应当较长，出针后迅速按闭针孔；而泻法留针时间较短，出针后不按闭针孔，或出针后延长一段时间再按针孔，也可在出针时摇动针身，边摇边向外退出针身，促进邪气外退离体。

（三）开阖补泻

“开阖”的本义是指门的开与关。《黄帝内经》中许多段落，都围绕着开阖补泻环节展开论述，且操作内容极为相似。

《灵枢·终始》有言：“一方实，深取之，稀按其痏，以极出其邪气。一方虚，浅刺之以养其脉，疾按其，无使邪气得入。”

《灵枢·刺节真邪》曰：“凡刺热邪，越而苍，出游不归乃无病，为开通，辟门户，使邪得出，病乃已。凡刺寒邪，曰以温，徐往疾出，致其神，门户已闭，气不分，虚实得调，其气存也。”深入探究原理，在于卫气护于机体之外，能司皮肤腠理的开阖。生理状态下，皮肤腠理开阖适度，则真气得固，邪气不入。病理状态下，若机体腠理有邪气内侵，则须开汗孔以令邪出。不当开而开，则会产生邪入腠理的后果。

《素问·离合真邪论》曰：“吸则内针，无令气忤，静以久留，无令邪布，吸则转针，以得气为故，候呼引针，呼尽乃去，大气皆出，故命曰泻。外引其门，以闭其神，呼尽内针，静以久留，以气至为故，如待所贵，不知日暮，其气以至，适而自护，候吸引针，气不得出，各在其处，推阖其门，令神气存，大气留止，故命曰补。”

《素问·调经论》曰：“泻实者气盛乃内针，针与气俱内，以开其门如利其户，针与气俱出，精气不伤，邪气乃下，外门不闭，以出其疾，摇大其道，如利其路，是谓大泻，必切而出，大气乃屈。帝曰：补虚奈何？岐伯曰：持针勿置，以定其意，候呼内针，气出针入，针空四塞，精无从去，方实而疾出针，气入针出，热不得还，闭塞其门，邪气布散，精气乃得存。”

《素问·刺志论》云：“入实者，左手开针空也：入虚者，左手闭针空也。”

《素问·针解》云：“邪盛则虚之者，出针勿按。虚实之要，九针最妙者，为其各有所宜也。补泻之时者，与气开阖相合也。”

《素问·生气通天论》云：“阳气者，精则养神，柔则养筋。开阖不得，寒气从之，乃生大偻。”

《黄帝内经》通篇论述开阖时，并未绕开“门户开关”的本意，补法为阖，泻法为开。针刺讲求闭腠理时，则“推其皮，盖其外门”或“闭塞其门”，不仅关门，还要关得严，使机体精气得以保存；而泻法为开，需要“摇大其穴”或“摇大其道”，需要大开机体之门，促进邪气的迅速外泄。

（四）捻转补泻

《灵枢·官能》曰：“泻必用员，切而转之，其气乃行，疾而徐出，邪气乃出……气出乃疾。补必用方，外引其皮，令当其门，左引其枢，右推其肤，微旋而徐推之，必端以正，安以静，坚心无解，欲微以留，气下而疾出之，推其皮，盖其外门，真气乃存。”

春秋战国时期，手法量学研究仅有雏形，对捻转补泻方面的细节记载较少，行针细节简略，但仍为后世医家提供了量学技术的雏形。泻法“切而转之”，补法“微旋而徐推之”，往来候呼吸而行针，对具体的捻转补泻技术未行讲解，可较为粗略地理解为针身转动时，用力轻、角度小、速度慢为补，用力重、速度快、角度大为泻。

（五）提插补泻

提插补泻方面，《黄帝内经》没有明确提出“提插”的概念，和提插补泻的明确定义。其提插动作多限于进针和出针的过程中，原文中提及“伸”和“推”分别就是提和插的意思。而《难经·七十八难》奠定了提插补泻的理论基础，较明确地提出提插补泻手法操作。即得气后，将针向内推进为补法，将针动伸为泻法，但仍停留在简单叙述阶段。

《灵枢·官能》曰：“泻必用员，切而转之，其气乃行，疾而徐出，邪气乃出，伸而迎之……补必用方，外引其皮，令当其门，左引其枢，右推其肤，微旋而徐推之。”

《难经·七十八难》曰：“补泻之法，非必呼吸，出内针也……其气之来，如动脉之状顺针而刺之，得气因推而内之，是谓补；动而伸之，是谓泻。不得气，乃与男外女内；不得气，是为十死不治也。”

二、两晋南北朝、隋唐时期

（一）呼吸补泻

皇甫谧在《针灸甲乙经》中关于呼吸补泻的描述，主要存在于两个篇章。

《针道第四》有言：“泻者以气方盛，以月方满，以日方温，以身方定，以息方吸而内针，乃复候其方吸而转针，乃复候其方呼而徐引针。补者行也。行者移也，刺必中其荣，复以吸排针也。”

《阳受病发风第二》有言：“吸则内针，无令气忤。静以久留，无令邪布。吸则转针，以得气为故。候呼引针，呼尽乃去。大气皆出，故名曰泻。曰不足者补之奈何？曰：必先扪而循之，切而散之，推而按之，弹而怒之，抓而下之，通而散之，外引其门，以闭其神。呼尽内针，静以久留，以气至为故。”

《针道第四》和《阳受病发风第二》在针刺手法随呼吸补泻的描述方面，没有脱离春秋秦汉时期《黄帝内经》的框架，分别沿用了《素问·八正神明论》和《素问·离合真邪论》两篇著作中的补泻原文。除此之外，《针灸甲乙经》中没有额外关于针刺手法呼吸补泻的记载。

（二）捻转补泻

与西医学手法量学相关性最强的捻转补泻方面，两晋南北朝、隋唐时代没有进行深入创新。《针道第四》有载："泻必用方，切而转之，其气乃行。疾入徐出，邪气乃出，伸而迎之，摇大其穴，气出乃疾。补必用员，外引其皮，令当其门。左引其枢，右推其肤，微旋而徐推之。必端以正，安以静，坚心无解，欲微以留，气下而疾出之。推其皮，盖其外门，真气乃存。用针之要，无忘养神。泻者以气方盛，以月方满，以日方温，以身方定，以息方吸而内针，乃复候其方吸而转针，乃复候其方呼而徐引针。"同样是沿用《黄帝内经》的原文框架。

在此阶段，《针灸甲乙经》《太素》（《黄帝内经太素》，下同）进行了《黄帝内经》原文的再录，没有进行深入创新。后期巢元方著《诸病源候论》、孙思邈著《备急千金要方》《千金翼方》等，都未对捻转补泻有更进一步的解读。

《知针石》曰："徐而疾则实者，徐出针而疾按也。泻法徐出针为是，只为疾按之，即邪气不泄，故为实。疾如徐则虚者，疾出针而徐按之也。补法疾出针为是，只是徐徐不即按之，令正气泄，故为虚也。"

《知官能》曰："泻必用，切而传之，其气乃行，气出乃疾，补必用方，外引其皮，令当其门，左引其枢，右推其肤，微旋而徐推之，必端以正，安以静，坚心无解，欲微以留，气下而疾出之，推其皮，盖其外门，真气乃存。"

两晋南北朝、隋唐时期，针灸著作中关于徐疾补泻的文献记录较少，也没有大量引用《黄帝内经》中《灵枢·小针解》和《素问·针解》中典型的描述。《太素》中对《灵枢·小针解》部分篇章，关于徐疾补泻也没有产生其他的新意与解释。

（三）开阖补泻

《针灸甲乙经·五脏六腑虚实大论第三》有言："泻实者气盛乃内针，针与气俱内，以开其门，如利其户，针与气俱出，精气不伤，邪气乃下，外门不闭，以出其疾，摇大其道，如利其路，是谓大泻，必切而出，大气乃屈。曰：补虚奈何？曰：持针勿置，以定其意，候呼内针气出针入，针空四塞，精无从去，方实而疾出针，气入针出，热不得还，闭塞其门，邪气布散，精气乃得存，动后时（《素问》作动气后时），近气不失，远气乃来，是谓追之。"

《太素》中"阖"作闭户的含义。杨上善注曰："补闭泻开，合热为时。"意思应理解为补时气的门户"闭"，泻时气的门户"开"。此解与《黄帝内经》其他篇章中的"开阖"含义相同，其"开阖补泻"的实践操作也与《黄帝内经》相一致。

两晋南北朝、隋唐时代的针灸代表作中，存在开阖补泻法较为详细的描述，其中《针灸甲乙经》直接引用《素问·调经论》的原文，《太素》在多个篇章中也引用了《黄帝内经》原文。在总体上，开阖补泻的手法操作形式，与《黄帝内经》时期没有太多区别。

（四）提插补泻

两晋南北朝、隋唐时期论述提插补泻，仅《针灸甲乙经》中保留了部分《灵枢·官能》的内容，没有对其进行新的明确定义。

《针道第四》言及："补必用员（《太素》作方），外引其皮，令当其门。左引其枢，右推其肤，微旋而徐推之。必端以正，安以静，坚心无解，欲微以留，气下而疾出之。推其皮盖其外门，真气乃存。"

其余同时期著作中，大多未涉及提插补泻。

三、宋辽金元时期

宋辽金元时期，针刺手法进入了相对细化和考究的阶段，相关的医学文献典籍逐渐增多。

（一）呼吸补泻

《圣济总录·足太阳膀胱经》有言："攒竹二穴，一名始光，一名光明，一名员柱，在两眉头陷中，足太阳脉气所发。治目视物不明，眼中赤痛，及睑动，针入一分，留三呼，泻三吸，徐徐出针，不宜灸，宜以细三棱针刺之，宣泄热气，三度刺，目大明。"又云："心俞二穴，在第五椎下，两旁相去各一寸五分。治心中风，狂走发痫，语悲泣，心胸闷乱烦满汗不出，结积寒热，呕吐不下食，咳唾血，针入三分，留七呼，得气即泻，不可灸。"《圣济总录·任脉》则言："建里一穴，在中脘下一寸，治心下痛，不欲食，呕吐上气，腹胀身肿，针入五分，留十呼，可灸五壮。天突一穴，在结喉下一寸宛宛中，阴维任脉之会，针入五分，留三呼，得气即泻治咳嗽。"

《腹部中行十五穴》详细记载："中脘一名太仓，胃之募，在上脘下一寸。上纪者、中脘也。针八分，留七呼，泻五吸，疾出针。建里在中脘下一寸，针五分，留十呼，灸五壮。明云、针寸二分。"

杜思敬成书《济生拔萃》，提及呼吸补泻法："令病人吸气一口，针至六分，觉针沉涩，更退针一豆许……随呼徐徐出针，勿闭其穴，命之曰泻……令病人呼气一口，将尽纳针至八分，觉针沉紧，复退一分许……随吸而走出针，速按其穴，命之曰补。""按：《素问》云'候呼内针'，又曰候呼引针。候，伺候也，言医工持针，等候病人之呼吸而用针也。今令病人呼吸，是以呼吸候针矣。又曰：令病人吹气一口、吸气一口，又是非鼻中呼吸矣，谬之甚也。"

《针经指南·呼吸补泻》云："补泻者，言呼吸出内以为其法。然补之时，从卫取气也。取者言其有也。《素问》曰：'必先扪而循之，切而散之，推而按之，弹而弩之，爪而下之，通而取之。外别其门，以闭其神呼尽内针，静以久留。以气至为故，如待贵宾，不知日暮，其气以至，适而自护。候吸引针，气不得出，各在其处，推阖其门，令神气存，大气留止，故命曰补，是取其气而不令气大出也。当泻之时，从荣置气也，置其气而不用也。'故《素问》曰：'吸则内针，无令气忤，静以久留，无令邪有。吸则转针，以得气为故，候呼引针，呼尽乃去，大气皆出，故命曰泻。'"

宋辽金元时期，古代医籍在呼吸补泻方面的衍进研究较少，主要沿袭了唐代在行针与留针过程中用呼吸数计时的说法。又有结合开阖补泻的方式，基本沿袭《黄帝内经》之法的记载。呼吸补泻的操作无论具体补泻，都需针身先随病者的咳嗽刺入皮肤，而后进一步细分补泻。补法：随患者吹气动作，将针刺入所需深度，随吸气出针。泻法：随吸气动作进针，得气后再随呼气出针。和《黄帝内经》中的呼吸补泻内容相比，针刺入皮肤后的呼吸补泻方法基本相同，不同的是“呼吸”定义，有患者自然呼吸与医者指令式呼吸的区别。该法要求针刺前先让患者反复练习呼吸数次。补法随患者呼气动作进针，刺入八分再将针提退一分，出针时嘱患者吸气，出后迅速按闭针孔。泻法随患者吸气动作将针刺入六分，得气后将针提退二分，行针后，让患者呼气，徐徐出针，不按闭针孔。

（二）徐疾补泻

徐疾补泻方面，《太平圣惠方·针经》有载：“又云，虚者徐而疾，实者疾而徐，徐即是泻，疾即是补，补泻之法，一依此也，下针之时，掐取穴，置针于营上三十六息，以左手掐穴令定，法其地不动，右手持针，象其天而运转也，于此三十六息然定得针，右手存息捻针，左手掐穴，可重五两以来，计其针，如转如不转，徐徐下之，若觉痛，即可重二两，若不觉，以经下之，入人营至卫，至病得气，如鲸鱼食钓，即得其病气也，量其轻重，以经取之，名曰疾徐者，至病即得气，欲出针时，子午缓缓而出，令引病气不绝，名曰徐也，既引气也，一向无补，名之曰泻。问曰：凡下针时，若为是好。答曰：徐徐下之，坚持为实，凡下针，先须持针坚得安稳。”

徐疾补泻方面，《太平圣惠方·针经》有载：“又云，虚者徐而疾，实者疾而徐，徐即是泻，疾即是补，补泻之法，一依此也，下针之时，掐取穴，置针于营上三十六息，以左手掐穴令定，法其地不动，右手持针，象其天而运转也，于此三十六息然定得针，右手存息捻针，左手掐穴，可重五两以来，计其针，如转如不转，徐徐下之，若觉痛，即可重二两，若不觉，以经下之，入人营至卫，至病得气，如鲸鱼食钓，即得其病气也，量其轻重，以经取之，名曰疾徐者，至病即得气，欲出针时，子午缓缓而出，令引病气不绝，名曰徐也，既引气也，一向无补，名之曰泻。问曰：凡下针时，若为是好。答曰：徐徐下之，坚持为实，凡下针，先须持针坚得安稳。”

此句中的“徐疾”与操作手法中针身进出的速度和力度无关，“疾”是指得气之快，“徐”是指出针之慢。紧随其后的条文有载“徐即是泻，疾即是补”，可见，此篇是以慢出针为泻、快出针为补，详尽解读的含义近似《素问·针解》。

《济生拔萃·针经摘英集》同样记载：“补泻法。夫行针者，当刺之时，口温针暖，先以左手揣按所针荥俞之处，弹而努之，爪而下之，扣而循之，通而取之，随病人咳嗽一声，右手持针而刺之。春夏二十四息，秋冬三十六息，徐出徐入，气来如动脉之状补者随经脉推而内之，左手闭针孔，徐出针而疾按之；泻者，迎经脉动而伸之，左手开针孔，疾出针而徐按之。虚羸气弱痒麻者补之；丰肥坚硬疼痛者泻之。”此段内容同《素问·针解》，没有较为深入衍进的见解。

《针经指南·真言补泻手法》有言：“补法：左手掐穴，右手置针于穴上，令病人咳嗽一声，针入透于腠理，令病人吹气一口，随吹针至分寸，待针头沉紧时，转针头以手循扣，觉气至，却回针头向下，觉针头沉紧，令病人吹气一口，随吸出针乃闭其穴。（谓一手急然孔是也）虚羸气弱痒麻者补之。泻法：左手掐穴，右手置针于穴上，令病人咳嗽一声，针入腠理，复令病人吸气一口，随吸气入针至分寸，觉针沉紧，转针头向病所，觉气至病退，便转针头向下，以手循扣，觉针沉闷，令病人吹气一口，随吹气一口，徐出其针不闭其穴，命之曰泻。丰肥坚硬疼痛者泻之。”

而窦氏徐疾补泻法中，仅仅描述了泻法的操作，即“徐出其针”，具体形式与《小针解》近似；而补法只言及“随吸出针”，未说“疾出”。窦式徐疾补泻的进针时不论具体补泻，都需“令病人咳嗽一声，针入透于腠理”，没有更详细的“徐疾”之分。

宋辽金元时期，徐疾补泻仍然存在两种意见，和《黄帝内经》中记载相同。但在宋辽金元影响力较为深远的著作中，没有完整描述补泻法的针刺操作，都仅截取了小部分内经中的原文作为例证。

（三）开阖补泻

《太平圣惠方·针经》云：“针实者以右手持针。左手捻按开针穴以泻之。虚者以左手闭针穴以补之。补泻之时，与气开阖相应。”

《济生拔萃》云：“补者……徐出针而疾按之，泻者……疾出针而徐按之。”

《真言补泻手法》云：“补法……随吸出针乃闭其穴谓一手急然孔是也。泻法……徐出其针不闭其穴，命之曰泻。”

宋辽金元时期，宋代官修著作《太平圣惠方》、金元《济生拔萃》《针经指南》等多本专著中都可见开阖补泻的操作，操作方式沿袭此前的惯用体例；而宋代《针灸资生经》《子午流注针经》等针灸专著中，并未见到开阖补泻的记录。

（四）捻转补泻

《子午流注针经·流注指微赋》点明：“男子左泻右补，女子右泻左补，转针迎随，补泻之道，明于此。”金代何若愚首倡“转针迎随”之法，并以男女分左右。

《针经指南》言及：“迎夺右而泻凉，随济左而补暖。”《气血问答》云：“以大指次指相合，大指往上进，谓之左；大指往下退，谓之右。又言：捻者，以手捻针也。务要记乎左右也，左为外，右为内，慎记耳。”

《针经指南》中是以左右分补泻。以拇、食两指向前、向后和用力轻重来区分左转或右转。拇指向前用力重些，食指向后用力轻些，为补法，为左转；拇指向后用力轻，食指向前用力重，为泻法，为右转。

（五）提插补泻

宋辽金元时期，关于提插补泻的文献不多。《太平圣惠方》《圣济总录》等未见相关记载，在金元的著作中也仅有零散篇章记载提插补泻。《子午流注针经》《针经指南》等，简单提出了提插补泻的操作方法，即推而按之为补法，动而退之为泻法。值得一提的是宋代刘党著《琼瑶发明神书》，其首次明确提出了“提按”结合“急（紧）慢”的补泻手法。

《琼瑶发明神书》有载：“急提慢按，自然凉泻；慢提急按，自然热补。”

《子午流注针经·流注指微赋》曰：“呼为迎而吸作补，泻者迎之，补者随之，有余则泻，不足则补。泻者，吸则内针，无令气散，静以久留，无令邪布，后呼尽乃去，大气皆出，是名曰泻补者，扪而循之，切而散之，推而按之，弹而弩之，抓而下之，外引其门，以闭其神，呼尽内针，静以久留，以气至为故，候吸引针，气不得出，各在其处，推合其门，令神气存，大气留止，故名曰补。推而按之，为补法。”

《针经指南·针经标幽赋》曰：“爪下伸提，疾呼子而嘘短。动退空歇，迎夺右而泻凉，推内进搓，随济左而补暖。”

四、明代

（一）呼吸补泻

《针灸大全·金针赋》云："原夫补泻之法，妙在呼吸手指。男子者，大指进前左转，呼之为补，退后右转，吸之为泻，提针为热，插针为寒；女子者，大指退后右转，吸之为补，进前左转，呼之为泻，插针为热，提针为寒。左与右有异，胸与背不同。午前者如此，午后者反之。"

分析《金针赋》中的呼吸补泻配合捻转之法，但增加了男女、左右、胸背、午前午后的区别。

《针灸大成·三衢杨氏补泻》云："外拈随呼补脏虚，吸来里转泻实肥，六腑病加颠倒用，但依呼吸病还除。女人补虚呵内转，吸来外转泻实肥，依经三度调病气，但令呼吸莫令疏。进火：补。初进针一分，呼气一口，退三退，进三进，令病人鼻中吸气，口中呼气三次，把针摇动，自然热矣。如不应，依前导引。进水：泻。初进针一分，吸气一口，进三进，退三退，令病人鼻中出气，口中吸气三次，把针摇动，自然冷矣。如不应，依前导引之；再不应，依生成息数，按所病脏腑之数，自觉冷热应手。"

明代《针灸大成》记载中，没有单独提出呼吸补泻的操作，而是与捻转补泻同时使用。"进火补"和"进水泻"的方法都是在进针一分后方配合呼吸进行，补法呼气行针，泻法吸气行针，是与《黄帝内经》一脉相承的源流。而"鼻吸口呼""口呼鼻吸"的补泻方法又源自《针经指南》。

《针灸大成》中的呼吸补泻方法，多是将前人的方法综合糅杂而成。其完整的呼吸补泻特点，基本内容沿袭《黄帝内经》之意，流派多样，有严格遵《黄帝内经》之意的继承，也有在《黄帝内经》呼吸补泻基础上的多种发挥，譬如自然呼吸和使然呼吸结合，补泻与男女、左右、经络阴阳、时辰等相关的复杂形式。

徐疾补泻的记载以《金针赋》为主："补者吸之去疾，其穴急扣；泻者呼之去徐，其穴不闭。欲令腠密，然后调气，故曰下针贵迟，太急伤血出针贵缓，太急伤气。以上总要，于斯尽矣。"对原文分析考量可知，此段补法应为吸气，快出针，急按针孔，泻法为呼气，慢出针，不按针孔。此描述与《灵枢·小针解》相似。但紧接着又提出"出针贵缓，太急伤气"似乎与补法操作互为矛盾，需要进一步探讨原因。

《针灸大成·经络迎随设为问答》论徐疾补泻法有言："答曰：此乃持针出入之法也。故经言'刺虚实者，徐而疾则实，疾而徐则虚'。然此经有两解：所谓徐而疾者，一作徐内而疾出，一作徐出针而疾按之。所谓疾而徐者，一作疾内而徐出；一作疾出针而徐按之（两说皆通）。盖疾徐二字，一解作缓急之义，一解作久速之义，若夫不虚不实，出针入针之法，则亦不疾不徐，配乎其中可也。"

杨继洲所言"一解作缓急之义"，指的是《针解》中的"徐疾""一解作久速之义"，以按压针孔的慢与快分补泻，则与"开阖补泻"的操作手法相似，与《灵枢·小针解》相同。杨氏将《针解》和《小针解》并列阐述，认为两种解释均可，即兼而论之。

（二）徐疾补泻

《类经·七用针虚实补泻》言明："凡用针者，虚则实之，满则泄之（《灵枢·九针十二原》）。此篇言用针之要，全凭虚实以为补泻，实即补也，泄即泻也。宛陈则除之，邪胜则虚之。大要曰：徐而疾则实，疾而徐则虚，徐出针而疾按之为补，故虚者可实。疾出针而徐按之为泻，故实者可虚。"

张景岳提出徐疾补泻的两种重要观点：第一种，《类经·用针虚实补泻》中，其论注徐疾补泻法时明确提出："此二句释义其用似反，当以下文针解篇者为得。"第二种则在《类经·九针推论》中具体阐述，把"疾徐"论证为补泻刺法，"补泻所在，徐疾之意""徐疾，针法也"。

明代所留著作相比此前较多，其中对徐疾补泻的记载主要分为三种。徐凤、高武等释义同《小针解》，二是认为《小针解》和《针解》二者均可，如杨继洲；三是同《针解》，如张景岳。明代对徐疾补泻认识并不统一，出现了将徐疾补泻看作补泻手法统称的记载。仅以"徐疾"的意义论证，也能体现逐渐从具体补泻手法向抽象补泻手法统称的过渡。

在明代的医家论著中，开阖补泻得到较为明确详尽的记载，如《针灸大全》《针灸大成》等。且涉及开阖补泻的内容记载非常明确，重点探讨出针后针孔开和闭的问题，补法是出针后闭针孔，泻法是出针后开针孔。

《金针赋》曰："补者吸之去疾，其穴急扣；泻者呼之去徐，其穴不闭。"

《标幽赋》曰："循者，用手上下循之，使气血往来也。机扪者，针毕以手扪闭其穴，如用土填塞之义。"

《刺法启玄歌》曰："十二阴阳气血凝滞全凭针。细推十于五行，谨按四时八节。出入要知先后，开阖慎毋妄和寒热。补即慢慢出针，泻即徐徐闭穴，发明难素玄微。俯他岐黄秘诀。"

《梓岐风谷飞经走气撮要金针赋》曰："补者吸之去疾，其穴急扪。泻者呼之去徐，其穴不闭。欲令腠密，然后吸气。故曰下针贵迟，太急伤血，出针贵缓，太急伤气。"

《经络迎随设为问答（杨氏）》有言："补，随其经脉，推而按内之，停针一二时，稍久，凡起针，左手闭针穴，徐出针而疾按之。泻，迎其经脉，提而动伸之，停针稍久，凡起针，左手开针穴，疾出针而徐按之。"

（三）捻转补泻

明代是捻转补泻手法发展的鼎盛时期。医家在继承前代补泻手法的基础上，往往多有进一步发挥，逐渐体现了针刺手法量学精微一面的雏形。其捻转操作结合了针刺时间、性别、手足阴阳经脉、病者呼吸频率、肢体左右方位等条件，使复杂多样的捻转补泻技术得到进一步发展。

《神应经·补泻手法》有言："泻诀直说：如针左边，用右手大指、食指持针，以大指向前。食指向后，以针头轻提往左转……如针右边，以左手大指、食指持针，以大指向前，食指向后依前法连搓三下，轻提针头往右转……此谓之泻法也。补诀直说：……如针左边，捻针头转向右边，以我之右手大指、食指持针，以食指向前，大指向后，仍捻针深入一二分，使真气深入肌肉之分。如针右边，捻针头转向左边，以我之左手大指、食指持针，以食指向前，大指向后，仍捻针深入一二分……此谓之补法也。”

《神应经·补泻手法》有言：“泻诀直说：如针左边，用右手大指、食指持针，以大指向前。食指向后，以针头轻提往左转……如针右边，以左手大指、食指持针，以大指向前，食指向后依前法连搓三下，轻提针头往右转……此谓之泻法也。补诀直说：……如针左边，捻针头转向右边，以我之右手大指、食指持针，以食指向前，大指向后，仍捻针深入一二分，使真气深入肌肉之分。如针右边，捻针头转向左边，以我之左手大指、食指持针，以食指向前，大指向后，仍捻针深入一二分……此谓之补法也。”

《金针赋》曰：“男子者，大指进前左转，呼之为补者，大指退后右转，吸之为补，进前呼之为泻。左与右各异……退后右转，吸之为泻，女子午前者如此，午后者反之。”

《针灸大成》是明代极具代表性的针灸专著。杨继洲在《黄帝内经》捻转补泻手法的基础上，进一步结合性别确定补泻标准，即男性患者左转为补、右转为泻，女性患者右转为补、左转为泻。他将根据十二支方位确定的补泻原则进一步叙述，将“捻转补泻”称为“子午补泻”。

其中《三衢杨氏补泻》有言：“九、指捻者：凡下针之际，治上大指向外捻，治下大指向内捻。外捻者，令气向上而治病，内捻者，令气至下而治病。如出至人部，内捻者为之补转针头向病所，令取真气以至病所。如出至人部，外捻者为之泻，转针头向病所，令侠邪气退至针下出也。此乃针中之秘旨也。捻针指法不相同，一般在手两般穷，内外转移行上下，邪气逢之疾岂容。”

《经络迎随设为问答》曰：“问：子午补泻。答曰：此乃宣行荣卫之法也。故左转从子，能外行诸阳，右转从午，能内行诸阴，人身则阳气受于四末，阴气受于五脏，亦外阳而内阴也。左转从外则象天，右转从内则象地，中提从中则象人，一左一右一提，则能使阴阳内外之气，出入与上下相参往来，而荣卫自流通矣。男子生于寅，寅，阳也，以阳为主，故左转顺阳为之补，右转逆阳为之泻。女子生于申，申，阴也，以阴为主，故右转顺阴为之补，左转逆阴为之泻，此常法也。”

《金针赋（杨氏注解）》云：“男子者，大指进前左转，呼之为补，退后右转，吸之为泻，提针为热，插针为寒，女子者，大指退后右转，吸之为补，进前呼之为泻，插针为热，提针为寒。”

《补诀直说》云：“凡针背腹两边穴，分阴阳经补泻。针男子背上中行，左转为补，右转为泻。腹上中行，右转为补，左转为泻。女人背中行，右转为补，左转为泻。腹中行，左转为补，右转为泻。盖男子背阳腹阴，女子背阴腹阳，故也。”

《医学入门》的捻转补泻操作描述，在古代医籍中极为具体，阐述已经具备了手法量学的基础雏形。其细节区分因素详尽，包含左右方位、上下肢体、阴阳经络、男女、上下午时间等，同时还要配合呼吸补泻进一步操作。

《针灸大成·针灸杂病穴法》有言：“病者左手阳经，以医者右手大指进前，呼之为随，退后吸之为迎。病者左手阴经，以医者右手大指退后吸之为随，进前呼之为迎。病者右手阳经，以医者右手大指退后吸之为随，进前呼之为迎。病者右手阴经，以医者右手大指进前呼之为随，退后吸之为迎。病者右足阳经，以医者右手大指进前呼之为随退后吸之为迎。病者右足阴经，以医者右手大指退后吸之为随，进前呼之为迎。病者左足阳经，以医者右手大指退后吸之为随，进前呼之为迎。病者左足阴经，以医者右手大指进前呼之为随，退后吸之为迎。男子午前皆然，午后与女人反之。或问午前补泻与午后相反，男子补泻与妇人相反。盖以男人之气，早在上而晚在下！女人之气，早在下而晚在上。男女上下，平腰分之故也……故男子阳经，午前以呼为补，吸为泻；阴经以吸为补，呼为泻。午后反之。女人阳经，午前以吸为补，呼为泻；阴经以呼为补，吸为泻。午后亦反之。”

综上总述诸家细节，陈会的捻转补泻手法补泻，以人体左右方位为主；徐凤的捻转补泻以男女左右分补泻，同时还兼有呼吸，并根据十二支方位确定的捻转方向；高武《针灸聚英》不仅分左右转针，另外参考男女、左右有所区别。《针灸大成·四明高氏补泻》中载录“神针八法”，其提倡就是小幅、低频、用力轻为补，大幅、高频、用力重为泻；杨继洲的捻转补泻技术分为常法和变法，常法是男性患者左转为补，右转为泻；女性患者右转为补，左转为泻。变法是热性疾病刺阳经，左转为补，右转为泻；寒性疾病刺阴经，右转为补，左转为泻；另有医家将捻转操作具体化，细分了区别因素，左右方位、上下肢、阴阳经、男女、上下午等同样列入考量，同时配合呼吸补泻。

（四）提插补泻

在明代针灸文献中，设计提插补泻的内容更为明确，且操作手法描述详尽。不同医家的常规手法保持统一，提针为泻，插针为补。

徐凤在《针灸大全》中提及，提插的基本手法和前代保持一致，即提针为泻，插针为补。当时对提插补泻幅度的细微描述为“重沉豆许”“轻浮豆许”，说明提插补泻法提插的幅度很小。

（五）呼吸补泻

《金针赋》曰：“重沉豆许曰按，轻浮豆许曰提……插针为热……提针为寒……考夫治病之法有八：一曰烧山火，治顽麻冷痹，先浅后深，用九阳而三进三退，慢提紧按，慢以九六之法，则先补后泻也……八曰抽添之诀，瘫痪疮，取其要穴，使九阳得气，提按搜索，大要运气周遍。扶针直插，复向下纳，回阳倒阴。指下玄微，胸中活法，一有未应，反复再施。”

《金针赋》云：“男子者，大指进前左转，呼之为补，退后右转，吸之为泻，提针为热，插针为寒；女子者，大指退后右转，吸之为补，进前左转，呼之为泻，插针为热，提针为寒……一曰烧山火，治顽麻冷痹先浅后深，用九阳而三进三退，慢提紧按，热至，紧闭插针，除寒之有准。二曰透天凉。治肌热骨蒸，先深后浅，用六阴而三出三入，紧提慢按，寒至，徐徐举针。”

《阳针男歌》云：“午前要知寒与热，左捻为补右为泻，提针为热插为寒，此是神仙真妙诀。阴针女歌：午后要知寒与热，右捻为补左为泻，插针为热提为寒，女人反此须分别。补泻：补者随经脉推而内之，左手闭针孔，徐出针而疾按之，泻者，迎经脉动而伸之。左手开针孔、疾出针而徐按之。”

高武继承了徐凤《针灸大成》中关于提插补泻的描述，但同时又加入了男女、午前午后的不同。

杨继洲在《针灸大成》中，荟萃了《黄帝内经》《难经》及前代有关提插补泻的内容。提插补泻技术的核心一以贯之，仍是以下插为补，上提为泻。

《金针赋（杨氏注解）》曰："原夫补泻之法，妙在呼吸手指。男子者，大指进前左转，呼之为补，退后右转，吸之为泻，提针为热，插针为寒。女子者，大指退后右转，吸之为补，进前左转，呼之为泻，插针为热，提针为寒。"

《南丰李氏补泻·补泻提插活法》曰："动而伸之，推而按之，动者转动也，推者推转也，凡转针太急则痛，太慢则不去疾，所谓推动，即分阴阳左转右转之法也。伸者提也，按者插也，如补泻不觉气行，将针提起空如豆许，或再弹二三下以补之。紧战者连用飞法三下，如觉针下紧满，其气易行，即用通法。若邪盛气滞，却用提插，先去病邪，而后通其真气。提者自地部提至人部天部，插者自天部插至人部地部。病轻提插初九数，病重者或少阳数、老阳数，愈多愈好。或问：治病全在提插，既云急提慢按如冰冷，慢提急按火烧身。又云：男子午前提针为热，插针为寒，午后提针为寒，插针为热女人反之，其故何耶？盖提插补泻，无非顺阴阳也。午前顺阳性，提至天部则热：午后顺阴性，插至地部则热。奇效良方，有诗最明。凡补针先浅入而后深入，泻针先深入而后浅。凡提插急提慢按如冰冷，泻也；慢提急按火烧身，补也，或先提插而后补泻，或先补泻而后提插，可也。或补泻提插同用亦可也。补泻提插，分男女早晚，其理深微，原为奇经，不拘十二经常度，故参互错综如是凡言九者，即子阳也。六者，即午阴也。但九六数有多少不同，补泻提插皆然。"

《经络迎随设为问答》载："紧提慢按似冰寒，慢提紧按如火热。"

杨继洲继承经典医籍之外，概括出提插补泻的特点是将穴位分为天、人、地三部分，并采用提插的九、六数分补和泻。九为阳数，六为阴数，得气后行补泻手法。补法：先浅后深，由天部经人部插入地部，上提天部再重新提插。泻法：先深后浅，深部得气后，由地部经人部提至天部，下插地部再重新反复提插。

《医学入门·针灸附：杂病穴法》有载："伸者，提也；按者，插也。如补泻不觉气行，将针提起，空如豆许，或再弹二三下以补之。紧战者，连用飞法三下，如觉针下紧满，其气易行，即用通法。若邪盛气滞，却用提插先去病邪，而后通其真气。提者，自地部提至人部天部；插者，自天部插至人部地部。病轻提插初九数，病重者提插三九二十七数，或老阳数，愈多愈好。或问：治病全在提插，既云急提慢按如水冷，慢慢急按火烧身。又云：男子午前提针为热，插针为寒，午后提针为寒，插针为热。女人反此，其故何耶？盖提插补泻，无非顺阴阳也。午前顺阳性，提至天部则热，午后顺阴性，插至地部则热。"

《医学入门》对"提插补泻法"的认识与杨继洲基本一致，将穴位分为天、人、地三部分，采用提插的九、六数分补和泻，强调提插的层次和幅度，且进一步明确提出提插补泻法的操作，补法慢提急按，将针由浅入深，下插时用力大、速度快，将针由深向浅上提时用力小、速度慢。泻法则急提慢按，将针由深向浅上提时用力大，速度快，将针由浅入深下插时用力小，速度慢。

呼吸补泻观察患者呼吸节律，主旨变化较小，补为呼气进针吸气出针，泻为吸气进针呼气出针。在辽金元及后续时期，产生了呼吸方法、呼吸器官不同，出于纳气范围不同所区别的呼吸补泻。

按照年代顺序梳理徐疾补泻手法后，发现徐疾补泻手法从古至今都处在争论当中，主要围绕《黄帝内经》中的《灵枢·小针解》和《素问·针解》产生分歧，一言“疾出”为补，“徐出”为泻；一言“徐出”为补，“疾出”为泻。《灵枢·小针解》强调的是进针和出针过程的快慢，以此确定补或泻；《素问·针解》强调的是留针时间的长短和对针孔的处理，其中结合了开阖补泻法的操作。

迎随补泻体现针刺方向的手法量学，其始记载于《灵枢·九针十二原》，在源流中衍生出了刺法与穴法两个范畴。在“刺法”范畴内探究迎随补泻，早期以《黄帝内经》和《难经》为主，倾向逆经为迎，顺经为随。发展至辽宋金元时期，继承和发展中提出了更为具体的迎随操作方法，如针向迎随补泻法、子午流注迎随补泻法等。

古代文献论述捻转补泻，以《灵枢·官能》为起源，记载了捻转角度、速度、用力轻重初论补泻手法的雏形。两晋南北朝与隋唐著作中，捻转补泻沿袭内经原文，没有进一步创新。元代开始，与手法量学相应程度最高的捻转补泻开始快速发展，在明代进入鼎盛时期。医家继承往代针法，进一步结合性别、肢体左右、针刺时间、病者呼吸节律等条件，构成复杂的捻转补泻新形式。

提插补泻的产生和发展，其基本操作方式始终比较明确，提针为泻，插针为补。春秋战国至秦汉时期，《难经》奠定了提插补泻的理论基础，两晋南北朝至宋辽金元时期文献较少，而当时针具制造大多比较粗糙，临床情况并不适宜提插补泻手法的应用。明代随着针刺手法和工具的衍进，提插补泻内容明确且更为详尽，明确提出了“紧提慢按”结合的补泻手法，且需要针对穴位分天、地、人不同层次操作。

主要参考文献

［1］石学敏．针刺手法与临床效果的相关性研究——同一穴位针刺方向、深度、施术与对应症的关系［J］．中医学报，2012，27（9）：1077–1079.

［2］孟智宏．论针刺量效关系［J］．世界中医药，2014，9（12）：1581–1585.

［3］石学敏，张存生，刘白雪，等．捻转补泻手法的应用及其量学概念［J］．中国医药学报，1987（5）：16–17.

［4］卞金玲，张春红．石学敏院士针刺手法量学的概念及核心［J］．中国针灸，2003（5）：38–40.

［5］余晓璐，范刚启．针刺方向、角度、深度与偏头痛针刺疗效的关系［J］．针灸临床杂志，2012，28（8）：76–79.

［6］祁赛，刘延祥，郭义，等．针刺方向研究初探［J］．上海针灸杂志，2014，33（7）：684–686.

［7］何玲玲，林栋．浅谈四神聪不同针刺方向的运用体会［J］．天津中医药大学学报，2013，32（3）：135–136.

［8］胡国强，石学敏．“醒脑开窍法”治疗中风手法量学的基础研究［J］. 中国针灸，1992（2）：33–35.

［9］石学敏．中风与醒脑开窍针刺法［M］．天津：天津科学技术出版社，1998.

［10］李丽萍，包烨华，楚佳梅，等．不同针刺留针时间对无痴呆型血管性认知障碍同型半胱氨酸和叶酸的影响［J］．中华中医药杂志，2015，30（2）：561–564.

［11］薛晓静，刘智斌，王莹莹，等．针灸间隔时间与疗效相关性的研究述评［J］．针灸临床杂志，2018，34（1）：1–4.

［12］顾星．中医针刺手法教学测试仪的研制［J］．中国针灸，2001（4）：37–38.

［13］刘堂义，杨华元．ATP-I 针刺手法参数测定仪评分功能的实现［J］．上海针灸杂志，2003（5）：44–45.

［14］谢华．黄帝内经［M］．北京：中国古籍出版社，2000.

［15］郭霭春，郭洪图．八十一难经集解［M］．天津：天津科学技术出版社，1984.

［16］皇甫谧．针灸甲乙经［M］．刘聪校注．北京：学苑出版社，2007.

［17］李克光，郑孝昌．黄帝内经太素语译［M］．北京：人民卫生出版社，2005.

［18］姬晓兰．单式针刺补泻手法的起源与发展［D］．北京：北京中医药大学，2011.

［19］王执中．针灸资生经［M］．上海：上海科学技术出版社，1959.

［20］黄龙祥．针灸名著集成［M］．北京：华夏出版社，1996.

［21］窦桂芳．针灸四书［M］．北京：人民卫生出版社，1983.

［22］徐凤．针灸大全［M］．郑魁山等点校．北京：人民卫生出版社，1987.

［23］杨继洲．针灸大成［M］．刘从明等点校．北京：中医古籍出版社，1998.

［24］张介宾．类经［M］．郭洪耀等校注．北京：中国中医药出版社，1997.

［25］高武．针灸聚英［M］．闫志安等校注．北京：中国中医药出版社，1997.

［26］李鼎．针灸玉龙经神应经合注［M］．王罗珍校勘．上海：上海科学技术出版社，1995.

第二章　针刺手法量学的临床应用研究

第一节　心脑血管疾病

一、中风

中风是致死的第二常见原因和致残的第三常见原因，虽然目前的医疗水平不断提高，但本病的致残率仍然很高。近年来，各年龄组脑卒中致残病例均有所增加，偏瘫是脑卒中患者致残的主要原因，常用的治疗方法是康复训练，但存在治疗周期长、易留下后遗症等缺陷。针灸和推拿作为中医的非药物治疗方法，在临床实践中得到了广泛的应用，研究结果表明针灸和推拿可以有效治疗卒中后偏瘫。将针灸、推拿与现代康复技术相结合，可以大幅缩短临床治疗周期。脑卒中是一种潜伏期长、起病快、致残率高、死亡率高的颅脑常见病变。

随着人口老龄化的加快和人们生活方式的改变，中国脑卒中的发病率不断升高，其中约 80% 为缺血性脑卒中，局部脑血管病变影响机体神经功能，如偏瘫等，据统计，50% 的患者因偏瘫而活动能力降低，此外，抑郁与中风之间存在双向关系：中风可增加中风后抑郁的风险；目前脑卒中偏瘫没有专门的治疗方法，以康复训练为主要治疗手段，并结合一定的药物、物理治疗、手术等促进功能恢复，但治疗时间长，而且有一部分患者的临床治疗效果不尽如人意。有研究指出，尽早进行康复训练，可以促进脑卒中患者恢复神经功能和肢体功能，现在针刺和推拿逐渐被用来治疗缺血性脑卒中患者，并得到了认可和肯定。

近年来，针灸推拿结合现代康复治疗逐渐得到人们的认可。针刺治疗中风的临床研究发现，留针 60 分钟相较于 30 分钟对中风患者神经功能恢复、血液流变学指标、脑血管血流速度的影响，效果更为显著，王利春研究内关穴不同针刺手法治疗中风手痉挛患者的临床疗效，结果显示手法组的临床有效率均优于空白组，且提插捻转结合手法（60 次 / 分）与快速捻转手法（200 次 / 分）效果最佳。王盛春研究针刺太冲穴对恢复期颅内动脉血流速度的影响，发现每天针刺两次的治疗效果较每天针刺 1 次更好。Zhang YN 等研究发现，电针仪模拟提插手法针刺 MCAO 大鼠内关穴对脑血流及脑梗死面积百分比的影响优于模型组，且提插频率为 1 Hz、持续时间为 180 秒或 2 Hz、持续时间为

5秒，3 Hz、持续时间为60秒效果最佳。Zhang C研究发现，电针仪模拟捻转手法针刺MCAO大鼠内关穴对脑血流、神经功能的恢复及脑梗死面积百分比的影响同样优于模型组，且捻转频率为3 Hz、持续时间为60秒效果最佳。石学敏院士提出了“针刺手法量学”概念和捻转补泻手法的四大要素：作用力方向、作用力大小、施术时间、两次针刺间隔时间，使针刺手法具有规范性、可重复性。针刺治疗中风的手法量学研究是针刺规范化、现代化的必由之路，在今后的研究必须坚持中医学“整体观念，辨证论治”的原则，设计科学严谨的研究方案，确定影响针刺疗效的量学参数最佳值。

二、原发性高血压

高血压（hypertension），是指体循环动脉血压持续性升高的状态。在1999年，世界卫生组织（World Health Organization，WHO）就对体循环动脉血压的正常值进行了明确规定，正常血压值为：收缩压＜120 mmHg，舒张压＜80 mmHg，即所谓的理想血压。2023年，《中国高血压防治指南》对血压正常值进行了进一步明确界定，将收缩压处于120~139 mmHg，舒张压处于80~89 mmHg的状态定义为“高血压前期”。而高血压的诊断，需要患者的血压值最少连续两日均高于正常值，才可以诊断为高血压，高于正常值即指：收缩压≥140 mmHg，舒张压≥90 mmHg。

高血压有多种不同的分类方式，如果按照病因分类，可以简单分为两大类，即原发性高血压和继发性高血压。继发性高血压，顾名思义，为继发于某些疾病之后的高血压，一般能够追溯到较明确的导致目前高血压状态的原因，常见的能够引起高血压的原发性疾病很多，例如糖尿病并发症、肾血管性高血压、甲状腺功能亢进症、肥胖症等。虽然继发性高血压的原发疾病众多，但是继发性高血压在高血压人群中所占比例并不高，只占5%~10%。继发性高血压的临床表现除了血压升高以外，主要表现为原发疾病的症状，如果原发疾病可以被治愈，那么血压也可以恢复正常。而对原发性高血压的人群来说，血压升高就是其主要的临床表现，虽然患者还可能伴有一些其他症状，但大多源于其伴发的一些基础疾病，比如糖尿病、腰椎间盘突出症和高脂血症等。早期的少数高血压患者可能会有头晕、心悸和肢体麻木等临床症状；随着时间的推移，这些症状会不断加重，并且因为持续升高的动脉血压而引起心、脑和肾等器官的病变，以至于发生冠心病、肾病和脑血管意外等。根据2020年我国新发表的《中国居民营养与慢性病状况报告》，其中明确指出：在我国≥18岁的成年人群中，高血压的患病率已经达到27.5%。我国成年人中高血压的患病人数已达2.45亿之多，在2017年的全部死亡人口中，有254万人死于高收缩压型高血压，即体循环动脉血压中的收缩压单独超过正常值，而舒张压保持在正常范围内。以收缩压单独升高为特点的高血压主要出现在老年人群体中，所以又称为“老年性收缩期高血压”。老年人群面临包括心血管系统在内的全身脏器功能低下问题，在高收缩压的影响下尤其容易死亡。引起各种心脑血管疾病，比如脑梗死、冠心病和心肌梗死等为主。如果高血压患者能够得到适当治疗，我国每年就可以减少80.3万心血管死亡人数，同时可以为我国居民增加120万质量调整生命年。目前，高血压已经加入我国所面临的重大公共卫生问题行列之中。

高血压的治疗，应该以降压为目的，把血压降低到正常范围内。最新《国家基层高血压防治管理指南》为指导高血压治疗而提出了三大治疗原则：一达标，二平稳，三综合管理。达标，即血压达标，是高血压治疗的出发点，也是落脚点。无论采用何种治疗方式，包括西药、中药和针灸等。平稳，即如果血压降到正常范围以下，就要追求进一步把血压稳定在正常范围内。体循环动脉血压容易受日常生活各方面的影响，比如生活工作压力、负面情绪和不健康饮食习惯等，都会导致血压升高，超过正常值范围。患者如果不注意平时健康的生活方式，仅在血压较高时服用降压药以应对，血压值会因此忽高忽低，这也会对心血管产生一定的损害。而降压长效制剂可以在相对较长的一段时间内把患者的血压控制在一个相对正常的范围内，可以适当解决血压频繁升高降低的问题，如血管紧张素转换酶抑制剂（angiotensin-converting enzyme inhibitor，ACEI），血管紧张素Ⅱ受体拮抗剂（angiotensin receptor blocker，ARB）和钙通道阻滞剂（calcium channel blocker，CCB）等。在应用药物进行治疗时，要注意患者的并发症，如心绞痛，心肌梗死和糖尿病等，有并发症时常需要联合用药，如患者是原发性高血压合并心肌梗死，则需要ACEI类，ARB类和β受体阻滞剂联合用药。在多种降压药同时应用的时候，无论医生还是患者自己，都需要注意控制降压药的剂量，避免降压效果太大而导致暂时性低血压。如果降压效果不理想可以逐渐加量，加量后效果仍不理想可以加用CCB和利尿剂；如果患者采用针刺治疗则需要按疗程进行。无论是应用药物还是针刺治疗，都应该以医生的医嘱为准，不要擅自停药和中断针刺治疗，防止血压的反复升高和降低。除了应用药物和采取治疗需要保持相对稳定以外，稳定的生活干预也是必不可少的。生活干预一般要和初步的药物治疗同时启用，可以有效降低血压的日常生活干预方式包括：减少钠盐的食用量，将体重减轻到正常范围，进行规律的有氧运动，接触不良生活习惯比如吸烟与喝酒，心理方面注意及时排解压力。其中，减少钠盐摄入、减轻体重和规律运动分别降低2~8 mmHg、5~20 mmHg和4~9 mmHg，减重可以降低的血压值为每减重20 kg后可以达到的效果。虽然这些健康的生活方式不一定能给予患者相应的血压值降低，但血压值肯定会稳定在一个范围内，而且由高血压而产生心血管风险的概率也大大降低了。

“诸风掉眩，皆属于肝”“髓海不足，则脑转耳鸣”，《素问·至真要大论》《灵枢·海论》等关于“眩晕”“耳鸣”等症状和疾病的描述，与高血压有很多相似之处。高血压患者临床表现主要以头晕、耳鸣、心悸、汗出等症状为主，与眩晕症类似。眩晕在进行辨证施治时需要分虚实情况而行，如果患者是由于风、痰、火、瘀上扰清窍导致头部气机逆乱，此为风阳上亢所致，治疗以平肝潜阳、化痰定眩为原则；方药可以选取天麻钩藤饮，针刺治疗时选取督脉、足少阳和手足厥阴经的穴位进行治疗；主穴选择：百会、风池、太冲、内关。如果患者是由于气血亏虚或肾精不足，导致髓海不足、脑窍失养，则治以益气养血、补肾益精；方药可以选取杞菊地黄丸，针刺时使用督脉，足少阳经和相应背俞穴进行治疗；主穴选择：百会、风池、肝俞、肾俞、足三里。

针刺手法量学的概念由石学敏院士首次正式提出，旨在对针刺手法进行标准化，以提高针灸治疗的临床效果。但是针刺手法量学不仅对不同疾病穴位的选择进行标准化，而且也对针刺时所施用作用力的大小，以及作用力的朝向，针刺后行针和留针的时间以及两次针刺之间的间隔时间，即接收针刺治疗的频率，都进行了进一步细致的要求。因为只有将针刺过程中每一个不确定的地方都明确起来，针灸才能有明确的治疗效果。在对临床常用的30多种疾病进行了手法量学的研究以后，石学敏院士最终规范了手法量学中关于针刺捻转补泻的内容。有别于传统捻转补泻手法中对于拇指用力方向的要求，即拇指向前用力重为补法，相反为泻法，石学敏院士提出捻转补泻手法的第一定义和第二定义。关于捻转补泻的第一定义，石学敏院士提出：十二经脉总体上都是以任督二脉为中心，呈现左右对称的分布状态，所以在施行补泻手法时，要以任督二脉为中心，开始用力时作用力的切线方向为向心方向则为补法，向心方向在不同位置并不一样。当医者位于患者右侧施行捻转补泻时，逆时针捻转时作用力方向为向心方向，为捻转补法；在医者位于患者左侧施行捻转手法时，顺时针捻转时，作用力方向为向心方向，为补法，与此相反则为泻法。关于捻转补泻第二定义，石院士认为：小幅度和高频率捻转手法为补法，大幅度低频率的捻转手法为泻法。小幅度即指捻转时针体的旋转幅度＜180°，不超过半周；高频率指的是捻转补泻时针体旋转的速度＞120次/分。

石学敏院士根据已有的临床经验，经过反复的思考之后认为：创新性地提出了“气海失司”的概念，认为其是高血压的主要病机。古籍中关于“气海”的论述众多，比如《灵枢·邪客》云：“宗气积于胸中，出于喉咙，以贯心肺，而行呼吸焉。故有宗气走息道以行呼吸，贯心脉而行气血。”石学敏院士据此也提出：“膻中为气海，位近心肺，为宗气之所聚。”石学敏院士认为：“宗气位于胸中，推动血液在心脉中运行，是血压形成的基础。气海失司，宗气失乖，就会导致血压失常。”目前对于高血压的具体病机不同的医家持有不同的观点，而且临床疗效也各有所长，都有一定的可取之处。石学敏院士根据气海理论，创造性地提出了“调血压，司气海”的针刺技术来治疗高血压。在这一治疗思想的指导下，石学敏院士确立了“疏肝健脾，活血散风”的针刺降压治疗原则，并制定了以人迎穴为主，配以曲池、合谷、太冲和足三里的临床治疗方案。石学敏院士根据气海理论，创造性地提出了“调血压，司气海”的针刺技术来治疗高血压。在这一治疗思想的指导下，石学敏院士确立了“疏肝健脾，活血散风”的针刺降压治疗原则，并制定了以人迎穴为主，配以曲池、合谷、太冲和足三里的临床治疗方案。石学敏院士根据气海理论，创造性地提出了“调血压，司气海”的针刺技术来治疗高血压。在这一治疗思想的指导下，石学敏院士确立了“疏肝健脾，活血散风”的针刺降压治疗原则，并制定了以人迎穴为主，配以曲池、合谷、太冲和足三里的临床治疗方案。

人迎穴具有较好的降压作用。从经络的角度来看，人迎穴是足阳明胃经中常用的腧穴之一。而足阳明胃经是脉气所发之处，是多气多血之经脉。《灵枢·经水》云：“足阳明，五脏六腑之海也，其脉大，血多气盛，热壮，刺此者不深勿散，不留不泻也。”人迎穴也是足阳明胃经和足少阳胆经的交会穴，因此刺激人迎穴不仅可以调节多气多血的胃经，还可以调节多气少血的胆经。此外，四海理论也提到了人迎穴。《灵枢·海论》云：“膻中者，为气之海，其输上在于柱骨之上下，前在于人迎。”可见，人迎穴还是气海输注于前之所在、气海所出之门户、头气街和胸气街的连接处。人迎穴是调节气海的“运营之输”，具有调和营卫的功效。人迎穴位于颈部，在喉结的平面上，离喉结旁边 1.5 寸的位置，左右各一个，位于胸锁乳突肌的前缘，可触及颈总动脉的搏动，因此在进行针刺时需要避开颈总动脉，直刺或斜刺 0.3~0.5 寸的深度。人迎穴的解剖位置距与颈动脉相近，因此人迎穴调节血压涉及腧穴近治作用，即经脉所过，主治所及；同时，更为重要的是，人迎穴的解剖位置位于颈动脉窦附近。颈动脉窦壁上存在着颈动脉窦压力感受器，并且在窦腔腹侧还有颈动脉化学感受器。因此，颈动脉窦对压力非常敏感，即使是轻微的压力也足以引起心跳减慢、血压下降甚至昏迷。在针刺人迎穴时，实际上是对颈动脉窦压力感受器和颈动脉化学感受器的刺激，这会引发自主神经功能和心脑血管的收缩与舒张，从而达到调节血压的目的。赵然等在 2009 年 7 月—2010 年 6 月对高血压患者进行了单独使用人迎穴治疗的研究，共纳入了 53 例以体循环动脉血压升高（即 180 mmHg＞收缩压＞140 mmHg，110 mmHg＞舒张压＞90 mmHg）为主要临床表现的患者。针刺人迎穴时，应避开颈总动脉直接刺激，针刺的深度应在 8~20 mm。在进针后，可以观察到针体会随着颈总动脉的搏动而微微摆动。继而施以石学敏院士开创的捻转补泻第二定义施以捻转补法，即进行小幅度的捻转（捻转角度小于 180°），并且以较高的频率进行（捻转速度大于 120 次 / 分）。施行手法持续 1 分钟，然后将针留置 30 分钟。结果显示，53 例患者的收缩压和舒张压在进行针刺以后，在行针 1 分钟，行针 1.5 分钟和留针 30 分钟后都有不同程度的下降。且针刺人迎穴的降压效果立竿见影，往往在针刺穴位 1 分钟以后就能有明显的降压效果。能够将收缩压从（160.72 ± 10.33）mmHg 下降至（150.4 ± 12.36）mmHg，下降有 10 mmHg 之多，舒张压下降的幅度相对于收缩压下降的幅度较小。张春红等在 2009 年 8 月—2010 年 4 月对来自天津中医药大学第一附属医院针灸治疗门诊的 60 名高血压患者进行了研究。这些患者均接受了连续 10 次以上的针刺治疗，针刺治疗原则和穴位选取均遵守“司气海，调血压”的治疗思想，以“活血散风，调和肝脾”为治疗原则，选取人迎、合谷、太冲、曲池和足三里。除人迎穴采用上述操作以外，太冲与合谷穴直刺 1 寸，都采用石学敏院士定义的捻转补泻第一定义泻法；曲池和足三里都采用了第一定义的补法，每个穴位都留针 30 分钟。研究结果显示：在纳入研究的 60 例患者中，针刺后的降压达标率达到了 83.3%。

人迎穴是调节血压的主要穴位之一，“司气海”。它在调节血压方面发挥着重要的引领作用。而合谷和太冲则分别是手阳明大肠经和足厥阴肝经的原穴，合起来也被称为“四关穴”。它们可以起到调和肝脾的作用。《针灸大成》云：“四关穴，即两合谷，两太冲是也。”足三里和曲池是足阳明胃经和手阳明大肠经的合穴，能够调和上逆之气血，起到平肝熄风的效果。《难经・六十八难》云：“合主逆气而泄。”苗嘉芮等研究人员使用电针针刺对高血压前期大鼠的足三里穴和曲池穴进行了研究，结果发现针刺后大鼠的 TLR_4、TRAF-6、AP-1 的 mRNA 基因表达均呈显著降低，说明针刺足三里穴和曲池穴可以明显改善高血压前期大鼠免疫功能的紊乱，减少炎症反应，从而达到降低血压的目的。

三、冠状动脉粥样硬化性心脏病

冠状动脉粥样硬化性心脏病（coronary heart disease，CHD），简称“冠心病”，本病是由于为心脏供血的冠状动脉发生了粥样硬化，冠状动脉内发生狭窄或阻塞，导致输送至心肌细胞的血液不能满足心脏的消耗，引起心肌缺血、缺氧甚至发生坏死。所以，冠心病也被称为“缺血性心脏病”。根据WHO的报道，每年全球因冠心病而死亡的人数高达740万。1970年，WHO将冠心病分为五种类型：隐匿性冠心病、心绞痛、心肌梗死、缺血性心力衰竭和猝死。在临床上，冠心病通常被分为稳定型冠心病和急性冠状动脉综合征两种类型。《中国心血管健康与疾病报告2019》指出：随着生活水平的不断提高，即使医疗水平也同时不断得到改善，我国冠心病的患病率和心肌梗死发生率仍然不断上升。同时，冠心病在我国有明显的地区差异，北方人患冠心病的风险较南方人更高。例如，青岛市的冠心病发病率可达到每10万人中有108人，而滁州市的发病率仅为每10万人中有3人。此外，与城市地区相比，农村地区的冠心病死亡率更高。《中国心血管健康与疾病报告2020》指出：目前我国心血管疾病的患病人数已经超过了3亿人次，其中冠心病的患病人数占1139万人次，而且有逐年上升的趋势。

冠心病等心血管疾病和烟草使用，合理膳食，身体活动，健康体重和健康心理等因素有关。根据2018年《中国成人烟草调查报告》数据显示：在中国，人群相对死亡率为1.23（95%*CI*：1.18~1.27），人群死亡归因危险度为7.9%。根据相关资料显示，中国吸烟男性的死亡风险在15年内增加了1倍。如果不采取相关措施对吸烟人数进行控制，中国因烟草而死亡的人数也将迅速增加。据估计，到2050年，烟草所致的死亡人数将从2010年的100万人增加到300万人。然而，北京市自2013年控烟法实施以来，已经避免2万人左右因心脑血管疾病而住院。合理膳食，除了要食用足够的身体所需的物质，饮食结构对心脑血管的影响也相当重要。2012年《中国居民营养与健康状况监测》显示：虽然中国居民的粗粮类食物摄入量达标，但是饮食结构不合理的问题仍然存在且是问题所在，一些杂粮和新鲜蔬菜的摄入量相对偏低，然而，食盐和食用油的摄入量却远远超过了建议的摄入量。根据2012年的《全国营养调查资料分析》，尽管膳食结构不合理导致心血管疾病的归因比例有所下降，但随着人口老龄化和总人口不断增加的趋势，由于不健康的饮食习惯导致的心血管疾病死亡人数却不断增加。从1982年的约100万人增加到2012年的约150万人。相关研究表明，大豆制品可以显著降低血压水平，从而降低冠心病的发病率和致死率。通常认为适度饮酒有益心脑血管健康的命题也被中国慢性病前瞻性研究所打破，适度饮酒对于心血管没有任何有益作用，相反，随着饮酒量的增加，心脑血管疾病的风险将持续上升。此外，适度的身体活动、保持健康体重和良好的心理状态都可以在不同程度上预防心脑血管疾病的发生。

在冠心病的发生机制中，血管内皮功能损伤、微循环障碍、炎症与免疫反应、纤溶系统异常、血液流变学异常和血小板结构与功能异常等都是可能性促进因素。冠心病属于中医学“胸痹”“心悸”的范畴。《金匮要略》云：“夫脉当取太过不及，阳微阴弦，即胸痹而痛，所以然者，责其极虚也。今阳虚知在上焦，所以胸痹、心痛者，以其阴弦故也。平人无寒热，短气不足以息者，实也。胸痹之病，喘息咳唾，胸背痛，短气，寸口脉沉而迟，关上小紧数，瓜蒌薤白白酒汤主之。”中医对冠心病的病因有多种不同的理解，但主要集中在气虚和血瘀方面。于静等本着本虚标实的冠心病疾病本质，认为冠心病的发病基础为心之气阴两伤，心气不足会导致血液无法正常运行，从而无法发挥其滋养作用；心阴不足则无法产生足够的血液。而痰气交阻是冠心病的致病因素，心之气阴伤于前，日久导致其他脏腑的气机发生紊乱，导致痰湿、瘀血等病理产物的产生而阻滞心脉。

冠心病的治疗包括：药物治疗，经皮冠状动脉介入治疗（PCI）和冠状动脉旁路移植术（CABG）。药物治疗通常用来缓解冠心病的症状，如治疗心绞痛的硝酸酯类药物硝酸甘油，抗血栓药物阿司匹林和他汀类降脂药物等。《冠心病合理用药指南》则将冠心病用药分为两大类，改善症状的药物和预防心肌梗死的药物。目前仅使用西药治疗冠心病的临床效果并不理想，而且长时间用药会导致耐药量增加，降低患者的生活质量。于子璇等对 20 项关于针灸治疗冠心病的临床随机对照试验进行了 Meta 分析，结果显示针刺联合常规用药治疗冠心病的有效性高于仅使用常规治疗。且针刺联合常规治疗还能改善患者的血脂水平，提高硝酸甘油的停药率。张芳芹用针刺联合丹红注射液治疗 CHD 心绞痛患者，选取内关、膻中、气海和血海，内关和血海均取双侧，膻中平刺 0.3~0.5寸，余穴直刺 1 寸。患者经过两周的治疗后，心绞痛的发作次数和硝酸甘油的使用量都明显减少，减少的幅度在 50%~80%。患者的胸闷、气短、胸痛、心悸等临床症状也明显减轻。理化方面，治疗后患者的血清内皮功能指标 vWF、sl CAM-1、ET-1 水平都明显降低；血清氧化应激指标 MDA 水平明显降低；血浆 TXA2 和 TXB2 水平相比治疗前明显降低，充分证明了针灸确实在改善微循环、改善血管内皮细胞功能和抗氧自由基等方面确实有很明显的疗效；也表明针刺联合常规治疗确实比常规中西医治疗更具优势。向蓉纳入北京市大兴区西红门医院 2016 年 5 月—2017 年 5 月共 82 名冠心病患者作为研究对象，研究对比单纯使用针刺治疗和单纯使用中成药治疗的临床疗效。针刺组选取内关为主要穴位，然后根据患者的临床表现随证加减穴位：气阴两虚证加膻中穴和气海穴，并对心俞和厥阴俞施以灸法；心脉瘀阻证加太冲和足三里穴，同施以灸法。灸法每次 20 分钟。最终通过对患者心绞痛的症状缓解情况和心电图的变化进行观察后发现：针刺内关治疗冠心病心绞痛确实能在短时间缓解症状，心电图方面也比常规中成药治疗改善效果更明显，针灸过程安全，无不良反应，值得推广应用。《灵枢·经脉》云：“手心主之别，名曰内关。去腕二寸，出于两筋之间，循经以上，系于心包络。心系实则心痛，虚则为头强。取之两筋间也。”内关在治疗心血管疾患方面很早就有记载。在一些关于心血管疾病选穴规律的研究中，内关是选取频率最高的穴位。除了应用常规体针针刺以外，艾灸、温针和电针内关穴的临床效果各有不同。体针作为最常使用的方法，可以明显改善患者的心电图表现，心电图上可见针刺内关的患者 ST 段均没有明显抬高，说明针刺内关穴可以保护心肌细胞，减少心肌细胞缺血缺氧坏死的发生率。艾灸则主要体现在可以明显降低冠心病患者心绞痛的发生次数，也可以降低心绞痛等急性心肌缺血改变的强度。温针灸的优势在于不仅可以改善冠心病患者的病情，还能有效改善患者的血脂水平。而电针刺激内关则能显著减少冠心病心绞痛的发作频率和强度。内关作为治疗心血管疾病的重要穴位，近来对其临床效果的研究不断涌现，不同的刺激手法产生不同的临床疗效，内关在治疗心血管方面的作用需要进一步的研究。

四、高脂血症

高脂血症（hyperlipidemia），以血脂异常为主要临床表现。血脂异常在临床上一般指的是血清中的甘油三酯（TG）水平和血清总胆固醇（TC）水平高于正常值，而血脂还包括血清中的类脂，只不过类脂和临床的关系没有前两者密切。此外，血脂异常包括低密度脂蛋白胆固醇（LDL-C）升高和高密度脂蛋白胆固醇（HDL-C）降低在内的 4 种血脂异常。如果存在其中两种及以上异常情况，就可以诊断为高脂血症。高甘油三酯血症一般指血清中 TG 含量≥1.7 mmol/L；高胆固醇血症则为血清中总 TC 含量≥5.2 mmol/L；高低密度脂蛋白胆固醇血症则为血清中 LDL-C 含量≥3.4 mmol/L；低高密度脂蛋白胆固醇则为血清中 HDL-C 含量＜1.0 mmol/L。《中国居民营养与慢性病状况报告（2020 年）》显示，我国 18 岁以上的成年人中，高脂血症的患病率已经达到了 35.6%，这与不健康的生活习惯与饮食习惯有关。《中国心血管病报告（2018）》指出，血脂异常呈现一种年轻化的趋势，＜18 岁的青少年和儿童检测出血脂异常的概率不断提高。尽管经济迅速发展，人们的生活水平逐渐提高，然而健康的生活观念和生活方式并未广泛普及。现代生活工作压力大，人们运动时间普遍较少，进餐时间也被工作时间占用而缩短，快餐的高油高脂性质无形中导致了人们的血脂异常状态。高脂血症是心血管疾病的一个重要发病基础，它会增加动脉粥样硬化的风险，从而导致心血管疾病的发病率和死亡率上升。

高脂血症和高血压一样，可以分为原发性和继发性。原发性高脂血症患者通常有家族史，这是一种常染色体显性遗传疾病，原发性高脂血症是遗传而来的。遗传性高脂血症不适合单独使用他汀类降脂药。遗传性高脂血症患者和 LDL-C 症患者除了应用基础的降血脂药物以外，还要联合使用依折麦布等药物以提高降血脂的临床效果。继发性高脂血症通常是由其他疾病引起的。可以导致高脂血症的常见疾病包括糖尿病、肾病综合征和系统性红斑狼疮等。

药物并非治疗高脂血症的首选方法。尽管药物仍然是高脂血症的主要治疗方式，但药物治疗必须建立在健康饮食结构的基础上。

目前，他汀类降脂药是治疗高脂血症的主要药物，如阿托伐他汀、瑞舒伐他汀和辛伐他汀等。此外，还有选择性 TC 吸收抑制剂类药物和贝特类药物等可供选择。他汀类降脂药虽然能够显著降低血清中 LDL-C 的含量，但是随着用药量的增加，药物的副作用也不断增加，比如最常见的肝功能异常和横纹肌溶解，因此在使用他汀类降脂药的过程中要密切关注转氨酶（AST 和 ALT）和肌酸激酶（CK）的变化。他汀类药物不仅用于血脂异常，对于冠心病患者而言，他汀类药物能够预防冠状动脉粥样硬化的进一步恶化，并且能够降低冠心病患者心绞痛和心肌梗死的发生频率，从而全面提高心血管疾病患者的生活质量。贝特类降脂药尤其适用于高 TG 血症，其和他汀类降脂药一样，贝特类降脂药具有抵御动脉硬化的作用，可用于冠心病及其伴发症的治疗中。此外，贝特类降脂药也可以应用于 2 型糖尿病的治疗，临床效果良好。选择性 TC 吸收抑制剂类降血脂药因为特异性高，应用范围较窄，想要达到一般治疗效果不可以单独应用，为了达到治疗目的，需要与其他药物联合使用，因此它只是一种辅助性质的降血脂药。与他汀类降脂药和贝特类降脂药不同，选择性 TC 吸收抑制剂类降血脂药并没有对抗动脉硬化的作用，这样就进一步缩窄了该药的临床应用范围。

高脂血症属于中医学“痰湿”“肥胖”的范畴。根据不同的临床表现，可以对高脂血症患者进行辨证论治。《成人高脂血症食养指南（2023）》将高脂血症患者划分为 6 个证型：脾虚湿盛证、痰浊内阻证、气滞血瘀证、痰凝血瘀证、气虚血瘀证和肝肾阴虚证。病理因素主要为气滞、痰凝、血瘀。初起以痰浊为主，之后痰瘀互结，痰气瘀交阻，血脉阻滞，容易发生心血管疾病。张慧珍等纳入来自江西省热敏灸医院针灸科的 60 位高脂血症患者，分为治疗组和对照组，用以研究针刺治疗高脂血症的临床效果和单纯应用阿托伐他汀钙片之间的区别。穴位主要采取的相关脏腑的背俞穴，即肝俞、脾俞、肾俞、肺俞、厥阴俞、膈俞。俞穴主要位于背腰部，是脏腑气机输注于背腰部的部位。针刺对应脏腑的背俞穴可以调理脏腑气机，《素问·阴阳应象大论》云：“阴病治阳。”提示治疗位于身体内侧的五脏疾病，可以通过针刺位于身体外侧的背俞穴来达到治疗效果。高脂血症主要和肝脾肾等脏腑有关，针刺肝俞、脾俞和肾俞等可以起到健脾化痰的效果。结果表明，针灸治疗高脂血症的总有效率为 83.3%。尽管不及对照组仅应用阿伐他汀钙片达到的 86.7% 的总有效率，但仍然取得了显著的疗效。但是也达到了比较理想的治疗效果。除了常规体针治疗高脂血症，耳针也可以取得可观的临床疗效。朱斯洪用耳穴贴压治疗配合饮食干预治疗于 2010 年 10 月—2012 年 9 月在广东广州市海珠区石溪中医医院纳入的 80 例高脂血症患者，治疗组在嘱患者进行饮食控制以外，还在肝、胃、心、肾、神门、交感等耳穴中选取 6~8 个进行穴位贴压治疗，每天三餐后和晚上睡觉前进行按压，每次按压 5 分钟，按压至耳郭充血、肿胀为止。结果显示，两组患者的血清总胆固醇和甘油三酯值均明显下降。耳穴贴压安全方便，值得广泛推广。张萍等还尝试使用穴位埋线法治疗合并肝功能异常的高脂血症患者。虽然他汀类降脂药能迅速控制血脂，但是在应用他汀类降脂药的时候必须时刻谨记其副作用。面对高脂血症合并肝功能异常的患者，他汀类降脂药的肝毒性并不利于患者的病情控制。本研究纳入了 78 例高脂血症患者，时间跨度为 2017 年 6 月—2020 年 6 月，在北京东直门医院通州院区进行就诊。观察组采用穴位埋线治疗，包括中脘、天枢、足三里、阴陵泉、丰隆、脾俞、膈俞、肾俞；对照组则口服血脂康胶囊。研究结果显示，观察组和对照组患者的血清总胆固醇（TC）、甘油三酯（TG）和低密度脂蛋白胆固醇（LDL-C）水平均明显低于治疗前水平。这表明穴位埋线确实可以用于治疗高脂血症合并肝功能异常的患者。但是对照组所应用的血脂康胶囊不仅临床效果不如穴位埋线，且在研究过程中出现了不良反应，发生率为 10.2%。除了降血脂的作用，穴位埋线还可以同时达到降脂的效果，相关机制可能与针灸增强了交感神经的功能有关。穴位埋线治疗高脂血症合并肝损伤的患者时，不仅不会继续损伤患者的肝功能，还可以减轻肝细胞损伤的程度。

第二节 精神疾病

一、抑郁症

抑郁症患者最明显的临床表现是持续性的情绪低落，常常对周围失去兴趣，无法从日常生活中获得愉快的感受。根据世界卫生组织的调查显示，目前全球有2.8亿人受到抑郁症的困扰。《2022国民抑郁蓝皮书》显示，62.36%的人经常感到抑郁。抑郁已经成为一种普遍现象。在所有抑郁症患者中，有50%是在校学生，而41%的抑郁症患者曾因病休学。抑郁症的发病群体整体上呈现年轻化的趋势，青少年的心理健康问题亟待解决。

《中国国民心理健康发展报告（2021—2022）》显示：我国居民焦虑或抑郁的水平主要受年龄与收入的影响。在所有被检者的年龄段中，青年，即10~24岁是容易发生抑郁的高危年龄段，抑郁风险高达24.1%。而随着年龄和月收入的增加，抑郁风险逐渐降低。在所有被检者的不同职业中，失业、无业或工作变动人群的抑郁风险显著增高；此外，任何工作中倦怠者的抑郁风险要更高，高达40%。在所有被检者的社会关系中，缺乏家人和朋友支持会更加容易抑郁，抑郁风险水平高于普通人两倍。在所有被检者的日常生活中，经常运动和喜欢午睡的人抑郁风险更低。可见，抑郁症的发生与个人、家庭和社会各层面都有关系。

抑郁症的治疗方法以药物治疗结合心理治疗为理想方法。常用的心理治疗方法包括：认知行为治疗（CBT），人际心理治疗（IPT）和正念疗法等。行为激活疗法（BA）是目前疗效比较好的方法之一，但是其具体机制还不清楚，缺乏相关研究。轻度或中度的抑郁症患者在接受药物治疗之前，首先接受心理治疗有利于疾病的恢复。李琳等在2021年5月—2022年12月，在淄博市精神卫生中心招募了90名青少年抑郁患者作为研究对象，旨在研究心理治疗在抑郁治疗中的临床效果。结果根据患者自主填写相关量表得出，包括汉密尔顿焦虑量表（hamilton anxiety scale，HAMA），汉密尔顿抑郁量表（hamilton depression scale，HAMD），社会功能缺陷筛选量表（social disability screening schedule，SDSS）以及世界卫生组织生存质量测定量表简表（world health organization quality of life scale brief version，WHOQOL-BREF）。显示心理治疗联合常规药物治疗能够明显改善抑郁患者的抑郁程度，治疗效果达到了95.56%，而单纯使用药物治疗的总有效率为82.22%，低于心理治疗联合药物治疗组。抑郁症的心理治疗方法多种多样，何君等在2021年1月—2022年12月对重庆市中医院的35例抑郁症患者实施心理治疗，包括认知重建、音乐疗法、合理情绪疗法、作业疗法和社会情感支持等。另外35例患者仅给予常规治疗，包括对患者的病情进行日常监测，合理安排患者的日常活动和一日三餐，以及提醒患者养成良好的生活习惯等。认知重建是让患者对自己的疾病有一个清醒的认识。抑郁症的患者多认为自己被孤立，对生活不抱希望，认知重建就在于增加和患者的沟通，并且促进患者与周围人和食物的交流，让患者能够逐渐正确看待自己的疾病。音乐疗法，即在患者感到焦虑或抑郁情绪加重的时候，可以选择一些轻松愉快的音乐帮助缓解焦虑抑郁情绪，还可以播放一些内容积极正面的演讲，激励患者慢慢地从疾病中走出来。合理情绪疗法是通过让患者自己体会负面情绪的不合理之处，接纳自己的负面情绪，最后接纳自己。作业疗法，是让患者自己动手完成一些小作业，包括折纸、编织和种植等，患者完成作业后给予患者一定的奖励以示鼓励，帮助患者重新找回对生活的兴趣和信心。社会情感支持的重要性在于促进患者与家人和朋友之间的联系，鼓励患者，并帮助他们建立战胜疾病的信心，以减少患者的孤独感。常用的抗抑郁药有：5-羟色胺再摄取抑制剂（SSRIs），如氟西汀和舍曲林；5-羟色胺与去甲肾上腺素再摄取抑制剂（SNRIs）以及去甲肾上腺素及多巴胺再摄取抑制剂（NDRI）等。药物在治疗抑郁症过程中需要结合心理治疗才能发挥最大疗效。抑郁症作为一种精神疾病，抗抑郁药的不良反应，治疗效果差异和社会经济负担等各种因素导致其药物治疗依从性低下，符晓艳等针对抑郁症患者服药依从性及其相关影响因素的研究显示，抗抑郁药治疗依从性低的比例高达 61.1%。

抑郁症相当于中医的“郁证”，临床表现主要为心情抑郁，易哭易怒，情绪不宁。《金匮要略》中有“脏躁”“梅核气”“百合病”等情志类疾病的记载，为中医对抑郁症的辨证论治提供了理论依据。因为郁证主要表现为神志异常，《灵枢·本神》云：“心藏脉，脉舍神，心气虚则悲，实则笑不休。”所以治疗情志疾病，不忘调理心神。其次，郁证的基本病机为气郁，即气机郁滞。患者并无实质性的病理产物，如《金匮要略》中描述梅核气“咽中如有炙脔”，实则为气滞于咽喉部。郁证以理气调神，疏肝解郁为治疗原则。主穴一般选取：百会、印堂、神门、内关、膻中、太冲。太冲用以疏肝解郁，神门和内关养心安神，百会和印堂调理脑神，内关和膻中宽胸理气。陈晓磊等使用了“通督调神”方法治疗老年抑郁症。研究选择了 72 名老年抑郁症患者参与，针刺组除了使用盐酸曲舍林片治疗，还采用了“通督调神”针刺思路，针刺了百会、印堂、神庭、大椎、命门等穴位；同时配合四神聪、华佗夹脊穴、神门、心俞。具体操作方法为：患者先采取仰卧位，神门、百会、神庭和印堂均平刺 0.5 寸；然后患者采取俯卧位，大椎斜刺 0.5 寸，命门和华佗夹脊穴分别直刺 1 寸和 0.5 寸；进针后都施以平补平泻的补泻手法，俯卧位和仰卧位分别留针 20 分钟。每周治疗 3 次，连续治疗 4 周后，使用汉密尔顿抑郁量表、老年抑郁量表和健康调查简表对患者进行疗效评价。最终结果显示，针刺治疗组的总有效率达到了 82.86%，而单纯使用盐酸舍曲林片治疗的有效率为 72.22%。此外，在针刺治疗组进行 2 周后的随访时，患者的汉密尔顿抑郁量表评分仍然保持较低水平，为（14.23 ± 3.24）分。本研究表明，针刺不仅能够改善患者的抑郁状态，还能减轻患者的躯体疼痛，从整体上提高患者的生活质量，非常值得临床推广。宫晓洋等对针刺治疗抑郁症的选穴特点和配穴规律进行了研究，结果显示百会穴在针刺治疗抑郁症的过程中使用频率最高，督脉是最常用到的经脉。百会穴位于头面部，针刺可以调理脑神；牛婷立等使用电针针刺百会和印堂用以治疗不同人群的抑郁症，最后使用汉密尔顿抑郁量表对针刺疗效进行评分，结果显示电针百会和印堂确实可以有效缓解抑郁症的症状。

二、原发性失眠

原发性失眠是患者可能难以开始或维持睡眠，或者在没有明确的医学或精神原因的情况下，在白天经历非恢复性睡眠并伴有功能障碍。全世界有 10%~20% 的人睡眠质量不佳，其中 50% 的人的慢性病程超过一个月。具体来说，急性型为持续 1 个月，慢性型超过 3 个月，亚急性型在两者之间。随着年龄的增长，失眠发生的概率也在不断增长，而女性患本病的概率会更大。此外，它经常与头痛、焦虑和抑郁、高血压的风险增加和心脑血管疾病有关，有的患者甚至产生自杀念头或行为。

目前对失眠机制的理解通常涉及中枢和自主神经系统的觉醒，例如，交感神经觉醒会使心率加快。神经影像学研究也揭示了与额叶皮质、海马和前扣带皮质相关的大脑活动的变化。许多临床研究表明治疗失眠可以使用认知行为疗法（cognitive behavioral therapy，CBT）和催眠药物。然而，并不是所有的患者对这些治疗都有良好的反应：经历催眠的不良反应或对催眠的依赖都会潜在地降低治疗的效果。此外，关于催眠药物长期疗效的信息目前尚不清楚。尽管 CBT 已被失眠患者更好地接受，但在实施 CBT 过程中仍存在时间成本和培训过的从业人员数量有限等障碍。因此，补充和替代医学（complementary and alternative medicine，CAM）已经成为失眠患者经常求助的一种选择。

失眠的治疗除改善患者的睡眠质量以外，更注重提高患者的生活质量。如果不对患者给予心理上的安慰与鼓励，只一味进行药物上的治疗，一来不容易达到很好的疗效；二来因为疗效不好，从而长期服药也容易形成对药物的依赖性，最终因为耐药量的增加，患者每天需要喝很多的安眠药才能入睡，而且单纯靠药物入睡的患者还是不能够得到充分休息的，因为失眠的反反复复，患者还有焦虑和抑郁的可能。

失眠又称不寐，其病因多为阳不交阴，阴阳失常。肝藏血，血舍魂。若肝火过旺，伤及阴血，肝血亏虚，魂不得藏，可发为入睡困难、梦寐不宁等症。病机为阳不入于阴。而夜晚一般属于阴盛的时间，病机就可以概括为阳盛阴衰、阴阳失调。治疗失眠主穴选取：百会、神门、印堂、申脉、照海、三阴交以及安眠穴。百会和印堂可以梳理头部气机；神门养心安神；申脉和照海是八脉交会穴，通阴阳跻脉，针刺可以调和阴阳；安眠穴是助眠的经验穴。百会穴在针刺时可以单独平刺，也可以由四神聪向百会穴透刺，这样可以加强对百会穴的刺激，除了治疗失眠，这样的刺法也可以用于治疗健忘和癫痫等。而四神聪四穴向外平刺，这样可以扩大刺激面，一般用于治疗脑瘫、自闭症和眩晕等；如果是中风偏瘫的患者，四神聪四个穴位的针刺方向可以都朝向病侧；如果是头面五官类的疾病，比如鼻炎等，四神聪的四个穴位可以都向前平刺。申脉和照海通阳跻脉和阴跻脉，是临床常用的一组穴位，用以调和阴阳。因为在踝关节附近，所以只能直刺 0.5 寸左右，重要的是补泻手法。因为申脉通阳跻脉，照海通阴跻脉。失眠的患者一般是阳多阴少，所以要泻阳补阴，在申脉上使用泻法，在照海上使用补法，即“泻申脉补照海”；反之嗜睡则采用“泻照海补申脉”的手法。

田鸿芳将 66 例肝郁化火型原发性失眠患者随机均分到强刺激组和弱刺激组，强刺激组四神聪穴呈 15° 透刺百会穴，刺入 0.5 寸，弱刺激组刺 0.2 寸。强刺激组的三阴交穴直刺 1.2 寸，弱刺激组刺入 0.2 寸。强刺激组的神门穴、申脉穴、照海穴、行间穴、侠溪穴分别直刺 0.5 寸，弱刺激组的相应穴位仅刺 0.2 寸。强刺激组穴位得气后行捻转泻法，频率每分钟 120~160 次，每 10 分钟行一次手法，留针 30 分钟。而弱刺激组的穴位针刺得气后，留针期间不行任何手法，同样留针 30 分钟。所有患者全部在下午进行针刺，以便引阳入阴，研究结果表明针刺强刺激与弱刺激均可有效治疗肝郁化火型原发性失眠。不仅可以改善患者睡眠、减少焦虑，而且可以降低失眠药物用量、并且随着针刺时间的增加，两组失眠的症状均逐步减轻、并且可以观察到各个治疗阶段，强刺激组的疗效均强于弱刺激组，且强刺激组的远期疗效优于弱刺激组，但是由于医师个体之间的差异，使得患者接收到的针刺刺激量会有一定差异，所以应使用更加规范的研究方法如针刺手法测试仪等。

三、精神分裂症

精神分裂症（schizophrenia），是一组病因未明、临床表现各异的综合征，涉及感觉、知觉和情感等多方面的障碍。根据 WHO 的数据调查显示，全世界目前至少有 2400 万名精神分裂症患者。然而，根据我国最新的流行病学调查数据显示，我国精神分裂症的患病率大约为 0.6%，意味着我国大约有 800 多万名精神分裂症患者。精神分裂症的病因尚未明确，临床表现各不相同，但主要表现为认知、情感和思维障碍等症状。例如，持续性的妄想，包括夸大妄想、嫉妒妄想、被害妄想等，患者会不自觉夸大别人对自己的恶意，从而拒绝与外界接触，与他人保持较远的社交距离。且当有他人试图与精神分裂患者交流时，患者会保持一种防御性状态，甚至做出攻击性行为；持续性的幻觉，精神分裂患者会经常产生各种幻觉，属于认知功能问题。比如幻听，患者经常会听到别人试图与自己交流，有时甚至会影响患者正常睡眠，导致患者精神状态进一步恶化，此外还有幻视和幻嗅等；“阴性症状”与“阳性症状”相对而言，阳性症状指的是精神分裂症患者出现的狂躁妄动、胡言乱语、烦躁不安等行为。而阴性症状指的是精神分裂症患者相较于正常人而言，出现寡言少语、情绪低落、行动迟缓和姿势怪异等一系列临床症状，有研究显示，动物治疗在缓解精神分裂患者的阴性症状中有较好的临床效果。动物疗法可以帮助精神分裂患者走出持续性情绪低落状态，让精神分裂患者产生与他人交流的欲望。除了可以改善社交功能，还有研究发现动物辅助治疗可以唤醒精神分裂患者对周围事物的兴趣，可以降低精神分裂患者的暴力行为发生概率，Nurenberg 等研究发现，精神分裂患者中 68% 的人曾经有过暴力倾向，比如不配合精神病院的治疗工作，任意破坏周围的物品和打伤医务人员等。本研究在对患者进行马和犬的动物治疗以后，患者的暴力行为发生概率都有不同程度降低。使用马这种动物治疗以后的精神分裂患者发生暴力行为的概率降低幅度要比使用犬这种动物进行治疗更大。吴为梦等通过研究发现，通过对有暴力行为的精神分裂症患者进行暴力风险评估，具体使用的评估量表有《布罗赛特暴力风险评估量表（bruset violence checklist，BVC）》《住院精神患者社会功能评定量表（personal and social performance scale，SSPI）》《精神分裂症患者生活质量量表（quality of life scale for schizophrenic patients，SQLS）》，这些量表分别对患者的暴力风险、外走风险、社会功能和生活质量进行评估。然后对不同暴力风险等级的患者展开分级护理，可以有效降低精神分裂患者的暴力行为发生概率。

精神分裂症患者因为各种临床症状而不能正常与周围人或事物进行交流接触，所以经常会出现精神分裂症患者的正当权益受到侵犯的情况。而且精神分裂症患者主要为青壮年，是个人发展的黄金时期，而精神分裂症患者由于精神症状而不能正常参与工作，也不能正常社交，这会让精神分裂患者的自尊心进一步受到伤害，从而出现自杀等极端情况。精神分裂症患者的自杀风险极高，大约有 55% 的患者会出现自杀念头并实施自杀行为，最终导致 5% 的患者死于自杀。据估计，精神分裂症患者的过早死亡风险是普通人的 3.5 倍。因此，精神分裂症患者的平均寿命要比普通人缩短 15 岁以上。

精神分裂症的治疗状况亟待改善。据 WHO 提供的数据显示，患有精神疾病的住院患者中 50% 的人都被诊断为精神分裂症。而精神病院的治疗效果不佳，只有 31.3% 的患者接收到了系统的精神治疗。精神分裂症的治疗除了上述提到的动物疗法等方法，最主要的治疗方式还是药物治疗，使用抗精神病药物治疗精神分裂症。药物治疗根据不同的精神分裂症类型进行选择，精神分裂症临床分为五型：精神分裂症青春型，精神分裂症单纯型，精神分裂症偏执型，精神分裂症紧张型和其他。偏执型最为常见，单纯型主要表现为“阴性症状”。治疗精神分裂症的一线药物主要是第二代抗精神病药物，即非典型抗精神病药物，如利培酮。此外对于精神分裂症患者中情感不稳定者可以配合使用情感稳定剂，以及有失眠和焦虑和抑郁等的患者都要配合使用相应的药物。改良电抽搐（MECT）治疗可以在药物疗效欠佳时使用，不仅可以治疗精神分裂症患者的“阳性症状”，还可以改善其“阴性症状”，但是存在加重患者认知功能障碍的副作用，比如会使患者遗忘程度加重，需要斟酌使用。除此以外，由于精神分裂症是一种精神疾病，所以心理治疗必不可少。据 WHO 统计的数据显示，全世界每年有 100 万人自杀。出现自杀念头的人 90% 以上都有精神疾患。对于精神分裂症患者来说，自杀是导致他们死亡的一大危险因素。药物虽然能够缓解精神分裂症患者的“阳性症状”或“阴性症状”，但是药物起效时间相对较慢，大部分情况下并不能马上抑制精神分裂症患者的自杀念头。张颖等通过对 80 例精神分裂症患者进行心理干预治疗，结果明显缓解了精神分裂症患者的阴性症状，试验采用的综合心理干预治疗包括：团体心理教育，动机面谈技巧，辅助就业，社会技能训练以及神经和社会认知训练。尉建红通过观察绍兴市第七人民医院对精神分裂症患者采取综合心理干预治疗，其心理干预方法包括：首先，对医护人员进行心理健康教育，然后再让医护人员对患者进行心理干预，比如情绪管理，心理调节技能，团体心理干预和对患者家属进行心理干预。结果显示心理干预明显改善了患者的负面情绪，显著降低了精神分裂症患者自杀的发生率，提高了患者及家属对医院治疗的满意度。

精神分裂症属于中医学“癫狂”的范畴，癫和狂可以分别对应精神分裂症患者的“阴性症状”和“阳性症状”。癫证患者主要表现：表情淡漠，静而少动，语无伦次等；而狂证患者则表现为喧扰不宁、打人毁物、动而多怒等。因为癫证和狂证一般同时出现在患者的临床表现中，一般是患者平时的两种不同状态，癫证和狂证也经常发生转化，所以癫狂并称，相当于西医学所说的精神分裂症。中医学认为，精神疾病一般与患者肝气疏泄功能有关。一般的精神疾病起初大多因为患者肝气不舒，气郁为主。日久导致脏腑功能失调，甚至神机失用，发为癫狂等严重的精神疾病。当然，精神疾病也与患者的饮食习惯和先天因素有关，情志内伤是主要的致病原因。气郁可以导致水停生痰，血停成瘀，气聚成火；《医学正传·癫狂痫证》云："大抵狂为痰火实盛，癫为心血不足，多为求高远不得志者有之。"点明了癫狂证的病因——"多为求高远不得志"，患者多为情志不遂；也点明了狂证多为实证性质的"痰火"导致，而癫证多为虚证，心血不足的人比较多。癫证临床常见证型有：痰气郁结证，气虚痰结证，心脾两虚证；而狂证临床证型有：痰火扰神证，火盛伤阴证，痰热郁结证。疾病前期为实证居多，比如气郁、痰结和火郁等，治疗以泻实邪为主；而疾病后期因为病理因素在体内存在日久，会损伤脏腑正气，导致心脾肾等的亏虚证，所以癫狂后期治疗以补益心脾肾为主。针灸治疗作为精神分裂症等精神疾病的一大替代疗法，在临床治疗中也取得了一定治疗效果。针灸治疗癫证以理气解郁、化痰开窍为主，选取心经，心包经，肝经和督脉上的腧穴，如百会、印堂、神门、太冲、内关和丰隆等，肝气郁结证可以酌加期门和膻中，痰气郁结证可以加中脘和膻中，心脾两虚的患者可以加心俞、脾俞和足三里等。由于癫证以气郁，痰阻为主要病理因素，所以太冲、丰隆和中脘、膻中等穴，以泻法为主，达到理气化痰的效果；而神门、内关和足三里、脾俞等穴，要以补法为主，调补心脾等脏腑。狂证主要是邪实证，治疗则以清热化痰开窍为主，选取心经，肝经和督脉上的腧穴，如水沟、神门、大陵、劳宫、风府和丰隆等。这里水沟和风府主要用以醒脑开窍，所以泻法为主，水沟要重用雀啄刺，以患者眼球湿润为度。大陵穴和劳宫穴可以清心泻火，泻法为主。无论是癫证还是狂证，治疗都以心经，心包经和督脉上的穴位为主，可见精神疾病的治疗还是要调理心脑为主，"心藏神""心者，君主之官，神明出焉""脑为元神之府"。除了可以选用常规体针进行针刺，还可以选取耳穴进行治疗，比如心、肝、肾、神门和皮质下等，毫针浅刺或耳穴压丸；也可以使用 25 mg 氯丙嗪加入 2 mL 注射用水进行穴位注射，选取心俞、间使、足三里和三阴交等穴；可以选择十三鬼穴进行放血疗法。李鸿等在 2018 年 7 月至 2020 年 1 月在上海市精神卫生中心对 100 例精神分裂症患者进行了研究。这些患者主要表现为"阴性症状"，研究主要观察针刺结合常规治疗对精神分裂症患者"阴性症状"的改善情况。将 100 例患者随机分为观察组和对照组，对照组仅使用氨磺必利片进行治疗，观察组在服用氨磺必利片的基础上使用针刺治疗，选用的针刺穴位包括百会、四神聪、前顶、上星、囟会、印堂和神庭穴。因为考虑到女性患者以肝气郁结致病者为多，所以女性患者在此基础上增加太冲穴；此外还有厌食患者要增加足三里穴等。经过 12 周的治疗以后，对患者的临床表现进行评分，采用的是 PANSS，阴性症状量表和不良反应量表。结果显示，针刺治疗结合常规治疗要比单纯使用常规治疗更有效果，且针刺治疗具有安全性高、不良反应较小的优点，值得推广。

四、痴呆

痴呆（dementia），临床表现为逐步加重的智能减退。初期患者可能仅仅会突然忘记将要处理的事情；随着病情的进展，患者会逐渐经常忘记日常生活用品等的放置位置以及经常丢失东西等，中后期严重时患者会不认识周围的朋友甚至家人，性格也可能随之发生改变。因为痴呆患者经常发生遗忘，对眼前的人与物感到既熟悉又陌生，这会让患者的焦虑和抑郁情绪增加，甚至让患者感觉到愤怒，久而久之痴呆患者会选择回避日常交流，变得沉默寡言。根据 WHO 调查所得的数据显示，目前痴呆患者在全世界有 6000 万人左右，而且痴呆患者的增加速度非常快，每年大约会有 1000 万的痴呆新病例。《The China Alzheimer Report 2022》的数据显示，我国目前的痴呆患者大约有 1500 万之多，其中以老年性痴呆患者为主，有 1000 万左右，其次为 400 万左右的血管性痴呆患者和 100 万左右的其他类型痴呆患者。痴呆大大加重了社会 - 心理负担。以痴呆患者中占比最高的阿尔茨海默病（alzheimer's disease，AD）患者为例，这些患者在我国每年的社会经济花费大约有 1500 亿美元。因为目前阿尔茨海默病的缺乏经济有效的治疗手段，患者只能延缓病情的进展速度，毫无疑问这笔费用将会不断增加。据估计到 2030 年这笔费用将会增加到 5000 亿美元。据 WHO 的数据显示，痴呆在全球造成的经济损失在 2019 年全面高达 1.3 万亿美元。痴呆是一大类精神疾病的统称，这类精神疾病主要以渐进性的智力减退为临床表现。阿尔茨海默病是一种主要的痴呆症类型，属于神经系统变性疾病。神经系统变性疾病通常具有家族遗传性，其病理特征主要表现为神经元损害的逐渐进展。这一过程很难用药物等治疗方式进行干预，通常只能缓解患者某些临床症状。此外，同属于痴呆且为神经系统变性疾病的还有路易体痴呆（dementia with lewy body，DLB），帕金森病痴呆（parkinson disease with dementia，PDD）和额颞叶变性痴呆（frontotemporal lobar degeneration，FTLD）等。非变性病痴呆主要包括血管性痴呆（vascular dementia，VaD）和其他原因导致的痴呆。《中国痴呆与认知障碍诊疗指南 2018》指出，快速进展性痴呆（rapidly progressive dementias，RPD）逐渐引起医学领域的关注，RPD 患者在 1~2 年就可以快速发展为严重阶段。不同的痴呆类型有不同的诊断标准，阿尔茨海默病的最新诊断标准是 2014 年国际工作组（international working group，IWG）发表的 IWG-2 标准，IWG-2 标准将 AD 分为典型，非典型与混合型，分别给出了不同的诊断标准。血管性痴呆的诊断标准较多，包括先前和最近的一些诊断标准，目前普遍接受的是中国痴呆与认知障碍 2011 年标准和血管性行为认知障碍（vascular behavioral and cognitive disorders，Vas-Cog）2014 年标准。额颞叶变性性痴呆的诊断标准主要是 Rascovsky 等修订的。此外，还有 2005 年修订的诊断标准和 2007 年运动障碍协会提出的帕金森痴呆的诊断标准，都是临床接受度较高的诊断标准。痴呆以药物治疗为主，包括对患者认知障碍的治疗和对患者精神异常等症状的治疗。认知障碍治疗主要使用的药物有胆碱酯酶抑制剂，如多奈哌齐、卡巴拉汀和加兰他敏等；谷氨酸受体拮抗剂，如美金刚。精神异常行为的治疗主要使用非典型抗精神病药，如奥氮平，喹硫平和阿立哌唑等；5- 羟色胺类药物，如匹莫色林、丁螺环酮、西酞普兰等。方芳等于 2020 年 1 月—2023 年 1 月纳入湖南省第二人民医院的 121 例血管性痴呆患者，研究组主要使用加兰他敏进行治疗，对照组使用艾地苯醌片进行治疗。连续治疗 3 个月以后，对患者血清中的炎症因子，脑神经递质因子和氧化应激指标进行比对。同时对患者的临床表现使用简易精神状态检查量表（mini-mental-state examination，MMSE）和日常生活能力量表（activity of daily living scale，ADL）进行评分。结果显示，加兰他敏在治疗血管性痴呆方面临床疗效更好，有效率高达 93.44%，明显高于仅使用艾地苯醌片治疗后 80.00% 的有效率。且加兰他敏的安全性更高，患者不良反应的发生率为 6.65%，艾地苯醌片组也高达 18.33%。此外本研究还发现，加兰他敏除了可以明显改善大脑神经功能以外，还能够抗炎和改善患者的语言功能。痴呆除了药物治疗以外，心理治疗可以作为一种补充疗法予以应用。张勇等对使用音乐治疗阿尔茨海默病的随机对照试验进行了 Meta 分析，共纳入了 15 项研究，涉及 1077 名患者。研究结果显示，音乐治疗可以明显改善 AD 患者的临床症状，比如患者的认知功能，情绪处理能力和社交能力都在音乐治疗后有不同程度的改善。痴呆在中医学看来，虚证主要与年老脏腑功能衰退有关，如阿尔茨海默病；而实证主要和痰浊和瘀血等病理因素有关，如血管性痴呆，《石室秘录》云："呆病如痴，而默默不言也……无非痰气。故治呆无奇法，治痰即治呆也。"《灵枢·天年》云："六十岁，心气始衰，苦悲忧，血气懈惰，故好卧……八十岁，肺气衰，魄离，故言善误。"清代陈士铎《辨证录》认为痴呆的病机主要为肝气乘脾，"大约其始也，起于肝气之郁；其终也，由于胃气之衰"。创立了开郁化痰健胃为主的治疗方法。现代认为痴呆的病机主要为髓减脑消，神机失用。《灵枢·海论》云："髓海不足，则脑转耳鸣，胫酸眩冒，目无所见，懈怠安卧。"以脏腑虚损为本，痰浊血瘀为标，临床主要分为髓海不足证，肝肾亏虚证和脾肾两虚证这三种虚性证型，以及心肝火旺证、痰浊阻窍证和气滞血瘀证三种实性证型。龚洲等从"痰瘀蒙窍"治疗血管性痴呆，已知 VaD 常出现于中风后，无论是出血性脑梗死还是缺血性脑梗死，患者在急性期过后都会有不同程度的记忆减退症状出现，即痴呆症状。本研究认为中风后出现的 VaD 的主要病机为痰瘀阻窍，痰气越深，瘀血越重，呆气越深，治以化痰通络，开窍醒神。针灸作为重要的替代疗法之一，对于痴呆的治疗也颇有成效，主要以血管性痴呆的治疗效果最为突出。针灸治疗痴呆以督脉穴为主。主穴选取百会、神庭、印堂、太溪、悬钟和四神聪。痰浊为主可以配以中脘和丰隆穴，瘀血较重可以酌加膈俞和血海；气血亏虚加气海、血海和足三里；脏腑虚损可以加相应脏腑的俞穴和募穴。手法方面，头部穴位在针刺时使用 2 寸长针刺入，然后快速行针以产生热感。此外，复方当归注射液、丹参注射液、胞二磷胆碱注射液和乙酰谷酰胺注射液等 0.5~1 mL 穴位注射也可以用于治疗痴呆。耳穴可以选取心、肝、肾、脑、神门和肾上腺等穴。李灵芝等于 2021 年 3 月 ~2022 年 11 月在山西省针灸医院纳入 104 例诊断为血管性痴呆的患者。对照组予以益智汤口服连续治疗 2 个月，治疗组在口服益智汤的基础上结合针刺疗法以醒脑开窍。选取的穴位有百会、四神聪、神庭、本神、脑空、脑户、内关、合谷、太冲、三阴交、悬钟和太溪。对于针刺手法，督脉穴位，胆经穴位和四神聪等头部穴位都沿着督脉方向斜刺 0.5~0.8 寸，针刺得气后，持续用力重捻 1~2 分钟。太溪主要用于滋阴补肾，行捻转补法。其余穴位直刺进针，行平补平泻法，即均匀的捻转提插。结果治疗组的有效率为 94.2%，明显高于对照组的 82.7%。

五、癔症

癔症（hysterical psychosis），又称分离转换性障碍，患者临床症状主要表现为出现了一系列身心障碍，即身体和心理方面的疾病，比如多重人格、短暂性失忆、容易情绪激动等；而癔症患者的身心障碍具有分离性和转换性的特征。分离性是指患者在癔症之后，对自己和周围的人或事物的认知会发生部分甚至彻底的改变，比如短暂性的失忆，临床表现为患者对熟悉的事物突然感到陌生；或者患者会出现人格发生转换的情况，甚至多重人格，即患者不再认同原来的身份，这些突然发生的认知方面的改变，就是所谓的“分离症状”；而“转换症状”是指癔症患者的精神症状和躯体症状之间是相继发生的，不会同时存在。比如患者因为突然受到情绪刺激而激动不已，之后在某个时间节点，患者可能会突然发生抽搐或者身体僵硬，随之情绪激动会戛然而止，表面上显示为患者的精神症状和躯体症状互相代替，即所谓的“转换”。

癔症目前的治疗主要是通过心理治疗，以西医学的角度出发，癔症和患者的压力和周围环境与自己心理的暗示有一定关系，还有一些患者本身性格多疑，容易多想，从而受到别人和自己的影响。所以心理治疗是本病的首选治疗方法，并没有针对癔症这种分离转换性障碍的药物，但也可以针对患者出现的焦虑、抑郁等情况给予一些精神类药物。

中医治疗癔症也通常使用心理疗法。中国古代的祝由术其实就用于治疗癔症已久。现在民间的一些神奇的方法，就有祝由的影子。祝由在西医学看来，其实以心理作用为主，祝由也由最初的与巫术同源，慢慢分离出来独自发展为心理学。清代吴鞠通《医医病书》云：“婉言以开导之，安言以震惊之，危言以悚惧之，必使心悦诚服，而后可奏效如神。”对运用祝由术治疗疾病的部分方法进行说明；明朝王纶对祝由术作评价说：“此心便安静，胜于服药，此真无上妙方也。”

战国时期扁鹊曾提出“鬼门十三针”，这十三针治疗各种精神失常疾病。十三个穴位分别是：水沟穴（人中），少商穴，隐白穴，大陵穴，申脉穴，风府穴，颊车穴，承浆穴，劳宫穴，上星穴，曲池穴，会阴穴，舌底。具体针刺法：水沟从左向右透刺；少商从外向内刺 0.3 寸；隐白从外向内刺 0.2 寸；大陵直刺 0.5 寸；申脉用火针针刺 3 下；风府穴按照常规针刺法，向下颌方向刺入 0.5~1 寸；颊车穴使用温针灸；承浆穴从左向右透刺；劳宫直刺 0.3~0.5 寸；上星向上平刺 0.1~0.4 寸；曲池直刺 0.5 寸；会阴从下向上直刺，刺出血。人体左右都有的穴位都要刺，比如双侧的少商、隐白等；像水沟、承浆等单穴则要透刺。涌泉穴作为醒神回苏的要穴，也常作为癔症的主穴使用，对于重度昏迷，针刺涌泉往往收效甚好。涌泉穴直刺 1 寸左右，行捻转提插手法，手法要重，幅度要大，行针 1~3 分钟。据相关文献记载，针刺治疗癔症的总有效率在 90% 左右。

陈蒋楠等应用“调畅情志”针法治疗癔症型失语，患者因惊吓而突然不能正常进行言语交流，病发已有 4 天左右。颅脑核磁共振（MRI）和脑电图等检查均显示无明显异常，所以患者只能寻求中医治疗。中医查体显示：患者平素焦虑多疑，心虚胆怯，舌淡，脉细弱。虽然患者失语，但是面部表情、舌体运动和肢体运动等都很灵活，结合西医检查也可以说明患者并无神经功能异常，所以诊断为癔症型失语，属于中医心脾两虚证或心虚胆怯证，采取针刺治疗，治以疏肝解郁，理气调神。针刺取穴：海泉、期门、合谷穴。海泉穴为经外奇穴，位于舌下系带中点处，两旁分别为金津和玉液两穴，可以用于治疗舌下肿痛，呕吐和呃逆等。虽然患者并无舌体方面的疾病，但是语言和舌关系密切，《灵枢·忧恚无言》云：“舌者，音声之机也。”在手法方面，海泉穴需要患者采取坐位，抬头把舌体伸出且上抬舌面，对准海泉穴进行点刺放血，使用 1 寸针灸针快速进针并出针。期门穴平刺进针后，捻转 1~2 分钟；合谷穴直刺进针后，同样进行强刺激捻转 1~2 分钟。结果患者在行针后语言交流就恢复了正常。但是次日患者在咨询心理医生时，由于口述发病经过时又产生了精神紧张，所以语言交流再次出现障碍。中医查体显示：患者心悸汗出，胸闷头晕，面色无华，舌淡，苔白，脉弱。本次采用针灸结合中药治疗，选取的穴位有：印堂、上星、膻中、百会、巨阙、中脘穴，双侧脑空、络却、安眠、太乙、滑肉门、太冲、大陵、神门、申脉穴。头部穴位采用烧山火手法以升提阳气，腹部穴位采用透天凉手法以泻腹中浊气，大陵、神门、申脉穴平补平泻即可。中药治以补益心脾，疏肝解郁。3 个月治疗后患者语言交流已恢复正常。针灸结合心理治疗癔症还是比较可取的，即使是只采取针灸治疗，医者也需要在针刺过程中对患者进行心理疏导。因为针灸本身治疗的是脏腑功能紊乱和机体阴阳失衡，与癔症患者自我暗示等精神问题少有联系，心理治疗还是癔症应该首要采取的治疗手段。

第三节 慢性疼痛

一、腰椎间盘突出

腰椎间盘突出症是椎间盘物质局部移位超出椎间盘间隙的正常边缘，导致肌肉皮肤疼痛、无力或麻木，是坐骨神经痛、腰痛和腿根性痛的主要原因。男性与女性的发病比例为 3：2。意大利患病率为 1%~3%，美国患病率为 1%~2%。关于不同脊柱节段腰椎间盘突出的发病率，最常见的节段是 $L_{4\sim5}$ 节段（40%~45%），其次是 L_5~S_1 节段（30%~35%），其余节段（各约 10%）。多级别腰椎间盘突出占病例数的 10% 以上，L_4 以上的腰椎间盘突出多见于年龄≥55 岁的人群。针灸治疗腰椎间盘突出被广泛使用，其疗效自 2002 年以来已被世界卫生组织认可。然而，在过去的 5 年里，围绕针灸疗效的质疑仍然存在。针灸可以疏通经脉，达到止痛的效果。西医学研究认为，身体应激、炎症反应引起的化学刺激、微循环障碍或神经根水肿至髓核切断程度是导致腰痛和坐骨神经痛的原因。针刺神经干可以缓解神经的高紧张状态，从而缓解坐骨神经痛的症状。随着年龄的增长，本病的发病率不断增加，并且年轻人发病的概率也在不断增加。腰椎间盘突出的主要症状包括放射至大腿和腿部后侧的腰痛，麻木的感觉异常，相应肌组的反射抑制。临床上相关的发作有相当大的比例发生在 30 岁到 50 岁之间，但也可能发生在青少年和老年人身上。研究表明 24%~27% 的无症状患者存在腰椎间盘突出。本病可以采用手术治疗，但 60%~90% 的腰椎间盘突出症患者选择保守治疗。由于手术干预率高，大多数病例建议采用非侵入性（非手术）治疗。李嬖嫱针刺的主穴分别是足太阳膀胱经的大肠俞穴、关元俞穴以及患侧的第四腰椎、第五腰椎、第一骶椎的夹脊穴，并且根据患者的不同临床症状进行中医辨证加减施治，如果患者辨证属于寒湿证则加刺腰阳关穴，辨证属于血瘀证加刺膈俞穴，辨证属于肝肾阴虚证加刺肾俞穴，辨证属于湿热证加三焦俞穴。在深刺组的患者中，使用 0.40 mm × 100 mm 或 0.35 mm × 75 mm 针灸针直刺主穴 2.5~3 寸。浅刺组主穴直刺 0.8~1.2 寸。施平补平泻手法使穴位有酸麻胀感，其余操作同深刺组。研究结果表明深刺组总有效率高于浅刺组。

二、坐骨神经痛

据统计在中国坐骨神经痛的发病率为 11.5%~13.6%，且逐年上升。坐骨神经痛是一种慢性疼痛症状，其症状是一种从下背部延伸到每条腿背部的大神经受到影响。炎症是坐骨神经痛的致病机制之一，越来越多的证据表明炎症生物标志物水平升高与坐骨神经痛有关。坐骨神经痛可分为原发性坐骨神经痛和继发性坐骨神经痛，前者是由于坐骨神经受到压迫或自身的急、慢性炎症引起的，后者是由坐骨神经周围组织感受风寒引起的，通常是由于磨损、外伤性渗出、瘢痕粘连等。无论是原发性还是继发性的骨神经痛进展，都与炎症的发展密切相关。因此，坐骨神经痛症状的缓解需要更深入地了解其潜在机制，特别是炎症途径的参与。学术界认为本病的病因病机是风寒湿邪，侵袭人体，造成气血不通。病位主要在足少阳经和足太阳经。因此中医采用温经散寒、祛风除湿。针灸疗法不仅可以使疼痛在短时间内消失，而且最重要的是，它还可以从根源上防止病情的复发。研究发现，运用经络辨证，结合患者的不同的症状，选择适当的穴位，如阳陵泉、环跳等，可以抑制氧化应激反应，达到镇痛的效果。朱国祥选取环跳、阿是穴、次髎、肾俞、气海俞。根性坐骨神经痛加第三腰椎到第五腰椎夹脊穴；干性坐骨神经痛及坐骨神经炎加殷门、委中、承山、阳陵泉、悬钟。浅刺组的患者用 1.5 寸针刺环跳穴及其余穴位，所有穴位均进针 0.5~1 寸，每个穴位快速捻针 2~5 分钟，使局部出现酸胀感。深刺组环跳穴进针 2~3 寸，使针感传至脚底或腿部出现触电感，在每个疗程中，有上述针感出现不少于 5 次，余穴刺法同浅刺组，结果表明深刺组止痛效果优于浅刺组。

三、偏头痛

偏头痛以单侧、搏动性反复头痛为特征，可伴有畏光或恶心等症状。据统计女性发病的概率远大于男性。偏头痛的药物治疗包括非甾体抗炎药、抗癫痫药等，然而这些药物治疗往往伴随着不良反应，如疲劳、睡眠障碍、恶心、呕吐，导致患者依从性差。因此，越来越多的患者正在寻求有效的非药物替代治疗。针灸被广泛应用于偏头痛的治疗。现在西方国家越来越多地接受它作为偏头痛和其他疼痛状况的替代治疗方法。随着循证医学的发展，针灸治疗偏头痛的有效性和安全性得到了大量的系统评价。然而这些系统评价的结果往往有局限性，可能会降低结论的质量，误导患者、临床医生和决策者。一项研究偏头痛和心血管疾病的系统综述发现，伴有先兆的偏头痛患者发生缺血性中风的风险更大，先兆偏头痛在年轻女性（年龄≤45 岁）中与缺血性中风相关。张维将 40 名患者随机均分为深刺组和浅刺组。针刺主穴为太阳穴，配穴取四渎穴、丰隆穴，根据患者胖瘦直刺太阳穴 1.2~1.8 寸，其余配穴常规针刺，浅刺组太阳穴直刺 0.3 寸，其余操作同深刺组，结果表明深刺太阳穴能显著减轻偏头痛。

四、原发性三叉神经痛

原发性三叉神经痛（primary trigeminal neuralgia，PTN），最新的分类系统根据神经血管接触程度将 PTN 分为典型性 PTN 和特发性 PTN，或由神经血管接触以外的病理引起的继发性 PTN。同时它是严重的、单侧的、阵发性的、反复发作的疼痛，严重影响生活质量。研究表明本病通常发生在中老年人中。目前已有数种干预措施用于控制 PTN，自 20 世纪 60 年代以来，卡马西平是常用的治疗方法。然而，由于卡马西平的副作用，许多患者不能长期耐受药物治疗，因此寻求非药物治疗。针刺可用于 PTN 治疗。此外，针刺镇痛作用与 P 物质（substance p，SP）和 β- 内啡肽有关。多项试验表明，针刺可降低 SP 含量，增强 β- 内啡肽的表达。虽然以往的系统综述显示针灸方法在改善 PTN 症状方面具有良好的疗效和安全性，但它们只集中在单一针灸方法与抗癫痫药物（卡马西平）/ 假针灸。同时，针灸疗法也多种多样。例如，PTN 针灸方法包括手工针灸疗法、针灸疗法、电子针灸疗法和火针疗法。中医学认为三叉神经痛病因多由于风、寒、火、湿、瘀邪侵袭头面足阳明、足太阳、足少阳经经络，致使气血不通而痛，中医学认为针刺治疗疼痛应重视调气和治神。刘洪梅等研究龙虎交战手法治疗原发性三叉神经痛，针刺主穴为下关、四白、地仓、内庭、太冲、合谷；配穴：第一支针刺太阳、鱼腰；第二支针刺颧髎；第三支针刺颊车、颊承浆，每日针刺 1 次，1 个疗程共 12 天。观察组患者，针尖与皮肤约呈 70° 角向目内眦方向斜刺下关进针 30~50 mm；向外下方刺入四白 10~15 mm；呈 45° 角向颊车方向刺入地仓 30~50 mm；其余穴位常规进针。每个穴位进针得气后分天、地、人三部施龙虎交战手法：拇指快速向前（左）用力捻转 9 数，慢慢退回；然后拇指快速向后（右）用力捻转 6 数，慢慢退回，如此操作为 1 次，每次行针 20 秒，以耐受为度；留针 30 分钟，并且 10 分钟施行龙虎交战手法 1 次，捻针角度达到 180° ~270°，行针频率为每分钟 90~120 次。对照组患者选穴、针刺方向同观察组患者，针刺得气后匀速提插捻转，留针时间及行针次数与观察组相同。研究结果表明针刺可以有效地减轻疼痛。观察组患者总有效率、愈显率优于对照组，说明“龙虎交战”针刺法治疗原发性三叉神经痛效果更好。

五、肱骨外上髁炎

肱骨外上髁炎通常是自限性的，但在一些患者中，它可能继续引起持续的症状。网球肘有许多类似的术语，包括外侧肘痛、外侧上髁炎、划船肘、共同伸肌起源肌腱炎和肘膜炎。肱骨外上髁炎的主要临床症状是肱骨外侧上髁的疼痛以及腕关节、中指的背屈性疼痛。类固醇注射与安慰剂、局部麻醉、肘部绑扎或物理治疗相比，有短期改善症状的证据。研究发现，与安慰剂或局部麻醉相比，没有很好的证据表明皮质类固醇有长期效果。研究发现在一年内，皮质类固醇注射与活动加按摩或肘部绑扎在整体改善方面没有任何差异。然而一项随机对照试验发现，在 26 周和 52 周时，物理治疗对症状的改善明显大于注射。有限的证据表明与口服非甾体类药物相比，皮质类固醇注射在 4 周时自我感觉改善更大，口服药物在26周时效果明显。患者最常主诉的疼痛发生在外侧上髁骨突或其周围，常沿前臂向下放射。这种疼痛通常是由各种活动引起的伸肌总块收缩引起或加重的。疼痛的强度可从间歇性和轻度到持续性和重度，影响所有日常活动，甚至在夜间发生，引起睡眠障碍。单凭检查不太可能发现明显的异常。但长期患病或曾注射过皮质类固醇的患者除外，这些患者可能由于肌肉萎缩或其附着处的伸肌腱部分或完全断裂而出现骨上髁突出。触诊时触痛通常出现在ECRB肌腱的止点处，即外侧上髁前缘的前方。然而，通常情况下压痛是弥漫性的，以外侧上髁为中心，在骨突本身有一点压痛。治疗肱骨外上髁炎的目的包括：①控制疼痛。②运动保存。③握力和耐力的提高。④恢复正常功能。⑤控制进一步的组织学和临床恶化。非手术治疗，休息，避免加重的活动和改变行为通常会使症状缓解。肘关节的康复需要肩部近端稳定，这是通过加强和稳定肩胛骨来实现的。最初的重点应该放在下斜方肌和前锯肌上，从简单的开链练习开始，然后闭合链式锻炼，这也会锻炼肩袖肌肉。局部注射皮质类固醇在初级和二级保健中经常使用。由于皮质类固醇的作用主要是抗炎，因此对肌腱病变如外侧上髁炎的确切作用机制尚不清楚。皮质类固醇在4周时优于非甾体抗炎药，但注射类固醇和非甾体抗炎药治疗之间没有长期差异。刘暄辰把60名受试者随机均分为对照组和试验组，并根据患者症状不同进行辨证治疗，试验组患者垂直刺入健侧的足三里1~2寸，垂直刺入健侧阳陵泉1~1.5寸，使局部出现酸麻胀感，同时活动患侧肘部，进行屈、伸、内旋、外旋活动，采用HSS肘关节功能评分以及VAS疼痛评分统计受试者治疗前、初次治疗、第1个疗程结束、第2个疗程结束的不同治疗阶段评分。先要在对照组受试者患侧肱骨外上髁周围切寻压痛点，确定阿是穴定位，从阿是穴垂直刺入0.5~1寸。再选取受试者患侧的曲池穴进行针刺，垂直刺入0.5~1寸。取患侧合谷穴刺入1~2寸，使局部出现酸麻胀感，采用HSS肘关节功能评分以及VAS疼痛评分统计对照组受试者治疗前、初次治疗、第1个疗程结束、第2个程结束不同治疗阶段的评分。本次实验结果表明，受试VAS评分下降，HSS评分上升，巨刺法和常规针刺对肱骨外上髁炎都有较明显的效果，可改善患者肘关节功能。

六、原发性痛经

由于原发性痛经只发生在排卵期，故通常在月经初潮6个月后首次出现。疼痛通常持续8小时到3天，在经期前两天最严重，这些症状从一个月经期到另一个月经期可重复出现。症状严重程度与月经初潮提前、持续时间延长、月经流量增加呈正相关。由于子宫内膜分泌过多的前列腺素，引起子宫过度收缩，引起疼痛；然而，女性自己对它的诊断和治疗不足，甚至低估了它的价值，认为它是月经周期的一部分。它对生活质量有重大影响，例如，日常活动的限制和心理压力，这是学校和工作缺勤的主要原因之一。其诊断基本上是基于临床病史和正常体格检查。诊断主要是临床的基于病史和未改变的体格检查。发现痛经的继发性原因十分重要。治疗可以有不同的方法（药理学、非药理学和外科），第一行治疗是使用非抗炎药物，而第一行治疗是类固醇（非甾体抗炎药），在希望避孕的妇女的情况下，使用激素避孕。替代治疗，如使用局部热疗、改变生活方式、经皮神经电刺激、膳食补充剂、针灸和推拿也逐渐得到人们的认可，手术治疗仅适用于严重痛经的妇女，比如罕见的严重痛经和难治性治疗的妇女。将患者分为针刺手法组和针刺非手法组。针刺三阴交，足三里，中极，气血虚弱者加关元、气海、肾俞，实证加地机穴和太冲穴，手法组施平补平泻手法，捻转幅度为 ±180°，间隔 5 分钟行针；非手法组不做手法。在月经来潮前 5~7 天开始治疗，研究表明手法组的有效率高于非手法组。

第四节 消化系统疾病

一、功能性便秘

功能性便秘（functional constipation）是指排便持续困难、不频繁或看似不完全，且无其他器质性疾病，且不符合肠易激综合征标准。功能性便秘的患病率为 3%~27%，据报道功能性便秘会引起日常生活中的不适和各种并发症。功能性便秘的治疗依赖于泻药，因此需要有效且无毒的替代治疗。据报道功能性便秘的患病率在欧洲为 17.1%，在大洋洲为 15.3%，在北美为 1.9%~27.2%。此外，女性的性别、年龄的增大和缺乏体育活动的生活方式也会影响便秘的患病率。一项研究发现，42.9% 的自述便秘患者（女性 53.4%，男性 20.4%）在日常生活中感到不适。此外，便秘可引起并发症，包括痔疮、直肠脱垂、会阴下降、粪便嵌塞。生活方式的改变和药物或手术治疗可用于控制便秘，药物治疗包括渗透性泻药和刺激性泻药等以及改变生活方式或饮食习惯。然而传统的治疗方法可能会带来意想不到的副作用，包括结肠损伤、加重便秘和大肠黑素病，特别是过度使用刺激性泻药腹胀、脱水、停药后复发率高。在欧洲大多数慢性便秘患者对目前的治疗方案不满意，许多便秘患者寻求替代疗法的帮助。因此，当非药物干预无效时，建议短期使用这些药物，强调需要可接受的、安全的、及时的和无毒的替代治疗。针灸通过接触肠壁，调节神经和体液，促进肠管蠕动针刺可通过刺激副交感神经，增加直肠内压，恢复排便感。谢波将患者随机分为对照组、常规针刺组和深刺组，对照组口服乳果糖 15 mL，每日 1 次，连续 4 周，如果出现大便稀溏则当日停药。深刺组针刺八髎穴，针身露出皮肤 2~3 mm，使肛门有放射感。中、下髎穴使用电针，使局部肌肉轻微颤动。常规针刺组采用 0.30 mm × 40 mm 针刺八髎穴，针刺深度为 25~35 mm，使局部有酸胀感，电针操作同深刺组，结果表明深刺组临床疗效最好。

二、呃逆

呃逆通常是一种自限性疾病，然而持续性呃逆会超过 2 天，难治性呃逆则会超过 2 个月。呃逆涉及膈外周、迷走神经和交感神经通路。此外，各种药物（如抗帕金森药物、麻醉剂、类固醇和化疗等）是可能的病因。呃逆的药物治疗包括氯丙嗪、加巴喷丁、巴氯芬、血清素能激动剂、促动力学和利多卡因。非药物治疗方法如神经阻滞、起搏、针灸和屏住呼吸的措施也很成功。最后，替代药物和补救措施可以方便地治疗效果不确定的打嗝。功能性打嗝和呃逆都是由空气运动引起的异常生理行为，功能性打嗝是由胃排出过多气体引起的，常伴有胃食管反流病。呃逆是突然发作的不稳定的膈肌和肋间肌阵挛，随后立即喉部关闭。打嗝的发生不仅局限于成年人，而且在婴幼儿和儿童中也可以观察到它通常是一种自限性疾病，意味着许多发作会自发消退，没有任何临床意义。打嗝被认为是由胃迅速膨胀和刺激引起的，如暴饮暴食、吃得太快、摄入辛辣食物、饮用碳酸饮料、食气和摄入食物温度突然变化（如热饮或冷饮、冷水淋浴、饮酒和过度吸烟等），严重的呃逆会导致营养不良、脱水。顽固性打嗝患者可能存在涉及反射弧的结构性或功能性刺激。氯丙嗪是迄今为止美国食品和药物管理局批准的唯一治疗打嗝的药物，然而，使用氯丙嗪治疗打嗝没有正确的诊断病变负责打嗝可能导致错过潜在的严重条件，可能会导致本病的发生。该病可参考中医的"哕"。衣哲让对照组患者口服巴氯芬片，研究组患者接受针刺治疗。针刺主要穴位：攒竹穴、膈俞穴。并根据患者不同情况辨证治疗，共有 46 名患者对针刺效果满意，满意率达到 95.83%，相较对照组的 83.33%（40 例）更高（$P<0.05$）。

三、慢性萎缩性胃炎

慢性萎缩性胃炎（chronic atrophic gastritis，CAG）是一种慢性胃病，伴或不伴肠化生。CAG 的诊断主要基于胃镜检查，胃镜检查的特点是胃黏膜与正常黏膜相比可见血管模式。由于缺乏标准化的诊断标准，关于其发病率的流行病学数据很少，根据对 14 项研究的荟萃分析，在日本和中国等东亚国家患病率更高，并随年龄增长而增长。慢性萎缩性胃炎的临床症状包括胃胀、胃痛及食欲减退等，以及贫血、抑郁等非胃肠道症状。此外，CAG 是胃癌发展的重要前体病变，胃癌是世界范围内的主要健康问题，在癌症发病率中排名第五，在所有癌症相关死亡率中排名第三，因此它是一个重大的公共卫生负担，同时严重影响受影响者的人类生活质量。慢性萎缩性胃炎最重要的病因是幽门螺杆菌，此外，三联疗法和四联疗法在有效性、依从性和副作用方面大致相同。虽然幽门螺杆菌感染被认为是 CAG 的关键触发因素，但最近的一项荟萃分析显示，长期接受质子泵抑制剂（proton pump inhibitors，PPI）奥美拉唑治疗的患者 CAG 的发生率明显更高，这可能会加速腺体丧失的过程，随后导致萎缩性胃炎的出现。尽管长期使用 PPI 与 CAG 发展之间的关系存在争议，但这已成为使用 PPI 进行维持治疗的决策困境，因为它已成为世界范围内最常用的药物之一。目前 CAG 没有有效的治疗方法。在接受根除幽门螺杆菌治疗的基础上，寻找替代疗法减轻 CAG 患者的症状，提高其生活质量是很重要的。不同医家有不同的观点，有瘀血、浊毒、痰湿者，有"胃肾相关"者，亦有平调寒热、理气补虚者，虽然切入点不同，但临床效果可观；有研究者将治疗组患者采用毫针针刺双侧足三里穴。揣穴 30 秒后，使局部产生轻微酸胀感，直刺进针 10~30 mm，行平补平泻的提插捻转针法，行针 1 分钟。再把毫针退到皮下候气，然后向下肢近端进针，刺入 10~30 mm，平补平泻，使局部产生酸麻重胀感，且无不适感。留针 30 分钟，并且口服吉法酯 50 mg。对照组口服吉法酯 50 mg。实验结果表明治疗组临床疗效优于对照组。

四、功能性消化不良

功能性消化不良是一种常见的功能性胃肠疾病，在人群中进行了一项包括 100 个独立研究人群的荟萃分析，发现总患病率为 20.8%。功能性消化不良主要分为两种类型，餐后窘迫综合征以餐后饱腹和早饱为特征，而胃脘痛综合征以胃脘痛或烧灼感为特征持续出现。功能性消化不良症状会对患者的心理状态和生活质量产生负面影响。此外也给社会带来了巨大的经济负担。2017 年，美国功能性消化不良儿童医疗保健的总费用约为 57.9 亿美元。针灸作为一种传统的中医方式，是世界上使用最广泛的方法之一，电针是在手工针灸的基础上发展起来的，在西方国家被广泛接受总体而言，针刺疗法，包括电针、手工针灸等相关疗法，在临床上治疗功能性消化不良是有效的。根据罗马Ⅳ标准，功能性消化不良是主要的功能性胃肠病之一，功能性消化不良患者表现出许多上消化道症状，包括腹痛、腹胀、胃灼热和早期饱腹感，并且无器质性原因。由于其复发性和持续性，功能性消化不良导致生活质量下降，并带来相当大的经济负担，目前功能性消化不良的治疗选择并不令人满意，因此近 50% 的患者倾向于寻求补充药物，针灸疗法是一种国际知名的替代疗法。使用随机数法把 114 名患者随机分 3 组：60 次 / 分提插组（60 次 / 分组）、120 次 / 分提插组（120 次 / 分组）和 180 次 / 分提插组（180 次 / 分组），针刺治疗穴位：足三里（双）、内关（双）、中脘，辨证分型配穴：肝气郁结者，配膻中、章门（双）；脾胃虚弱者，配脾俞（双）、胃俞（双）；肝气犯胃者，配期门（双）、太冲（双）；湿热中阻者，配阴陵泉（双）、内庭（双）。在刺入皮肤后，施提插捻转手法是局部产生酸麻胀痛的气感，并在不同组患者足三里、内关、中脘施加相应频率提插针刺手法，留针 30 分钟，每 10 分钟行针一次，共行针 3 次。每日 1 次，7 天为 1 个疗程，共针刺 14 天。治疗 2 个疗程后，患者的焦虑自评量表评分、尼平消化不良指数评分均显著改善，所有患者血清中胃动素、胃促生长素水平均有不同程度升高，而胃泌素水平显著下降。

第五节　头面五官疾病

一、外周面神经麻痹

外周面神经麻痹是指面神经的下运动神经元病变，可因各种疾病如感染、胆脂瘤、创伤、恶性肿瘤、自身免疫性问题和妊娠而发生。对于特发性贝尔麻痹的发病机制，Ⅰ型单纯疱疹病毒的再激活被认为是最相关的感染。其他病毒感染，如水痘带状疱疹病毒和人类疱疹病毒 6 型也很常见。根据病程，可分为急性、亚急性和慢性病变。美国神经病学学会和美国耳鼻喉头颈外科学会分别于2012年和2013年发布了贝尔麻痹的临床实践指南，2014年加拿大也发布了类似的指南。贝尔麻痹，又称急性特发性面瘫，是一种急性周围面神经病变，是引起下运动神经元面神经麻痹的最常见原因。贝尔麻痹的常见临床特征包括突发性、单侧、面神经无力、耳痛、头痛、发音困难、干眼。有时，它还伴随着味觉、面部感觉和过度活动的主观变化，并可能出现永久性的面部功能减退、挛缩或联动性。贝尔麻痹的发病率每年为每10万名成年人中有11~40人，60人中有1人可能有致命风险。根据美国的数据，在美国每年有超过6万人患上贝尔麻痹症。因此，该病的治疗已受到世界各国的广泛关注，由于贝尔麻痹的病因不明，有多种治疗选择，治疗方法通常包括抗病毒药物、B族维生素药物、皮质类固醇、手术、物理治疗、针灸治疗等。在面瘫的治疗中，经常使用一些神经营养和神经恢复性药物，B族维生素有利于周围神经功能的恢复。长期以来，皮质类固醇一直用于治疗贝尔麻痹，因为它具抗炎作用，并已被证明是一种有效的治疗方法。先前的研究表明，在贝尔麻痹的一些病例中有单纯疱疹病毒存在的证据。因此，抗病毒药物应用于部分贝尔麻痹患者。作为贝尔麻痹的治疗方法，面神经手术减压或物理治疗已经在一些研究中提出，但一些研究发现手术治疗无效。在中国，针灸作为最古老的传统疗法之一，多年来一直被用于治疗包括面瘫在内的各种疾病。同时，在美国，针灸已被公认为补充和替代医学的主要疗法之一。针灸是一种实用且低成本的干预方法，对许多疾病都有很好的效果，而且副作用很少。将60例患者随机分为观察组和对照组。对照组患者口服醋酸泼尼松片及甲钴胺片，发病时间在1~7天属于急性期的患者针刺取穴：翳风直刺10~20 mm；牵正与皮肤呈45°角向患侧下耳根方向斜刺10~15 mm；头维向上平刺10~15 mm；合谷与皮肤呈45°角向上斜刺20~30 mm；承浆与皮肤呈45°角向患侧鼻翼方向斜刺7~15 mm；眼睑闭合不全、口角歪斜者，选用四白透刺地仓、地仓透刺颊车，蹙额抬眉不能者，太阳透刺阳白7~15 mm，留针30分钟。发病时间在7~14天属于亚急性期的患者在急性期治疗基础上，调整针刺深度，翳风再深刺5 mm，牵正穴再深刺5 mm，针刺方向不变，透刺穴位同上，透刺10~18 mm。所有穴位得气后留针半小时。发病时间在14~28天属于恢复期的患者在亚急性期治疗基础上，针刺捻转手法加重，产生较强得气感，四白透刺地仓、地仓透刺颊车得气后使用滞针提拉手法，承浆由针尖向患侧改为针尖向正中针刺；翳风温针灸，留针半小时。本次研究表明，对照组与观察组患者H-B量表分级、FDI量表评分、Sunnybrook面神经分级系统评分及临床疗效均优于治疗前，且观察组均优于对照组，说明针灸分期综合治疗与常规西药治疗均能改善急性期贝尔面瘫临床症状，但针灸分期综合有更好的疗效。

二、近视

近视是三种常见的屈光不正之一，另外两种是远视和散光。当进入眼睛的光线没有正确聚焦在视网膜上时，就会发生屈光不正。在近视中，进入眼睛的光线落在视网膜的前面，因此近处的物体可以看得清楚，而远处的物体则显得模糊。这通常发生在眼球太长或角膜不能正确弯曲进入眼睛的光线时。近视通常发生在6~8岁，并发展到13~

16岁或进入成年早期，才开始稳定。近视通常在学龄儿童中发现，他们报告看远处物体有困难，例如，黑板或白板。近视患病率因地理区域、种族、文化背景、年龄和教育水平而异，与世界其他地区相比，亚洲的患病率更高。非洲的近视率为0.12%~3.8%，欧洲为24%~27.8%，日本为30%~40%，在美国是30%。在中国，估计有超过3亿（33%）近视人群。中国香港和新加坡等地的近视患病率甚至更高，有文献记载为60%~80%。近视的病因多种多样。主要病因与遗传和环境因素有关。两性之间在比例和程度上没有差异。近视通常以屈光度（D）来衡量，并在屈光度数前面加一个减号来识别。可分为轻度近视（约–3.0 D）、中度近视（–3.0 D~–6.0 D）和高度近视（–6.0 D以上）（Wang，1996）。屈光不正可以用主观或客观的方法来测量。针灸的定义是用任何方法刺激穴位，包括针刺、穴位按压、表面电刺激或激光刺激等。针灸的传统中医方法是基于中国哲学思想的阴阳和五行（金、木、水、火、土），经络，致病因素。它包括将细针插入身体的不同部位，以纠正体内能量的不平衡，恢复自然的内部平衡；通常用手或电流刺激针具而产生的麻木或刺痛的感觉可能表明针灸正在发挥其有益的作用。西医针灸用中医学理论进行诊断和选穴，而用神经定位来选择刺激点。近视眼可以参考中医的“能近怯远症”或“近觑”进行治疗。近视的发病与五脏六腑密切相关，久视伤血，肝藏血不足，目失所养则视远物不清，观察组患者取太阳、风池、攒竹、合谷、光明。选用一次性针灸针针刺风池穴，施郑氏“过眼热”针法，针刺方向为对侧太阳穴，斜刺进针10~20 mm，行针得气后押手拇指向同侧目内眦方向推按，将针感传到眼睛周围，嘱患者取仰卧位，施郑氏“二龙戏珠”针法针刺太阳穴，右手持针直刺进针5~8 mm，得气后，右手的针尖和左侧押手同时向上眼睑方向推按捻转，使针感传到上眼睑和眼球；右手的针尖和左侧押手同时再向下眼睑方向推按捻转，使针感传导到下眼睑和眼球，反复操作1分钟。施郑氏“喜鹊登梅”针法针刺攒竹穴，左手示指点按针穴，右手持针向下斜刺进针5~8 mm，得气后，右手拇示二指持针柄，中指推垫针体，使针感不断地传到眼内。合谷、光明穴直刺20 mm，用捻转平补平泻针法。对照组患者取穴与观察组患者相同，按常规针刺方法，针刺得气后所有穴位均采用捻转平补平泻法。对照组与观察组1天治疗1次，连续6次为1疗程，休息1天，共4个疗程。本次实验研究发现两组患者的裸眼视力、屈光度得到明显改善（均 $P<0.05$）；两组患者均不能改变眼轴长度（均 $P>0.05$）；观察组患者总有效率（78.3%）优于对照组（57.8%）（$P<0.05$）。

主要参考文献

［1］李灵芝，王维峰，胡瑞锋，等．益智开窍针刺法联合益智汤治疗血管性痴呆的疗效观察［J］．上海针灸杂志，2023，42（12）：1247–1252.

［2］方芳，王照，曾宇，等．加兰他敏联合艾地苯醌治疗血管性痴呆的临床效果［J］．临床合理用药，2023，16（34）：39–42.

［3］陈晓磊，毛逸艳，虞阳，等．“通督调神”针法联合盐酸舍曲林片治疗老年抑郁症临床疗效观察［J］．亚太传统医药，2023，19（12）：116–120.

［4］宫晓洋，周鸿飞，张炳蔚．针刺治疗抑郁症的选穴特点及腧穴配伍规律

[J/OL]. 辽宁中医杂志，1-13 [2024-01-04].

[5] 何君，李雪萌，李丹丹. 综合性心理护理对抑郁症患者的干预价值 [J]. 心理月刊，2023，18（16）：156-158.

[6] 李鸿，吕钦谕，易正辉，等. 针刺治疗精神分裂症阴性症状临床疗效评价 [J]. 上海中医药大学学报，2023，37（3）：8-12.

[7] 于子璇，李金香，张书萌，等. 针灸治疗冠心病血瘀证临床有效性的Meta分析 [J]. 中国中医急症，2021，30（11）：1887-1890，1911.

[8] 张萍，李聪颖，张福侠. 穴位埋线治疗高脂血症合并肝功能异常的临床效果 [J]. 中国当代医药，2021，28（7）：158-161.

[9] 张芳芹. 丹红注射液联合针灸治疗气虚血瘀型冠心病心绞痛患者的疗效 [J]. 心血管康复医学杂志，2020，29（2）：235-240.

[10] 杜宇征. 国医大师石学敏院士针刺手法量学在高血压中的应用 [J]. 中华针灸电子杂志，2017，6（1）：1-2.

[11] 朱斯洪. 耳穴贴压治疗老年人高脂血症的临床研究 [J]. 中国社区医师（医学专业），2013，15（8）：205.

[12] Lan Y，et al. Auricular acupuncture with seed or pellet attachments for primary insomnia：a systematic review and meta-analysis. BMC Complement Altern Med，2015，15：103.

[13] 田鸿芳. 不同针刺刺激量治疗肝郁化火型原发性失眠的临床疗效观察 [D]. 北京：北京中医药大学，2016.

[14] 李塱嫱，赵建新，田元祥，等. 电针刺深度与经络感传对腰椎间盘突出症疗效的影响 [J]. 上海针灸杂志，2018，37（4）：448-452.

[15] 朱国祥，程子刚. 环跳穴不同深度刺法治疗坐骨神经痛疗效观察 [J]. 中国针灸，1999（11）：39-40.

[16] 谢波，闫显栋. 不同针刺深度对八髎穴治疗功能性便秘的影响 [J]. 中国中医药现代远程教育，2021，19（24）：106-109.

[17] 衣哲，申红超，陈美晓. 针刺攒竹膈俞穴为主治疗顽固性呃逆的临床研究 [J]. 新疆中医药，2023，41（1）：17-19.

[18] 张维. 不同深度针刺太阳穴预防性治疗缓解期偏头痛的临床研究 [J]. 上海针灸杂志，2015，34（9）：46-47.

[19] 刘洪梅，梅成. 龙虎交战手法治疗原发性三叉神经痛的临床观察 [J]. 中国中医药科技，2023，30（4）：789-792.

[20] 刘暄辰. 针刺足三里、阳陵泉治疗肱骨外上髁炎的60例临床观察 [D]. 天津：天津中医药大学，2021.

[21] 李兴兰，张花治，张婷卓，等. 郑氏特技针法治疗青少年近视临床观察 [J]. 中国针灸，2018，38（2）：147-150.

[22] 贾剑南，唐艳萍. 针刺足三里治疗萎缩性胃炎的临床观察 [J]. 针灸临床杂志，2013，29（5）：18-20.

［23］洪寿海，丁沙沙，方哲科，等．不同频率提插针刺手法对功能性消化不良上腹痛综合征疗效及血清胃运动相关激素影响的研究［J］．浙江中医药大学学报，2020，44（8）：790–797.

［24］陈嘉杰，石海平，高万里，等．针灸分期综合治疗急性期贝尔面瘫疗效观察［J］．中国针灸，2024，44（1）：51–56，77.

［25］熊瑾，刘芳，王伟，等．得气、针刺手法与针刺治疗原发性痛经疗效的关系［J］．辽宁中医杂志，2011，38（8）：1482–1485.

［26］邹艳，吕小笑，罗志平．曲池穴捻转补泻法治疗原发性高血压疗效观察［J］．上海针灸杂志，2015，34（9）：52–54.

第三章　针刺手法量学的机制研究

第一节　外周神经调节机制

一、针刺对腧穴局部的作用

（一）穴位微环境

现代研究发现，穴位大都位于肌肉和骨骼之间的间隙，具有三维的结构，由表皮、真皮、皮下组织、肌肉和相关结构（如神经、血管、淋巴、肌腱等）组成。与非穴位区相比，穴位区的神经分布更为密集，不同穴位的神经类型、数量和组合也各不相同。穴位有的位于神经末梢密集区周围，有的位于浅神经汇合点附近，有的位于神经丛附近，已有研究表明，穴位神经末梢中丰富的神经受体可能是患者针刺感觉的基础，如自由神经末梢肌梭、环状小体、克氏终球等。根据皮肤下主导神经结构的不同，穴位可分为皮肤点（自由神经末梢）、肌肉点（肌肉神经和自由神经末梢）、骨膜点（痛感神经）、血管点（交感神经）、神经干点（神经干）等五类，此外，大多数穴位是由更薄的皮肤，密度更高、排列更规则的血管，密集分布的固有结缔组织（包括弹性纤维和胶原纤维）以及肌肉和筋膜组成的，在这些结构中，有多种细胞，如角质形成细胞、肥大细胞、成纤维细胞、巨噬细胞等，也有不同的分子，如 ATP、腺苷、HA、自由离子等，上述成分及其多向相互作用构成了穴位的微环境，针灸可以增强穴位局部微环境的网络连通性。

（二）针刺对腧穴解剖结构的影响

解剖学研究表明，80% 的穴位分布在皮下结缔组织、肌肉和肌骨间区域，附近有筋膜、骨膜和关节囊，是以结缔组织为基础，连带其中的血管、神经和淋巴管等交织而成的复杂立体结构。人体几乎所有经穴组织结构均包含结缔组织，是构成穴位的重要生物学基础之一。针刺是指用固体金属针在穴位上刺入皮肤，它被认为是一种微创伤性机械刺激，使用相对较小直径的针头，刺入后会导致穴区肌肉纤维断裂甚至坏死，并在肌肉间隙中积聚红细胞、免疫细胞和细胞碎片等。穴位局部作为针刺物理刺激的初始应答部位，在针刺物理刺激转化为生物学信息的过程中发挥着重要作用，是针刺效应启动及转化的源头环节。

穴位局部固有结缔组织中胶原纤维和弹性纤维的形态变化是针刺的牵拉感和针刺作用充分发挥的原因，在没有针刺刺激的情况下，穴位内的纤维卷曲，呈束状排列，方向有规则。在针刺捻转、提插的操作过程中，纤维与针刺之间的相对运动使穴位局部结缔组织内胶原及弹性纤维缠绕、收紧、变形、断裂，形成以针为中心的螺旋形，针与组织间形成机械耦联，引起细胞外基质变形及成纤维细胞等激活，由此将针刺的物理信号传递至结缔组织，转化为生物学信号，这是针刺作用机制的关键。

结缔组织形态学改变会引发外周细胞和分子信号转导，包括肥大细胞脱颗粒、成纤维细胞骨架重塑以及随后各种细胞因子［包括碱性成纤维细胞生长因子（b-FGF）、SP、IL、腺苷等］合成和释放的变化，据推测，基质成分的变化以及结缔组织中发生的细胞反应可能介导针刺远离穿透部位甚至到中枢神经系统的远程效应。

（三）针刺对穴区细胞的作用

1. 肥大细胞　研究发现经穴部位的肥大细胞较密集，针刺可促进穴区肥大细胞聚集和脱颗粒，且与针刺效应相关，肥大细胞脱颗粒的反应可能是引起循经传感和远处效应的起始信号，细胞外免疫性的（变应原、补体、细胞因子）或非免疫性的（如48/80化合物以及SP等神经肽）因素均可激活肥大细胞的Ca^{2+}/钙调素蛋白激酶、甘油二酯/蛋白激酶C或是Rho家族小鸟苷三磷酸酶等蛋白信号转导通路，直接或间接地影响膜蛋白和细胞骨架蛋白，进而促使肥大细胞脱颗粒，但是针刺干预对于肥大细胞脱颗粒的促进效应会随着穴区中的胶原纤维结构被破坏而明显减弱。此外，当针刺机械力达到一定的阈值后，肥大细胞的$TRPV_2$（transient receptor potential vanilloid ion channel subtypes 2）膜通道被激活，钙离子内流，细胞内钙离子浓度增加，以脱颗粒的方式释放如5-HT、肿瘤坏死因子（tumor necrosis factor，TNF）、神经生长因子（nerve growth factor，NGF）、组胺、类胰蛋白酶等分子信号，最终导致伤害性神经元释放血管活性神经肽，进而招募更多的肥大细胞、巨噬细胞、中性粒细胞、T细胞等免疫细胞聚集于穴位，作用于邻近的神经、血管、细胞等组织，使原始信号级联放大并向下传递。此外肥大细胞源性外来体也参与构建针刺占位效应启动小网络，在神经-肥大细胞-信号分子的网络联系中担任信使的角色。

2. 成纤维细胞　成纤维细胞是一种合成细胞外基质和胶原蛋白的细胞，是皮下疏松结缔组织中数量最多的细胞，主要由胚胎时期的间充质细胞分化而来，具有合成和分泌胶原纤维、弹性纤维、网状纤维及有机基质等功能，其对局部张力变化非常敏感，是主要的感受性细胞和效应性细胞。针刺作为一种外界的机械刺激，提插捻转的操作可以引起成纤维细胞的收缩，拉动胶原蛋白，引起成纤维细胞变形，肌形态以及周成纤维细胞长和横截面积等发生变化，进一步引起基质的变形，皮下组织的拉伸也可引起局部张力的短暂性增加，并激活成纤维细胞重建其细胞骨架。穴位区成纤维细胞可直接接受机械刺激，然后将机械信号转化为生物信号，传递到整个结缔组织中，进而影响丝裂原活化蛋白激酶（mitogen-activated protein kinases maps）等信号蛋白的表达，激发体内一系列生物效应，maps是一类广泛分布于真核细胞中的丝氨酸苏氨酸蛋白激酶，MAPK信号通路在细胞骨架调控中也起着重要作用，作为MAPK信号传导的经典途径，p38MAPK激酶通过过度磷酸化的钙结合蛋白MAP_{14}（S100A9）抑制MRP_8/MRP_{14}复合物，从而诱导微管多管化，将 p38/MAPK 特异性抑制剂应用于细胞后，发现显著抑制细胞骨架重塑，从而证明 p38/MAPK 在细胞骨架重塑过程中发挥重要作用，而针刺对足三里穴产生机械刺激后，可以通过激活 MAPK 信号通路，诱导成纤维细胞中腺苷的增加，最终促进成纤维细胞增殖。

3. 巨噬细胞 针刺可对腧穴局部形成损伤，使体内平衡机制发生改变，导致局部的炎性反应，巨噬细胞是这一阶段炎性反应的中心细胞类型之一，TNF-α、IL-1β 是巨噬细胞激活后产生的可以引起炎性反应的两类关键细胞因子，针刺足三里穴可以上调 TNF-α、IL-1β 的表达，这种局部免疫原性动态的变化可能是针刺后穴位局部初始应答的重要部分。巨噬细胞作为人体固有的免疫细胞，在针刺增强局部免疫功能中扮演关键的角色，同时也是促进单核 - 巨噬细胞、成纤维细胞、$CD4^+T$ 细胞和中性粒细胞等活化的因素，电针丰隆穴可以激活患者血清肝巨噬细 $ABCA_1/JAK_2/STAT_3$ 信号通路，上调 mRNA 和蛋白表达量，进而促进巨噬细胞脂质逆转运，抑制炎症因子释放。巨噬细胞可根据其周围环境产生 M_1 和 M_2 两型，M_1 型巨噬细胞具有促炎作用，M_2 型巨噬细胞则具有抑炎作用，针刺根据机体的状态选择性地调控巨噬细胞的功能，增加穴区巨噬细胞的数量并调节亚型转化，在炎症状态下，针刺可促进巨噬细胞由 M_1 型向 M_2 型转化，增强吞噬功能；但若吞噬功能过强时，针刺则可降低其吞噬能力，在正常生理状态时，针灸对巨噬细胞的吞噬功能影响不大。有研究通过统计学、复杂网络和细胞 – 胞通信网络图方法发现针刺关节炎模型大鼠足三里穴肌成纤维细胞与单核巨噬细胞可能具有关键作用，通过流式细胞术和免疫荧光检测足三里穴的巨噬细胞，发现针刺后在真皮层巨噬细胞的数量显著增加。

4. 角质形成细胞 皮肤是宿主防御的第一道防线，角质形成细胞是人类和小鼠皮肤中的主要细胞类型，在对环境刺激的反应中，角质形成细胞被激活并产生多种促炎细胞因子和趋化因子，如 IL-8、IL-6、IL-1α、IL-1β、TNF-α 和 $GM\text{-}CSF_1$ 等，抑制角质形成细胞激活能够有效地调节腧穴局部的促炎反应，除此之外，角质形成细胞负责改变穴位的内分泌环境，释放具有抗炎能力的 HPA 轴激素［如促肾上腺皮质激素释放激素（CRH）、ACTH、皮质醇］，激素与促炎因子共同介导针刺对穴位微环境促炎与抗炎平衡的内分泌免疫调节。许多物理和化学敏感受体（如 $TRPV_1$、$TRPV_3$ 和 $TRPV_4$）在表皮角质形成细胞中被鉴定为机械刺激（包括针灸）传感器，此外，其他神经递质如谷氨酸和多巴胺及其受体也都在角质形成细胞中表达。针刺可以激活角质形成细胞，增加细胞表面大麻素 2（Cannabinoid receptor2，CB_2）受体，并产生更多内源性阿片肽来刺激穴位的局部初级神经元。连接蛋白 43（Cx_{43}）是人角质形成细胞间隙连接的主要成分之一，肝素是一种肌醇 1,4,5- 三磷酸（IP_3）受体拮抗剂，可以抑制诱导的细胞间 Ca^{2+}，IP_3 释放 Ca^{2+} 对于细胞间 Ca^{2+} 的传播是必要的，IP_3 也可能通过间隙连接影响 Ca^{2+} 的细胞间转移，针刺能激活间隙连接，增加 Cx_{43}mRNA 和蛋白的合成，从而增加 Ca^{2+} 或 IP_3 通过间隙连接的细胞间转移，增强细胞间的通信。角质形成细胞增殖的 T 细胞活化被认为是银屑病发病机制的核心作用方式，针刺可以减少表皮厚度，抑制角质形成细胞增殖，减少 CD_3^+T 细胞浸润。

（四）针刺对穴区生物活性物质的影响

针刺对穴位产生刺激后，局部可释放生物分子，有研究表明腺苷是穴位局部产生的有效针刺信息生物分子，一项动物实验表明，针刺足三里时腺苷的释放在针刺镇痛中发挥重要作用。此外，有研究表明腺苷 A_1 受体激动剂 2- 氯环戊腺苷（CCPA）能显著降低炎症性和神经源性疼痛，针刺介导的疼痛抑制需要腺苷 A_1 受体的表达，干扰腺苷代谢可能延长针灸的临床疗效。组胺是由 L- 组氨酸经组氨酸脱羧酶脱羟而产生的，存在于多种细胞中，在皮肤组织中主要来源于肥大细胞，组胺以颗粒形式储存在肥大细胞中，肥大细胞激活脱颗粒后释放组胺到细胞外空间，与局部组织特异性受体结合发生变应性炎症反应，针刺触发局部肥大细胞脱颗粒、组胺向组织释放，穴位组胺 H_1 受体的激活是针刺镇痛作用产生的关键步骤，如果 H_1 受体被阻断，那么穴位处的刺激信号就不能产生针刺镇痛作用。一氧化氮是一种高度分散的自由基，参与生理和病理调节、神经信号的传递，是重要的信使和效应分子。有多项研究表明，穴位及附近的一氧化氮水平高于非穴位或非经络控制区，近年来的研究发现，一氧化氮水平在穴位 / 连接处升高，进而增强针灸诱导一氧化氮介导的血管舒张作用，增加局部血流量，使疼痛或致敏物质大量涌入，从而缓解疼痛。P 物质是一种神经肽，也是一种传递信息、调节机体反应的重要信使物质，可激活组织中的肥大细胞脱颗粒释放生物活性介质发挥生物学效应，越来越多的研究表明穴位局部 P 物质与针刺效应关系密切，对大鼠进行针刺可以调节 P 物质的释放，且含量与刺激的频率相关，有实验发现针刺大鼠内关、太渊穴可降低血清中 P 物质含量从而改善精神情绪异常、内脏超敏反应及腹痛腹泻等症状。

（五）针刺对穴区细胞因子的影响

针刺可调节穴区细胞因子水平，IL-1β、IL-6、TNF-α 是一组与组织损伤和炎症反应密切相关的促炎因子，IL-1β 是一种多肽类细胞因子，在炎症反应及免疫反应中属于关键的细胞介质。有研究以正常和佐剂性关节炎大鼠为研究对象，对针刺“足三里”穴后不同时间点穴区 24 种细胞因子进行检测，发现针刺可使正常大鼠穴区主要致炎因子 IL-1β、IL-6、TNF-α 的浓度在一定时间范围内升高，在佐剂性关节炎大鼠针刺不同天数后，穴位局部的先天性免疫因子、适应性免疫因子、生长因子和趋化因子各自呈现不同的时程变化规律，其中 IL-1β、IL-6 等促炎因子和 $CXCL_1$、MCP-12 趋化因子在整个针刺治疗过程中均明显升高，可能是介导针刺效应启动的重要免疫因子。另有研究发现慢性萎缩性胃炎大鼠穴区 IL-1β、IL-6 与 TNF-α 的表达较正常时显著升高，而经过针刺足三里干预后 IL-6、IL-1β 明显下降，在正常情况下，针刺后 IL-6 升高，而 IL-1β、TNF-α 变化不明显，他们认为这可能是由于针刺属于一种物理刺激法，可造成一定机械损伤，从而激活机体炎症反应，而并非病原体感染，因为机体免疫系统此时并未激活，而皮肤组织中存在的角质形成细胞能分泌产生 IL-6，故针刺后只有 IL-6 升高，综上可见针刺足三里穴对炎性因子的表达具有一定的调节作用。

（六）针刺对远端组织的影响

功能性磁共振成像研究表明，针刺足三里，可以显著调节大脑边缘系统、旁边缘和皮层下灰色结构等中枢神经系统的神经活动，针刺内关可选择性地引起脑岛和小脑 – 下丘脑的血流动力学反应，从而对前庭功能产生调节作用，针刺合谷穴、足三里穴和太冲穴，可使边缘—旁边缘—新皮质脑网络广泛失活，并激活其反相关激活网络，而合谷的反应主要发生在前扣带区和海马区，足三里的反应主要发生在下扣带区，太冲的反应主要发生在海马后部和后扣带区，阳陵泉可以特异性的激活左尾状体、丘脑腹外侧等与运动功能相关的区域，动物功能磁共振成像研究也表明，针灸直接增加大脑活动，特别是在下丘脑（HT）区域的各种脑功能，而HT本身是下行疼痛控制和内分泌免疫调节的中心。

针刺也可以通过改变多个远端组织的细胞活性、基因表达及酶活性来介导其作用，研究发现电针刺激增加超氧化物歧化酶（superoxide dismutase，SOD）活性，减少活性氧（reactive oxygen species，ROS）产生，针刺脑损伤大鼠足三里穴后，海马组织中SOD和GPx mRNA和蛋白水平均升高，此外电针刺激显著增加了HT、LV和红细胞的SOD活性，gpx活性没有变化，说明针刺可以通过激活多种组织中的主要抗氧化酶来增强氧化应激抵抗能力。有动物实验发现，电针足三里穴可提高大鼠脾NK（natural killer cell，NK）细胞和细胞因子的活性，此外，在中枢神经系统中，特别是下丘脑，能够调节贴壁NK的细胞溶解活性，电针可以增强或恢复下丘脑前部损伤抑制的NK细胞活性，针刺MCAO大鼠的水沟穴可以上调脑梗死后缺血脑组织血管生成相关因子Ang-1、Ang-2、PDGF-B、（bFGF）mRNA和蛋白表达，从而促进血管生成。内源性（大麻素）受体（包括Ⅰ型、Ⅱ型受体），在疼痛的调控中发挥着重要的作用，研究显示电针阳陵泉、内膝眼可以通过激活膝关节骨关节炎（knee osteoarthritis，KOA）模型鼠脊髓背角和感觉神经元当中的CB2受体表达，下降MAPK家族中与疼痛关系密切的p38及细胞外调节蛋白激酶（extracellular regulated protein kinases，ERK）的磷酸化水平，抑制脊髓中小胶质细胞活化，进而改善痛觉超敏。针刺抑郁大鼠的百会、印堂、三阴交穴可以上调脑脊液APO-A1、APO-D和RBP的表达，产生正向积极的抗抑郁效应。

二、针刺对周围神经的作用

（一）针刺对传入神经纤维的影响

皮肤和肌肉中存在多种体感受器（如机械感受器、热感受器和伤害感受器），其密度随部位而异。外周神经是针刺信号的重要传入途径，针刺作为一种机械刺激，可激活穴位局部的深浅层次的感受器，产生神经冲动，形成动作电位，兴奋不同的外周感觉神经传入纤维，导致神经信号由所连接的神经纤维从外周神经系统向中枢神经系统传递。神经纤维根据传导速度和后电位的差异可分A、B、C三组纤维，根据纤维直径的大小及来源可分为Ⅰ、Ⅱ、Ⅲ、Ⅳ四组纤维，A类：包括有髓鞘的躯体传入和传出纤维，根据其平均传导速度的快慢，又可将A类纤维分为α、β、γ、δ四类。B类：是有髓鞘的植物性神经的节前纤维。C类：包括无髓鞘的躯体传入纤维和植物性神经的节后纤维，Ⅰ类相当于Aα类，Ⅱ类相当于Aβ类，Ⅲ类相当于Aδ类，Ⅳ类相当于C类。皮肤、肌肉和关节的传入纤维不仅包括有髓纤维（Ⅰ、Ⅱ、Ⅲ类纤维），也包括无髓纤维（Ⅳ类纤维）。针刺刺入穴位后，可激活四种传入纤维，四肢和躯干的皮肤、肌肉层中的背根神经节神经元轴突接收到的针刺信号，主要通过皮肤中游离神经末梢的Aδ纤维和肌肉中的Aa、Aβ、Aδ纤维传入，此外目前大量研究发现Aβ和Aδ纤维是传递针刺信号中最重要的类型，尤其是在针刺镇痛中。Toda发现电针镇痛可以激活Ⅱ类纤维，Kawakita 和 Funakoshi 发现稍薄的髓鞘纤维（Ⅲ类）在电针镇痛中发挥作用。无髓鞘的Ⅳ组纤维（C 纤维）是高阈值的，一些研究者表明 C- 纤维的激活通常需要非常强烈的刺激，并伴有疼痛等不适感，但后来在皮肤和肌肉中也发现了大量低阈值 C 纤维，Lundberg 认为针刺也能激发无髓鞘低阈纤维。激活不同传入纤维与针刺刺激量密切相关，有研究通过记录人体正中神经单元的传入放电，进而分析针刺感与传入纤维类型间的关系，结果显示Ⅳ型（C）传入纤维参与手针和电针的针刺感觉。不同类型的纤维产生不同的针刺感觉，Ⅳ型纤维与疼痛的产生有关，Ⅱ型纤维产生麻木感，沉重感和膨胀感与Ⅲ型纤维密切相关。手针与电针的针刺感觉存在一定的差异，手针常引起肿胀和沉重感，而无疼痛，电针穴位通常表现为麻木的感觉，酸痛的感觉常伴有疼痛，产生差异的原因可能是手针易激活Ⅲ型纤维，电针易激活Ⅳ型纤维。有研究发现在猫的穴位上针刺一定深度时，出现Ⅳ型纤维高频放电，针刺过深或过浅则消失。手指按压合谷穴可诱导 36 根Ⅳ传入纤维放电，针刺合谷穴可诱导 15 根Ⅳ传入纤维放电，针在提刺、捻转时放电频率最高，留针时间较低，部分地方在拔针后仍可保留一段时间。此外针刺感也是一种深层疼痛，是由针刺提插、捻转时对穴位深层的有害刺激，主要由 Aδ 和Ⅳ（C）型传导纤维引起。

（二）针刺对相关疾病外周传入机制的影响

1. 胃肠道疾病　在动物实验中发现，针刺大鼠的腹部穴位可以抑制内脏运动，这种效果是由脊髓反射引起的，该反射涉及交感神经纤维的激活，对皮肤或肌肉进行外部刺激，从而激活相应的传入神经纤维。针刺大鼠的后肢可增强胃或十二指肠的运动，反射作用在脊柱上并涉及迷走神经，外周刺激激活Ⅲ型传入纤维。针刺在腹部穴位抑制胃运动，是由于胃交感神经中传出纤维的活动增加，而在针刺刺激肢体的情况下，胃运动的增加是由于胃迷走神经的传出纤维的活动增加。针刺腹部穴位可增加下胸脊神经传入纤维的活动，当切断下胸椎神经时，用针刺刺激腹部穴位并不会抑制胃的运动，同样，针刺后肢可增加坐骨神经和股神经传入纤维的活动，切断股神经和坐骨神经后，针刺刺激后爪后，胃动力没有增加。在脊椎化大鼠中，针刺腹部穴位仍能抑制胃运动，相反，针刺后爪不能引起胃运动的兴奋，结果表明，针刺腹部和后爪部位对胃运动的抑制作用和激发作用分别为脊髓反射和脊髓上反射。

2. 心血管疾病　许多研究表明，针刺刺激可抑制脊神经结扎引起的机械性超敏反应，改善心血管反应，不同频率的电针会引起不同类型的心血管反应。研究发现，在麻醉动物中，通过低频（2 Hz）针刺可诱导抑制反应，低频电针显著抑制交感兴奋性压力反应。血压反应的性质取决于刺激所用的频率和电流，以及被激活的主要体细胞纤维类型，例如，低电流（1~4 mA）和低刺激频率（1~5 Hz）被认为涉及刺激大部分纤维，会导致抑制反应。相反，单独激活 C 纤维通常会产生加压反应，低频（2~4 Hz）电针激活 A- 和 C- 纤维体细胞传导。在内关和外关穴处针刺可激活 A- 和 C- 纤维体细胞传入，调节胃膨胀引起的反射性兴奋性心血管反应，说明感觉神经传入是针刺相关的抑制性心血管调节的重要机制。此外，用低频而非中频或高频电针抑制交感心血管反射时，低频电针比中高频刺激激活了更多躯体传入神经。一些研究表明，刺激手腕上的内关穴对降低血压和改善心血管疾病最有效，内关电针可通过激活正中神经的 C- 纤维诱导血压降低，动物研究表明，在固定应激性高血压大鼠模型中，电刺激内关可诱导吻侧腹外侧髓质内源性阿片样物质释放，减少心脏传入神经元的兴奋反应，从而产生降压作用。针刺信号是由外周感觉受器发起的，这些感觉器可以检测到机械刺激、温度和伤害感受，如果在穴位上施加热刺激，热刺激可以通过瞬时受体电位香草素（transient receptor potential vanilloid，TRPV）通道转化为电信号，初级感觉神经元上的 TRPV 通道主要在无髓鞘 C 纤维、有髓鞘 A 纤维和背根神经节的神经元中表达，$TRPV_1$ 与温针针刺的效果密切相关，温针刺激内关增加外周 $TRPV_1$ 的活性，从而在高血压大鼠中产生降压作用。有研究发现，电针应用于正中神经上覆盖穴位对反射性高血压患者最有效，而刺激桡神经或腓深神经上覆盖穴位则无效或效果较差，化学刺激正中神经内关处的 $TRPV_1$ 可降低收缩压，局部刺激正中神经后收缩压的降低比刺激尺神经部位后更明显，这可能表明正中神经在神经刺激诱导的血压升高降低中的特异性介导作用，以及正中神经上的 $TRPV_1$ 受体对内关介导的血压降低的关键贡献，有研究发现电针刺激内关穴位可以激活正中神经的 A 类和 C- 纤维，也可以激活外周 $TRPV_1$ 通道从而产生降压作用。此外有报道，电针和经皮神经电刺激对心血管疾病的影响都是通过 C- 纤维激活介导的。

3. 周围神经类疾病　研究发现，对受损尺神经进行直接针刺与康复治疗可以促进神经再生，电针可以增加大鼠周围神经的血管数量和轴突密度，神经横断后，电针还可以促进横断的正中神经形态和功能的恢复。电针可以上调 β- 内啡肽的表达，从而减轻神经性疼痛，有助于受损臂丛神经的愈合。针刺治疗可以增强运动神经和感觉神经传导、坐骨神经功能指数评分、复合肌肉动作电位、运动神经传导速度，更好地促进坐骨神经再生，减少肌肉萎缩，同时对神经干的机械损伤较小。针刺神门穴会激活外周感觉传入，例如，Pacinian 和 Meissner 小体被激活，它们通过尺神经和脊髓脊柱躯体感觉通路的 A 纤维传递，这些信号可以增强腹侧被盖区（VTA）中的 γ- 氨基丁酸（GABA）神经元活动并抑制伏隔核中细胞外多巴胺的释放。

4. 疼痛类疾病　当生物体暴露于外部有害刺激时，物理或化学信号会传递到周围神经末梢和伤害感受器，这些伤害感受器是主要的传入感觉神经元，电生理学研究发现，针刺感觉冲动主要由 Aδ 纤维（Ⅲ类）和 C 纤维（Ⅳ类）控制，它们将针刺感传递到脊柱上部中枢，从而达到镇痛作用。兴奋性信息通过这些纤维传递到脊髓背角（spinal dorsal horn，SDH），脊髓背角通过谷氨酸受体（N- 甲基 -D- 天冬氨酸受体，NMDAR）激活脊髓层Ⅰ中的伤害性投射神经元，促进 Na^+ 和 Ca^{2+} 的向内流动，随后将此信息传递到脑干和大脑处理疼痛感觉信号的区域，从而产生伤害感受，非伤害性刺激信号通过非伤害性受体的 Aβ 纤维传递到由抑制性中间神经元组成的 SDH 区域，该区域含有抑制性神经递质，例如，γ 氨基丁酸、阿片肽、内源性大麻素和 5- 羟色胺（5-HT）。这种特定的信号通路导致前馈抑制，从而确保在正常健康状态下，Aβ 纤维不会激活伤害性投射神经元，并降低其自发活动。对足三里穴进行电针刺激后，支配足三里的腓骨神经复合动作电位的反向 C 波振幅因与正向电针刺激碰撞而明显降低，提示部分 C 纤维兴奋，表明 C 传入神经电针镇痛中起重要作用。针刺合谷穴位可以增加痛阈值，用普鲁卡因阻断合谷穴处支配皮肤的桡神经皮脂不能改变针刺引起的痛阈升高，而阻断支配肌肉的肌肉神经、尺神经深支和正中神经完全消除针刺镇痛，提示针刺镇痛主要来自肌肉的传入纤维被激活。

5. 其他疾病　葡萄糖浓度在糖尿病中尤为重要，目前的研究结果表明，胰岛素反应的葡萄糖摄取可以通过两种机制增加，即肌肉收缩本身和肌肉收缩［和（或）肌肉刺激］引起的传入神经介导机制，来自躯体感觉末梢的脉冲可能影响胰岛素在各种组织中的结合，如脂肪组织，胰岛素与单核细胞或红细胞地结合在人类受试者运动后会增加，之前有报道发现电针可以使肌肉收缩，增加正常和糖尿病大鼠对胰岛素的反应，而之后的研究证明电针的作用是由躯体传入神经介导的，对胰岛素的反应性增强是通过肌肉收缩引起的躯体传入神经兴奋的反射机制引起的。近年来，有些研究探讨了针刺如何向大脑发送信息以影响成瘾行为，发现针刺引发的冲动如何刺激皮肤和肌肉中的传入纤维以及感觉刺激以从而调节大脑中的奖励通路至关重要，此外，有研究结果表明，针刺对可卡因诱导的运动的抑制不受特异性 C/A 纤维阻滞剂树脂毒素或辣椒素刺激 C/Aδ- 纤维的影响，而针刺刺激激活了尺神经中的 A 纤维和 C/Aδ- 纤维，这些发现表明，针刺介导地对可卡因运动反应的抑制是通过从浅表和深部组织中的机械感受器投射到尺神经的 A 纤维激活而发生的，尺神经的针刺刺激会抑制可卡因诱导的运动。

三、针刺对中枢的作用

（一）针刺对脑核的影响

针刺疗效是中枢神经系统传入信号与穴位传入信号相互作用的结果。目前的研究表明，脑干、中脑、大脑及其他脑区中有许多关键的核，如中脑导水管周围灰质、前扣带回、海马、杏仁核等，都参与了有害信息的传递过程，而且彼此形成网络链接，相互联系影响，一项动态因果模型研究发现，有害刺激可能是由体感觉皮层驱动的，与下丘脑和杏仁核双向传播，以及它们之间的相互作用有关联。在脑层面，针刺可以通过直接影响这些脑核或神经回路的功能活动，抑制有害刺激的传导。基于静息态功能磁共振（rs-fMRI）发现针刺可降低杏仁核与右侧额上回、左侧扣带回之间的 FC 值。背网状亚核（subnucleus reticularis dorsalis，SRD）是位于尾侧髓质的腹侧到背侧的核，SRD 上的神经元可被系统性伤害性刺激特异性激活，异位伤害性信息聚集在 SRD 神经元上，在传递和调节躯体和内脏伤害性信息中发挥重要作用。Yu 等研究了痛觉性（colorectal distenion，CRD）前后足三里和上巨虚穴位 SRD 神经元对不同强度电刺激的反应特征，在正常情况下，电针可以激活 SRD 神经元的自发活动，然而，在 CRD 期间，电针刺激可以抑制伤害性 CRD 刺激引起的 SRD 神经元放电，减少内脏伤害感觉的传递。综上所述，许多脑核是针刺和其他有害刺激传入的共同信息整合中心。

（二）针刺对大脑神经可塑性的影响

大脑神经可塑性是指大脑响应内部或外部刺激而改变其形态结构和功能活动的能力，神经可塑性表现为短期功能改变和长期结构改变。短期功能变化包括突触效率的改变，而长期结构变化反映了神经连接的适应，神经可塑性的核心组成部分包括神经发生和突触可塑性等方面。

1. 神经发生　成年哺乳动物大脑的神经发生贯穿生物体的整个生命周期，主要的神经源性生态位于侧脑室的脑室下区（subventricular zone，SVZ）和海马齿状回的亚颗粒区（subgranular area of the dentate gyrus，SGZ），来自 SVZ 的神经干细胞（neural stem cell，NSC）和神经前体细胞（neural precursor cell，NPC）通过喙部迁移到嗅球，并负责嗅球内中间神经元系统的维持和重组。内源性 NSC 可以增殖、分化（神经元，星形胶质细胞，少突胶质细胞及其他神经细胞）以及向损伤区域的迁移，有助于新突触和回路的形成以及大脑结构和功能的恢复。许多研究表明，针刺可以促进 NSC 的增殖、迁移和分化，保护大脑免受缺血性损伤，改善神经功能缺损。脑损伤早期促进神经胶质细胞和神经瘢痕的增殖，可以限制损伤面积，减轻神经损伤，但神经胶质细胞的长期过度增殖和激活会加重脑损伤，胶质瘢痕为轴突再生和神经元连接修复构建了不可逾越的屏障，针刺对脑外伤后神经瘢痕修复可能具有双向调节作用，早期通过促进神经胶质细胞和神经瘢痕的增殖，限制损伤面积，减轻神经损伤，后期通过抑制神经瘢痕增生，有利于神经元和轴突的再生修复，促进神经功能恢复。Notch 信号通路的主要作用是激活神经干细胞并使其保持在增殖和分化状态，增加神经修复能力，也可以通过旁路抑制促进抑制性细胞分化信号，并在信号传递后，启动细胞膜 Notch 受体与其配体之间的家族蛋白结合。在中枢神经系统发育过程中，Notch-bes 信号转导通过将神经干细胞维持在具有自我更新能力的未分化状态来抑制神经干细胞分化为神经元和神经胶质细胞，实验发现针刺可能通过抑制 Notch-bes 信号通路和维持神经干细胞增殖来抑制神经干细胞的神经元分化，改善内部环境，并增强神经修复。电针疗法也可以诱导神经干细胞增殖和分化为星形胶质细胞和成熟神经元，反应性星形胶质细胞通过分泌脑源性神经营养因子（brain derived neurotrophic factor，BDNF）发挥神经保护作用，电针曲池和足三里增强 BDNF 在椎体周围皮层和纹状体中的分泌。

2. 突触可塑性　神经突触可塑性在感知、评估和存储信息以及对刺激的适应性反应中起着至关重要的作用，是大脑学习记忆形成的神经基础，无论在短期或长期记忆过程中都是一个关键的决定因素。损伤信息可通过调节脑突触的形态结构和突触相关蛋白的表达，通过多种途径影响脑不同区域及功能。在生理状态下，神经兴奋性和抑制性突触可塑性处在平衡状态，当发生病理变化后，兴奋性氨基酸毒性的出现会打破神经元突触可塑性的平衡状态。BDNF 可调控神经前体细胞的选择、神经元终末树突分化和突触连接，研究发现针刺上调小鼠大脑内 BDNF 的表达，可以有效改善小鼠海马神经的突触传递功能，增强突触可塑性。BDNF 也可激活酪氨酸受体激酶 B（tropomyosin-related kinase B，TrkB）信号传导，并导致下游信号分子的募集，如丝裂原活化蛋白激酶（MAPK）/ 细胞外信号调节激酶（Erk），BDNF 通过激活 MAPK/Erk 在啮齿动物海马中诱导持久的突触增强，促进海马神经元的存活和突触可塑性，BDNF 及其受体 TrkB 参与 DG 神经元的存活、神经发生和突触可塑性，BDNF 与 TrkB 的结合激活了包括 MAPK/Erk 信号在内的多种细胞内通路，电针可促进细胞膜上 BDNF 的表达和 TrkB 的磷酸化，从而导致培养海马神经元细胞核内 Erk 的磷酸化和活化，BDNF 通过促进 TrkB 和 Erk 磷酸化，增强突触蛋白和突触后电流的表达，促进海马神经元突触囊泡的合成和释放，以及突触传递。TRKB 信号受体在脑内高度表达，它与 BDNF 特异性结合后发生二聚体化，使其酪氨酸残基发生磷酸化，之后参与突触发育中蛋白质转录、翻译和运输，促使下游 Ras- 丝裂原活化蛋白激酶的激活，促进 CREB 活化，进而对神经突触可塑性产生影响。抑制小鼠体内 BDNF/TRKB/CREB 信号通路的活化，小鼠的神经突触可塑性降低。脑缺血后 BDNF/TRKB 信号通路的激活，能够减少神经元的死亡，缩小脑梗死面积，增加突触树突棘密度，改善树突棘形态，促进神经功能恢复，电针可通过上调 BDNF/TRKB/CREB 通路蛋白，增加突触可塑性相关蛋白的表达，缩小突触间隙宽度，进而大鼠的海马神经突触可塑性。

（三）针刺对脑区功能的影响

默认模式网络（default mode network，DMN）是近年来受到重视的一种大脑系统，它在休息时表现出强烈的活动，但在外部定向注意时却不活跃。静息状态功能磁共振成像已经确定了人类 DMN 的关键集群，包括 mfc、ACC、PCC、眶额皮质、外侧颞皮质、下顶叶、脾后皮质和楔前叶。在 DMN 中信号衰减的同时，显著性网络中可以观察到明显的信号增强，这些内在网络之间的动态切换被启动，DMN 内的大脑区域在很大程度上与针灸反应区域重叠，形成了针刺通过其对 DMN 的调节来发挥作用的假设，即针刺可以调节 DMN 内部和之间的功能连接。

针刺既可以引起感觉运动脑区的大脑激活和边缘——旁新皮质网络的广泛失活，也可以调节 DMN、SMN 和杏仁核相关脑网络中几个脑区域的连通性，包括抗感觉、记忆和情感脑区域。大多数功能磁共振成像显示针刺会调动分布的皮层和皮层下脑网络，这些网络涉及疼痛调节系统对感觉和情感疼痛感知的抑制和促进作用。研究发现，针刺刺激可以调节帕金森病（parkinson disease，PD）患者的 DMN 活动，也可以引起帕金森病患者与健康参与者不同的脑激活。此外，针刺可能通过复杂的脑网络，从皮层、下丘脑、脑干等层面调控心血管系统，改善原发性高血压患者的身体疼痛和活力。针刺内关可特异性激活脑区扣带回、颞叶、枕叶、海马等部位，配合不同穴位、手法，针刺不同状态人群时，脑区激活情况存在一定差异。以不同疾病的患者为研究对象，其针刺后分析得出的神经效应机制也有不同，对于焦虑患者针刺右侧腧穴后左侧海马旁、颞枕叶、右侧颞上回激活增强，右侧额中回、右侧楔前叶和楔前叶呈负激活，而非穴位针刺时丘脑和额中回激活增加，左额中回则负激活。针对恶心呕吐的患者进行针刺治疗，观察针刺后脑区激活状态的改变，结果显示针刺可抑制絮凝结节叶（结节和小舌）、杏仁核、岛叶和下丘脑处脑区的激活，对恶心产生抑制作用。虽然中风后对侧脑区的激活增强可以在短期内促进功能康复，但也可能导致错误的运动模式，对受损半球神经功能的康复带来不利影响，康复过程中健康半球异常过度激活程度越低，双侧脑功能因病变损伤导致的失衡越正常化，有研究发现，卒中后未受影响的脑半球部分区域的功能连通性增强，而经头皮针刺治疗后，该半球基底节区、颞叶和边缘叶之间的功能连通性减弱，所以头皮针刺可显著降低患者脑卒中后对对侧运动功能代偿的依赖。此外，头皮针刺治疗不仅对 B_6（Brodmann area6）有更强的促进作用，而且可以显著改善非运动相关脑区如中央后回与脑岛之间的功能连接。

（四）针刺对神经递质的作用

在信号的产生和传递过程中，大脑中相关的神经元突触、神经递质、神经胶质细胞和其他生物活性物质发生了改变，针刺通过影响大脑各个区域的突触可塑性、促进神经递质、炎症介质、神经肽和其他物质的释放以及调节脑区葡萄糖代谢或介导特定的相关信号通路，对有害刺激进行整合并做出反应，而神经递质是针刺效应产生的物质基础。脑内不同区域兴奋性和抑制性神经递质平衡的破坏可导致疾病发生，因此靶向神经递质及相关受体可能是针刺取得疗效的潜在机制之一，此外不同脑区释放的谷氨酸、γ- 氨基丁酸、多巴胺、乙酰胆碱等神经递质在针刺过程中发挥的作用也存在差异。

1. 谷氨酸　谷氨酸是中枢神经系统中最主要的兴奋性神经递质，在生理条件下，参与神经元之间的信息传递，在记忆、突触可塑性、学习和认知等脑功能中起重要作用，但是，在脑组织缺血缺氧等过程中，由于谷氨酸受体的过度兴奋及失调等引起脑细胞的兴奋性毒性，这种类型的神经毒性是脑组织损伤的发起者和中介者，并最终导致一系列病理反应和神经元损伤的启动。神经谷氨酸信号由两个受体家族调节：抑制性谷氨酸受体（inhibitory glutamate receptors，IGluRs），例如，N- 甲基 -D– 天冬氨酸（NMDA）受体和 α- 氨基 -3 羟基 -5- 甲基 -4- 异噁唑丙酸（AMPA）受体和代谢性谷氨酸受体（metabotropic glutamate receptors，mGluRs），谷氨酸对 NMDA 受体的过度刺激可能是缺氧、缺血、低血糖和癫痫等发作后异常神经元变性的基础。针刺镇痛研究表明，针刺刺激可调节谷氨酸表达及其受体的表达水平，以及 EAAT 的表达，研究发现，在炎症性疼痛动物模型中，高频和低频电针均可显著降低脊髓中 NMDA 受体 1 以及 AMPA 受体 1 表达的上调，在大鼠炎症性疼痛模型中，电针抑制脊髓 NMDA 受体 1 的磷酸化并减轻疼痛。在椎骨上水平，在内脏疼痛动物模型中，高频和低频交替电刺激降低了 NMDA 受体 1 和 c-fos 在鼻侧腹内侧髓质中的表达水平，因此，中枢神经系统中谷氨酸和 NMDA 受体的表达受到针刺刺激的调节。

2. 多巴胺　多巴胺（dopamine，DA）是中枢神经系统中主要的神经递质之一，通过 5 种 g 蛋白偶联受体从 D_1 传递信号至 D_5。多巴胺受体在大脑中广泛表达，特别是在中脑多巴胺奖励系统中，参与下游疼痛和负面情绪的调节。多巴胺能神经细胞主要分布在下丘脑、纹状体、中脑腹侧被盖区及黑质等脑区，通过两个多巴胺能环路调控机体功能：黑质纹状体环路在锥体外系控制运动方面起关键作用，中脑边缘 DA 系统则是参与奖赏效应等情感调节的重要作用系统，多巴胺能神经细胞变性可引起情感异常和运动障碍等疾病的发生，例如，注意力缺陷多动障碍的发病机制与大脑边缘系统中 D_3 受体、D_4 受体、D_5 受体和前额叶皮质中 D_4 受体均有关联，D_3 受体拮抗剂可参与调节精神分裂症状，与伏隔核内 DA 含量减少有关。

DA 在兴奋和抑制中枢神经系统中发挥重要的协调作用，针刺信号通过不同的信号传导通路被传递至多个脑区，在中枢即影响 DA 的释放和降解，从而发挥效应。电针内关、心俞穴，可使下丘脑室旁核中 DA 浓度显著升高，针刺足三里、阳陵泉、内关等穴治疗帕金森病患者，可使患者脑脊液中 DA 含量升高、NE 含量降低。针刺百会、大椎可有效调节大鼠的海马区神经递质水平，减缓多巴胺能神经系统受损，降低脑内 DA 的含量。低频疏波电针可通过提高脑内 5- 羟色胺浓度，降低 NE 和 DA 含量来改善睡眠 - 觉醒周期而起到镇静作用。DA 神经元缺陷导致纹状体突起多巴胺含量减少，针刺可使帕金森病模型啮齿动物的 DA 神经元恢复，TH 在多巴胺合成中具有特殊作用，并在 DA 神经元中大量表达，许多的研究都报道了针灸对增加 SN 中 TH^+ 水平的积极作用。针刺或电针均可增加中枢DA的含量，但不同的刺激方式和选穴也可能减少DA递质的表达。DA在发挥自身功能的同时，与其他神经递质发挥共同调节作用，针刺刺激肾上腺释放儿茶酚胺，作用于周围多巴胺D_1受体，产生全身抗炎作用。

3. 去甲肾上腺素　去甲肾上腺素是中枢神经系统（central nervous system，CNS）的重要神经调节剂，可以在多种刺激下释放，具有复杂的生理作用。在大脑中，去甲肾上腺素主要由分类为A_1~A_7的去甲肾上腺素能细胞群产生，它们将去甲肾上腺素投射到大脑的广泛区域，其中，A_5~A_7群不仅投射到大脑，还投射到脊髓，A_6即蓝斑，蓝斑是位于脑桥内的一群去肾上腺素能神经元，是中枢神经系统中最大的去肾上腺素能神经元群，也是去甲肾上腺素的主要来源。蓝斑作为中枢神经系统中最大的去甲肾上腺素产生部分，与针刺介导的疼痛抑制有关，大多数低频刺激的电针降低了蓝斑的活性，而高频刺激则增加了蓝斑的活性。报道称，多巴胺-β-羟化酶（DBH）抑制剂二乙基二硫代氨基甲酸酯（diethyldithiocarbamate）可降低脑内去甲肾上腺素的含量，显著提高针刺镇痛效果。某研究发现，针灸降低了脑某些区域灌注液和血液循环中的去甲肾上腺素水平，并伴有疼痛阈值升高。在动物应激模型中发现，针刺可以通过调节机体去甲肾上腺素水平来减轻应激。针刺可以下调失眠大鼠下丘脑、海马和大脑前额叶皮层组织中去甲肾上腺素水平，显著地改善大鼠的睡眠状况。

4. 乙酰胆碱　中枢胆碱能系统在注意力、空间学习和记忆以及伤害调节和镇痛中起着重要作用。乙酰胆碱（acetylcholine，ACh）是通路中重要的神经递质或调节剂，主要通过介导烟碱型乙酰胆碱受体（nicotinic acetylcholine receptor，nAChR）和毒蕈碱型乙酰胆碱受体（muscarinic acetylcholine receptor，mAChR）作用于中枢神经系统。许多动物实验结果表明，调节胆碱能系统是电针治疗神经性疼痛的机制之一，在坐骨神经慢性压迫模型（chronic constriction injury of the sciatic nerve，CCI）诱导神经性疼痛和卵巢切除诱导的学习记忆障碍大鼠模型中，反复电针刺激足三里、阳陵泉穴后，海马和下丘脑乙酰胆碱酯酶、囊泡乙酰胆碱转运蛋白和毒蕈碱M_1受体mRNA的表达增加，痛阈降低，说明海马和下丘脑胆碱能活性都参与了反复针刺诱导CCI大鼠的累积镇痛，在给海马分别注射mache和nachr拮抗剂后可消除针刺刺激的镇痛作用，进一步证实了mache和nachr参与针刺的镇痛效果。烟碱乙酰胆碱受体α7亚基（nicotinic acetylcholine receptor α7subunit，α7 nAChR）是一种表达于中枢和外周神经系统的配体离子通道，α7 nAChR通过激活细胞内Janus激酶2（januskinase 2，JAK_2）和信号传导与转录激活因子3（signal transducer and activator of transcription 3，$STAT_3$）信号级联来调节炎症反应，针刺通过抑制α7 nAChR的下调和激活其下游JAK_2/$STAT_3$来抑制CCH驱动的炎症，保护神经元。此外，针刺通过α7 nAChR介导的抗炎途径抑制海马炎症，电针通过增加α7 nAChR来保护神经元免受缺血性损伤。α7 nAChR调节神经炎症的另一种机制是通过nef2/HO-1信号传导抑制ROS，而针刺对CCH大鼠的神经保护作用与nef2有关。

5. 血清素　血清素是一种重要的神经递质，与疼痛、胃肠功能、睡眠和情绪等不同的疾病及症状有关。5-HT可根据受体的不同发挥不同的作用，受体$5\text{-}HT_1$、$5\text{-}HT_2$、$5HT_3$和亚型$5\text{-}HT_1A$、$5\text{-}HT_2A$与针刺镇痛机制有关，$5\text{-}HT_7$受体亚型（$5\text{-}HT_7R$）已被证明可以调节沿下行疼痛通路的信号并介导疼痛的中枢致敏。外周和中枢血清素系统已被证明在偏头痛发病中发挥关键作用，通过它们对三叉神经血管伤害性信息传递和中枢致敏的影响，发现针刺可降低外周5-羟色胺（5-HT）的释放，并增加中央区前腹内侧髓质（RVM）和TNC的5-HT水平。研究发现针刺后PAG、TNC中5-HT$_7$R表达减少，TG和TNC中5-HT$_7$R信使RNA表达减少，表明针刺对中枢血清素系统的影响不同。针刺可以缓解疼痛可能与结肠或三叉神经尾核中血清或血浆血清素或组织血清素水平的升高以及血小板血清素水平的降低有关。针刺可以改善焦虑/抑郁，但有关血清素能机制变化的证据目前是相互矛盾的。针刺改善腹泻，与结肠中5-HT表达的减少有关，改善肥胖，与中缝核组织血清素水平的增加有关。针刺被证明可以改善焦虑而不改变血小板5-羟色胺水平，然而，关于焦虑/抑郁与血小板5-HT水平之间关系的结果存在争议和不一致。针刺治疗纤维肌痛可提高血清5-羟色胺水平，降低血小板5-羟色胺水平，而针刺治疗慢性疼痛可提高血小板5-羟色胺水平，其原因可能是不同疾病的血小板5-羟色胺水平不同。Chang等发现，过量的5-HT会降低针刺对记忆障碍的影响，短期记忆丧失与小鼠大脑中5-HT能神经元富集区5-HT水平低有关，5-HT水平过高和不足都与空间工作记忆表现受损有关，针刺可提高分娩疼痛妇女血清素水平，能将低伴有恶心和呕吐的癌症患者血清素水平，所以针刺对血清素的释放有双向作用。

（五）针刺对大脑代谢的作用

葡萄糖代谢是大脑中的主要能量来源，与神经活动密切相关，脑损伤后，受损的同侧半球（包括运动皮层、尾状壳核、躯体感觉皮层）糖代谢显著降低，对侧半球糖代谢显著升高，表明局部损伤对脑代谢影响较大，并导致代谢活动在双侧半球之间的重新分布。在血管性痴呆特定的穴位进行额外的针刺，在额叶和丘脑、颞叶和未受影响半球的透镜状核的双侧代谢更高。偏瘫常规治疗可改善受累半球的慢状核代谢，而在人中和神门进行针刺可改善丘脑的双侧慢状核和未受累半球的葡萄糖代谢。有研究发现针刺偏头痛患者颅息、三阳络、膝阳关穴与未治疗组相比额叶中回、中央后回、楔前叶、副海马体、小脑和中颞叶皮层的脑糖代谢增加，而左半球中颞叶皮层的脑糖代谢减少。在假针刺组中，与未治疗组相比，后扣带皮层、脑岛、颞下回、颞上回、颞上回、中央后回、梭状回、下顶叶、上顶叶、边缘上回、枕中叶、角叶和楔前叶的葡萄糖代谢增加，小脑、副海马体减少，从而得出结论脑糖代谢在穴位上的变化规律是有针对性的，而在非穴位上的变化规律是无序的、随机的。在动物研究中发现针刺原发性高血压大鼠的太溪穴可以影响脑糖代谢，与未治疗/假治疗对照组相比，针刺太溪后延髓、丘脑、丘脑背侧、眶皮质和下丘脑的脑糖代谢较低，而嗅觉皮质和膈下肌的脑糖代谢较高。

（六）针刺对脊髓的影响

1. 脊髓背角　脊髓背角是中枢神经系统对信息进行加工处理的初级整合中枢，根据细胞结构的差异，将脊髓灰质分成10层，其中脊髓背角相当Ⅰ~Ⅵ层。初级传入末梢可投射到脊髓背角的不同板层，Aβ类传入纤维传递的非伤害性机械信号，可投射到脊髓背角的Ⅲ~Ⅳ板层，或者沿着脊髓脊柱上行，终止于延髓脊柱核。Aδ类感觉传入纤维主要投射到背角的Ⅰ和Ⅴ板层，C类伤害性感觉传入纤维要投射到背角的Ⅱ板层。脊髓背角存在较为复杂的神经环路，不同类型的神经元在背角内发生相互作用，最后将信息传递到投射神经元。针刺信号可从脊髓背角上传至脊髓对侧的前外侧象限，也可通过脊髓丘脑束、脊髓网状束，传递到丘脑，以及间脑中的其他结构如下丘脑，丘脑内的神经元，可将这些信号投射到初级躯体感觉皮层、背侧前岛皮质和前扣带回等高级中枢，总的来说，针刺信号通过脊神经，到达中枢神经系统，整体调节脑功能。

2. 中枢敏化 中枢敏化是由组织炎症或周围神经损伤引起的，其中有害刺激的输入增强了中枢神经系统对疼痛的感知反应，并在持续性疼痛中起重要作用，中枢敏化负责将疼痛和痛觉过敏传播到未受伤的组织，该过程涉及中枢神经系统中的疼痛传递神经元，通常位于脊髓背角。第二级感觉神经元，或感觉系统传导的中继站，由脊髓背角的神经元表示。上行纤维束是由脊髓背角神经元的轴突在进入同侧或对侧白质时产生的。然后，这些上升纤维束将背根传入神经冲动传递到大脑腹后外侧丘脑核中的第三级神经元，然后将它们传递到大脑皮层。针灸被证明可以激活上行感觉通路，例如，脊髓背角和丘脑，或下行疼痛抑制机制。

（七）脊髓细胞及神经元的细胞内信号通路

1. 脊髓小胶质细胞和星形胶质细胞 外周组织或神经损伤之后，脊髓的小胶质细胞会迅速增殖并被激活，这些活化的小胶质细胞通过释放多种生物活性物质（如TNF-α、IL-1β 和 IL-6 等），增强痛觉传递神经元的兴奋性，损伤早期激活的小胶质细胞还参与急性疼痛向慢性痛的转变，随着病理性疼痛的发展，脊髓中的星形胶质细胞也会被逐渐激活，其标记物 GFAP 的含量显著上调，活化的星形胶质细胞也释放趋化因子等生物活性物质，通过调节神经胶质细胞的活性以及神经突触可塑性，参与慢性疼痛的长期维持。针刺下调小胶质趋化因子受体表达，抑制小胶质细胞活化，通过抑制 TLR_4/MyD_{88} 共表达和 NF-κBp65 活化，减轻中枢神经炎症疼痛。一些研究结果表明，针刺抑制小胶质细胞活化可能与降低脊髓环氧化酶 -2 表达有关。当星形胶质细胞在脊髓段活跃时，可发生神经炎症。针刺可促进星形胶质细胞上 A1Rs 的上调，抑制星形胶质细胞的活性状态，从而减少 GFAP、TNF-α 等炎性物质的释放。在 CCI 模型中，电针可增加 L_{4-6} 脊髓腺苷和 A1Rs 的表达，抑制星形胶质细胞活化，对 NP 的镇痛作用起重要作用。针刺也可抑制 JAK_2/$STAT_3$ 和 PI3K/mTOR 通路，下调小胶质细胞 CX_3CR_1，上调星形胶质细胞 A1Rs，抑制胶质细胞活化，降低 TNF-α 等炎症物质，抑制神经炎症。

2. $TRPV_1$ 是一种辣椒素受体，最初被认为是从感觉神经元中分离出来的热敏通道，主要分布在背根神经节（doras root ganglion，DRG）中。TRPV 家族成员在细胞质中包含 6 个跨膜片段，6 个锚蛋白重复序列和大的 Nand c 末端。$TRPV_1$ 具有较高的 Ca^{2+} 通透性，可被辣椒素、热（≥43℃）和低 Ph 激活。针刺可通过活性 TRPV 受体触发局部 ATP 释放和钙波传播。$TRPV_1$ 也可能是一种针刺反应通道，因为它在具有丰富的感觉神经末梢的穴位中高度表达，这些感觉神经末梢向脊髓传递信号，并将外周信号传递到中枢神经系统。电针刺激穴位后，周围神经纤维中 $TRPV_1$ 的表达明显增加，而非穴位经络或非经络对照皮肤则没有。与 nos 一起，$TRPV_1$ 在穴位皮下神经纤维中的表达水平显著升高，电针后 $TRPV_1$ 表达水平升高，这表明，电针后 $TRPV_1$ 的上调对于介导电针信号向中枢神经系统的传导至关重要。

3. 降钙素基因相关肽 降钙素基因相关肽（calcitonin gene related peptide，CGRP）是一种分布广泛的 37 个氨基酸肽，在调节外周感觉神经元的炎症反应中起关键作用。

CGRP 在 DRG 的细胞体中合成，并轴向传递到感觉神经纤维的外周和中枢末梢。CGRP 在体内被认为是一种促进神经再生的肽，并且在体外也被证明可以抑制细胞凋亡。从初级感觉神经元释放的 CGRP 在伤害感受和伤害感受传递中起重要作用。此外，CGRP 可以通过显著减少运动障碍和抑制脊髓组织肿瘤坏死因子水平的增加来改善脊髓损伤，CGRP 能提高 CN 和 RN 神经元的存活率，这不仅证明了内源性 CGRP 可能具有神经保护作用，也提高了 CGRP 促进脊髓损伤恢复的可能性，针刺治疗后可以使脊髓中 CGRP 的表达增加。

四、针刺对神经信号通路的作用

信号通路是指能将细胞外的分子信号经细胞膜传入细胞内发挥效应的一系列酶促反应通路。这些细胞外的分子信号包括激素、生长因子、细胞因子、神经递质以及其他小分子化合物等，针刺可以通过诱导解剖改变以及影响神经递质、炎症细胞因子、转录因子等分子信号的改变来发挥治疗作用，所以，信号通路在针刺的治疗中发挥至关重要的作用，从目前的研究来看，相关通路主要涉及 BDNF/TrkB、P38MAPK/CREB、TLR_4/ERK/NF-κB、PI3/AKT/mTOR 及 JAK_2/$STAT_3$ 等的激活。

（一）BDNF/TrkB 信号通路

BDNF 是中枢神经系统多种功能的重要调节因子，对神经元的存活、分化和再生起关键作用。TrkB 是与 BDNF 结合的高亲和力受体，对维持神经元生理功能及促进损伤后运动功能恢复发挥积极作用。BDNF 有助于脊髓的中枢致敏，通过抑制 BDNF/TrkB 信号通路引起的中枢致敏，减轻疼痛，Tu 等表明电针可显著降低坐骨神经慢性缩窄性损伤 CCI 小鼠脊髓活化小胶质细胞比例及 BDNF 和 TrkB mRNA 表达水平，阻止脊髓中的小胶质细胞被激活并随后阻断 BDNF/TrkB 信号通路来减轻神经性疼痛。mRNA 与调节疼痛相关网络有关，针刺治疗对 miR-206-3p 具有负调控作用，降低靶基因 BDNF 的表达，上调 miR-206-3p，最终减轻了 CCI 引起的神经性疼痛。在雄性痛觉过敏启动模型大鼠中，电针显著提高了机械痛阈，降低了 BDNF 和 P-TrkB 的过表达，并减轻异常机械性疼痛。在抑郁症的治疗中，电针可以抑制 HPA（下丘脑—垂体—肾上腺皮质）轴的高兴奋性，降低炎症细胞因子水平，增强 BDNF 表达，恢复海马突触可塑性、双向调节神经肽和神经递质、刺激信号转导通路和基因组表达。此外，在印堂穴和百会穴电针可增加环腺苷磷酸反应元件结合蛋白磷酸化和 BDNF 水平，促进神经再生并发挥抗抑郁作用，而在百会、内关和三阴交进行针刺可以显著增加血清和海马中 BDNF 的表达，进而改善行为反应来产生抗抑郁作用。一项研究表明，重度抑郁症患者的 BDNF 前结构域水平显著降低，BDNF 的前结构域是促进海马的 LTD 并调节促进突触抑制所需的机制，电针通过调节 CREB 通路（TrkB-CREB-BDNF、PKA-CREB-BDNF 和 CaMKII-CREB-BDNF）增加 CREB 磷酸化和 BDNF 表达，从而产生抗抑郁作用。

（二）P38MAPK/CREB 信号通路

p38 丝裂原活化蛋白激酶级联是细胞内重要的信号传导系统之一，cAMP 反应元件结合蛋白（cAMP-response element binding protein，CREB）是一种重要的核内转录因子，是细胞内激酶的底物，使 CREB 磷酸化的蛋白激酶是由 MAPK 信号通路激活的，磷酸化 p38MAPK 在疼痛及电针镇痛过程中具有重要作用。有研究发现，对动物进行人工轻度脑缺血再灌注（I/R）损伤造模前，在百会穴和大椎穴进行电针对再灌注损伤具有神经保护作用，这种神经保护机制与电针下调星形胶质细胞 S100B，从而使 p38MAPK 及其下游底物 NF-κB（nuclear factor-κB，NF-κB）失活有关。百会和风脑电针能有效下调反应性星形细胞增生，对脑梗死诱导的神经元凋亡发挥神经保护作用，可能与 p38 MAPK/CREB 信号通路的激活相关。百会穴电针可通过 p38MAPK/CREB 信号通路抑制 Aβ 的生成，并增加阿尔茨海默病（Alzheimer disease，AD）小鼠海马 ATP 水平，改善 AD 患者的学习和记忆能力。在百会穴和双侧太溪和足三里穴进行电针，可显著下调海马和额叶中 p38MAPK 和 IL-1βmRNA 的表达，从而产生抗凋亡和抗炎作用。

（三）TLR_4/ERK/NF-κB

TOLL 样受体 -4（toll-like receptors-4，TLR_4）/ 核因子 κB（nuclear factor-κB，NF-κB）信号通路是中枢神经系统中重要的细胞信号传导途径，该通路为经典的神经炎症通路，其激活会促进炎症因子的释放、导致炎症反应。电针曲池和足三里可通过调控 TLR_4/NF-κB 信号通路中的关键信号分子，抑制脑缺血再灌注损伤大鼠 TNF-α、IL-1β 和 IL-6 等促炎性细胞因子的分泌，减少脑梗死和减轻炎症反应，从而保护大鼠的神经功能。针刺可以通过调节 TLR_4/NF-κB 信号通路，提高内源性神经营养因子水平，调节黑质多巴胺能神经元的凋亡和神经炎症，发挥神经保护作用，从而改善帕金森病患者症状。ERK/NF-κB 信号通路与人体免疫系统密切相关，在大脑区域神经元的突触可塑性中起着重要作用，主要调节学习和记忆过程，背俞穴针刺可抑制 ERK/NF-κB 信号通路的传导，下调通路中 RAF-1、MEK-2、ERK1/2 和 NF-κB 的 mRNA 和蛋白表达，增加促炎细胞因子 IL-1β、IL-6 和 TNF-α 的分泌水平，维持细胞因子的平衡，保护神经细胞。

（四）PI3/AKT/mTOR 信号通路

磷脂酰肌醇 3- 羟基激酶 / 蛋白 63 激酶 B（P13K/AKT）信号通路是重要的细胞信号转导通路，在细胞增殖、凋亡、坏死等过程中起重要调节作用，对神经血管单位的再生和修复有重要影响，在激活 PI3K/AKT 信号通路后，P-AKT 可促进 β-catenins 的磷酸化，从而在神经系统神经元、胶质细胞和血管的增殖、凋亡及坏死中发挥重要的调节作用，PI3K/AKT 信号通路的减弱被认为是神经系统病变的重要原因之一。研究发现针灸治疗后脑梗死大鼠脑组织中 VEGF、GAP-43、SYN 的表达以及 PI3K-P85、PI3K-P110、P-AKT 的相关蛋白表达均明显升高，表明针灸有效促进了大鼠脑组织神经血管单元的再生和修复，促进了 PI3K/AKT 信号通路的激活。采用头皮针刺激相应的运动皮层投射区，可以抑制 PI3K/AKT 信号通路，减少海马神经元凋亡，促进神经损伤后的功能恢复。针刺还可以调节激素水平，进而上调 PI3K/AKT 信号通路和 bei-2（一种抗凋亡基因）的表达。哺乳动物西罗莫司靶标（mammalian Target of rapamycin，tor）是一种环丝氨酸 / 苏氨酸激酶，可调节体内蛋白质翻译的启动，tor 既是受体下游的收敛节点，也是多种信号通路的调节因子，tor 的激活与突触中的局部蛋白质合成有关，促进突触连接蛋白如 PSD_{95}、sgn1 和谷氨酸受体 1（blur1）的表达，调节细胞生长增殖和突触可塑性，针灸治疗可以通过激活 mTOR 信号通路来促进突触蛋白合成并可能增强突触可塑性。

（五）$JAK_2/STAT_3$

干扰酪氨酸蛋白激酶 2/ 信号转导和转录激活子蛋白 3（Januskinase 2/Signal transducer and activator of transcription 3，$JAK_2/STAT_3$）信号通路广泛存在于多种细胞中，是近年来发现的由多种细胞因子刺激的信号转导通路，主要参与细胞的增殖、分化、凋亡和免疫调节等。研究发现，JAK_2、$STAT_3$ 在神经胶质细胞和海马神经元中均有表达，与帕金森病、阿尔茨海默病等神经退行性疾病的发生发展密切相关，SOCS 是调节细胞因子信号传导强度及作用时间的蛋白质，是经典的 JAK-STAT 信号通路的负反馈调节机制。针灸可通过上调 $SOCS_1$，负反馈抑制 $JAK_2/STAT_3$ 信号通路，使 JAK_2、$STAT_3$ 表达水平降低，从而减轻由 Aβ 寡聚体介导的炎性反应，减少炎性因子的释放。也有研究发现，IL-6 激活 $JAK_2/STAT_3$ 通路会增加超氧化物歧化酶 2 靶基因的表达，并参与抗氧化和抗炎反应，然而，敲除或阻断 IL-6 信号会加重脑缺血损伤，针刺治疗后，慢性脑灌注不足的大鼠海马的 IL-6 水平增加，$JAK_2/STAT_3$ 的 mRNA 和蛋白表达明显增加，表明针刺可以通过调节 IL-6/$JAK_2/STAT_3$ 信号通路抑制炎症反应，从而减少海马神经细胞损伤和认知障碍。

主要参考文献

［1］余安胜，周玲，于波，等．针刺穴位显微结构的“功能数字立体构筑”［C］// 上海国际针灸临床与科研学术研讨会．2008.

［2］原林，姚大卫，唐雷，等．针灸经穴的数字解剖学研究［J］．解剖学报，2004，35（4）：7.

［3］GONG Y，LI N，LV Z，et al. The neuro-immune microenvironment ofacupoints-initiation of acupuncture effectiveness［J］. Journal of Leucocyte Biology，2020（1）：1.

［4］丁沙沙，徐舒亭，洪寿海，等．穴位局部结缔组织与针刺效应启动相关性探讨［J］．临床医药文献电子杂志，2019.

［5］M H L，L D C，J M C. Mechanical signaling through connective tissue：a mechanism for the therapeutic effect of acupuncture.［J］. FASEB journal：official publication of the Federation of American Societies for Experimental Biology，2001，15（12）：2275-2282.

［6］M H L，L D C，Junru W，et al. Evidence of connective tissue involvement in acupuncture.［J］. FASEB journal：official publication of the Federation of American Societies for Experimental Biology，2002，16（8）：872-874.

［7］Di ZHANG，Wei YAO，Guang-hong DING，J，et al. A Fluid Mechanics Model of Tissue Fluid Flow in Limb Connective Tissue—A Mechanism of Acupuncture Signal Transmission［J］. Journal of Hydrodynamics，Ser. B，2009.

［8］杨雪艳，唐旭晨，李西云，等．从经络感传来探讨经脉循行的路线［C］// 中华中医药学会．第四次中华中医药科技成果论坛论文集．成都中医药大学针灸推拿学院，2014：3.

［9］何天峰，陈云飞．针灸与肥大细胞相关性研究的最新进展［J］．中国针灸，2010，30（1）：84–87.

［10］Mai L，Liu Q，Huang F，et al. Involvement of Mast Cells in the Pathophysiology of Pain［J］. Frontiers in Cellular Neuroscience，2021，15：665066.

［11］薛玺情，曾以德．从穴区细胞对针刺时的响应浅谈手针针刺启动［J］．中华中医药杂志，2022，37（9）：5.

［12］黄满婷．基于针刺实验文献的数据分析与穴位刺激效应关系网络示范性研究［D］．北京：中国中医科学院，2017.

［13］张小红，蔡定均，王宇，等．针刺作用及机械力刺激对成纤维细胞的影响［J］．中国中医基础医学杂志，2017，23（3）：4.

［14］Konofagou E E，Badger G J，Garra B S，et al. Imaging the effect of acupuncture needling on human connective tissue in vivo［C］//IEEE Symposium on Ultrasonics. IEEE，2003. DOI：10. 1109/ULTSYM. 2003. 1293138.

［15］陈波，王兴桂，李小玉，等．体外压力刺激对大鼠筋膜组织成纤维细胞形态和MMP-1、MMP-3合成释放影响的研究［J］．辽宁中医杂志，2011，38（4）：3.

［16］姜雪梅．筋膜在针刺信号传导中的作用及其与MAPK通路的相关研究［D］．广州：南方医科大学，2009.

［17］Hannan L，Zhengyu Z，qishi Z，et al. The Roles of Skin Fibroblasts at Local Acupoints in Chrono-Acupuncture.［J］. Pain research & management，2020，20203731510.

［18］Zhang K，Zhao X，Ding S，et al. Applying Complex Network and Cell-Cell Communication Network Diagram Methods to Explore the Key Cytokines and Immune Cells in Local Acupoint Involved in Acupuncture Treating Inflammatory Pain.［J］. Evidence-based complementary and alternative medicine：eCAM，2020，20202585960–2585960.

［19］周舒宁，徐赟赟，胡汉通，等．针灸治疗对免疫细胞影响的研究进展［J］．浙江中医杂志，2020，55（1）：2.

［20］Kuo Z，Xin-Meng G，Ya-Wen Y，et al. Applying Statistical and Complex Network Methods to Explore the Key Signaling Molecules of Acupuncture Regulating Neuroendocrine-Immune Network［J］. Evidence-Based Complementary and Alternative Medicine，2018，(2018-1-29)，2018，2018：9260630.

［21］Lin Y J，Lee T L，Ku C C. Development of an Economical DNA Delivery System by "Acufection" and its Application to Skin Research［J］. Journal of Visualized Experiments，2017，2017（122）.

［22］Shigeyoshi F，Ayako S，Kaori I，et al. Dopamine D2-like receptor agonists accelerate barrier repair and inhibit the epidermal hyperplasia induced by barrier disruption［J］. The Journal of investigative dermatology，2005，125（4）：783–9.

［23］Fuziwara S，Inoue K，Denda M. NMDA-Type Glutamate Receptor Is Associated with Cutaneous Barrier Homeostasis［J］. Journal of Investigative Dermatology，2003，120(6)：1023–1029.

［24］Huang G Y，Zheng C H，Yu W C，et al. Involvement of connexin 43 in acupuncture analgesia［J］. 中华医学杂志：英文版，2009，122（1）：7.

［25］Yu X，Ding G，Huang H，et al. Role of Collagen Fibers in Acupuncture Analgesia Therapy on Rats［J］. Connective tissue research，2009，50（2）：110–120.

［26］Parsons，M. E. & Ganellin，C. R. Histamine and its receptors. Br. J. Pharmacol. 147，S127–S135.

［27］Meng H，Xuezhi W，Beibei X，et al. Critical roles of TRPV2 channels，histamine H1 and adenosine A1 receptors in the initiation of acupoint signals for acupuncture analgesia［J］. Scientific reports，2018，8（1）：6523.

［28］Sheng-Xing M A，Los Angeles Biomedical Research Institute at Harbor-UCLA Medical Center and Department of Obstetrics and Gynecology，David Geffen School of Medicine，et al. Nitric Oxide Signaling Molecules in Acupoints：Toward Mechanisms of Acupuncture［J］. Chinese Journal of Integrative Medicine，2017.

［29］S Lavielle，G Chassaing，O Ploux，D，et al. Analysis of tachykinin binding site interactions using constrained analogues of tachykinin［J］. Biochemical Pharmacology，1988，37（1）：41–49.

［30］康婧青，张赛，郭义，等. 穴位局部P物质与肥大细胞在针刺效应启动中作用的研究［J］. 上海针灸杂志，2014，33（11）：5.

［31］陈静霞，肖淑华，郭义，等. 针刺健康大鼠足三里穴对其穴区组织形态学及部分炎性细胞因子含量影响的实验研究［C］// 中国针灸学会经络分会第十二届全国针灸经络学术研讨会论文集. 2012.

［32］丁沙沙，徐媛，洪寿海，等. 手针针刺对佐剂性关节炎大鼠“神经-内分泌-免疫”细胞间通讯网络的调节作用研究［C］// 中国针灸学会实验针灸分会，《上海针灸杂志》编辑部，Journal of Acupuncture and Tuina Science 编辑部. 第十八届针灸对机体功能的调节机制及针灸临床独特经验研讨会会议论文集. 天津中医药大学实验针灸学研究中心，2016：2.

［33］赵雪，郭义，郭永明，等. 针刺穴位效应启动的初始动力学调控机制［J］. 世界中医药，2020（7）：997–1002.

［34］尹鸿智，赵娟，刘倩，等. 针刺对慢性萎缩性胃炎大鼠“足三里”穴区HRH2、SP及炎性因子表达的影响［J］. 湖南中医药大学学报，2021，41（2）：259–264.

［35］Rho S W，chai G S，Ko E J，et al. Molecular changes in remote tissues induced by electro-acupuncture stimulation at acupoint ST36.［J］. Molecules & Cells，2008，25（2）：178–183.

［36］Eu-geum H，Jong-Ju L，Won-yu L，et al. Electroacupuncture enhancement of natural killer cell activity suppressed by anterior hypothalamic lesions in rats.［J］. Neuroimmunomodulation，2004，11（4）：268–272.

［37］Sun Y，Li J，Georgi R，et al. Effects of acupuncture on angiogenesis-associated factor expression in ischemic brain tissue following cerebral infarction in rats［J］. Acupuncture and Herbal Medicine，2023，3（1）：46-54.

［38］刘文浩，吴军尚，华丽博，等. 内源性大麻素受体在针刺镇痛动物实验中的研究进展［J/OL］. 针刺研究，2021，1-12.

［39］端木程琳，张晓宁，何伟，等. 电针/经皮电刺激激活不同传入神经纤维对肌肉炎性痛大鼠的镇痛效应研究［J］. 针刺研究，2021，46（5）：404-410.

［40］Toda K. Effects of Electro-acupuncture on Rat Jaw Opening Reflex Elicited by Tooth Pulp Stimulation［J］. Jpn J Physiol，1978，28（4）：458-497.

［41］Kawakita K，Funakoshi M. Suppression of the jaw-opening reflex by conditioning a-delta fiber stimulation and electroacupuncture in the rat.［J］. Experimental Neurology，1982，78（2）：461-465.

［42］Huo R，Han S P，Liu F Y，et al. Responses of Primary Afferent Fibers to Acupuncture-Like Peripheral Stimulation at Different Frequencies：Characterization by Single-Unit Recording in Rats［J］. 神经科学通报：英文版，2020，36（8）：12.

［43］Lund I，lundberg T. Are minimal，superficial or sham acupuncture procedures acceptable as inert placebo controls？［J］. Acupuncture in Medicine，2006，24（1）：13-15.

［44］Xiang L. Inhibiting pain with pain—A basic neuromechanism of acupuncture analgesia［J］. Chinese Science Bulletin，2001，46（17）：1485-1494.

［45］Uchida S，Kagitani F，Sato-Suzuki I. Somatoautonomic reflexes in acupuncture therapy：A review［J］. Autonomic Neuroscience：Basic and Clinical，2016，203 1-8.

［46］Koizumi K，Sato A，tarui N. Role of somatic afferents in autonomic system control of the intestinal motility［J］. 1980，182（1）：85-97.

［47］Li P，PitsillidesK F，renig S V，et al. Reversal of reflex-induced myocardial ischemia by median nerve stimulation：a feline model of electroacupuncture.［J］. Circulation，1998，97（12）：1186-1194.

［48］Wei Z，LiangWu F，C S T，et al. Afferent mechanisms underlying stimulation modality-related modulation of acupuncture-related cardiovascular responses.［J］. Journal of applied physiology（Bethesda，Md.：1985），2005，98（3）：872-880.

［49］hyun S B，auchan C，geon S S，et al. Attenuation of immobilization stress-induced hypertension by temperature-controllable warm needle acupuncture in rats and the peripheral neural mechanisms.［J］. Frontiers in neurology，2023，14 1168012.

［50］Gongke Y，Chang R，Tianlong Y，et al. Application and underlying mechanism of acupuncture for the nerve repair after peripheral nerve injury：remodeling of nerve system
［J］. Frontiers in Cellular Neuroscience，2023，17 1253438.

［51］Yong C，Dan L，Ningcen L，et al. Role of nerve signal transduction and neuroimmune crosstalk in mediating the analgesic effects of acupuncture for neuropathic pain
［J］. Frontiers in Neurology，2023，14 1093849.

［52］Zhao Z. Neural mechanism underlying acupuncture analgesia［J］. Progress in Neurobiology，2008，85（4）：355-375.

［53］Higashimura Y，Shimoju R，Maruyama H，et al. Electro-acupuncture improves responsiveness to insulin via excitation of somatic afferent fibers in diabetic rats［J］. Autonomic Neuroscience：Basic and Clinical，2009，150（1-2）：100-103.

［54］Young M L，Hyo B L，Young H K，et al. Bidirectional role of acupuncture in the treatment of drug addiction［J］. Neuroscience & Biobehavioral Reviews，2021，126（prepublish）：382-397.

［55］Na S，Pingping C，Zhiqiang D，et al. Brain nuclei and neural circuits in neuropathic pain and brain modulation mechanisms of acupuncture：a review on animal-based experimental research
［J］. Frontiers in Neuroscience，2023，17 1243231.

［56］Gating Z，buxiang Z，Haiping S，et al. Acupuncture decreases amygdala functional connectivity in subjective tinnitus
［J］. Frontiers in Neurology，2022，13 986805.

［57］Zhiqiang D，Na S，Ziyang Z，et al. Modulation of visceral pain by brain nuclei and brain circuits and the role of acupuncture：a narrative review
［J］. Frontiers in Neuroscience，2023，17 1243232.

［58］Sidu Q，ziehen Z，yagan Z，et al. The impact of acupuncture on neuroplasticity after ischemic stroke：a literature review and perspectives
［J］. Frontiers in Cellular Neuroscience，2022.

［59］Zhao H，Lu Y，Wang Y，et al. Electroacupunture contributes to recovery of neurological deficits in experimental stroke by activating astrocytus［J］. Restorative Neurology and Neuroscience，2018，36（3）：301-312.

［60］Zou W，Chen Q，Sun X，et al. Acupuncture inhibits Notch1 and bes1 protein expression in the basal ganglia of rats with cerebral hemorrhage［J］. Neural Regeneration Research，2015，10（3）：457-462.

［61］Tao J，Zheng Y，Liu W，et al. Electro-acupuncture at LI11 and ST36 acupoints exerts neuroprotective effects via reactive astrocyte proliferation after ischemia and reperfusion injury in rats［J］. Brain Research Bulletin，2016，120：14-24.

［62］Wenya P，anqi M，Qingwen D，et al. Electroacupuncture promotes the survival and synaptic plasticity of hippocampal neurons and improvement of sleep deprivation-induced spatial memory impairment.［J］. CNS neuroscience & therapeutics，2021，27（12）：1472-1482.

［63］Yuqi Z，Kaolin Z，Till N，et al. Default Mode Network as a Neural Substrate of Acupuncture：Evidence，Challenges and Strategy［J］. Frontiers in neuroscience，2019，13100.

［64］Gongke Y，Chang R，Tianlong Y，et al. Application and underlying mechanism of acupuncture for the nerve repair after peripheral nerve injury：remodeling of nerve system
［J］. Frontiers in Cellular Neuroscience，2023，17 1253438-1253438.

［65］Sini N，Teddy B V K，Kumar P. GLT-1 transporter：An effective pharmacological target for various neurological disorders [J]. Pharmacology Biochemistry & Behavior, 2014, 127: 70–81.

[66] Luo D, Ma R, Wu Y, et al. Mechanism Underlying Acupuncture-Ameliorated Depressive Behaviors by Enhancing Glial Glutamate Transporter in Chronic Unpredictable Mild Stress (CUMS) Rats [J]. Medical science monitor: international medical journal of experimental and clinical research, 2017, 23: 3080–3087.

[67] Takahashi K, Foster J B, Lin C L G. Glutamate transporter EAAT2: regulation, function, and potential as a therapeutic target for neurological and psychiatric disease [J]. Cellular and Molecular Life Sciences, 2015, 72 (18): 3489–3506.

[68] Reiner A, Levitz J. Glutamatergic Signaling in the Central Nervous System: Ionotropic and Metabotropic Receptors in Concert [J]. Neuron, 2018, 98 (6): 1080–1098.

[69] Qi D B, Li W M. Effects of electroacupuncture on expression of c-fos protein and N-methyl-D-aspartate receptor 1 in the rostral ventromedian medulla of rats with chronic visceral hyperalgesia [J]. Journal of Chinese Integrative Medicine, 2012, 10 (4): 416–423.

[70] 夏莹．针刺治疗神经系统疾患[M]．北京：清华大学出版社，2010.

[71] 章新辉，韩新民，徐建亚，等．安神定志灵对自发性高血压大鼠脑中多巴胺受体D3，D4，D5基因表达的影响[J]．中国实验方剂学杂志，2013，19（10）：5.

[72] 孙雪．新型多巴胺D3受体阻断剂Y-QA31抗精神分裂症药理学研究[D]．北京：中国人民解放军军事医学科学院，2015.

[73] 余爽．针刺对甲基苯丙胺染毒大鼠海马区多巴胺mRNA、乙酰胆碱酯酶mRNA表达的影响[J]．针刺研究，2014，39（5）：5.

[74] 李倩，黄迎华，刘曜纶，等．针刺对应激性胃黏膜损伤大鼠睡眠时间及纹状体中五羟色胺、多巴胺含量的影响[J]．中国中医药信息杂志，2015，22（5）：48–51.

[75] Lee G, Kim W. The Modulatory Effect of Acupuncture on the Activity of Locus Coeruleus Neuronal Cells: A Review [J]. Evidence-Based Complementary and Alternative Medicine, 2017, 2017 9785345.

[76] Jang-hern lbahhcamkyk. EFFECT OF HIGH OR LOW FREQUENCY ELECTROACUPUNCTURE ON THE CELLULAR ACTITIVY OF CATECHOLAMINERGIC NEURONS IN THE BRAIN STEM [J]. Acupuncture & Electro-Therapeutics Research, 2000, 25 (1): 27–36.

[77] Si L, Wang Y, Wuyin G, et al. The effect of Mongolian medical acupuncture on cytokines and neurotransmitters in the brain tissue of insomniac rats [J]. European Journal of Integrative Medicine, 2015, 7 (5): 492–498.

[78] Junying W, Junling L, Shuping C, et al. Acupuncture effects on the hippocampal cholinergic system in a rat model of neuropathic pain [J]. Neural regeneration research, 2012, 7 (3): 212–8.

[79] Ping S C, Yu K, Liang J Z, et al. Involvement of hippocampal acetylcholinergic

receptors in electroacupuncture analgesia in neuropathic pain rats [J]. Behavioral and brain functions: BBF, 2016, 12 (1): 13.

[80] Yan C, Lu W, LiTing L, et al. Acupuncture attenuates cognitive deficits through α7 nAChR mediated anti-inflammatory pathway in chronic cerebral hypoperfusion rats [J]. Life sciences, 2020, 266 118732.

[81] Ying C, yihan L, tine S, et al. Therapeutic applications and potential mechanisms of acupuncture in migraine: A literature review and perspectives&#13 [J]. Frontiers in Neuroscience, 2022, 16 1022455.

[82] Lee J E, Warden S. The effects of acupuncture on serotonin metabolism [J]. European Journal of Integrative Medicine, 2016, 8 (4): 355-367.

[83] Yong H, Jing C, Moe W H, et al. Acupuncture increases cerebral glucose metabolism in human vascular dementia [J]. The International journal of neuroscience, 2007, 117 (7): 1029-1037.

[84] Mingxiao Y, Jie Y, Fang Z, et al. Electroacupuncture stimulation at sub-specific acupoint and non-acupoint induced distinct brain glucose metabolism change in migraineurs: a PET-CT study [J]. Journal of translational medicine, 2014, 12 (1): 351.

[85] Li J, Peng C, Lai D, et al. Changes in cerebral glucose metabolism after acupuncture at KI3 in spontaneously hypertensive rats: a positron emission tomography study[J]. Acupuncture in Medicine, 2019, 37 (2): 107-115.

[86] Xiang C, Kun L, Xinyan G, et al. Advancing the Understanding of Acupoint Sensitization and Plasticity Through Cutaneous C-nociceptor&#13 [J]. Frontiers in Neuroscience, 2022, 16 822436.

[87] Wang Y, Zhao Y, Ma X, et al. Beneficial Effects of Electroacupuncture on Neuropathic Pain Evoked by Spinal Cord Injury and Involvement of PI3K-tor Mechanisms [J]. Biological Research For Nursing, 2019, 21 (1): 5-13.

[88] Wen-Zhan T, Si-Si L, Xia J, et al. Effect of electro-acupuncture on the BDNF-TrkB pathway in the spinal cord of CCI rats [J]. International journal of molecular medicine, 2018, 41 (6): 3307-3315.

[89] Wei T, Hsieh C. Effect of Acupuncture on the p38 Signaling Pathway in Several Nervous System Diseases: A Systematic Review [J]. International Journal of Molecular Sciences, 2020, 21 (13).

[90] 朱博超，李彦杰，秦合伟，等. 针刺通过 TLR_4/NF-κB 信号通路调控炎症反应治疗中枢神经系统疾病的作用机制研究进展 [J]. 中医药导报, 2023, 29 (2): 160-165.

[91] MingMing Z, JingWei Z, ZhiQiang L, et al. Acupuncture at Back-Shu point improves insomnia by reducing inflammation and inhibiting the ERK/NF-κB signaling pathway [J]. World journal of psychiatry, 2023, 13 (6): 340-350.

[92] Linlin W, Kexue Z, Juanjuan G, et al. Effect of acupuncture on neurovascular

units after cerebral infarction in rats through PI3K/AKT signaling pathway [J]. Clinical hemorheology and microcirculation，2020，75（4）：387-397.

[93] Ju-Young O，Yu-Kang K，swung-Nam K，et al. Acupuncture modulates stress response by the tor signaling pathway in a rat post-traumatic stress disorder model [J]. Scientific reports，2018，8（1）：11864.

[94] 刘艳清，吴精华，余娇英，等. CXCL1通过调控JAK2/STAT3信号通路促进宫颈癌细胞增殖和转移 [J/OL]. 解剖科学进展，1-6.

第二节　针刺对自主神经-内分泌-免疫网络调节机制

一、神经-内分泌-免疫网络

人体是一个统一而复杂的整体，虽然体内的每个系统都有其独特的生理功能，但其生理活动和对外界的反应并不是孤立地进行的，它们是由神经系统和内分泌系统控制的。大量研究证实，神经纤维通过其网络投射到身体的各个器官，参与监测内外环境，控制内分泌腺和外分泌腺的分泌，从而协调全身的功能和代谢。神经系统还通过其广泛的外周突触和其分泌的神经递质、大量的内分泌激素，甚至是神经细胞因子来调节免疫系统的功能。免疫系统通过免疫细胞产生的多种细胞因子和激素样物质作用于神经系统和内分泌系统。这种双向复杂的作用允许各种系统相互作用或相互调节，形成一个完整的调节回路，称为“神经-内分泌-免疫网络”（neuro-endocrino-immune network，NEI）。

长期以来，NEI网络在生命科学相关研究领域一直备受关注。这三个信息传递系统通过复杂的多维调节机制，相互连接、协作和限制，以维持机体的体内稳态和正常的生理功能。这三个系统之间存在一种双向反馈机制：免疫细胞膜上和膜内存在多种神经递质、神经肽和激素受体，可以影响免疫细胞和免疫反应；免疫细胞可以合成一些神经肽或激素。神经细胞和内分泌细胞都能合成和分泌免疫分子（如细胞因子），这对神经系统和内分泌系统有广泛的影响。中医将人体作为一个动态的整体，在中医学理论中具有丰富的NEI网络内容。研究人员利用NEI网络调节机制来解释经络系统、模糊理论、阴阳理论等。

二、针刺与“神经-内分泌-免疫网络”（NEI网络）的关系

经络学说是中医基础理论的一部分。经络是“经脉”和“络脉”的统称，它是人体内气血运行的通道，由十二脉、八怪经、十五脉、十二筋、十二皮部和无数太阳络脉组成。它相互之间形成紧密的联系，沟通人体内外和上下有机网络，通行气血，感应传导，连接脏腑和形体官窍。经络的功能活动正常，气血运行通畅，各脏腑器官功能强

健。而当经络功能活动失常，则经气不利，病邪易于乘虚侵袭。在病理状态下，经络既可成为外邪由表入里的传播途径，也可成为脏腑间病变相互影响的途径，所谓："邪客于皮则腠理开，开则邪入客于络脉，络脉满则注于经脉，经脉满则入舍于府藏也。"《灵枢·本藏》指出："经脉者，所以行血气而营阴阳，濡筋骨，利关节者也。"《奇经八脉考》云："阴脉营于五脏，阳脉营于六腑，阴阳相贯，如环无端，莫知其纪，终而复始。"经络系统和 NEI 网络也相互交错，连接全身，传递信息，运行体液，沟通脏腑，调节机体阴阳的动态平衡，保持身体内部环境的稳定。一些学者认为，经络系统是中医学理论中 NEI 网络的一个宏观概括。在针刺过程中，经络系统是针刺信号传输的通道。针感和针刺效果取决于神经系统结构和功能的完整性。刺激经络和穴位可影响下丘脑的功能，促进或抑制激素的释放，调节内分泌；经络循行和淋巴管的分布在一定程度上是一致的，针刺通过自主神经干扰多器官的免疫功能。从 NEI 网络解读经络理论是中医现代化不可缺少的组成部分，在中医研究领域逐渐达成共识。大量研究表明，针刺作用信息是通过 NEI 网络传导调节来实现的。

针刺起源于中国，可追溯到 2500 多年前。它是历史最悠久的治疗方法之一，也是中医不可或缺的组成部分。它是通过多方向和多速度插入和捻转针刺针来实践的，旨在根据中医学理论治愈疾病。目前，针刺在世界范围内已得到一定程度地接受。根据世界卫生组织（World health organization，WHO）（2014—2023 年）的传统医学战略，全球已有 183 个国家启动了针刺项目。然而，要广泛了解其效果是具有挑战性的。针刺的机制不明确，阻碍了针刺的广泛应用。与西医相比，针刺是一种物理刺激，通过调节内部环境和重建生理稳态来恢复正常功能，而不是直接作用于病原体。此外，针刺既是整体的，也是双向的。这也使得基于单一因素或系统来总结针刺的机制变得不可能。神经内分泌免疫网络直到 20 世纪才被提出。在中枢神经系统的主导控制下，可以通过整合神经 - 内分泌 - 免疫网络来协调和调节身体的功能。然后，身体可以对内部和外部环境的刺激做出适应性反应，以保持稳定状态。在这个新概念之后，针刺的初步研究更进一步。目前，已有多项研究报道，针刺可以通过调节神经 - 内分泌 - 免疫网络来调节机体功能。

而针刺疗法作为中医学中最主要的非药物疗法，其临床价值即使在当今世界医学科学技术如此发达的今天，仍然是举世公认的。为什么针刺能治病？这是一个人们密切关注并努力解决的问题。20 世纪 70 年代提出的“神经内分泌 - 免疫网络”理论和朱长庚提出的“神经内分泌 - 免疫网络”模式被应用于针刺治病机制的研究，以期取得新的进展。

1977 年，贝塞多夫斯基提出了“神经 - 内分泌 - 免疫网络”理论。其主要特点是：①动物有机体有三个系统：神经系统、免疫系统和内分泌系统，它们调节全身的功能活动。②上述三个调节系统之间存在着相互调节的双向回路或网络。免疫系统通过产生神经活性物质或免疫调节剂，作用于神经系统和内分泌系统；神经系统可以直接控制免疫器官，或通过合成免疫调质来调节免疫系统和内分泌系统的功能。内分泌系统通过激素及其受体来调节神经系统和免疫系统的功能。越来越多的研究表明，神经 - 内分泌 - 免疫网络不仅能够调节正常的生理活动，而且与许多临床疾病的发生发展密切相关。朱长庚等通过免疫细胞化学双重标记和三重标记方法，发现大鼠前脑、延髓和脊髓中的雌激素受体、代谢谷氨酸受体和白细胞介素-2共存于同一神经细胞中，证实了神经-内分泌-免疫网络的存在。朱长庚等还提出了神经-内分泌-免疫三大系统关系的模型，即总体上，上述三个系统的细胞不仅可以与同一系统的细胞交换信息，而且每个系统的细胞都能产生其他两个系统的特定活性物质并具有相应的受体，是神经-内分泌-免疫网络的三大主要系统信息交换的“共同语言”。

根据中医学理论，针刺通过刺激体表经络来治疗疾病，从而激活神经内分泌免疫网络。关于针刺作用机制的研究表明，针刺作用的激活主要通过三个方面：体表针刺信息的激活、复杂网络信息的传导和中枢神经系统信息的整合。具体来说，针刺可以引起穴位局部微环境的变化。针刺局部的作用是由细胞功能的激活、生化物质的释放、传入神经的兴奋等重要的生物过程启动的。这些过程相互作用，放大针刺的效果，并通过一系列复杂的网络，将其传递到中枢神经系统。中枢神经系统通过刺激神经内分泌免疫调节网络，将针刺和病理信息整合在一起，从而产生针刺治疗的疗效。

（一）针刺治病与神经系统的关系

西医学认为神经系统活动的基本方式是反射，反射弧是其结构基础，针刺的传导也应遵循此路径。自主神经系统（autonomic nervous system，ANS）作为大脑和其他器官之间的双向联系，通过其感知和调节作用在内环境稳态中起着关键作用。从现代解剖学和生理学的原理出发，在神经系统的背景下研究体表和内脏器官之间的关系，可以为针刺疗效的机制提供有价值的见解。ANS在全身的分布可以作为潜在的导管或“高速公路”，通过它传递针刺的治疗效果。ANS包括一个复杂的神经-内分泌-免疫网络，它整合了相互感觉的信息，并以适当的适应性调节反馈做出反应，从而维持体内平衡。ANS的一个显著特征是，给定的输入驱动两条相对的腿（正与负）来影响器官的功能，这与针刺中强调的双向调节效应和整体原则是一致的。此外，由特定穴位驱动的体感自主神经通路形成了对内部器官进行远程调节的现代神经解剖学基础。自主神经对交感和副交感神经系统的反应往往是拮抗的，这比单一的自主神经系统提供了更严格的控制。根据中医学理论，针刺被认为可以恢复阴阳平衡，表明针刺对ANS的作用具有双向性。针刺可能是一种潜在的治疗方案，通过兴奋/抑制交感神经或迷走神经来控制ANS的平衡。目前，针刺，特别是电针四肢和头部穴位对ANS的调节研究，主要集中在心血管、胃肠、炎症和疼痛相关的疾病。上肢穴位，如内关，是心血管疾病中最常用的穴位，有可能通过正中神经调节交感神经活动。相比之下，在胃肠道疾病中最常用的穴位，如足三里，能够通过坐骨神经驱动神经。总体而言，针刺对ANS的影响受到所选穴位、刺激频率和强度、疾病类型、治疗频率和其他因素的影响，甚至取决于这些因素。总的来说，临床和基础研究表明，针刺是一种很有前景的治疗方法，可以通过穴位特异性和参数依赖效应来改变ANS活性。我们认为上腹部穴位和下肢穴位不应狭义定义为激活交感神经或迷走神经。在得出针刺是一种有效的或临床方式的结论之前，应进一步加强刺激参数。此外，不同脑区对器官功能和针刺刺激的相互作用仍存在许多挑战和知识空白有待研究，这将有助于在未来的针刺-ANS研究中揭示中枢控制机制。本书遵循类似反射弧的线索，从生理意义和针感、针刺作用的传入途径、针刺作用的中枢和针刺作用的传出环节等方面探讨了针刺治疗疾病与神经系统之间的关系。

1. 针刺作用的生理机制：从穴位感受到中枢调节的全面解析

（1）穴位的生理意义与针感　众所周知，穴位是针刺作用于身体的方式。穴位被认为是反映脏腑状态和调节功能的特定穴位，也是经络与脏腑关系的重要环节。临床观察和初步研究表明，针刺对脏腑的调整很大程度上取决于神经内分泌免疫网络。许多动物和人类的研究表明，针刺可以诱发各种生物反应，可以发生在局部或远处。这种远端效应被认为主要是由感觉神经元介导的，感觉神经元通过传入神经投射到中枢神经系统的一系列结构上，并影响各种生理系统。电生理实验表明，针刺可以激活穴位的压力感受器、拉伸感受器和游离神经末梢。外周感觉纤维根据其直径分为四种类型，均可通过手针进行刺激。对创伤患者直接伤口刺激的观察显示，神经干上的骨刺大部分为麻木，血管上的骨刺大部分为疼痛，肌腱骨膜上的骨刺最为疼痛，肌肉上的骨刺大部分为肿胀。不同的感觉激活不同的神经纤维。麻木倾向于刺激Ⅱ型纤维，肿胀的疼痛倾向于刺激Ⅲ型纤维，而疼痛倾向于刺激Ⅳ型纤维。不同的感觉在大脑区域引起不同的反应，这些区域分泌各种化学介质来调节内分泌和免疫功能。

此外，最近的一些研究表明，针刺穴位分布在神经免疫调节区。组织学上，除了神经支配集中的区域外，在肥大细胞、淋巴管和动静脉丛的高密度区域也有穴位。免疫组化和荧光显微镜已经证实了肥大细胞和神经末梢之间存在突触连接。此外，Western blot 实验证实了瞬时受体电位香草素亚型 2 通道蛋白在肥厚细胞膜上的表达。该通道可以被机械力和高温激活。因此，针刺可以刺激肥大细胞脱颗粒，释放组胺、P 物质、5-HT 等。除了增加血管通透性，这些生物介质也通过轴突反射和神经相互作用放大了这种效应。

所谓针感是指针插入人体点后产生的酸、肿胀、重量、麻木、疼痛、冷、热、蚁、行走、电击等主观感觉，以及施术手下沉紧或松空的感觉。针感是针刺达到治疗和镇痛效果的必要条件。针感的物质基础可能是穴位处的多种结构成分。有研究表明，血管（壁神经装置）、神经干及其分支和游离神经末梢共同构成了针感的形态学基础。

（2）针刺治疗的传入途径　大量实验研究表明，针刺对内脏活动和针刺麻醉的影响大多通过切断身体相应的躯体传入神经来消除。只有在神经结构和功能完整时，针感的产生才能完成。当支配内关穴的正中神经被切断时，针刺内关穴所引起的镇痛和升压作用消失。针刺的主要传入通路是支配其相关腧穴的躯体神经，涉及交感神经的许多传入成分。研究人员使用 HRP 或荧光素追踪脊髓神经节中标记的感觉神经元已经证明了这一点。

（3）针刺治病的中枢　针刺信息沿着传入神经进入脊髓和大脑，并且可以在中枢的各个层级发挥作用。各级中枢都有可能参与了针刺信息的整合和调节。一方面，针刺信息与内脏病变引起的传入信息相互作用的躯体 - 内脏初级传入纤维汇聚，进行功能整合，调节内脏病变；另一方面，针刺信息会沿着上行传导路径到达大脑的各个层级，影响中枢神经细胞、神经递质、神经肽、激素、离子通道、信使、基因和转录的形态。在针刺治疗脑缺血的实验研究中，证明了针刺对缺血脑组织的病理形态有一定的保护作用和修复作用。在神经活性物质方面，已观察到针刺对 5- 羟色胺（5-Hydroxytryptamine，

5-HT)、一氧化氮合酶(Nitric oxide synthase, NOS)、去甲肾上腺素、儿茶酚胺、血管紧张素Ⅱ、血管紧张素Ⅰ等的分泌的影响。结果表明，针刺可降低中枢兴奋性氨基酸天冬氨酸和谷氨酸的含量，增加中枢抑制性氨基酸-γ-氨基丁酸和甘氨酸的含量。研究发现，针刺可能通过抑制脑缺血后 nNOS mRNA 和 iNOS mRNA 的过表达，对神经元发挥保护作用。在离子通道方面，徐能贵等报道，电针可快速调节缺血脑细胞中 Ca^{2+} 的含量，抑制细胞内 Ca^{2+} 超载。此外，一些国外学者将功能磁共振应用于针刺治疗，发现给予伤害性刺激后，局部脑血流量增加，这与皮层的激活和疼痛的传导通路有关。在功能磁共振成像脑图像中观察到，针刺合谷和足三里可以整合或抑制中枢神经系统不同水平的伤害性信息的传入。

(4)针刺治病的传出环节 一方面，针刺信息可以通过以植物性神经为主的传出神经来调节和控制脏腑器官的活动。交感神经通路主要在电针调节免疫应答反应中发挥抑制作用，而副交感神经通路主要发挥促进作用。研究表明，针刺对脑血管的作用是通过颈交感神经传出来实现的。另一方面，通过内分泌和免疫系统作为反射弧的效应器，通过激素和淋巴细胞和淋巴因子来促发对脏腑器官活动的调节和控制。

综上所述，针刺作为一种感觉传入，在对某些靶器官和分支组织发挥调节作用时，可能通过类似的反射途径发挥作用。也就是说，针刺作用于穴位的感受器，将其转化为神经冲动，并通过传入神经传入。一方面，针刺信息可以诱导躯体交感反射通路发挥作用；另一方面，针刺信息在中心整合处理，作用于第二信使，激活第三信使，与细胞核内 DNA 反应元件结合，启动下游基因，从而调节神经递质的合成，通过传出神经或通过内分泌和免疫系统环节作用于靶器官，发挥增进健康和治疗疾病的作用。

2. 针刺治病与内分泌系统的关系 针刺通过什么方式实现对内分泌系统的调节？针刺对内分泌系统的调节必须首先由神经系统来实现，而中枢神经系统可以调节内分泌系统。那么，中枢神经系统是如何调节内分泌系统的呢？下丘脑是神经系统和内分泌系统的高级整合中枢，扮演“神经-内分泌传感器”的作用，“神经递质-垂体激素耦合”，也就是说，中枢神经递质可以调节各种释放或抑制因子在下丘脑。电针刺激百会穴、印堂穴对慢性急诊抑郁模型大鼠脑单氨基神经递质的影响。结果电针刺激可降低皮层 5-HT 的代谢，提高 5-HT 神经的活性，协调去甲肾上腺素(norepinephrine, NE)与 5-HT 的平衡从而发挥抗抑郁的作用。

3. 针刺治病与免疫系统的关系 针刺能够增强机体的免疫功能，这已为大量的临床和动物实验研究所证实。研究表明针刺可能是通过神经内分泌系统实现对免疫系统的调节。垂体-肾上腺皮质轴对抑制针刺调节免疫，因为动物在摘除双侧肾脏后，其多项免疫反应的基础水平明显升高，此时给予电针，升高的免疫指标未降低，这一结果表明针刺对免疫系统的调节是通过垂体-内分泌这一途径实现的。以上可推断，针刺可能是通过神经内分泌系统实现对免疫系统的调节。而神经内分泌系统对免疫系统的调控，主要是体现在神经内分泌系统通过释放多种神经递质、神经肽和激素作用于免疫器官和免疫细胞上的相应受体而发挥作用。如上文所述，针刺可以增加 5-HT 能神经的活性，抑制儿茶酚胺(catecholamine, CA)的反应性，增加脑组织中去甲肾上腺素(NE)的含量。这些物质在免疫功能的调节中起着重要的作用。研究表明，T 淋巴细胞和B淋巴细胞上可能存在多种5-HT受体，而5-HT可直接作用于淋巴细胞发挥作用。去甲肾上腺素，由支配淋巴器官的神经末梢释放出来，通过α和β受体影响各种免疫细胞和免疫功能。由此可见，针刺治疗增强了人体的免疫功能，这可能与某些免疫增强神经肽和激素的含量增加有关。虽然也能增加ACTH等免疫抑制激素的含量，但一般来说，其增强作用大于抑制作用。这种抑制作用只能将针刺的免疫增强作用限制在一定的范围内。由此推断，针刺可增加外周血T淋巴细胞亚群CD_3^+、CD_4^+、辅助性T细胞/抑制性T细胞比值、内啡肽水平和下丘脑NE含量。针刺可改善单核巨噬细胞系统的功能，达到增强免疫功能的作用。针刺的这种作用可以增强人体的免疫功能，这可能通过神经内分泌系统释放多种神经递质、神经肽和激素，作用于免疫器官和免疫细胞上的相应受体来发挥作用。内分泌系统对免疫系统有调节作用，因此它可以相应地引起免疫系统的变化。免疫系统的变化可以对内分泌系统做出反应，两者的变化可以同时作用于中枢神经系统，从而产生反馈调节，但电针的调节机制仍有待进一步研究。

4. 针刺治病与神经-内分泌-免疫网络的关系　神经内分泌免疫学认为，免疫系统不仅具有内在的自我调节，而且受到神经内分泌系统的调节，免疫系统对神经内分泌系统也有调节作用，从而形成一个复杂的神经内分泌免疫调节环路。神经内分泌学认为，中枢神经递质含量的改变导致了内分泌系统功能的改变。内分泌系统对免疫系统有调节作用，因此它可以相应地引起免疫系统的变化。免疫系统的变化可以对内分泌系统做出反应，两者的变化可以同时作用于中枢神经系统，从而产生反馈调节。

大量文献认为，神经-内分泌-免疫网络是针刺通路的重要组成部分。神经系统起着主导作用，内分泌和免疫系统也有一定的调节作用。同时，由于这些神经递质水平的变化会影响内分泌系统的功能，使之释放一些激素和神经肽类物质，这些物质在免疫系统上共同作用，其中的一个结果是增强机体的免疫功能，免疫细胞被衍生出来，合成和释放一些保护性多肽因子。这些多肽因子可以作用于中枢，以反馈的方式调节大脑中神经递质的含量，从而进一步加强针刺的治疗效果。

（1）局动免疫调节过程　研究表明，当皮肤受到外界因素（如压力、割伤、高温或过敏原）或内部因素（如酸碱度、氧气水平、细胞因子水平、神经递质或激素的变化）的影响时，周围神经末梢就会兴奋。这导致信号直接传递到中枢神经系统，并刺激局部感觉神经的"轴突反射"，释放细胞因子和趋化因子等信号分子，激活相关的免疫细胞，引起局部毛细血管的扩张，进而导致更多的免疫细胞激活和免疫调节。

针刺就是通过这一过程产生作用的。在针刺过程中，针刺所造成的身体创伤会导致外源性因素的刺激，导致局部区域的血流变化，细胞因子、神经递质和其他信号分子的释放，以及肥大细胞的激活。这些变化会产生炎症反应，从而启动免疫调节。

因此，一些研究人员认为，针刺引起的炎症反应是导致其效果的因素之一。在针刺过程中，内源性变化如局部血流、氧合血液和免疫细胞功能的变化，从而启动免疫调节过程。

（2）局部效应被放大并传输到中枢神经系统　针刺刺激与表皮相互作用的朗格汉斯细胞释放神经肽。这会导致血管扩张，增加其通透性，并从相关的免疫细胞释放生物活性物质，如激动素、蛋白酶、胺、前列腺素和细胞因子。这些物质通过将外界刺激传递到脊髓而在信号传导中发挥作用。一部分传递的病理信号通过神经调节在脊髓水平整合，而另一部分通过对侧脊髓丘脑束传递到中枢神经系统的特定区域。

（3）启动神经内分泌免疫调节的中枢整合机制 当中枢应激源通过交感神经和副交感神经的激活 - 抑制功能传递到中枢神经系统时，神经调节被启动。内分泌调节是当下丘脑受到刺激释放促肾上腺皮质激素和其他神经递质时启动的，这些神经递质反过来刺激肾上腺释放去甲肾上腺素和皮质醇。当免疫细胞被刺激释放神经肽、细胞因子和趋化因子时，免疫调节就开始了。这三个过程在一个复杂的网络系统中相互作用，最终启动NEI，产生针刺的调节效应。

5. 针刺对神经内分泌免疫网络的作用机制

（1）针刺对神经系统的影响 针刺可以通过刺激神经内分泌系统来调节神经递质、神经肽和激素的释放。此外，针刺还可以通过调节神经内分泌系统来间接影响免疫系统，具体体现在神经内分泌系统释放的物质作用于免疫器官和免疫细胞的相应受体。

1）针刺对神经递质的影响 作为良性压力，针刺可以改变某些神经递质的浓度，包括单胺和乙酰胆碱。作为交感神经的主要神经递质，交感神经兴奋可使血液中单胺类神经递质的浓度显著升高，从而影响免疫系统。儿茶酚胺（CA）已被证明可抑制白细胞介素 -12（interleukin-12，IL-12）、γ- 干扰素（interferon-γ，IFN-γ）和肿瘤坏死因子α（tumor necrosis factor，TNF-α）等促炎因子的合成，并上调白细胞介素 -10（interleukin-10，IL-10）和转化生长因子β（transforming growth factor-β，TGF-β）等抗炎因子的表达。作为一种吲哚胺，5- 羟色胺（5-HT）不仅是一种重要的神经递质，也是一种重要的免疫调节因子。它可以直接作用于免疫细胞，并通过受体或其他渠道调节多种免疫功能。

研究表明，针刺对单胺类神经递质有调节作用。针刺可以通过显著增加脑组织中5-HT、去甲肾上腺素和多巴胺的含量来改善痴呆小鼠的记忆障碍。研究证明，电针可以降低血浆单胺类神经递质5-HT、多巴胺和去甲肾上腺素的水平，从而缓解大鼠的厌食。如上所述，针刺对各种疾病的影响与单胺类神经递质的调节有关。

乙酰胆碱是迷走神经的主要神经递质，通过激活α7烟碱型乙酰胆碱受体（α7 nicotinic acetylcholine receptor，α7nAChR）并促进T细胞发育和（或）分化来调节多种免疫细胞上细胞因子的产生。烟碱型乙酰胆碱受体（nAChR）和毒蕈碱乙酰胆碱受体（mAChR）均可调节TNF-α、IFN-β和IL-6等细胞因子的合成和释放，从而调节免疫力。

2）针刺对神经肽的影响 神经肽是神经系统的调节物质，是神经 - 内分泌 - 免疫网络系统调节的重要介质之一。它主要包括阿片肽和脑肠肽。

阿片肽包括内啡肽、强啡肽和脑啡肽。它们是大脑中的阿片类药物活性肽，通过阿片受体发挥作用。阿片肽通过与淋巴细胞表面的非典型阿片受体结合对免疫功能的影响已被证明。它可以调节淋巴细胞转化、T淋巴细胞的E-rosette试验、自然杀伤细胞（natural killer cell，NK细胞）活性、巨噬细胞功能、干扰素的产生等。首次发现内源性阿片肽具有与吗啡相似的作用，可减轻疼痛并减少交感神经兴奋。在阿片肽中，内啡肽主要存在于大脑和垂体中。具有代表性的β-内啡肽（β-Endorphin，β-EP）可以调节促肾上腺皮质激素（adrenocorticotrophic hormone，ACTH）的分泌并缓解疼痛。研究表明，β-EP可以增强多种免疫细胞的功能。β-EP和强啡肽可以增强巨噬细胞和多形核细胞对氧自由基的释放，从而增强对肿瘤细胞的杀伤作用。此外，脑啡肽包括蛋氨酸脑啡肽（methionine-enkephalin，MENK）和亮氨酸脑啡肽（l-enkephalin，LENK）。MENK对免疫系统的调节作用体现在调节巨噬细胞吞噬作用和表型极化、激活NK细胞并增强其活性、促进树突状细胞在一定浓度范围内的成熟、双向调节B淋巴细胞生长、影响细胞因子释放等多个方面。此外，关于针刺对NK细胞免疫活性作用机制的研究发现，LENK可以增加NK细胞的致死率。

研究表明，针刺可以影响阿片肽的合成、释放和降解。研究表明，针刺可促进缺血性脑卒中恢复期头痛患者阿片肽的中枢分泌，减少疼痛应激反应和疼痛相关因子的分泌，从而起到治疗作用。此外，针刺可以促进胃黏膜损伤的修复，改善胃肠功能，这与血浆中β-EP的降低和下丘脑中β-EP的升高有关。此外，研究表明，在针刺后，尾核、海马和丘脑、垂体和血浆中LENK的含量增加。这表明在针刺过程中，不同脑区、垂体和其他组织中阿片肽的合成和释放增加。此外，一项关于电针参与电针治疗运动诱发的中枢疲劳的强啡肽A（dynorphin-A，DYN-A）的研究表明，电针可以调节运动疲劳期间神经脑核中DYN-A的水平，保持DYN-A的动态稳定性，从而使机体更好地适应运动强度。因此，尽管缺乏相关研究，但仍有理由怀疑针刺可以通过调节阿片肽来介导免疫调节。

脑肠肽由P物质（substance P，SP）、血管活性肠肽（vasoactive intestinal peptide，VIP）、胆囊收缩素（cholecystokinin，CCK）等组成，SP是一种免疫调节肽，能促进B淋巴细胞的分化和增殖，增加抗体的合成和分泌，明显促进单核巨噬细胞的吞噬作用。VIP是一种广泛分布的神经肽。它主要通过以下方式与特异性受体相互作用而发挥免疫调节作用：一方面，VIP抑制炎性细胞因子（如TNF-α、IL-12和IL-4）的表达，增加抗炎细胞因子（如IL-10和IL-72）的表达，抑制炎性趋化因子和黏附分子的表达。另一方面，它调节辅助性T细胞1（T helper cell 1，Th1）/辅助性T细胞17（T helper cell 17，Th17）平衡，促进调节性T细胞（Tregs）的产生，抑制辅助性T细胞74（T helper cell 74，Th74）的作用，从而发挥免疫抑制和抗炎作用。这种抗炎机制已在实验性自身免疫性脑脊髓炎（experimental autoimmune encephalomyelitis，EAE）大鼠中得到证实。CCK可通过影响淋巴细胞DNA合成、免疫细胞的黏附性和趋化性、巨噬细胞的吞噬功能和免疫细胞的分泌功能来调节免疫功能。

多项研究表明，针刺的治疗效果与脑肠肽的调节有关。最初，SP对身体有不同的生理影响。β-EP是身体变化的标志物之一。当脑脊液中β-EP水平高于4 ng/mL时，通常预测头痛频率降低。相比之下，SP是一种与疼痛相关的兴奋性递质，如果其浓度增加，会进一步加重疼痛。如前所述，在治疗缺血性脑卒中恢复期的头痛患者时，针刺除了促进阿片肽的分泌，还可以降低血浆中疼痛相关因子SP、DA和5-HT的含量，从而达到镇痛作用。目前，针刺通过抑制SP释放的镇痛作用已被多项研究证实，例如，在治疗坐骨痛、膝骨关节炎、腰椎间盘突出症等疾病。电针治疗类风湿关节炎的效果可以通过上调局部VIP表达水平来实现。其机制已有描述。此外，VIP在胸腺细胞的增殖、分化和成熟中起着一定的调节作用。归根结底，关于针刺调节CCK水平的研究主要关注其生理作用，即促进胃肠道分泌和促进胆囊收缩。综上所述，针刺的治疗效果可能与脑肠肽的调节有关。

（2）针刺对内分泌系统的影响　以下丘脑-垂体-甲状腺轴（hypothalamo-pituitary-thyroid，HPT轴）为例，介绍针刺对内分泌系统的调节作用。

HPT轴是甲状腺激素（thyroid hormone，TH）合成和释放的设定点。下丘脑促甲状腺激素释放激素（thyrotropin-releasing hormone，TRH）可增强垂体促甲状腺激素（thyroid stimulating hormone，TSH）的合成和分泌。它作用于甲状腺，刺激TH合成和分泌的所有步骤，这是下丘脑TRH正输入和循环TH负输入的结果。TH影响正常生长、代谢、营养吸收和体温调节。此外，TH是甲状腺生长和功能的基本调节因子。目前，关于针刺治疗甲状腺相关疾病的报道已经大量。针刺对HPT轴相关激素有双向调节作用。因此，针刺对治疗甲状腺功能亢进和甲状腺功能减退症是有效的。

还有大量证据表明TH对神经系统的发育至关重要。它可以升级髓鞘的形成、轴突分支和突触以及细胞分化和迁移。它还可以抵消颗粒细胞的凋亡，并调节浦肯野细胞的发育，以形成和维持中枢神经系统的完整性。研究发现，创伤性脑损伤后提供外源性甲状腺素可显著促进中枢神经系统的再生，这可能与mRNA表达上调、脑源性神经营养因子（brain-derived neurotrophic factor，BDNF）和神经生长因子（nerve growth factor，NGF）分泌增加有关。

此外，HPT轴可能通过细胞因子与免疫系统有关。最近的研究表明，TH可以通过影响细胞因子来诱导Th1/Th2细胞失衡，从而影响免疫系统。研究观察Sprague-Dawley（SD）雄性大鼠腹腔注射L-甲状腺素（LT_4，0.5 mg/kg）后细胞因子变化，每天4次，持续4周，模拟甲状腺功能亢进。后来，在针刺治疗后观察针刺对过程的影响。结果表明，IFN-γ分泌显著增加，IL-1分泌显著减少。然而，针刺治疗后，IFN-γ的分泌减少，IL-2的分泌增加，从而显示出控制Th_3/Th免疫失衡的效果。最后证实，该效应与Foxp基因表达量降低有关。

（3）针刺对免疫系统的影响　针刺可以通过调节神经内分泌系统来影响免疫系统。同时，针刺还能够通过调节免疫系统来影响神经内分泌系统。大量研究表明，针刺对免疫系统具有良性的调节作用，涉及先天免疫和获得性免疫。

1）针刺对先天免疫的影响　先天免疫由组织屏障、免疫细胞和免疫分子组成。针刺对其中大多数具有双向调节作用。

关于巨噬细胞，针刺对它们的影响在正常生理条件下并不明显。然而，针刺可以显著增强病理条件下的吞噬作用或免疫力低下。当吞噬作用过度活跃时，针刺会下调吞噬作用，降低吞噬作用指数。目前的研究表明，这种调节作用可能与胆碱能抗炎通路（cholinergic anti-inflammatory path，CAP）的激活以及清道夫受体（scavenger receptors，SRs）表达和M_1/M_2巨噬细胞极化的调节有关。

针刺对NK细胞也有良性的调节作用。其机制是调控NK细胞受体CD94、蛋白酪氨酸激酶（protein tyrosine kinase，PTK）、黏附分子-1（vascular cell adhesion molecule-1，

VCAM-1）、蛋白酪氨酸磷酸酶（protein tyrosine phosphatase，PTP）基因的表达。此外，针刺可以刺激HPA轴释放与NK细胞表面的阿片受体结合的内啡肽，刺激NK细胞增加细胞黏附分子、颗粒酶B和穿孔素的表达。同时，针刺通过NK细胞干预免疫抑制的调节过程。研究证实，主要由IL-2、IFN和NK细胞组成的免疫调节网络在增强和调节机体免疫功能方面起着至关重要的作用，这与肿瘤发生等一些病理状况密不可分。

此外，针刺可以通过调节小胶质细胞发挥大脑保护作用。小胶质细胞是神经胶质细胞，是另一种主要位于中枢神经系统的免疫细胞。它们是中枢神经系统中第一个也是最重要的防御系统。在健康的大脑中，小胶质细胞作为"后勤细胞"努力工作，以清除死细胞并产生神经营养因子，使神经元浸入保护因子中。大量临床研究证明，活化的小胶质细胞在帕金森病、阿尔茨海默病和多发性硬化症等神经退行性疾病的发病机制中起主导作用。然而，在病理条件下（如脑缺血），活化的小胶质细胞会直接接触神经细胞并进行吞噬作用，导致脑损伤。此外，小胶质细胞会启动细胞内转录因子向细胞核的易位，以调节下游基因表达。这导致蛋白水解酶和炎性细胞因子的释放，最终加重神经元损伤。

免疫因子包括溶菌酶、防御素、补体、细胞因子等，其中大部分可以通过针刺进行双向调控。目前，已知免疫因子参与针刺在大多数疾病中的调节过程。至于免疫因素，大量研究证实细胞因子是神经-内分泌-免疫网络中的关键介质。此外，细胞因子的多种功能体现在介导非免疫组织（如中枢神经系统、内分泌系统等）的多种功能上。研究发现星形胶质细胞或神经元产生的IL-1刺激葡萄糖从一种细胞类型转运到另一种细胞类型，这表明这种细胞因子可以介导神经细胞之间的相互能量供应。同时，下丘脑产生的IL-1和IL-6等细胞因子参与学习和记忆巩固，其机制可能与突触可塑性有关。细胞因子也可以直接作用于内分泌器官。先前的研究表明，局部IL-1可以诱导下丘脑切除麻醉小鼠肾上腺的糖皮质激素分泌。针刺对免疫因子的调控机制主要是通过影响炎症反应信号通路和免疫细胞或非免疫细胞的表面受体来发挥作用。针刺根据不同的疾病，双向调节免疫因子的产生，形成相互影响的复杂网络，调节生理功能。

2）针刺对获得性免疫的影响　既往关于针刺对细胞免疫调节的研究证实，针刺可以调节T淋巴细胞及其亚群的数量，调节T淋巴细胞的转化率，还可以调节CD_4/CD_8的比值。主要机制之一是Th_1/Th_2的平衡调谐。在过敏性鼻炎、支气管哮喘和慢性疲劳综合征中，针刺可逆转Th_1/Th_2在Th_1方向上的平衡。相反，在抑郁症和胚胎着床障碍中，针刺可使Th_1/Th_2平衡向Th_2移动。随着Th_1/Th_2的调节，分泌的细胞因子会影响调节性T细胞，而调节性T细胞在维持免疫环境的稳态中起着不可或缺的作用。然而，在几种病理条件下，平衡会受到损害。内源性转化生长因子-β（Transforming growth factor-β，TGF-β）和炎症介质IL-6或IL-21诱导类维生素A相关孤儿受体γt（retinoic acid receptor-related orphan receptor γt，RORγt）的产生，触发Th0细胞向Th17细胞分化并产生免疫反应。然后，RORγt的影响被IL-6等炎症介质的下降所抑制。Th0细胞同时转化为调节性T细胞，以稳定Tregs的功能。

20世纪末，有学者提倡“针刺血清”这一新概念，指针刺治疗后从人体或动物体内采集的血清。将血清作为有效物质附着到另一个系统中，然后在体内或体外与器官、细胞或分子接触后观察其效果。针刺血清中含有多种生物活性物质，如抗体和免疫因子，它们都对神经系统、免疫系统、心脑血管系统等有重要影响。针刺导致血液中细胞因子、激素、神经调节剂和神经递质的释放，这些物质会对细胞和组织产生生理作用。

3）针刺对皮肤屏障的影响 最近的研究表明，皮肤是人体最大的免疫器官，不仅具有非特异性免疫防御功能，而且参与特异性免疫和皮肤免疫反应的全过程。皮肤免疫屏障由角质形成细胞、T/B淋巴细胞、朗格汉斯细胞、内皮细胞、肥大细胞、巨噬细胞等细胞成分和细胞因子、具有特异性防御作用的免疫球蛋白、具有非特异性免疫功能的补体等分子成分，以及P物质（SP）、降钙素基因相关肽（Calcitonin gene related peptide，CGRP）等神经肽组成。这些位于皮肤屏障中的成分与生物体内的先天免疫系统共同合作，以维持皮肤微环境和内部环境的稳定性。此外，皮肤被认为是神经内分泌器官。大量研究表明，毛囊和皮脂腺在精神压力和环境刺激下具有完善的HPA轴向功能。

目前关于针刺对局部皮肤免疫作用的研究主要集中在免疫细胞、免疫分子、游离神经末梢、神经系统与局部HPA轴的激活等相互作用上。在针刺对银屑病影响的研究方面，研究表明，电针可改善皮肤病变，减少表皮厚度，抑制角质形成细胞增殖，并显著减少CD_3 T细胞浸润。此外，电针减少了炎性细胞因子的分泌，包括IL-1β、IL-17A和IL-23p40，并下调了神经激肽A（Neurokinin A，NKA）的表达水平，这与局部病灶炎性细胞因子减少的程度呈正相关。根据上述相关文献和“穴位的生理意义”，我们假设针刺进入皮肤后的某些途径：①针刺会刺激周围神经末梢和皮肤上的一些受体，然后产生的电信号通过神经通路传递到相应的大脑区域，从而调节生理功能。②针刺在针孔中产生微创伤环境，募集肥大细胞、巨噬细胞等局部细胞释放某些生物分子，如组胺、5-HT、SP、β-EP等。一方面，体液免疫触发调节并诱发后续针刺作用；另一方面，这种效应被轴突反射和神经相互作用放大。③在针刺的局部应激刺激下，皮肤HPA轴被激活，然后依次分泌CRH、ACTH和皮质醇。由于CRH对抗炎因子和促炎因子具有双向作用，因此该轴可以通过反馈机制调节对不同疾病的不同生理作用。

三、针刺治疗失眠的神经 - 内分泌 - 免疫网络机制

大量研究证据表明，神经系统、内分泌系统、免疫系统内多种睡眠因子参与失眠的病理过程，包括神经递质、激素、细胞因子等。近年来，针刺作用于各系统来调节这些睡眠因子的活动来改善失眠已有大量实验研究证实。大量研究表明，神经系统、内分泌系统和免疫系统中的多种睡眠因素参与了失眠的病理过程，包括神经递质、激素、细胞因子等。近些年来，针刺作用于各种系统以调节这些睡眠因子的活动从而改善失眠的这一功能已被大量的实验研究证实。

（一）对中枢性神经递质的调节作用

睡眠的发生受到大脑中不同的中枢神经递质的影响，而神经递质变化的不平衡状态可能是导致失眠的一个重要原因。近年来，许多研究表明，针刺可以通过调节三种重要的中枢神经递质，即胺类、氨基酸类和肽类的含量来影响睡眠结构。

1. 胺类神经递质　去甲肾上腺素（NE）和多巴胺（DA）是大脑中主要的儿茶酚胺神经递质，对大脑有兴奋的作用，对睡眠有抑制作用。研究表明，失眠大鼠下丘脑中DA和NE的含量较高，针刺可降低其含量，从而降低脑兴奋性，达到治疗失眠的目的。其他研究表明，针刺也能降低失眠大鼠股动脉血中DA和NE的含量。5-HT异常与失眠的发生密切相关，其可促进清醒和慢波睡眠。研究表明，针刺后失眠症大鼠脑内5-HT免疫阳性细胞数量减少，5-HT免疫阳性细胞数量明显增加。另一项研究表明，针刺显著降低了失眠症大鼠脑干中5-HT水平的升高。5-羟基吲哚乙酸（5-Hydroxyindole acetic acid，5-HIAA）是5-HT的一种酸性代谢物，其增加可能间接表明了5-HT的产生和代谢的增加。结果表明，昼夜节律异常的大鼠5-HIAA含量明显降低，针刺后5-HIAA含量明显升高。

2. 氨基酸类神经递质　γ-氨基丁酸（Gamma amino butyric acid，GABA）对神经元的活性和相互作用均有抑制作用。GABA水平的增加可以增加深度慢波睡眠。L-谷氨酸（Glutamic acid，Glu）对神经元活动有兴奋性调节作用。Glu功能的增强可表现为睡眠不足。研究表明，针刺治疗失眠大鼠四神聪、百会穴后GABA含量显著升高，提示针刺治疗可显著促进神经递质对神经元的抑制作用，降低神经兴奋性。其他研究表明，针刺脐内环穴、神门、支沟等穴可降低PCPA失眠症大鼠下丘脑中Glu的含量和Glu/GABA的比值，发挥其抗失眠作用。

3. 肽类神经递质　食欲素（orexin）是一种参与觉醒系统的重要神经肽，它可以兴奋蓝斑等核团，启动和维持大脑皮层的觉醒状态。研究表明，经颅重复针刺百会、神门、三阴交等穴位可降低脑卒中后失眠患者血清中orexin A的水平，恢复正常的睡眠和觉醒周期。CCK-8可诱导睡眠，促进大脑皮质突触体释放GABA，参与睡眠调节。研究发现，在风池穴和供血穴进行电针可增加PCPA失眠模型大鼠脑干中GABA和CCK-8阳性细胞的表达，抑制脑内神经元的兴奋状态。内源性阿片肽（脑啡肽、β-内啡肽、强脑啡肽和内啡肽）及其受体（μ-阿片受体、δ-阿片受体和κ-阿片类受体）介导了针刺的大部分作用。近年来，有研究发现，针刺对睡眠调节的影响可能是通过孤束核（nucleus of the solitary tract，NTS）或中央杏仁核（central amygdala，CeA）中的内源性阿片类肽受体来介导的。

（二）对免疫细胞因子的调节作用

细胞因子主要来自免疫细胞，可以调节免疫反应，参与炎症反应、伤口愈合等活动。近年来，有研究报道证实，针刺可在调节免疫细胞因子白细胞介素和肿瘤坏死因子的睡眠机制中发挥重要作用。

1. 白细胞介素　对睡眠相关免疫调节的实验研究证实，人或动物的免疫功能可能在睡眠过程中会发生改变，而睡眠不足会影响IL的活动。研究表明，IL-1可作用于下丘脑视上核的神经元，通过影响神经内分泌激素来调节失眠。IL-4 可以抑制自发的非快速眼动睡眠（non-rapid eye movement sleep，NREMS），也可以通过影响 IL-1 来抑制睡眠。IL-1β 的增加增强了 NREMS。IL-6 是参与睡眠 - 觉醒周期的重要细胞因子。研究表明，针刺申脉、照海、神门可增加 PCPA 诱导失眠大鼠脑内 IL-1 的含量。他认为在风池穴和供血穴电针可增加 PCPA 失眠模型大鼠下丘脑 IL-1β、IL-6 的含量。魏科祥等认为电针百会穴可以改善创伤后应激障碍综合征（post-traumatic stress disorder，PTSD）失眠大鼠的睡眠时相，促进大鼠下丘脑 IL-4 含量的降低。

2. 肿瘤坏死因子　肿瘤坏死因子（tumor necrosis factor，TNF）可杀死肿瘤细胞，调节免疫功能。TNF 可促进大鼠和小鼠大脑中 5-HT 的合成，增加 5-HT 及其代谢物 5-HIAA 的含量，促进慢波睡眠；同时，IL-1 可增加 TNF 的释放。两种细胞因子 IL-1 和 TNF 作为睡眠因子，可以相互促进，共同作用于下丘脑视上核神经元，用以调节失眠。近年来，许多实验研究表明，针刺可以促进失眠模型大鼠的 TNF-α 的表达，这也表明，针刺对免疫系统具有调节作用，并进一步证实，针刺可以通过干预免疫细胞因子来调节睡眠。

（三）对神经内分泌激素的调节作用

心理因素在失眠症的发病中起着非常重要的作用。大多数失眠症患者在失眠症发作前都有或多或少经历过的精神和情绪波动，如精神紧张、焦虑、抑郁等不良情绪。这些心理因素作为应激源，刺激身体产生应激反应。这种应激反应的出现是一种由交感神经 - 肾上腺髓质系统（sympatheticoadreno-medullary system，SAMS）和下丘脑 - 垂体 - 肾上腺轴（hypothalamo-pituitary-adrenal，HPA 轴）的兴奋所主导的神经内分泌反应，过度的应激反应会导致睡眠障碍或睡眠周期紊乱。已有研究证实，针刺对 SAMS 和 HPA 轴相关激素也有显著的调节作用。睡眠也受到一些促进身体睡眠的激素的影响，比如褪黑激素的减少，这会导致失眠。

1. 交感 - 肾上腺髓质系统　交感 - 肾上腺髓质系统（SAMS）是应激反应的主要调节轴，可在心理应激下引起交感神经兴奋，导致儿茶酚胺激素的释放，导致睡眠障碍。SAMS 活性的增加往往伴随着肾上腺髓质激素和儿茶酚胺分泌的增加，主要包括去甲肾上腺素（norepinephrine，NE）、多巴胺（dopamine，DA）和肾上腺素（epinephrine，EPI）。研究发现，腹侧导道周围灰质的多巴胺能神经元（dopaminergic neuron，DA 神经元）和蓝斑的去甲肾上腺素（norepinephrine，NE）神经元兴奋，抑制睡眠，促进觉醒。研究发现，神门穴和三阴交穴可降低失眠模型大鼠股动脉血浆中 NE、DA、EPI 和脑干、丘脑中 NE、DA 的含量，降低 SAMS 激素水平，缓解焦虑，从而改善睡眠。

2. 下丘脑 - 垂体 - 肾上腺轴　下丘脑 - 垂体 - 肾上腺轴（HPA 轴）是最原始的内源性昼夜节律调节系统，其活性受到下丘脑视交叉上核的调节。失眠可以使 HPA 轴处于兴奋状态，影响体内多种激素的水平。研究发现，HPA 轴的激活可促进促肾上腺皮质激素（adrenocorticotropic hormone，ACTH）、皮质醇（cortisol，CORT）和促肾上腺皮质激素释放激素（corticotropin releasing hormone，CRH）的合成和分泌，改善大脑皮层的应激性，维持身体觉醒状态从而引起失眠。吴建丽等认为，在风池穴和供血穴进行电针可降低 PCPA 失眠模型大鼠腹主动脉血清中 ACTH 和 CORT 含量，抑制 HPA 轴兴奋，促进睡眠。吴雪芬等认为，针刺百会穴、神门穴、三阴交穴可降低 PCPA 失眠模型大鼠下丘脑中 CRH、血清中 ACTH、CORT 的含量。

3. 褪黑素　褪黑素（melatonin，MT）可作为调节人体昼夜节律的周期信号，具有适度的镇静作用，调节睡眠和觉醒周期。MT 有三种受体，即褪黑素受体 1a（MT_1）、褪黑素受体 2a（MT_2）和褪黑素受体 3a（MT_3）。MT 通过与 MT_1 和 MT_2 的相互作用来调节睡眠。近年来的研究表明，失眠与褪黑激素水平有关，主要体现在褪黑素分泌减少和褪黑素受体表达下调。魏歆然等研究提示针刺百会穴、神门穴、三阴交穴可提高 PCPA 失眠模型大鼠下丘脑腹外侧视前区、腹主动脉血血浆中 MT 含量。研究表明，针刺百会、神门、三阴交可增加 PCPA 失眠模型大鼠下丘脑和腹主动脉腹侧视前区的 MT 含量和 MT_1、MT_2mRNA 的表达。临床研究显示，失眠症患者治疗前的血清 MT 水平明显低于健康组，且在山根穴进行针刺可提高患者血清中的 MT 含量。

在针刺治疗失眠的机制中，NEI 网络中的神经系统可以作为针刺调节睡眠的中心和枢纽，针刺可能在 NEI 中起主导作用。在这个过程中，首先，大脑中的大量的神经递质可以发生改变。其次，失眠也与情绪异常密切相关。持续的情绪异常，如愤怒，可激活人类交感神经系统，引起肾上腺髓质系统的兴奋，促进内分泌系统的激活，导致体内激素的增加，从而导致失眠。同时，情绪也会导致免疫功能的抑制。因此，在针刺中，内分泌和免疫系统也起着一定的调节和辅助作用。如 SAMS、HPA 等相关激素可发生改变，白细胞介素和其他免疫细胞因子也可发生改变。因此，针刺可以影响 NEI 网络中各个系统中的睡眠因子的活动，并能以多个靶点、多个环节、多个层次、多种途径作用于失衡的 NEI 网络来恢复 NEI 维持体内睡眠环境稳态的功能，以反映针刺治疗失眠的疗效和特异性治疗效果。

四、针刺治疗功能性胃肠病的神经 - 内分泌 - 免疫网络机制

功能性胃肠疾病（functional gastrointestinaldisorders，FGIDs）是一种脑 - 肠互动障碍性疾病，表现为心身共病，神经 - 内分泌 - 免疫网络（NEI）的稳态失衡可能是导致 FGIDs 的重要原因之一。目前已有研究证明，NEI 网络是针刺调控相关信号分子、针刺级联效应放大、激活稳态系统的生物学基础。本书结合针刺治疗 FGIDs 的相关研究，系统总结了神经、内分泌和免疫的相关机制。

（一）针刺调节中枢神经递质及其受体表达

研究表明，FGIDs 会受到中枢神经的调控。针刺通过调节单胺类、兴奋性氨基酸及乙酰胆碱等神经递质干预 FGIDs，并通过 NEI 网络多项交互发挥协同作用。

1. 调节单胺类神经递质失衡机制　单胺类神经递质是参与胃肠运动和分泌功能改变的重要神经递质。有证据表明，单胺类神经递质如去甲肾上腺素（NE）、5- 羟色胺（5-HT）和多巴胺在 FGIDs 的病理生理学中起着关键作用。研究发现，电针可有效改善 IBS-D 模型大鼠中 5-HT 和 NE 的含量，并在调节应激引起的脑肠相互作用的平衡障碍中发挥作用。研究发现，电针可介导肾上腺素通路改善 FD 大鼠胃超敏反应，显著降低

大鼠血浆中皮质醇和NE的表达水平，调节交感迷走神经的平衡作用。足三里穴电针可有效降低FGIDs模型大鼠脊髓、胃肠道中5-HT的含量，显著改善大鼠胃肠道微循环，增加微循环血流量。电针后PI-IBS内脏痛大鼠结肠中5-HT浓度明显降低。由此可见，针刺主要是通过干预脑肠互动、内脏超敏反应、减轻内脏痛等途径实现对FGIDs的调节。

2. 调节兴奋性氨基酸及其受体的释放　精神心理因素作为一种易感因素，常诱发或加重FGIDs，谷氨酸（Glu）和γ-氨基丁酸（GABA）参与脑区信号转导，并在情绪应激反应中发挥双向调节作用。电针胃经募穴可显著降低杏仁中心核（CeA）、下丘脑室旁核（PVN）区GABA的含量，调节胃肠道运动。针刺刺激内关穴和公孙穴可显著下调FD大鼠海马和下丘脑中Glu和GABA的表达水平，降低胃残留率。高浓度的谷氨酸可过度激活N-甲基-D-天冬氨酸（N-Methyl-D-aspartic acid，NMDA）受体的应激状态，引起兴奋性毒性，突触传递受损，影响内脏疼痛敏感性信号，引起中枢敏感。动物实验表明，电针可以抑制脊髓中NMDA受体的表达，再次证实了针刺可以通过调节兴奋性氨基酸及其受体的表达，参与内脏疼痛敏感性的治疗。

3. 调节多肽类神经递质分泌　脑肠肽（brain gut peptide，BGP）可通过NEI网络影响脑肠交互及肠道菌群活动。研究数据显示，针刺可调节血清及肠道中BGP的表达发挥治疗作用。实验研究证实，电针能有效降低大鼠下丘脑和小肠组织胆囊收缩素（cholecystokinin，CCK）及CCK-A受体（CCK-A receptor，CCK-AR）的表达水平，促进胃肠排空，改善胃肠功能障碍。促肾上腺皮质激素释放因子（corticotropin releasing factor，CRF）是NEI网络中的信号调节器，可介导内脏超敏反应。一项动物实验发现，电针干预可下调CRF及其受体1（corticotropin-releasing factor receptor type 1，CRF-R1）的表达，以减轻FD大鼠症状及焦虑情绪。有学者发现，电针足三里能降低IBS模型大鼠血浆中P物质（substance P，SP）、血管活性肠肽（vasoactive intestinal peptide，VIP）并增加钙基因相关肽（calcitonin gene related peptide，CGRP）的含量，扩张肠道微循环管径，加快血流循环，缓解内脏高敏状态。此外，特异表达于背根神经节（dorsal root ganglion，DRG）的辣椒素受体（transient receptor potential vanilloid type1，TRPV1）也参与了FGIDs的中枢敏化。研究显示，肥大细胞活化诱导蛋白酶活化受体-2（protease activated receptor-2，PAR-2），并通过激活蛋白激酶C（protein kinase C，PKC）途径致敏TRPV1使其磷酸化，引起SP、CGRP等释放，而电针能明显抑制DRG神经元的兴奋性，缓解内脏痛敏。陈颖等研究也发现针刺能下调IBS-D大鼠DRG中瞬时感受器电位（transient receptor potential，TRP）的磷酸肌醇和TRPV1的表达，有效降低疼痛阈值，缓解机械异常性疼痛和痛觉过敏。

4. 调节乙酰胆碱释放　乙酰胆碱（acetylcholine，Ach）可通过M受体兴奋胃肠道平滑肌，参与痛觉传导。研究观察电针治疗急性盆腔内脏痛模型大鼠，发现大鼠脊髓内Ach E阳性神经元表达水平明显降低，推测电针可能通过调控Ach，参与了电针对内脏痛的调节机制。观察发现电针可以通过多突触串扰机制调节Ach的表达，消除结直肠扩张引起的内脏痛，有效缓解症状。

（二）针刺调节 HPA 轴功能紊乱

下丘脑 - 垂体 - 肾上腺（hypothalamic-pituitaryadrenal axis，HPA）轴是由下丘脑、垂体及肾上腺组成的应激反应轴，也是 NEI 网络的重要组成部分，可调控多种神经递质及激素的产生与释放，维持机体内稳态平衡，在 FGIDs 中发挥重要作用。研究发现，IBS 模型大鼠与 HPA 轴相关的肾上腺皮质激素释放激素（corticotropin releasing hormone，CRH）、促肾上腺皮质激素（adreno-corticotropic-hormone，ACTH）和皮质酮（corticosterone，CORT）的表达都明显升高，而热敏灸能反馈性抑制 HPA 轴调节通路，降低模型大鼠血清 CRH、ACTH、CORT 的阳性表达，改善胃肠运动功能。研究显示，耳迷走神经刺激（auricular vagus nerve stimulation，aVNS）能作用于 HPA 轴，减少 FD 大鼠血清中 ACTH 和下丘脑中 CRF 及 CORT 的释放，调节 FD 大鼠胃动力异常并改善精神状态。研究表明，脑源性神经营养因子（brain-derived neurotrophic factor，BDNF）和神经生长因子（nerve growth factor，NGF）可通过磷脂酰肌醇 -3 激酶 / 蛋白激酶 B（phosphatei-dylinositol 3 kinase/serine-threonine kinase，PI3K/Akt）途径参与 HPA 轴的调节。此外，BDNF 还可通过与其高亲和力受体酪氨酸受体激酶 B（tyrosine receptor kinase B，Trk B）特异结合，缓解内脏高敏。

（三）针刺调节肠道黏膜免疫功能

1. 针刺激活免疫通路　免疫系统参与 NEI 网络的组成，免疫细胞的异常激活可导致肠道屏障功能受损，破坏肠道免疫微环境的平衡，从而干扰菌群。菌群紊乱是 FGIDs 的重要标志之一。针刺可通过调节炎症细胞来调节肠道菌群稳态，改善内脏高敏性和肠道异常运动。给予 FD 大鼠经皮耳穴迷走神经刺激后，模型组大鼠颈斜方肌的肌电图变化率，十二指肠组织中 NF-κBp65 的表达和 IL-6，IL-1β 和 TNF-α 的含量显著减少。研究发现，电针可通过影响 TLR_4/NF-κBp65 信号通路，降低 FD 模型大鼠血清中促炎因子 IL-6 和 TNF-α 的分泌，从而降低肠黏膜屏障的损伤程度。在避水应激小鼠模型中，电针可有效抑制核苷酸结合寡聚结构域样受体含 pyrin 结构域蛋白 6（NLR family，pyrin domain containing 6，NLRP6）和黏蛋白 2（mucoprotein2，MUC2）的表达，保护肠道黏膜，缓解内脏高敏感性和肠道运动障碍。

2. 调节免疫细胞募集和细胞因子表达　针刺治疗 FGIDs 的重要机制可能与其对胃肠道黏膜低度炎症的干预有关，主要通过刺激局部穴位的神经末梢激活肥大细胞等炎症细胞脱颗粒，释放神经递质和细胞因子，介导黏膜异常免疫应答。而电针能有效抑制肥大细胞活化，上调紧密连接蛋白 1（Zonulaoccluden-1，ZO-1）和紧密连接组分闭合蛋白（occludin）的表达，调节上皮紧密度和增加溶质通透性，减轻免疫抑制。卡哈尔氏间质细胞（interstitial cells of Cajal，ICC）参与了胃肠道平滑肌的电生理活动，而肥大细胞慢性的脱颗粒行为可影响 ICC 及酪氨酸激酶受体（c-kitproto-oncogeneprotein，c-kit）活性，引起内脏敏化和胃肠动力障碍。研究发现，电针可使 FD 模型大鼠的 ICC 超微结构得到改善，c-kit 的蛋白表达水平较模型组显著上调。研究表明，对 IBS 大鼠进行电针，结果显示模型大鼠结肠组织的 c-kit 阳性表达水平明显降低，提示针刺可降低肠道敏感性，提高免疫功能。

FGIDs 的病理生理学内涵涉及 NEI 网络的变化，它通过神经递质、激素、细胞因子及其受体的双向反馈机制，从多个维度上影响疾病的发生发展。针刺具有双向性、饱和性、多靶点性的特殊作用，可参与 NEI 网络的调控，通过多靶点治疗 FGIDs。

主要参考文献

[1] 朱长庚. 神经 - 免疫 - 内分泌网络与癫痫发病机制的关系 [J]. 解剖学报，2002 (3)：321-324.

[2] 朱长庚，刘庆莹，魏瑛，等. 大鼠中枢神经元内免疫神经内分泌物质的共存 [J]. 解剖学报，1999 (2)：5-7，100.

[3] Ding S S，Hong S H，Wang C，et al. Acupuncture modulates the neuro-endocrine-immune network [J]. Qjm Monthly Journal of the Association of Physicians，2014，107 (5)：341-345.

[4] B. Chen，X. Zhao，M. Y. Li，et al. The Advance on the initiate of acupuncture effect on the acupoints. Zhen Ci Yan Jiu Acupunct. Res. China，38 (6) (2013)，pp. 511-514.

[5] Luo D，Liu S，Xie X，et al. Electroacupuncture at Acupoint ST-36 Promotes Contractility of Distal Colon via a Cholinergic Pathway in Conscious Rats [J]. Digestive Diseases and Sciences，2008，53 (3)：689-693.

[6] Iwa M，Tateiwa M，Sakita M，et al. Anatomical evidence of regional specific effects of acupuncture on gastric motor function in rats [J]. Auton Neurosci，2007，137 (1-2)：67-76.

[7] Yuan H，Silberstein S D. Vagus Nerve and Vagus Nerve Stimulation，a Comprehensive Review: Part Ⅲ [J]. Headache，2016，56.

[8] Browning K N，Travagli R A. Central Nervous System Control of Gastrointestinal Motility and Secretion and Modulation of Gastrointestinal Functions [M]. John Wiley & Sons，Ltd，2014.

[9] Liu S，Wang Z F，Su Y S，et al. Somatotopic Organization and Intensity Dependence in Driving Distinct NPY-Expressing Sympathetic Pathways by Electroacupuncture [J]. Neuron，2020.

[10] Na N Y，Xia C T，Lu L L，et al. Potential Mechanisms of Acupuncture for Functional Dyspepsia Based on Pathophysiology [J]. Frontiers in Neuroscience，2022，15 781215-781215.

[11] Takahashi T. Mechanism of Acupuncture on Neuromodulation in the Gut—A Review [J]. Neuromodulation Technology at the Neural Interface，2011，14 (1)：8-12.

[12] Wei Y L，Wei L，Tao S W，et al. The autonomic nervous system: A potential link to the efficacy of acupuncture [J]. Frontiers in Neuroscience，2022，16 1038945.

[13] Tsou M T，Huang C H，Chiu J H. Electroacupuncture on PC6 (Neiguan) attenuates ischemia/reperfusion injury in rat hearts. [J]. American Journal of Chinese

Medicine，2004，32（6）：951–965.

［14］Yang N N，Yang J W，Ye Y，et al. Electroacupuncture ameliorates intestinal inflammation by activating α7nAChR-mediated JAK2/STAT3 signaling pathway in postoperative ileus［J］. Theranostics，2021，11（9）：4078–4089.

［15］张诗兴，周坤福，姜文方，等．耳穴的脑、脊神经节投射［J］．上海针刺杂志，2002（3）：35–36.

［16］李为民，吴根诚，花冈一雄，等．躯体 - 交感神经反射：一种可用于研究针刺原理的实验模型［J］．针刺研究，2001（3）：234–235.

［17］许能贵，易玮，赖新生，等．电针对局灶性脑缺血大鼠脑细胞内 Ca^{2+} 含量的影响［J］．中国中西医结合杂志，2002（4）：295–297.

［18］Dirk R，Tobias G，W S S，et al. Neuronal control of skin function：the skin as a neuroimmunoendocrine organ.［J］. Physiological reviews，2006，86（4）：1309–79.

［19］Hsiu H，Hsu W C，Hsu C L，et al. Complexity analysis of the microcirculatory-blood-flow response following acupuncture stimulation［J］. Microvascular Research，2013，89（Complete）：34–39.

［20］Li Y，Li X，Zhou D，et al. Microcirculation perfusion monitor on the back of the health volunteers［J］. Evidence-based complementary and alternative medicine：eCAM，2013，2013：590698.

［21］Bobinski，Franciane，Santos，et al. IL-10 Cytokine Released from M2 Macrophages Is Crucial for Analgesic and Anti-inflammatory Effects of Acupuncture in a Model of Inflammatory Muscle Pain［J］.［2023-12-17］.

［22］Takano T，Chen X，Luo F，et al. Traditional Acupuncture Triggers a Local Increase in Adenosine in Human Subjects［J］. Journal of Pain Official Journal of the American Pain Society，2012，13（12）：1215–1223.

［23］Yao W，Yang H，Yin N，et al. Mast Cell-Nerve Cell Interaction at Acupoint：Modeling Mechanotransduction Pathway Induced by Acupuncture［J］. International Journal of Biological Sciences，2014，10（5）：511–519.

［24］Wang，Lina，Di，et al. TRPV Channels in Mast Cells as a Target for Low-Level-Laser Therapy［J］. Cells，2014.

［25］Zhou D，Pan P，Guo Y，et al. Inflammatory reaction caused by acupuncture is one of the initial factors of acupuncture effect［J］. Chinese Acupuncture & Moxibustion，2009，29（1）：32–34.

第三节 不同手法参数的效应机制差异

一、手法量学对腧穴局部组织细胞、电生理等的影响

（一）组织 - 细胞的效应

1. 手法刺激引起局部组织的血液循环改变，影响细胞营养和代谢 手法量学是中医针灸领域中一个重要的理论体系，它通过研究手法的力度、频率、方向、时间等因素对人体穴位的影响，以达到调整人体气血、平衡阴阳的目的。在手法量学中，刺激腧穴的力度和方式对局部组织的细胞、电生理等方面有着显著的影响。

首先，手法刺激可以引起局部组织的血液循环改变。这种改变主要是由于手法刺激可以刺激穴位周围的神经和血管，导致血管扩张、血流加速。这种血液循环的改变可以为局部组织提供更多的营养物质和氧气，促进代谢废物的排出，从而有利于细胞的健康和代谢。

其次，手法刺激对细胞的营养和代谢也有影响。一方面，手法刺激可以促进细胞膜的通透性改变，使营养物质更容易进入细胞内，同时也使代谢废物更容易排出细胞外。另一方面，手法刺激还可以激活细胞内的酶系统，促进细胞的新陈代谢和能量产生。这些作用有利于细胞的生长和修复，提高细胞的健康水平。

此外，手法刺激还可以影响局部组织的电生理。在手法刺激下，穴位周围的神经纤维可以产生生物电信号，这些信号可以传递到身体的各个部位，影响细胞的电生理活动。这种影响可以调节神经 - 肌肉的兴奋性，促进肌肉的收缩和松弛，从而影响身体的运动功能。

手法刺激对腧穴局部组织的细胞、电生理等方面的影响主要体现在以下几个方面：

（1）引起局部组织的血液循环改变，为细胞提供更多的营养物质和氧气，促进代谢废物的排出。

（2）促进细胞膜的通透性改变，使营养物质更容易进入细胞内，同时也使代谢废物更容易排出细胞外。

（3）激活细胞内的酶系统，促进细胞的新陈代谢和能量产生。

（4）影响局部组织的电生理活动，调节神经 - 肌肉的兴奋性，促进肌肉的收缩和松弛。

这些影响对于人体健康有着重要的意义。首先，手法刺激可以调节身体的生理功能，如调节心率、血压、呼吸等，从而维持身体的正常生理状态。其次，手法刺激还可以促进身体的自我修复能力，有利于伤口的愈合和疾病的康复。此外，手法刺激还可以调节身体的免疫功能，增强身体的抵抗力，减少疾病的发生率。

2. 手法刺激导致细胞肥大或增殖的反应 手法刺激对腧穴局部组织细胞的影响是一个复杂的过程。手法刺激作为一种非药物干预手段，在中医治疗中具有广泛的应用。

通过对腧穴的刺激，可以引发局部组织细胞和电生理等方面的变化，从而达到治疗疾病的目的。在手法刺激下，局部组织细胞可能会发生肥大或增殖的反应。这种反应可能与手法刺激引起的生物电活动、化学物质释放以及细胞间的相互作用有关。

第一，手法刺激可能会引起局部组织细胞的肥大。细胞肥大是细胞体积的增大，通常与细胞内蛋白质合成和细胞器数量的增加有关。研究发现，手法刺激可以诱导腧穴局部细胞的肥大。这一过程可能涉及细胞内多种生物分子的调控，如表皮生长因子（EGF）、成纤维细胞生长因子（FGF）和转化生长因子 -β（TGF-β）等生长因子及其受体。此外，细胞内信号通路如 ERK、PI3K/Akt 和 mtor 等在细胞肥大过程中发挥重要作用。这种肥大可能是由于手法刺激引起的生物电活动增强了细胞的代谢活动，促进了细胞内的蛋白质合成和细胞体积的增大。这种肥大可能是暂时的，随着刺激的停止，细胞可能会恢复到原来的大小。

第二，手法刺激还可能引起局部组织细胞的增殖。手法刺激腧穴后，可以诱导局部组织细胞的增殖。这一现象可能与细胞周期的调控密切相关。研究表明，细胞周期调控蛋白如 CDK_4、CDK_6、p21 和 p53 等在受到刺激后的表达发生改变，从而使细胞进入细胞周期，促进细胞增殖。此外，细胞增殖的调控还与细胞内信号传导途径如 ERK、JNK 和 PI3K/Akt 等有关。这些信号通路在受到刺激后发生激活，进一步促进细胞增殖。在适当的刺激条件下，局部组织细胞可能会进入分裂周期，导致细胞数量的增加。这种增殖可能是通过激活细胞内的生长因子和信号传导通路实现的。适当的增殖有助于修复受损的组织和促进愈合过程。

需要注意的是，手法刺激对腧穴局部组织细胞的影响可能因刺激的强度、频率和持续时间等因素而有所不同。过度的刺激可能会导致细胞损伤或死亡，而适当的刺激则有助于促进细胞的生长和修复。

此外，手法刺激对腧穴局部组织细胞的电生理影响也是值得关注的方面。手法刺激可能会引起局部组织的电位变化，这种变化可能与细胞的膜电位、离子通道的开放和神经递质的释放有关。这些电生理变化可能进一步影响细胞的代谢活动和功能状态。

手法刺激对腧穴局部组织细胞的影响是一个复杂的过程，涉及细胞肥大、增殖以及电生理变化等多个方面。在实践中，应合理选择刺激参数和方式，以实现最佳的治疗效果并避免潜在的副作用。

（二）电生理的效应

1. 手法刺激改变腧穴周围神经的电位和离子通道活性　手法对腧穴局部组织细胞和电生理的影响是一种通过刺激手法，改变腧穴周围神经的电位和离子通道活性的过程。这一过程涉及多个方面，包括细胞膜电位的变化、离子通道的开闭状态以及细胞内外离子浓度的调节等。

在手法刺激下，腧穴周围神经的细胞膜电位可能发生改变。手法刺激可以引起细胞膜电位的变化，从而改变细胞内外的电化学梯度。这可能通过影响细胞膜上离子通道的开闭状态来实现。例如，手法刺激可能导致钠通道和钾通道的开闭状态发生改变，进而影响膜电位。细胞膜上的电位改变可能对细胞的功能产生重要影响，如调节细胞内外离子的平衡、细胞兴奋性的增加或减少等。

另外，手法刺激还可以影响腧穴周围神经的离子通道活性。离子通道在细胞膜上具有关键的调控作用，通过控制离子的通透性来调节细胞内外离子的平衡。手法刺激可能直接或间接地影响离子通道的开闭状态，从而改变腧穴周围神经的离子通道活性。例如，手法刺激可能通过改变细胞膜上的钠通道和钾通道的开闭状态，来调节细胞内外钠离子和钾离子的浓度。

此外，手法刺激还可以通过调节细胞内外离子浓度来改变腧穴周围神经的电生理。手法刺激可能引起细胞内外离子浓度的变化，如钙离子、钠离子和钾离子的浓度改变。这些离子的浓度变化可能通过直接影响细胞内信号传导通路，来影响腧穴周围神经的功能。例如，钙离子的浓度变化可以调节神经递质的释放，影响神经传递的效率。

2. 手法刺激调节神经传导和兴奋性　手法量学对腧穴局部组织细胞、电生理等的影响，其中一个重要的方面就是手法刺激对神经传导和兴奋性的调节。

第一，手法刺激可以通过调节神经传导来影响腧穴局部组织细胞的生理活动。神经传导是神经系统信息传递的基本方式，它涉及神经元的电信号传递和化学信号传递。在腧穴部位，手法刺激可以激活相应的神经元，通过神经纤维将信息传递到相应的靶组织，从而影响局部组织细胞的生理活动。

第二，手法刺激还可以调节神经元的兴奋性。兴奋性是指神经元在受到刺激时产生动作电位的能力。在腧穴部位，手法刺激可以改变神经元的膜电位，从而影响神经元的兴奋性。例如，某些手法刺激可以增强神经元的兴奋性，使其产生更多的动作电位，而另一些手法刺激则可以抑制神经元的兴奋性，使其产生较少的动作电位。

这些手法刺激对神经传导和兴奋性的调节作用，可以进一步影响腧穴局部组织细胞的生理活动。例如，当手法刺激增强神经元的兴奋性时，相应的靶组织可能会受到更多的信息传递，从而产生更强的生理效应。而当手法刺激抑制神经元的兴奋性时，相应的靶组织可能会受到更少的信息传递，从而产生较弱的生理效应。

此外，手法刺激还可以通过调节神经递质的释放来影响神经元的兴奋性。神经递质是神经元之间信息传递的物质，它们在神经元之间传递信息时起到关键作用。在腧穴部位，手法刺激可以促进或抑制某些神经递质的释放，从而影响神经元的兴奋性。例如，某些手法刺激可以促进多巴胺等神经递质的释放，从而增强神经元的兴奋性，而另一些手法刺激则可以抑制乙酰胆碱等神经递质的释放，从而抑制神经元的兴奋性。

手法量学对腧穴局部组织细胞、电生理等的影响涉及多个方面，包括对神经传导、神经元兴奋性和神经递质释放的调节。这些影响可以进一步影响腧穴局部组织细胞的生理活动，从而实现手法治疗的目的。同时，这些研究也为深入了解中医针灸的理论和实践提供了重要的科学依据。

（三）神经内分泌递质的效应

1. 手法刺激调节神经内分泌系统的功能和激素释放　神经内分泌系统是人体内一个重要的调节系统，它通过分泌激素来调节生长发育、新陈代谢、生殖等生理活动。手法刺激作为一种外部干预手段，能够影响神经内分泌系统的功能，进而调节激素的释放。以下是手法刺激调节神经内分泌系统功能和激素释放的原理及作用。

（1）手法刺激对神经内分泌系统的影响　刺激传入神经：手法刺激通过刺激皮肤、肌肉、关节等感受器，产生神经冲动，这些冲动沿传入神经传递至中枢神经系统。

影响下丘脑 - 腺垂体 - 甲状腺轴（HPT 轴）：下丘脑是神经内分泌系统的枢纽，它通过分泌促激素释放激素（CRH、GHRH 等）来调节腺垂体和甲状腺的功能。手法刺激作用于下丘脑，可以影响其激素分泌，从而调节 HPT 轴的功能。

调节自主神经功能：自主神经分为交感神经和副交感神经，它们在手法刺激过程中对内脏器官的功能起到调控作用。手法刺激可以通过影响自主神经的平衡，调节内脏器官的功能。

（2）手法刺激对激素释放的影响　促进激素释放：手法刺激通过刺激神经末梢，促进激素的释放。例如，刺激肾上腺素能神经末梢，可以促使去甲肾上腺素的释放；刺激胆碱能神经末梢，可以促使乙酰胆碱的释放。

抑制激素释放：手法刺激也可以通过抑制神经末梢的激素释放来调节激素水平。例如，刺激某些神经末梢，可以减少激素分泌，从而降低激素水平。

调节激素平衡：激素水平过高或过低都可能导致机体功能失调。手法刺激通过调节激素的释放，可以实现激素水平的平衡，从而维持机体生理功能的稳定。

（3）手法刺激调节神经内分泌系统的作用　镇痛作用：手法刺激可以通过调节神经内分泌系统，促使内源性阿片肽等镇痛物质的释放，从而发挥镇痛作用。

抗炎作用：手法刺激可以调节神经内分泌系统，促进抗炎因子的释放，如干扰素、白细胞介素等，从而发挥抗炎作用。

免疫调节作用：手法刺激可以通过调节神经内分泌系统，影响免疫细胞的分化和活化，增强机体免疫力。

生长发育调节：手法刺激可以调节神经内分泌系统，促进生长激素、甲状腺激素等激素的释放，从而促进生长发育。

生殖系统调节：手法刺激可以通过调节神经内分泌系统，影响性激素的释放，从而调节生殖系统的功能。

2. 手法刺激影响神经内分泌递质的合成和释放　手法刺激是一种常用的物理疗法，通过对人体的按摩、推拿、敲击等手法进行刺激，可以促进血液循环，调节神经活动，改善身体的健康状况。在手法刺激过程中，神经内分泌递质的合成和释放起到了重要的作用。本节将详细介绍手法刺激对神经内分泌递质的影响。

（1）神经内分泌递质的概念　神经内分泌递质是由神经元合成和释放的化学物质，它们通过突触传递信息，调节生理和行为活动。常见的神经内分泌递质包括多巴胺、去甲肾上腺素、代谢素和神经肽等。这些递质在中枢神经系统和外周组织中广泛分布，具有调节心血管、消化、免疫和神经功能等多种生理功能。

（2）手法刺激对神经内分泌递质的合成和释放的影响　手法刺激对神经内分泌递质的合成和释放有直接和间接的影响。首先，手法刺激可以通过机械传导作用直接刺激神经末梢和组织，促进递质的合成和释放。例如，按摩可以刺激肌肉和皮肤的神经末梢，释放多巴胺和代谢素等递质，从而产生舒缓和放松的效果。敲击则可以刺激骨骼和肌肉，促进去甲肾上腺素的合成和释放，增强身体的兴奋和活力。

此外，手法刺激还可以通过神经系统的影响间接调节神经内分泌递质的合成和释放。手法刺激可以刺激感受器，如皮肤的触觉感受器和肌肉的运动感受器，通过神经传导路径传递刺激信号到中枢神经系统。中枢神经系统在接收到这些刺激信号后，会产生相应的神经递质，如多巴胺和去甲肾上腺素，并传递到相应的神经内分泌系统，进一步调节递质的合成和释放。这种间接调节的机制除了通过神经系统，还可以通过刺激下丘脑-垂体-靶腺轴来实现，进一步影响递质的合成和释放。

（3）手法刺激对不同神经内分泌递质的影响　不同的手法刺激对神经内分泌递质的影响存在差异。按摩是一种广泛应用的手法刺激方法，可以促进血液循环和组织代谢，从而影响神经内分泌递质的合成和释放。研究发现，按摩可以促进多巴胺、去甲肾上腺素和代谢素等递质的合成和释放，从而产生镇痛、放松和抗焦虑的效果。敲击则是一种强刺激的手法，可以增强去甲肾上腺素的合成和释放，提高机体的兴奋和活力。

此外，不同的手法刺激还可以选择性地影响某些神经内分泌递质的合成和释放。例如，推拿对皮肤和内脏的刺激可以调节代谢素和神经肽的合成和释放，从而产生兴奋或抑制的效果。针灸则通过穴位的刺激，影响神经肽等递质的合成和释放，调节机体的平衡和功能。

（4）手法刺激在临床应用中的意义　手法刺激作为一种常用的物理疗法，广泛应用于临床治疗中。手法刺激可以通过调节神经内分泌递质的合成和释放，达到调节神经活动，改善身体健康的效果。在临床上，按摩可以缓解肌肉疼痛、改善运动功能障碍；推拿可以调节内脏功能、缓解消化系统疾病等；针灸可以调节神经内分泌平衡、缓解疼痛和其他疾病症状。因此，手法刺激的临床应用对于促进身体健康和治疗疾病具有重要意义。

二、手法量学对腧穴启动效应的影响及放大

（一）手法量学调节脉搏和气血流动

采用独特的手法量学方法，通过在特定的腧穴上施加不同的手法和力度，来调节人体的脉搏和气血流动。手法量学的影响和放大效应主要体现在以下几个方面。

第一，不同的手法和力度会产生不同的刺激效应。根据中医学理论，腧穴是身体的生命活动点，经络是腧穴之间的通道。手法量学通过刺激腧穴，可以调节和改善经络的通畅与功能，从而影响人体的脉搏和气血流动。例如，拇指轻抚脉搏处可以疏通经络，促进气血运行；揉捏腧穴可以提升气血的流动速度。这些手法不仅可以直接影响刺激部位的脉搏和气血流动，还会通过经络的全身连接性，调节整体的气血循环。

第二，手法量学对腧穴启动效应的影响是具有针对性的。通过选择不同的手法和力度，可以刺激不同的腧穴，进而有针对性地调节人体的脉搏和气血流动。中医学认为，

不同的腧穴与人体的不同部位和器官相连，通过刺激特定的腧穴，可以调整这些部位和器官的功能状态。例如，针灸针刺背部的三阴交穴可以调节女性内分泌系统的功能；刺激足三里穴可以增强消化系统的能力。因此，手法量学的针对性非常重要，只有选择适当的手法和力度，才能达到最好的调节效果。

第三，手法量学还可以通过增加刺激强度，放大腧穴启动效应。根据中医学理论，腧穴中的经脉是能量的储存和传导系统，通常对刺激比较敏感。适度增加刺激强度，可以引起更强的神经系统反应，从而进一步调节脉搏和气血流动。例如，中针和大针刺激相同的穴位，由于中针的刺激面积更小，刺激强度更强，所以对脉搏和气血流动的调节效果更明显。因此，在手法量学中，增加刺激强度可以起到放大腧穴启动效应的作用。

手法量学通过选择适当的手法和力度刺激特定的腧穴，可以调节人体的脉搏和气血流动。手法量学的影响和放大效应主要体现在不同手法和力度产生不同的刺激效应，针对性地调节脉搏和气血流动，以及通过增加刺激强度放大腧穴启动效应。

（二）手法刺激增加腧穴的敏感性和反应性

中医针灸理论认为，腧穴是人体内部脏腑和经络在体表的特定位置，是疾病诊断和治疗的重要依据。针灸治疗疾病的机制之一是通过手法刺激腧穴，调节人体的生理功能。在针灸过程中，手法刺激对腧穴的影响尤为重要，其中一个关键方面就是增加腧穴的敏感性和反应性。

首先，腧穴敏感性的增加有助于疾病的诊断和治疗。在正常情况下，腧穴对刺激的感受能力有限。然而，通过手法刺激，可以激活腧穴周围的神经末梢和感受器，提高其对刺激的感受能力。这一过程可以从以下几个方面进行阐述：

激活神经末梢：手法刺激可以使腧穴周围的神经末梢敏感度提高，从而增强对刺激的感知。神经末梢是感觉神经元末端的细小分支，它们负责感知周围环境的微小变化。在针灸过程中，神经末梢的激活使腧穴对刺激的感知更加敏锐，有助于针灸疗效的发挥。

提高感受器活性：感受器是感知外界刺激的器官，它们将刺激转化为神经冲动，传递至中枢神经系统。手法刺激可以使腧穴周围的感受器活性增强，提高其对刺激的敏感性。感受器的激活有助于针灸医师更好地掌握患者的病情，为治疗提供有力支持。

提高传入神经的兴奋性：传入神经是将感觉信息从周围传递至中枢神经系统的神经纤维。手法刺激可以提高传入神经的兴奋性，使得感觉信息在中枢神经系统中的处理更加迅速和准确。这有助于疾病的诊断和治疗。

其次，手法刺激可以提高腧穴的反应性。在疾病状态下，腧穴的反应性往往受到抑制，表现为对刺激的反应减弱或消失。通过手法刺激，可以激活腧穴周围的神经和肌肉组织，提高其对刺激的反应能力。这一过程可以从以下几个方面进行阐述。

神经激活：手法刺激可以激活腧穴周围的神经组织，提高神经元之间的信息传递速度。神经激活有助于刺激信号在腧穴部位的传播，从而提高腧穴的反应性。

肌肉收缩：手法刺激可以引起腧穴周围肌肉的收缩，从而增强腧穴的反应性。肌肉收缩有助于刺激信号在腧穴内部的传导，提高针灸疗效。

神经肌肉反应：手法刺激还可以引发神经肌肉反应，进一步增加腧穴的反应性。神经肌肉反应是神经系统对刺激的一种生理反应，表现为肌肉收缩和松弛。这种反应有助于针灸治疗疾病。

此外，手法刺激还可以通过调节神经递质的释放来影响腧穴的反应性。神经递质是神经元之间信息传递的物质，它们在神经元之间传递信息时起到关键作用。在腧穴部位，手法刺激可以促进或抑制某些神经递质的释放，从而影响腧穴的反应性。

例如，某些手法刺激可以促进多巴胺等神经递质的释放，从而增强腧穴的反应性。多巴胺是一种兴奋性神经递质，可以提高神经元之间的信息传递速度。另外，一些手法刺激可以抑制乙酰胆碱等神经递质的释放，从而抑制腧穴的反应性。乙酰胆碱是一种兴奋性神经递质，过度释放会导致神经兴奋性过高，从而影响腧穴的反应性。

通过手法刺激，可以增加腧穴的敏感性和反应性。这种调节作用有助于针灸治疗疾病，提高针灸疗效。在针灸过程中，针灸医师可以根据患者的病情和体质，运用不同的手法刺激，以达到最佳的治疗效果。

（三）手法刺激提高脑神经系统的兴奋性和反应性

在中医针灸的理论中，腧穴是疾病诊断和治疗的重要依据，同时也是调节人体生理功能的重要途径。通过手法刺激腧穴，可以影响人体的脑神经系统，提高其兴奋性和反应性。这种影响在中医针灸的临床实践中具有重要的意义。

首先，手法刺激可以通过调节神经递质的释放来影响脑神经系统的兴奋性。神经递质是神经元之间信息传递的物质，它们在神经元之间传递信息时起到关键作用。在腧穴部位，手法刺激可以促进或抑制某些神经递质的释放，从而影响脑神经系统的兴奋性。例如，某些手法刺激可以促进多巴胺等神经递质的释放，从而增强脑神经系统的兴奋性，而另一些手法刺激则可以抑制乙酰胆碱等神经递质的释放，从而抑制脑神经系统的兴奋性。

多巴胺是一种重要的神经递质，具有促进神经元兴奋的作用。在脑神经系统中，多巴胺能神经元主要分布在大脑皮层、纹状体等区域，参与调节情绪、认知、运动控制等多种生理功能。手法刺激可以促进多巴胺等神经递质的释放，从而增强脑神经系统的兴奋性。

乙酰胆碱是一种抑制性神经递质，主要分布在中枢神经系统和周围神经系统。乙酰胆碱能神经元主要参与调节肌肉收缩、记忆、情绪等多种生理功能。手法刺激可以抑制乙酰胆碱等神经递质的释放，从而降低脑神经系统的兴奋性。

其次，手法刺激还可以影响脑神经系统的反应性。脑神经系统对刺激的响应能力是有限的，但在某些情况下，脑神经系统的反应性可能会受到抑制。通过手法刺激腧穴，可以激活脑神经系统中的相关区域和神经元，提高其对刺激的响应能力。这种反应性增加使得脑神经系统能够更好地感知和传递刺激信息，从而有助于疾病的诊断和治疗。

手法刺激对脑神经系统的反应性影响可能与神经元膜上的离子通道有关。神经元膜上的离子通道可以调节神经元的兴奋性，如钠离子通道、钾离子通道等。手法刺激可以影响这些离子通道的活性，从而改变神经元的兴奋性。例如，某些手法刺激可以激活钠离子通道，从而增加神经元的兴奋性；而另一些手法刺激则可以激活钾离子通道，从而降低神经元的兴奋性。

此外，手法刺激还可以通过调节神经网络的连接和活动来影响脑神经系统的功能。在脑神经系统中，不同的神经元和区域之间存在复杂的连接和活动关系。通过手法刺激腧穴，可以激活或抑制某些神经元和区域的活动，从而影响整个神经网络的功能。这种影响可能会进一步放大针灸治疗的效应，使得治疗效果更加显著和持久。

手法刺激对脑神经系统的调节作用可能与神经元之间的突触结构有关。突触是神经元之间信息传递的重要结构，突触结构的改变可以影响神经元的兴奋性和反应性。手法刺激可以影响突触结构的稳定性和功能，从而改变神经元的兴奋性和反应性。例如，某些手法刺激可以增强突触的稳定性，从而提高神经元的兴奋性；而另一些手法刺激则可以减弱突触的稳定性，从而降低神经元的兴奋性。

三、手法刺激对腧穴 - 经络 - 靶器官通路的影响

（一）手法刺激调节经络的流通和能量传导

在中医学理论中，经络是人体内部气血运行的重要通道，是连接腧穴、脏腑和肢体的重要网络。经络的流通和能量传导对于维持人体正常生理功能具有重要意义。而手法刺激腧穴，可以调节经络的流通和能量传导，进而影响靶器官的功能。

经络是中医学理论中的重要概念，它是一种内在的通道系统，通过整个人体的内外部连接起来。经络的流通对于保持人体正常生理功能起到至关重要的作用。经络中流动的主要物质是气血，它们运行于经络之中，为人体各个部位提供营养和能量。经络的畅通与否直接影响人体的健康，如果经络出现阻塞或失衡，就会导致疾病的发生。

手法刺激是中医经络调理的重要手段，通过刺激腧穴区域，可以改善经络的流通，从而恢复人体的正常生理功能。腧穴是经络通道上的特定点位，通过刺激腧穴可以激活经络周围的神经末梢和感受器，促进经络中气血的流通。经络的流通与气血的流动息息相关，气血的畅通可以保持脏腑功能的协调运行，保证身体的健康。手法刺激可以通过调节气血的流动来改善经络的流通，从而达到调理身体的目的。

另外，手法刺激也可以调节经络的能量传导。在中医学理论中，经络不仅是物质的流通通道，还具有传递能量的作用。通过手法刺激腧穴，可以激活经络中的能量传导，进而影响靶器官的功能。经络传递的能量可以调节器官的活动，促进正常的生理功能。手法刺激可以通过刺激腧穴区域，直接影响经络的能量传导，进而调节靶器官的功能。

手法刺激还可以通过调节神经递质的释放来影响经络的能量传导。神经递质是神经元之间信息传递的物质，它们在腧穴部位扮演着重要的角色。手法刺激可以通过刺激腧穴区域，促进或抑制某些神经递质的释放，从而影响经络的能量传导。不同的手法刺激会对应不同的神经递质释放，进而对经络的能量传导产生不同的影响。

（二）手法刺激影响腧穴与靶器官之间的神经信号传递

针灸治疗的关键在于通过手法刺激腧穴，影响神经信号在腧穴与靶器官之间的传递，进而调节靶器官的功能。这一过程涉及多个层面，包括神经末梢的激活、神经冲动的产生、神经递质的释放和传递，以及神经网络的连接和活动。

第一，手法刺激可以激活腧穴周围的神经末梢和感受器，从而产生神经冲动。这些神经冲动沿着神经纤维传递到相应的靶器官，对靶器官产生影响。不同的手法刺激参数，如刺激强度、频率和持续时间等，会对神经信号的传递产生不同的影响。刺激强度的变化可能会影响神经冲动的强度，而刺激频率的变化则可能影响神经冲动的频率和节律。这些变化都会对靶器官的功能产生影响。

第二，手法刺激还可以影响神经递质的释放和传递。神经递质是神经元之间信息传递的物质，它们在神经元之间传递信息时起到关键作用。通过手法刺激腧穴，可以影响神经递质的释放和摄取，从而影响神经信号的传递。例如，某些手法刺激可以促进某些神经递质的释放，从而增强神经信号的传递，而另一些手法刺激则可以抑制某些神经递质的释放，从而减弱神经信号的传递。

第三，手法刺激还可以影响神经网络的连接和活动。在脑神经系统中，不同的神经元和区域之间存在复杂的连接和活动关系。通过手法刺激腧穴，可以激活相关区域和神经元的活性，进而影响整个神经网络的功能。这种影响可能会放大针灸治疗的效应，使得治疗效果更加显著和持久。

第四，手法刺激的力度、方向、频率、节奏、温度等参数都会对腧穴与靶器官之间的神经信号传递产生影响。这些因素共同作用，可以改变神经冲动的频率、幅度、节律和方向等，进而影响神经信号在路径上的传递过程。同时，手法刺激还可以影响神经递质的释放和摄取，从而改变神经信号的传递方式和速度。

在针灸治疗过程中，不同的疾病和个体对手法刺激的反应也可能存在差异。这种差异可能与腧穴与靶器官之间的神经通路、神经递质分布、受体表达等因素有关。因此，精确掌握手法刺激的技巧和参数，针对不同的疾病和个体进行个性化的治疗，是提高针灸治疗效果的关键。

同时，手法刺激还可以影响神经环路的可塑性。在长时间的手法刺激作用下，腧穴与靶器官之间的神经环路可能会发生重塑，形成新的神经通路和突触连接，进一步影响靶器官的功能。这种神经环路的可塑性是针灸治疗持久性和适应性的基础。

手法刺激对腧穴与靶器官之间神经信号传递的影响是多层次的，涉及神经末梢的激活、神经冲动的产生、神经递质的释放和摄取，以及神经网络的连接和活动等多个方面。精确掌握手法刺激的技巧和参数，针对不同的疾病和个体进行个性化的治疗，是提高针灸治疗效果的关键。

（三）手法刺激改变腧穴 - 经络 - 靶器官的相互作用和调节机制

手法刺激是中医传统疗法的重要手段之一，通过刺激腧穴和经络来达到调节和改变靶器官功能的目的。本节将详细探讨手法刺激对腧穴 - 经络 - 靶器官通路的影响及其调节机制。

首先，手法刺激能够直接作用于腧穴和经络。腧穴是人体经络系统中比较敏感的部位，手法刺激可以改变腧穴的微环境，如增加局部血液循环和神经活性，改变细胞内外的物质代谢等，从而影响经络的传导和流动。经络是连接腧穴和靶器官之间的通道，手法刺激可以调节经络的张力和畅通度，促进气血的流动和运输，进而影响靶器官的运行和功能。

具体而言，手法刺激可以通过以下几个方面来改变腧穴 - 经络 - 靶器官通路的相互作用和调节机制。

第一，手法刺激可以调节腧穴的敏感度和反射作用。腧穴作为经络系统的重要节点，对外界刺激非常敏感。通过手法刺激，可以调节腧穴的反射神经兴奋性和神经传导速度，从而调节腧穴到靶器官的信息传递和调节功能。

第二，手法刺激可以改变经络的传导和流动。经络是连接腧穴和靶器官的通道，手法刺激可以调节经络的张力和畅通度，促进气血的流动和运输，从而改变经络对靶器官的调控作用。

第三，手法刺激可以调节靶器官的功能和代谢。靶器官是腧穴 - 经络系统调控的重要对象，手法刺激可以通过经络传递信息和调节物质代谢，直接或间接地影响靶器官的功能和代谢，如调节免疫功能、促进血液循环、改善器官功能等。

第四，手法刺激还可以通过神经内分泌系统的调节作用来改变腧穴 - 经络 - 靶器官通路的相互作用。手法刺激能够激活和调节神经内分泌系统，通过神经递质的释放和激素的调节，影响腧穴 - 经络 - 靶器官通路的功能和调控机制。

总结来说，手法刺激通过调节腧穴敏感度、改变经络的传导和流动、调节靶器官的功能和代谢以及通过神经内分泌系统的调节作用等多种途径，改变腧穴 - 经络 - 靶器官通路的相互作用和调节机制。这些变化不仅可以通过局部机械刺激产生，还可以通过远位穴位的刺激和全身调节机制产生，从而达到治疗疾病、调节机体功能的目的。

四、组穴处方的量效实施对疾病整体效应影响的机制

（一）组穴处方中腧穴数量和刺激方式的调整影响疾病整体效应的强度和持久性

组穴处方是中医针灸治疗疾病的重要手段，其依据中医学理论和经络学说，通过选取特定的腧穴进行刺激，以达到治疗疾病的目的。在组穴处方中，腧穴的数量和刺激方式的调整对疾病整体效应的强度和持久性具有显著影响。

第一，腧穴数量的调整会影响疾病整体效应的强度。在组穴处方中，腧穴数量的增加通常会增强治疗效果。这是因为每个腧穴都具有其特定的功能和作用，增加腧穴数量可以增强对疾病的整体调控能力。例如，在治疗感冒时，选取肺俞、大肠俞、膀胱俞等腧穴可以增强治疗效果。然而，腧穴数量并非越多越好，过多的腧穴可能会导致治疗效果减弱。这是因为腧穴之间存在相互影响的关系，过多的腧穴可能会引起穴位间的相互干扰，从而降低治疗效果。因此，在组穴处方中，需要根据疾病的特点和患者的体质，合理选择腧穴数量，以达到最佳的治疗效果。

第二，刺激方式的调整也会影响疾病整体效应的强度和持久性。中医针灸的刺激方

式包括毫针刺、艾灸、拔罐、刮痧等，不同的刺激方式具有不同的作用特点。在组穴处方中，根据疾病的不同阶段、病程和病情，选择合适的刺激方式可以提高治疗效果。例如，在疾病初期，采用毫针刺的方式可以迅速缓解症状；在疾病中期，艾灸可以增强体质，促进康复；在疾病后期，拔罐和刮痧可以消除余邪，防止复发。此外，刺激方式的调整还可以根据患者的体质、年龄和病情进行，以达到个体化的治疗效果。

第三，组穴处方中腧穴数量和刺激方式的调整还可以协同作用，提高疾病整体效应的强度和持久性。在实际治疗中，针灸医师可以根据患者的病情和需求，将不同的腧穴和刺激方式进行组合，以达到最佳的治疗效果。例如，在治疗慢性疲劳综合征时，可以采用针刺配合艾灸的方式，以增强机体的免疫力和抵抗力；在治疗关节炎时，可以采用针刺、拔罐和刮痧相结合的方式，以缓解关节疼痛和改善关节功能。

在实际应用中，组穴处方需要在临床实践中不断调整和完善。腧穴数量和刺激方式的调整应根据疾病的发展和患者的身体状况进行，以保持治疗效果的强度和持久性。此外，针灸医师还应注重患者的反馈，及时了解治疗效果，并根据患者的反应调整组穴处方。只有这样，才能充分发挥组穴处方的优势，为患者提供更加有效、安全的中医针灸治疗。

（二）组穴处方中的腧穴位置和刺激次数对疾病整体效应有特定的调控作用

组穴处方中的腧穴位置和刺激次数对疾病整体效应有特定的调控作用。腧穴的位置选择和刺激次数的调控是中医针灸治疗中的重要环节，可以影响治疗的效果和持续时间。本节将从腧穴位置的选择和刺激次数的调控两个方面进行详细介绍。

第一，腧穴的位置选择是针灸治疗中的重要环节。腧穴是通过经络系统与相关脏器和组织相连，对身体起到调节作用。选择适当的腧穴位置可以直接影响针灸的治疗效果。中医经典著作《黄帝内经》中提到的经络和腧穴是中医针灸理论的基础，根据经络与脏器的关系，可以选择相关的腧穴进行刺激。例如，针灸治疗中常用的肝经、脾经、心经等经络与相关脏器有密切关系，选择这些经络上的腧穴进行刺激可以调节相关脏器的功能，从而达到治疗疾病的效果。此外，根据疾病的具体症状和病理变化，也可以选择特定的腧穴进行刺激。例如，对于肩周炎患者可以选择肩井穴、天宗穴等腧穴进行刺激，以改善疼痛和肩关节功能障碍。腧穴是人体经络气血汇聚之处，具有特定的治疗作用。不同的腧穴位置对应着不同的经脉和脏腑，因此选择正确的腧穴位置是组穴处方成功的关键。例如，在针灸治疗中，足三里穴具有健脾和胃、扶正培元的作用，常用于治疗脾胃不和、气血不足等病症。如果选择错误的腧穴位置，不仅无法达到治疗效果，还可能产生副作用。

第二，刺激次数也是针灸治疗中的重要调控因素。腧穴的刺激次数可以影响治疗的持续时间和强度，进而影响疾病的整体效应。一般来说，刺激次数越多，治疗效果越明显。根据中医经典理论，腧穴的刺激可以改变经络的状况，调节气血运行，促进病理因素的排出。适当的刺激次数可以激活机体的自愈能力，加速康复过程。然而，刺激次数也需要根据不同疾病和患者的具体情况进行调整。对慢性疾病来说，治疗的持续时间相对较长，刺激次数可以适当增加，以增强治疗效果。对急性疾病来说，治疗的持续时间较短，刺激次数可以适度减少，以免过度刺激引起的不良反应。此外，还需要考虑个体差异和治疗的耐受性，对于一些特殊群体，如孕妇和老年人等，刺激次数需要更加谨慎调整。

腧穴位置选择和刺激次数的调控对针灸治疗的效果和持续时间有着重要的影响。腧穴位置和刺激次数在针灸治疗中具有协同作用。正确的腧穴位置可以引导气血向病变部位汇聚，而适当的刺激次数则可以促进气血流通，提高治疗效果。因此，在组穴处方中，应根据患者的具体情况和病情来合理选择腧穴位置和刺激次数。例如，对于气滞血瘀型心脏病患者，可以选择心俞、膈俞等穴位进行针灸治疗，同时采用适当的刺激次数和刺激强度，以达到疏肝理气、活血化瘀的目的。腧穴的位置选择需要根据经络与脏器的关系和疾病的病理变化进行合理选取，而刺激次数则需要根据疾病的性质和患者的特点进行调整。合理的腧穴位置选择和刺激次数调控是实施组穴处方的关键环节，能够提高针灸治疗的整体效应。

在临床实践中，针灸医生需要根据患者的具体情况和病情来制定合适的组穴处方。首先，医生需要明确患者的诊断和病情，了解患者的体质和耐受能力。其次，医生需要根据经脉的循行和脏腑的功能来选择合适的腧穴位置。最后，医生需要根据患者的具体情况和病情来确定合适的刺激次数和刺激强度。在针灸治疗过程中，医生还需要密切观察患者的反应和变化，及时调整治疗方案和刺激参数，以确保治疗效果和患者的安全。

（三）组穴处方中腧穴刺激的强度和频率对疾病整体效应的影响机制

组穴处方中腧穴刺激的强度和频率是针灸治疗的重要参数，对疾病整体效应产生显著影响。本节将从腧穴刺激强度和频率两个方面进行详细探讨，分析其对疾病整体效应的影响机制。

首先，腧穴刺激强度对疾病整体效应的影响机制可以从以下几个方面进行阐述。

刺激强度与神经传导：针灸治疗是通过刺激腧穴，引发神经传导途径来发挥作用的。适当的刺激强度可以激活神经元，增强神经传导，从而提高治疗效果。研究表明，刺激强度与神经传导之间的呈剂量依赖关系，即刺激强度越大，神经传导效应越明显。但过强的刺激强度可能导致神经传导的饱和，使治疗效果不再随刺激强度增加而明显提升。

刺激强度与细胞因子：针灸刺激可以调节细胞因子的生成和释放，从而影响炎症反应和免疫功能。研究发现，适当的刺激强度可以促进抗炎细胞因子的产生，如干扰素 -α、肿瘤坏死因子 -α 等，抑制炎症发展。然而，过强的刺激强度可能导致炎症反应加剧，不利于疾病康复。

刺激强度与穴位局部微环境：穴位局部微环境是针灸治疗作用的另一个重要靶点。适当的刺激强度可以改善局部微循环，促进组织修复和再生。研究发现，刺激强度与穴位局部血流动力学变化呈正相关，即刺激强度越大，局部血流速度越快，有利于病变部位的血液供应和代谢废物的排出。

其次，腧穴刺激频率对疾病整体效应的影响机制可以从以下几个方面进行阐述。

刺激频率与神经传导：与刺激强度类似，刺激频率也与神经传导密切相关。适当的刺激频率可以促进神经元的兴奋和传导，从而提高治疗效果。研究发现，刺激频率与神经传导速度呈正相关，即刺激频率越高，神经传导速度越快。但过高的刺激频率可能导致神经疲劳，使治疗效果不再随刺激频率增加而明显提升。

刺激频率与肌肉疲劳：肌肉疲劳是许多疾病的病理生理表现之一。适当的刺激频率可以缓解肌肉疲劳，促进肌肉功能的恢复。研究发现，刺激频率与肌肉疲劳程度呈负相关，即刺激频率越高，肌肉疲劳程度越低。

刺激频率与免疫功能：刺激频率对免疫功能具有一定的调控作用。研究发现，适当的刺激频率可以提高免疫细胞活性，增强机体免疫力。例如，高频刺激可以促进T淋巴细胞的增殖和分化，增强细胞免疫功能。

总之，组穴处方中腧穴刺激的强度和频率对疾病整体效应产生显著影响。适当的刺激强度和频率可以激活神经传导、调节细胞因子、改善穴位局部微环境和缓解肌肉疲劳等方面发挥治疗作用。然而，过强或过高的刺激强度和频率可能导致神经传导饱和、炎症反应加剧、肌肉疲劳加重等不良反应，不利于疾病康复。因此，在实施组穴处方时，需要根据疾病的性质和患者的个体差异，合理调控腧穴刺激的强度和频率，以提高治疗效果。

在实际应用中，针灸师需要根据患者的病情、体质、年龄等因素，合理选择腧穴刺激的强度和频率。一般而言，对于急性疾病和疼痛性疾病，可适当加大刺激强度和频率，以迅速缓解症状；对于慢性疾病和虚弱性疾病，应注重调整刺激强度和频率，以促进机体功能的恢复。同时，针灸师还需密切关注患者的治疗反应，如出现不适症状，应及时调整刺激参数，以保证治疗的安全性和有效性。

组穴处方中腧穴刺激的强度和频率对疾病整体效应具有重要调控作用。在针灸治疗过程中，针灸师应根据患者的具体病情和个体差异，合理调控刺激强度和频率，以提高治疗效果和安全性。

五、不同针刺手法的多组学效应机制差异

（一）蛋白组学效应机制差异

1. 不同针刺手法对蛋白质的表达和分泌产生不同影响　针刺作为一种传统中医疗法，已经被广泛应用于疾病的治疗和健康的维护。不同的针刺手法对蛋白质的表达和分泌产生的影响存在显著差异。蛋白组学是了解这些差异的重要工具，可以研究针刺对蛋白质水平的调节作用。本节将详细介绍毫针浅刺、毫针深刺、提插针刺和捻转针刺等不同针刺手法对蛋白质的表达和分泌产生的效应机制差异。

毫针浅刺：毫针浅刺主要刺激皮肤和浅表组织，通常给人以轻微的麻木感和温热感。研究发现，毫针浅刺后，肌肉组织中的某些炎症介质的表达水平发生了显著变化。例如，白细胞介素-1β（IL-1β）和肿瘤坏死因子-α（TNF-α）的表达水平显著上调，而抗炎因子白细胞介素-10（IL-10）的表达水平显著下调。这表明毫针浅刺可以促进炎症反应的加剧，进而刺激免疫系统的活化。此外，毫针浅刺还能诱导一些细胞因子和生长因子的分泌，如血管内皮生长因子（VEGF）、基质金属蛋白酶（MMPs）和纤溶酶原激活剂（tPA），从而促进组织修复和再生过程。

毫针深刺：毫针深刺主要刺激深层组织，如肌肉、神经和血管等。研究表明，毫针深刺可以改变深部组织的生理代谢，并影响蛋白质的表达水平。例如，一项研究发现，毫针深刺后，肌肉组织中一些与能量代谢相关的蛋白质的表达水平发生了显著变化。具体而言，乳酸脱氢酶（LDH）、磷酸烯醇式丙酮酸脱羧酶（PIPK）和ATP合成酶等与能量代谢相关的蛋白质表达水平显著上升。这表明毫针深刺可能通过调节细胞的能量代谢过程，从而影响细胞的功能和代谢。

提插针刺：提插针刺主要刺激穴位和神经末梢，产生较强的针感。此种刺激会引起神经活动的改变，并促进神经递质和化学物质的释放。一项研究发现，提插针刺可以增加脑干脑肌功能区的Gamma-氨基丁酸（GABA）和谷氨酸（GLU）的含量，从而调节神经系统的活动。此外，提插针刺还能够增加一些与神经递质合成和释放相关的蛋白质的表达水平，如谷氨酸去羧化酶（GAD）和突触素（SER），从而增强神经信号的传递和调节。

捻转针刺：捻转针刺是在穴位上进行持续的旋转刺激，一般给人以持续的针感。研究发现，捻转针刺可以改变细胞内信号通路中一些关键蛋白质的表达水平，如丝裂原活化蛋白激酶（MAPK）和核因子-κB（NF-κB）。具体而言，捻转针刺能够抑制细胞内MAPK信号通路的活化，降低炎症反应的程度。此外，捻转针刺还能够诱导一些与调节细胞生存和保护相关的蛋白质的表达水平上调，如抗氧化物质谷胱甘肽过氧化酶（GSH-Px），以保护细胞免受氧化应激和炎症损伤的影响。

不同针刺手法对蛋白质的表达和分泌产生的影响存在显著差异。毫针浅刺主要通过促进炎症和免疫反应的活化以及细胞因子和生长因子的分泌来实现其效应；毫针深刺主要通过调节能量代谢和蛋白质表达来改变组织的生理功能；提插针刺主要通过调节神经活动和神经递质的分泌来调节神经系统的功能；捻转针刺主要通过抑制炎症反应和增强细胞保护机制来产生效应。进一步的研究需要使用更先进的蛋白质组学技术和动物模型来深入探究不同针刺手法对蛋白质的调节作用，并进一步解析其机制。这将有助于优化针刺治疗策略，提高针刺疗效，以促进健康和治疗疾病的效果。

2. 针刺手法对蛋白质功能和相互作用的调节机制差异　针刺作为一种传统中医疗法，其疗效受到多种因素的影响，其中针刺手法是影响疗效的关键因素之一。不同针刺手法对蛋白质的表达和分泌产生的影响存在显著差异，这种差异不仅体现在蛋白质的表达水平上，还体现在蛋白质的功能和相互作用上。本节将详细介绍毫针浅刺、毫针深刺、提插针刺和捻转针刺等不同针刺手法对蛋白质功能和相互作用的调节机制差异。

毫针浅刺：毫针浅刺主要刺激皮肤和浅表组织，通过刺激皮肤感受器和神经末梢来调节人体的生理功能。研究发现，毫针浅刺后，肌肉组织中的一些炎症介质的表达水平发生了显著变化，如IL-1β和TNF-α的表达水平显著上调，而抗炎因子IL-10的表达水平显著下调。这表明毫针浅刺可以促进炎症反应的加剧，进而刺激免疫系统的活化。此外，毫针浅刺还能诱导一些细胞因子和生长因子的分泌，如VEGF、MMPs和tPA等，从而促进组织修复和再生过程。这些蛋白质的功能和相互作用在毫针浅刺的调节机制中起着重要作用。

毫针深刺：毫针深刺主要刺激深层组织，如肌肉、神经和血管等。研究表明，毫针深刺可以改变深部组织的生理代谢，并影响蛋白质的表达水平。例如，一项研究发现，毫针深刺后，肌肉组织中一些与能量代谢相关的蛋白质的表达水平发生了显著变化。具体而言，LDH、PIPK和ATP合成酶等与能量代谢相关的蛋白质表达水平显著上调。这表明毫针深刺可能通过调节细胞的能量代谢过程，从而影响细胞的功能和代谢。这些蛋白质的功能和相互作用在毫针深刺的调节机制中起着重要作用。

提插针刺：提插针刺主要刺激穴位和神经末梢，产生较强的针感。此种刺激会引起神经活动的改变，并促进神经递质和化学物质的释放。一项研究发现，提插针刺可以增加脑干脑肌功能区的GABA和GLU的含量，从而调节神经系统的活动。此外，提插针刺还能够增加一些与神经递质合成和释放相关的蛋白质的表达水平，如GAD和SER等，从而增强神经信号的传递和调节。这些蛋白质的功能和相互作用在提插针刺的调节机制中起着重要作用。

捻转针刺：捻转针刺是在穴位上进行持续的旋转刺激，一般给人以持续的针感。研究发现，捻转针刺可以改变细胞内信号通路中一些关键蛋白质的表达水平，如MAPK和NF-κB等。具体而言，捻转针刺能够抑制细胞内MAPK信号通路的活化，降低炎症反应的程度。此外，捻转针刺还能够诱导一些与调节细胞生存和保护相关的蛋白质的表达水平上调，如GSH-Px等，以保护细胞免受氧化应激和炎症损伤的影响。这些蛋白质的功能和相互作用在捻转针刺的调节机制中起着重要作用。

不同针刺手法对蛋白质的功能和相互作用产生的影响存在显著差异。毫针浅刺主要通过促进炎症和免疫反应的活化以及细胞因子和生长因子的分泌来实现其效应；毫针深刺主要通过调节能量代谢和蛋白质表达来改变组织的生理功能；提插针刺主要通过调节神经活动和神经递质的分泌来调节神经系统的功能；捻转针刺主要通过抑制炎症反应和增强细胞保护机制来产生效应。这些差异不仅体现在蛋白质的表达水平上，还体现在蛋白质的功能和相互作用上。

（二）基因组学效应机制差异

1. 不同针刺手法对基因表达的调控方式和程度不同　针刺疗法作为中医的重要组成部分，其在疾病治疗中的应用日益受到关注。基因表达调控是生物体对外界刺激做出反应的关键机制之一，而针刺手法对基因表达的调控作用已被多项研究证实。然而，不同针刺手法对基因表达的调控方式和程度存在差异，这为其临床应用提供了理论依据。

首先，不同针刺手法对基因表达的调控方式不同。有的研究发现，针刺可以通过激活神经系统，从而影响基因表达。例如，针刺刺激合谷穴可以调控大脑皮层的功能，进而影响面口部的感觉和运动功能。这一过程中，针刺可能通过改变神经递质水平、神经信号传导途径等机制，从而调控相关基因的表达。另外，针刺还可以通过影响内分泌系统来调节基因表达。研究发现，针刺可以调节激素水平，如促甲状腺激素、胰岛素等，进而影响基因表达。此外，针刺还可以通过调节免疫细胞的功能，如促进T细胞亚群平衡、调节细胞因子分泌等，从而影响基因表达。

其次，不同针刺手法对基因表达的调控程度不同。研究发现，针刺手法的强度、频率、持续时间等因素都会影响基因表达的调控效果。例如，针刺的强度越大，对基因表达的调控效果越明显；针刺的频率越高，对基因表达的调控作用越显著。然而，这种调控作用并非线性关系，而是存在一定的阈值和饱和效应。此外，针刺手法的持续时间也会影响基因表达的调控程度。研究发现，持续较长时间的针刺刺激可以产生更为显著的基因调控效果。

进一步分析，不同针刺手法对基因表达的调控差异可能与以下几个方面有关：

穴位选择：不同穴位对应不同的经络和脏腑，对基因表达的调控效果存在差异。研究发现，某些穴位如合谷、足三里等具有较为显著的基因调控作用，而其他穴位则相对较弱。

针刺手法本身：不同针刺手法在操作过程中产生的刺激信号不同，从而影响基因表达的调控效果。例如，提插捻转、平补平泻等手法所产生的刺激信号较强，对基因表达的调控效果较为显著；而其他手法如缓刺、推拿等，其基因调控效果相对较弱。

患者个体差异：不同患者的年龄、性别、病程等因素均会影响针刺手法对基因表达的调控效果。例如，年轻患者对针刺的敏感性较高，基因调控效果较为明显；而在病程较长、病情复杂的情况下，针刺对基因表达的调控效果可能受到一定程度的影响。

联合应用：针刺手法的基因调控作用可能受到其他治疗手段的影响。例如，针刺与中药、拔罐、艾灸等联合应用时，各治疗手段之间的相互作用可能影响基因表达的调控效果。

2. 针刺手法对基因调控网络的影响机制差异　针刺作为一种传统的中医治疗方法，在世界各地广泛应用于各种疾病的治疗。近年来，随着生物科学技术的发展，越来越多的研究开始关注针刺作用机制的研究。基因调控网络是生物学系统的一个强有力抽象，它对生命活动的控制是通过调控细胞内基因的表达水平来实现的。针刺手法对基因调控网络的影响机制差异，主要体现在以下几个方面。

首先，不同针刺手法对基因表达的调控效应存在差异。基因表达的调控是通过基因调控系统实现的，这是一个复杂的系统，它是由基因、蛋白质、小分子信号和其他分子组成的，这些分子相互作用，并通过转录因子、miRNA 等介导，影响基因表达。研究发现，不同针刺手法可以影响基因的表达水平，进而影响生物体的生理功能和病理状态。例如，一些研究发现，针刺可以调控与疼痛相关的基因表达，如 COX-2、iNOS 等，从而发挥止痛作用。但是，不同针刺手法对基因表达的调控效应可能存在差异，例如，补泻手法对基因表达的调控作用可能与平补平泻手法不同。

其次，不同针刺手法对基因调控网络的构建和解析存在差异。随着多组学技术的发展，越来越多的研究开始关注针刺对多组学数据的影响。多组学数据包括基因组学、转录组学、蛋白质组学和代谢组学等，这些数据可以为针刺作用机制的研究提供丰富的信息。不同针刺手法对基因调控网络的影响可能体现在网络构建和解析的差异。例如，一些研究发现，针刺可以调节神经 - 内分泌 - 免疫（NEI）网络，从而影响生物体的生理功能。但是，对于不同针刺手法，其对 NEI 网络的调控效应可能存在差异。

再次，不同针刺手法对基因调控网络中关键基因和信号通路的影响存在差异。基因调控网络中的关键基因和信号通路是生物体生命活动的核心调控机制。研究发现，针刺可以影响基因调控网络中关键基因和信号通路的活性，从而发挥治疗作用。但是，不同针刺手法对关键基因和信号通路的影响可能存在差异。例如，研究发现，针刺可以调控炎性反应相关的信号通路，如NF-κB、MAPK等，但是，不同针刺手法对这些信号通路的影响可能不同。

最后，不同针刺手法对基因调控网络的影响可能受到个体差异和环境因素的影响。个体差异和环境因素可能导致基因调控网络的构建和功能存在差异，进而影响针刺手法的治疗效果。因此，在研究针刺手法对基因调控网络的影响时，需要考虑到这些因素。

不同针刺手法对基因调控网络的影响机制存在差异。这些差异可能源于针刺手法对基因表达的调控效应、基因调控网络的构建和解析、关键基因和信号通路的影响以及个体差异和环境因素的影响。

（三）代谢组学效应机制差异

1. 不同针刺手法对代谢产物的合成和降解产生不同影响　代谢组学是研究生物体内所有代谢物及其相互作用的科学。代谢产物是生物体细胞在生命活动中产生的各种小分子化合物，它们反映了生物体细胞代谢活动的状态。针刺作为一种传统的中医疗法，在治疗疾病过程中对代谢产物的合成和降解产生不同影响。不同针刺手法对代谢产物的合成和降解的影响主要表现在以下几个方面。

第一，不同针刺手法对能量代谢产物的合成和降解产生不同影响。能量代谢是生物体生命活动的基础，其中包括糖、脂肪和氨基酸等代谢途径。研究发现，针刺可以调控能量代谢产物的合成和降解，从而影响生物体的生理功能。例如，针刺可以提高葡萄糖摄取和利用，降低血糖水平，对糖尿病具有治疗作用。但是，不同针刺手法对能量代谢产物的调控效应可能存在差异，如补泻手法与平补平泻手法之间的差异。

第二，不同针刺手法对信号通路相关代谢产物的合成和降解产生不同影响。信号通路是生物体内调控生物功能的复杂网络系统，代谢产物在信号通路中起着重要的调控作用。研究发现，针刺可以影响信号通路相关代谢产物的合成和降解，从而调节生物体的生理功能。例如，针刺可以调节脂肪酸代谢途径中的代谢产物，影响细胞信号传导。但是，不同针刺手法对信号通路相关代谢产物的调控效应可能存在差异。

第三，不同针刺手法对炎症反应相关代谢产物的合成和降解产生不同影响。炎症反应是生物体对抗损伤和感染的一种生理反应，代谢产物在炎症反应中起着关键的调控作用。研究发现，针刺可以调节炎症反应相关代谢产物的合成和降解，从而发挥抗炎作用。例如，针刺可以降低炎性细胞因子（如TNF-α、IL-1β等）的水平，减轻炎症反应。但是，不同针刺手法对炎症反应相关代谢产物的调控效应可能存在差异。

第四，不同针刺手法对神经系统相关代谢产物的合成和降解产生不同影响。神经系统是生物体的重要组成部分，代谢产物在神经系统功能调控中起着关键作用。研究发现，针刺可以调节神经系统相关代谢产物的合成和降解，从而影响神经系统的功能。

例如，针刺可以调节神经递质（如5-羟色胺、多巴胺等）的合成和降解，改善抑郁、焦虑等精神疾病。但是，不同针刺手法对神经系统相关代谢产物的调控效应可能存在差异。

第五，不同针刺手法对代谢产物的合成和降解的影响可能受到个体差异和环境因素的影响。个体差异和环境因素可能导致代谢产物的合成和降解途径存在差异，进而影响针刺手法的治疗效果。因此，在研究针刺手法对代谢产物的合成和降解的影响时，需要考虑到这些因素。

2. 针刺手法对代谢通路和能量代谢的调节机制差异　代谢组学是研究生物体内所有代谢物及其相互作用的科学，而代谢通路是代谢物在生物体内流动的路径。能量代谢是生物体生命活动的基础，其中包括糖、脂肪和氨基酸等代谢途径。针刺作为一种传统的中医疗法，对代谢通路和能量代谢的调节机制存在差异。

第一，不同针刺手法对代谢通路的调节机制存在差异。代谢通路是生物体内多种物质相互转化和调控的路径，包括葡萄糖代谢通路、脂肪酸代谢通路、氨基酸代谢通路等。研究发现，不同针刺手法可以通过影响特定代谢通路，进而调节生物体的生理功能。例如，一些研究表明，补泻手法对脂肪酸代谢通路的调节作用可能与平补平泻手法不同。

第二，不同针刺手法对能量代谢的调节机制也存在差异。能量代谢是生物体细胞进行生命活动的基石，包括葡萄糖的摄取和利用、脂肪酸的氧化等。研究发现，针刺可以通过影响能量代谢的各个环节，如糖酵解、三羧酸循环、ATP合成等，进而影响生物体的能量供应和利用。然而，不同针刺手法对能量代谢的调节机制可能存在差异。例如，一些研究表明，补泻手法对葡萄糖代谢的影响可能与平补平泻手法不同。

第三，不同针刺手法对细胞内离子代谢的调节机制也存在差异。离子代谢是细胞内生命活动的基础，如钾、钠、钙等离子的摄入、转运和释放。研究表明，针刺可以影响离子通道、转运蛋白等关键分子，进而调节离子代谢。不同针刺手法对这些关键分子的调控效应可能存在差异。

第四，个体差异和环境因素也可能影响针刺手法对代谢通路和能量代谢的调节机制。个体差异可能导致不同的代谢通路和能量代谢状态，从而影响针刺的治疗效果。环境因素如饮食、运动等也可能影响代谢通路和能量代谢的状态，进而影响针刺的治疗效果。

主要参考文献

［1］贺思，赵晓峰，文妍，等.不同针刺手法治疗后循环缺血性眩晕患者120例随机双盲对照试验［J］.中医杂志，2015，56（6）：478-482.

［2］田光，李凌鑫，孟智宏.合谷穴治疗中枢性面瘫量效规律探讨［J］.吉林中医药，2014，34（9）：945-947.

［3］韩科，杨咏红，王舒，等.基于神经功能行为学筛选内关穴的最佳刺激参数［J］.辽宁中医杂志，2012，39（11）：2290-2292.

［4］桑博默，卓碧芳，秦晨阳，等．基于针刺治疗卒中后失语症研究的手法量学启示与探讨［J］．吉林中医药，2022，42（5）：603-607.

［5］李孟汉，鲁海，杜元灏，等．近10年针刺手法量学研究进展［J］．针灸临床杂志，2020，36（11）：83-87.

［6］孟智宏．论针刺量效关系［J］．世界中医药，2014，9（12）：1581-1585.

［7］韩科，杨咏红，王舒，等．内关穴捻转手法干预MCAo大鼠的针刺时间和频率的正交优化研究［J］．辽宁中医志，2012，39（12）：2495-2497.

［8］李孟汉，李志道，孟智宏．浅谈驾驭针感的要素及临床应用［J］．中国针灸，2013，33（1）：43-45.

［9］张超，樊小农，孟智宏，等．同时间不同频率针刺内关穴对MCAO大鼠脑血流量及神经行为学的影响［J］．吉林中医药，2012，32（5）：487-490.

［10］韩科，杨咏红，王舒，等．醒脑开窍法针刺内关穴干预脑缺血量效关系的实验研究［J］．山东中医杂志，2012，31（11）：820-823.

［11］李凌鑫，孟智宏，石学敏．针刺刺激量影响因素研究进展［J］．新中医，2012，44（5）：121-123.

［12］李凌鑫，田光，孟智宏．针刺合谷穴对合谷及迎香穴区温度变化的影响［J］．上海针灸杂志，2014，33（9）：785-787.

［13］田光，孟智宏．针刺合谷穴治疗中枢性面瘫量效关系研究［J］．上海针灸杂志，2015，34（2）：95-98.

［14］张俊清，韩科，牟蛟，等．针刺内关穴治疗缺血性中风最佳刺激参数的筛选研究［J］．辽宁中医杂志，2013，40（2）：329-331.

［15］张俊清，孟智宏，樊小农．针刺内关治疗缺血性中风综合疗效的判定与最优参数的筛选［J］．中国中西医结合杂志，2013，33（4）：526-530.

［16］杨卓霖，孙小茁，孟智宏．针刺施术时长对脑出血大鼠急性期脑炎症反应的影响［J］．中国中医急症，2019，28（10）：1695-1699.

［17］刘超达，秦晨阳，李波漩，等．针刺手法量学中时间、频率、方向和深度的研究进展［J］．针灸临床杂志，2023，39（2）：105-110.

［18］刘杰，孟智宏．针刺手法量学中时间、频率、方向与深度因素的研究进展［J］．针灸临床杂志，2014，30（9）：75-78.

［19］郭婷华，孟智宏．针刺手法量学中时间频率方向的研究进展［J］．四川中医，2015，33（2）：186-189.

［20］张超，孟智宏．针刺手法量学中时间与频率因素的研究进展［J］．针灸临床杂志，2012，28（4）：77-79.

［21］牟蛟，樊小农，孟智宏，等．针刺水沟穴抑制MCAO大鼠海马区神经细胞坏死的作用研究［J］．辽宁中医杂志，2012，39（10）：2092-2094.

［22］张俊清，孟智宏，樊小农．针刺内关治疗缺血性中风综合疗效的判定与最优参数的筛选［J］．中国中西医结合杂志，2013，33（4）：526-530.

［23］孙小茁，杨卓霖，孟智宏．不同针刺时长对脑出血大鼠血脑屏障保护机制的

研究［J］. 中华中医药杂志，2019，34（11）：5123-5126.

［24］孙小茁，杨卓霖，孟智宏. 不同针刺手法时长对脑出血模型大鼠血脑屏障保护机制的研究［J］. 康复学报，2019，29（3）：33-38.

［25］杜宇征. “活血散风、疏肝健脾”针刺法理论剖析及手法量学标准［J］. 中华针灸电子杂志，2017，6（4）：133-135.

［26］胡国强，石学敏. “醒脑开窍法”治疗中风手法量学的基础研究［J］. 中国针灸，1992，（2）：33-35.

［27］方依依，武明霞，鲁海，等. 刍议针刺补泻之要点［J］. 中华中医药杂志，2019，34（3）：921-923.

［28］王琳. 从《孙子兵法》浅观醒脑开窍针刺法［J］. 西部中医药，2012，25（10）：54-55.

［29］傅立新. 从针刺手法量学的系列研究看针灸科研与临床实践的关系［C］// 中国针灸学会（China association of acupunture-moxibustion）. 中国针灸学会 2009 学术年会论文集（上集）. 天津中医药大学第一附属医院，2009：2.

［30］王季春. 从针刺手法量学的系列研究看针灸科研与临床实践的关系［J］. 实用中医内科杂志，2021，35（8）：141-143.

［31］郝玉. 从针刺手法量学探析“开四关”在中风患者中的应用［J］. 家庭医药. 就医选药，2018，（3）：98.

［32］裴蕾，戴晓矞. 风池穴临床应用综述［J］. 新疆中医药，2014，32（2）：84-88.

［33］孟智宏. 古今结合再谈针刺手法时间观［C］// 中国针灸学会. 中国针灸学会针灸临床服务模式经验研讨暨第十一届全国中青年针灸推拿学术交流会论文集. 天津中医药大学第一附属医院，2014：4.

［34］杜宇征. 国医大师石学敏院士针刺手法量学在高血压中的应用［J］. 中华针灸电子杂志，2017，6（1）：1-2.

［35］金传阳，朱海滨，熊嘉玮，等. 基于脑 - 机接口的针刺手法量学规范化研究［J］. 南京中医药大学学报，2021，37（4）：587-591.

［36］汪振宇，李琳. 捻转补泻量化标准之探讨——读《石学敏院士针刺手法量学的概念及核心》有感［J］. 中国针灸，2004（2）：75-76.

［37］冯雅娟，贾晓沛，骆莉，等. 石学敏手法量学结合拮抗肌电针法对中风后痉挛性瘫痪的影响［J］. 世界中西医结合杂志，2018，13（6）：827-829，888.

［38］卞金玲，张春红. 石学敏院士针刺手法量学的概念及核心［J］. 中国针灸，2003（5）：38-40.

［39］李孟汉，鲁海，杜元灏，等. 近 10 年针刺手法量学研究进展［J］. 针灸临床杂志，2020，36（11）：83-87.

［40］杨阿根. 石学敏针刺补泻手法量学切入点浅析［J］. 上海中医药杂志，2011，45（11）：32-34.

［41］郭闫萍. 醒脑开窍针刺法对针灸治疗中风的贡献［J］. 针灸临床杂志，2007

（11）：1–3.

［42］石学敏，王崇秀，周继增，等．醒脑开窍针刺法治疗中风手法量学实验研究［J］.天津中医学院第一附属医院院刊，1984（Z2）：12–16.

［43］江焕钊，温健辉，黄子津，等．袁青教授调神针法结合针刺手法量学诊疗模式浅析［J］．针灸临床杂志，2022，38（8）：86–91.

［44］刘公望．针刺补法的概念及与手法量学的关系［J］．天津中医学院学报，2002（3）：1–3.

［45］秦晨阳，卓碧芳，张梦龙，等．针刺手法量学研究进展［J］．中医药学报，2022，50（5）：115–119.

［46］Jianlun L，Weiyuan S，Fang D，et al. Effectiveness of the treatment of depression associated with cancer and neuroimaging changes in depression-related brain regions in patients treated with the mediator-deuterium acupuncture method［J］. Open Life Sciences，2023，18（1）：20220709–20220709.

［47］QinYong Z，LiangXiao M，JunXiang W，et al. Electrophysiological mechanisms of motion-style scalp acupuncture for treating poststroke spasticity in rats［J］. Zhen ci yan jiu=Acupuncture research，2023，48（10）：986–992.

［48］LuoJie X，YueFeng T，ChunTao Z，et al. Application and Effectiveness of Chinese Medicine in Regulating Immune Checkpoint Pathways［J］. Chinese journal of integrative medicine，2023，29（11）：1045–1056.

［49］LongXiang H. Evolution of acupuncture techniques for jin diseases and the rise and fall of jingjin doctrine［J］. Zhongguo zhen jiu=Chinese acupuncture　moxibustion，2023，43（8）：855–867.

［50］Weitao D，Hao Z，Rong W，et al. Acupuncture methods for insomnia disorder in the elderly: protocol for a systematic review and network meta-analysis.［J］. Systematic reviews，2023，12（1）：124–124.

［51］ChenXi L，LingYong X，JingYing G，et al. Effects of acupuncture on hemorrhagic transformation and motor function in stroke patients after intravenous thrombolysis with rt-PA：a prospective cohort study［J］. Zhongguo zhen jiu=Chinese acupuncture　moxibustion，2023，43（7）：733–738.

［52］Chong S，Zi-yi C，Pei-jing R. A paradigm of medical-industrial integration: Application and prospects of new generation of intelligent technology in the parameter quantification for acupuncture manipulation［J］. World Journal of Acupuncture-Moxibustion，2023，33（3）：296–298.

［53］Regina T S D，Suzana M，Giovanna M，et al. Acupuncture techniques and acupoints used in individuals under chemotherapy or radiotherapy treatment of cancer：A systematic review［J］. Journal of clinical nursing，2023，32（19–20）：6917–6933.

［54］HaiMin Y，ZhuangZhi C，Peng Z. Clinical observation on treatment of PC-BPPV by dynamic and static acupuncture method combined with manual reduction［J］. Zhen ci yan jiu=Acupuncture research，2023，48（5）：494–499.

［55］Yan H Z，ChangHyun H，Changsop Y，et al. Effectiveness of Pharmacopuncture Therapy in Adhesive Capsulitis：a Study Protocol for a Pragmatic Randomized Controlled Trial［J］. Journal of acupuncture and meridian studies，2023，16（2）：70–78.

［56］XinXin F，KaiYu H，Lei C，et al. Clinical efficacy of the shallow puncture and more-twirling acupuncture method in migraine treatment and its effects on serum 5-HT and β-EP levels［J］. Technology and health care：official journal of the European Society for Engineering and Medicine，2023，31（S1）：533–540.

［57］Yu-zhu Q，Li C，Jing-ya C，et al. Real-time cerebral response of two classic acupuncture manipulations：Protocol for a randomized crossover fNIRS trial［J］. World Journal of Acupuncture-Moxibustion，2023，33（2）：168–175.

［58］Michael F，Patricia B. Interosseous Membrane Stimulation：A Treatment for Painful Peripheral Neuropathy［J］. Medical acupuncture，2023，35（2）：73–75.

［59］Yuzhu Q，Jingya C，Li C，et al. Methodological issues of the central mechanism of two classic acupuncture manipulations based on fNIRS：suggestions for a pilot study#13［J］. Frontiers in Human Neuroscience，2023，161103872–1103872.

［60］Haitao Y，Dongliang L，Shanshan L，et al. Probing the flexible internal state transition and low-dimensional manifold dynamics of human brain with acupuncture［J］. Biomedical Signal Processing and Control，2023，82.

［61］LiLi L，Zheng G，Lei T，et al. A novel and alternative therapy for persistent allergic rhinitis via intranasal acupuncture：a randomized controlled trial［J］. European archives of Oto-rhino-laryngology：official journal of the European Federation of Oto-Rhino-Laryngological Societies（EUFOS）：affiliated with the German Society for Oto-Rhino-Laryngology-Head and Neck Surgery，2023，280（6）：2773–2783.

第四章　现代针刺手法量学研究体系的构建

第一节　针刺手法量学领域方法学研究

针刺是通过物理方式刺激经络腧穴，从而达到治疗疾病目的的一种临床手段，针刺产生刺激是取得针刺疗效的前提，而针刺手法量学的主要研究范畴包括针刺的刺激量，即根据患者具体病情确定相应的针刺手法及选择适合的刺激参数，以达到治疗疾病的最佳疗效。针刺刺激量与疗效关系的关系密不可分，其研究越来越受到国内外针灸研究者的强烈重视。如何在针灸临床研究中设计出最优的针刺刺激量及手法参数，使针刺疗法更具规范性、可重复性、高效性，是针刺手法量学领域方法学需要攻克的难题。

根据《随机对照试验报告规范声明（CONSORT）》，在描述干预措施时，需要足够的细节来允许复制。因此，针灸治疗应伴随着量化的操作细节。《针灸临床试验干预措施报告标准（STRICTA）》强调了针灸干预措施详细报告的重要性和必要性，从而提高了针灸试验报告的质量。2010年发布了修订后的STRICTA，其重点关注针灸的非药物治疗特性。针刺细节的描述已扩展为6个子项，包括穴位数量、穴位选择、针刺深度、得气反应、针刺刺激量、针刺停留时间和针具类型。在治疗方案方面，需要报告治疗的次数、频率和持续时间。在针刺量效关系研究中，针刺量效与多个因素相关。

针刺操作参数和穴位选择是针刺剂量的基本要素。从方法学的角度来看，量化操作参数有利于针灸研究的可重复性，提高多中心研究中的干预一致性，有助于减少针刺操作产生的异质性。在临床效果方面，针刺操作参数对临床效果变化的直接影响已经得到证实，这强调了探索最佳针刺参数的重要性。考虑到研究结果的多样性，足够的针刺剂量具有重要意义。因此，探索针刺量效关系是解决矛盾结论的有效途径。它还有助于建立针刺效果背后的机制途径。然而，针刺量效的研究需要一个独特的方法学体系。

一、实验设计

（一）随机对照试验

针刺的临床试验常采用解释性随机对照试验，这是一种常见的经典RCT方法。最早由Schwartz和Lellouch两人于1967年提出，RCT可有两种分型概念，即分为解释性和实用性随机对照试验。其中解释性 RCT 属于效力研究，其旨在评价某种治疗措施针对某种疾病的特异性效应，能够用来衡量某种治疗手段在设定好的试验条件下，对于严格符合纳排标准经纳入实验的受试者所能达到的治疗作用的大小，其揭示了治疗方法和特异性效应之间的因果关系，通常能够从科学的角度解释治疗手段的内在机制。解释性 RCT 对试验对象的纳排标准要求严格，因此可纳入的群体范围小，并且要求样本有高同质性，例如，受试者在入组时只能患有某一种特定疾病或症状，而不能同时伴有其他合并症。对于干预措施的选择，应采用公认的标准进行治疗，并控制干预措施的均衡性，强调内部真实性，保证治疗结果的纯化和偏倚的最小化。

（二）对照组的设计

通过选择对照组，能够揭示不同针刺剂量的真实疗效。除针刺剂量外，对照组其他干预措施应与治疗组一致。目前针灸临床试验常用的安慰剂对照设计方法有针刺部位（非穴位 / 非治疗穴位）、针刺深度（穴位 / 非穴位浅刺法）、是否需要辅助工具（非刺入法的安慰针具及模拟皮表电刺激等）。在针刺量效关系的研究中，应根据针刺剂量的不同进行比较。比较集中两个主要方面，一个是不同针刺剂量的比较，另一个是某种针刺剂量与安慰剂针灸或无干预的比较。对于前一种类型，对照组的变量可以包括单个或多个针灸操作参数。而对于后者，安慰剂针灸的刺激类型和刺激剂量是影响量效关系的重要因素。人们认为穴位针刺比非穴位针刺有更好的治疗效果。VILLANUEVA L 等列举了许多随机对照试验和临床研究，证明电针或针灸的益处明显大于非穴位针灸。如上述研究所述，在目前的针刺随机对照试验中，假穴位的选择分为非穴位 / 假穴位、无关穴位和扳机点。根据临床研究和系统评价分析，针灸与无干预组、假针灸、不同类型假针刺（非穿透针、浅刺针、非穴位针）等不同比较相比，针灸的有效性存在差异。与治疗效果的不当比较可能会掩盖针刺的真实效果，并影响针刺量效关系研究的结论。因此，应谨慎考虑控制干预。

近十年间，德国开展了诸多针刺相关临床试验，并在多个国际顶刊杂志上发表了一系列研究论文。虽然这些文献证实了针刺对于多数疾病或研究均有明确的疗效，但其中提到关于假针刺或弱针刺等对照组设计的问题，是针灸理论实践于临床试验的方法学需要面临和克服的挑战。在 GERAC 等的系列研究中，将浅刺为主的弱针刺设为对照组，虽然这属于假针刺的一种，但这种干预手段仍然可能是一种积极或正向的针刺方法，并非真正意义上的安慰针刺，因此以它作为对照组恐怕难以衬托出针刺的真实疗效。Wang 等发现，针刺随机对照试验中常见假针的设计与《黄帝内经》中记载的“镵针”类似，同样都是让患者感觉针尖接触了皮肤，但不需穿透皮层，因此常见假针刺装置与中国古代针灸治疗的类型之一有异曲同工之处。研究表明，80% 以上的患者在接受常用的假针干预后，施术局部均会出现酸麻肿胀或温热感等针感。还有研究发现，针刺治疗肠易激综合征，假针刺与手针同样能产生治疗效果，均能改善患者的症状、生活质量和睡眠状况。另外，对于疼痛类疾病，假针刺和手针都能产生止痛效果，且二者的疗效均优于无针刺的常规疗法，但证据不能表明手针与假针在疗效上产生的效应值孰高孰低。

有研究发现假针与手针均能带来一定的治疗作用，于是有研究者认为针刺属于安慰剂效应的治疗手段。然而疾病的发生与发展是生物 - 心理 - 社会因素共同参与的结果。与药物的临床试验相比，在针刺相关临床试验中，针刺表现出的安慰剂效应的确更强，同时更为复杂。其中一个不能忽略的亦是不可避免的问题就是假针或安慰针均会与皮肤产生接触，而当皮肤感受器兴奋后，皮下乃至身体就会产生一系列的生理反应；同时，针刺治疗过程中，医生的肢体与患者皮肤间的接触也会对患者心理造成一定影响，产生心理反应，使其更加关注临床治疗情境与氛围，这也是安慰剂效应扩大的体现；此外，对于干预方法设计相同的假针刺或安慰针刺，在不同的临床试验中针对不同的疾病，会表现出不同的效应量；对于一些主观性的疾病，安慰针刺也会起到一定的治疗作用。

在一项临床研究中，对照组采用了虚拟针刺，即不产生触觉和躯体感觉的针刺刺激，然而研究者发现虚拟针刺却能够引起大脑岛叶后侧和扣带前皮层的兴奋，这种效果是一般的假针或安慰针所达不到的，这种虚拟针刺法对 SⅠ/ SⅡ区域同样具有刺激作用，也能够在一定程度上缓解疼痛。

因此，简单地将针刺疗效解读为安慰剂效应是欠妥当的，作为对照干预的假针或安慰针刺也可能具备一定的特异性疗效。这说明，针刺疗效机制实际产生的过程远比人们认识到的更为复杂。

二、针刺方案的选择

针刺治疗方案的组成涉及取穴组方、针刺手法、针刺频率、留针时间等，这些关键要素的精确程度对于针刺临床疗效来说具有重要影响，而要精准确定这些要素，不仅需要长久的临床经验支撑，更需要扎实的中医针灸理论指导。而研究针刺作用量效关系是针刺临床方案精准化的基础和迫切需要。

穴位处方量效关系是指构成针灸处方的穴位数量与针刺效应之间的关系。探索穴位处方量效关系的目的，主要是寻找针刺治疗某种疾病或症状产生最佳或最大针刺效应时的取穴数量与规律，换句话说，要探索在庞大的经络系统当中，选取哪些穴位能够达到最佳治疗效果或最大临床效应。这种研究也包括取单侧或双侧穴位规律的研究，如果针刺单侧穴位就能够取得较佳的临床疗效，根据这种规律而言，针刺方案便可得到简化。

早在 2007 年，针刺处方的穴位构成问题便被提出引起热议，但这在当时并未取得统一的讨论结果。问题的症结在于，面对同一种疾病时，每位针灸医师均会根据自身经验产生不同的针刺处方，每个处方又是由不止一个穴位组成，因此很难总结规律。对针刺干预疾病的穴位组方经验进行研究发现，在针对偏头痛、三叉神经痛、颈椎病、面神经麻痹、慢性胃炎、消化性溃疡、支气管哮喘等针灸适应证中，任何一种疾病涉及的治疗穴位至少有几十个，针刺处方也不尽相同，几乎是每个临床研究都有各自对应的针刺处方。但是治疗某种疾病的所有针刺处方是否都具有很好的临床疗效，特别是处方穴位的确定是否遵守了基本的原则或有规律可循，这些方面缺乏深入的针刺临床研究。由于针刺会产生饱和效应，这就促使研究者开始思考要达到针刺效应的峰值是否应该存在取穴数量极限的问题，当针刺效应达到峰值时，是否存在一个最低取穴数量，即使增加再多穴位对于提升针刺效应也没有显著结果，所以针刺处方的穴位数量规律相关研究被认为是腧穴配伍规律研究的重要内容之一。从现有的研究来看，虽然能够通过关联规则分析找出一些穴位配伍规律，但无法确定某个疾病的最佳处方以及穴位的最佳数量，要解决这一问题就涉及针刺处方量效关系的研究。陈少宗等在针刺治疗原发性痛经的研究中，比较观察针刺单穴十七椎和针刺组方（十七椎，双侧次髎、三阴交、地机）的临床镇痛效应发现，虽然组方的镇痛趋势优于单穴，但止痛效果并没有倍数差异。也就是说，虽然组穴的穴位数量是单穴的7倍，但组穴干预对疼痛的减轻程度却不及单穴相应的倍数。已有研究证实，十七椎、次髎、三阴交、地机都是治疗原发性痛经的常用效穴，单用其中任何一个穴位都可以得到较好的止痛效果。本研究最初的假设是组穴针刺相较于单穴能够成倍增强镇痛效果，但实际并非如此，这表明适当选取配穴对于提高某些疾病的疗效是必要的，但不代表取穴数量越多越好。这与中药处方药物配伍原理相似，穴位处方的配伍作用可能并非都产生协同效应，某些穴位之间也有可能产生拮抗作用。而且过多的穴位配伍在一起，难以排除存在无效穴位的可能性。霍梦娟等利用静息态功能磁共振技术分别观察单穴针刺和穴位处方针刺健康受试者的脑活动变化，结果发现针刺单穴和组穴虽然对不同脑区产生影响，但这些部位局部却产生了一致性活动改变，这可能是由于两种干预措施取穴部位不同，但针刺的疼痛刺激经过传入通路引起本体感觉的兴奋种类是相通的。同时，组穴针刺可以引起更多的脑功能区发生改变，涉及感觉、运动、疼痛矩阵等多个方面。另外，还有一例临床试验是王艺霏等对肠易激综合征的治疗研究，他们发现临床针刺治疗本病的常用组方穴位数量一般在10个左右，虽然构成处方的具体穴位有所差异，但常用的穴位有足三里、脾俞、三阴交、天枢、神阙、大肠俞、上巨虚、太冲、百会、印堂等。大量有关穴位配伍的文献显示，研究结果发现这些穴位都可以增强疗效，但事实或许并非如此。构建了肠易激综合征大鼠模型后，在单穴电针针刺“足三里”、单穴电针针刺“天枢”以及联合电针针刺“足三里”和“天枢”三种干预措施的研究结果中显示，三组大鼠结肠痛敏、结肠慢波放电及自主神经平衡性均有显著改善，但联合电针针刺“足三里”和“天枢”相较于另外两组单穴治疗并未观察到明显的叠加效应。

因此，针刺组方取穴的现状反映出对于单穴作用规律、组方穴位配伍规律认识的欠缺。在临床应用中，针灸医师应当对这两点更加强化，探索穴位作用规律，在穴位量效关系的指导下明确最佳穴位数量，虽然针刺的个体化治疗是现实性的结果，但也具有不予置否的积极意义。

三、盲法与针具的选择

针刺疗效缺乏验证性数据的部分原因是针刺随机对照试验难以进行，特别是由于盲法和对照组设计不充分。针刺随机对照试验的对照组应采用合适的安慰剂，一方面确立了盲法；另一方面可以控制安慰效应以及其他非特异疗效。因此，以安慰剂作为对照组的试验结果可以用于评估干预措施的特异性治疗作用。使用盲法是减少临床医生和参与者共同干预引起的偏倚并最大限度地减少安慰剂效应的有效方法。鉴于潜在的安慰剂效应，可能会放大针灸的真正效果，引入适当的盲法是必不可少的。特别是在针刺量效关系的研究中，设置不当的盲法可能会导致效应过高，导致最佳剂量参数不准确。由于针灸的操作特点，对针灸医师很难设盲。因此，盲法仅与参与者、结果评估者、数据管理者和统计学家有关。其中，对参与者盲是设立盲法的基础。

目前，有三种类型的假针用于对参与者设盲。在针型方面，采用非穿透针模拟针刺过程。例如，经典的 Streitberger 针和 Park 假针都包含皮肤和针之间的护垫以及钝针，可防止针头穿透。在针刺量效关系研究中，上述盲法程序可用于完成受试者的盲法，但不能对针灸医师设盲。最近，辅助设备提供了双盲方法（参与者和针灸医师）。使用电针，阻断电流是实现双盲的实用方法。为了确保盲法，可以使用几种程序的组合，例如，使用电流阻断电针在非穴位处进行非穿透。此外，为了尽量减少安慰剂效应，在针刺操作过程中，针灸医师可以减少与参与者的互动。同时，在针刺量效关系研究中，不同组的受试者接受不同操作参数的针刺，导致受试者的针感不同。鉴于有针灸治疗经验的参与者难以进行盲法操作，因此有必要选择具有更多实践经验的针灸医师，他们可以更好地进行手针和假针操作。对于结局选择，建议使用客观指标，因为它不太可能受到安慰剂效应的影响。

现有的针刺模拟装置对受试者的蒙蔽作用主要体现在触觉方面，安慰针刺难以达到理想的蒙蔽效果。使用盲法是为了消除受试者和施术者的主观因素对试验结果产生的影响，但同时，这种行为违背了针刺相较于其他方式治疗疾病独有的特点，受试者对针刺疗法的体验不仅表现在进针、留针和起针上，行针的过程也为受试者的识别和判断提供了依据。因为针刺操作追求得气感，甚至需要增加手法操作来增强得气感，这就容易被受试者感知和判断，对有过针刺经历的受试者来说，使用假针或安慰针刺来模拟得气感有一定的难度。除了 Foam 针刺模拟装置，其他装置均难以模拟这类手法。除了基本的提插捻转，还有一些增加得气感的手法如循、弹、刮、飞、震颤、摇等，这类操作能够促进局部气血运行，加强针下得气感，从而提高针刺的治疗效果。但在对照组设计中，现有的安慰针刺装置可能无法对这类特殊手法进行模拟操作，能够不给患者造成生理刺激，又可以产生蒙蔽效果的针刺模拟装置几乎不存在。另外，得气感受到医生和患者双方主观感受的影响，但在针刺临床试验中，这种因素难以被定量化地客观评价，因此研究人员在选择针刺临床试验的对照类型时往往陷入两难的境地。目前的针刺临床试验缺乏公认的得气评价标准。尽管目前已经在针刺试验中应用了 PET 成像技术、功能性磁共振脑成像技术等新技术，但总体而言，这些方法仍存在一定缺陷，这些技术仅能够反映机体局部的功能结构变化，并非直接揭示得气作用的机制。这些难点使得安慰针刺蒙蔽效果的评价难以进行。

为了提高临床试验的内部真实性，安慰针刺设计需要一个相对一致的环境。针刺在治疗疾病过程中主要讲究辨证选穴，应当按照八纲辨证，分阴阳表里寒热虚实的不同，选用基本的腧穴，但是实际操作时，某些疾病需要选取特异性穴位，如经验效穴，还可能需要用到专门的手法操作和部分特定穴位，或进行处方配穴。另外，不同针灸医师的操作手法也有差异，无法被完全复制，而这些在针刺临床试验中无法被统一和标准化的因素往往对实际治疗的效果影响很大。即便在被定量统一之后得出了可靠度高的结果，在面对其他同类型疾病的人群时，试验中所采取的选穴和手法操作能不能同样适用于其他针灸医师也是值得商榷的。

四、手法参数

针刺操作参数是影响针刺刺激量的核心因素，从而直接改变针刺疗效。基于目前的研究证据，针刺操作参数与疗效间的关系受以下因素影响：针刺深度、针刺手法操作频率（或电针频率）、针尖方向、针刺保留时间和疗程。针刺中的“剂量”概念是针刺刺激的剂量。每次针刺治疗都是机械刺激，剂量取决于包括针刺深度、针刺方向、手法操作频率、针刺频率和整个治疗持续时间在内的参数复合。在临床应用中，剂量包括三个重要方面：能够引起治疗效果的最小刺激剂量，避免不良反应的最大刺激剂量，以及针刺对特定疾病的最佳刺激剂量。至于临床研究中的“疗效”，则与功能障碍的调节、畸形的恢复等治疗效果有关。穴位上不同的刺激剂量对神经系统、内分泌系统、免疫系统的下游传导通路有不同的影响，或直接对靶器官有不同影响，从而改变治疗效果。而在实验研究中，“疗效”是指从穴位最初的诱发效果开始的有效通路的全过程，包括信号通路传导的放大效应，神经 - 内分泌 - 免疫网络的调节作用，以及器官的调节作用。据文献报道，穴位周围的神经兴奋性、局部氧张力、化学物质浓度和温度似乎随着针刺手法的不同而变化，因此，大多数针灸医师在治疗过程中，为了提高针刺对穴位的刺激作用，通常会采用多种针刺手法。

穴位是经络系统的基本组成部分，是影响针刺疗效的最小单位。根据中医学理论，每个穴位都有特定的治疗特性，不同穴位的组合显示出不同的治疗效果。目前，针刺量效关系的研究通常使用单个穴位或特定的穴位方案。单穴位研究通常选择特定的穴位，其治疗效果已根据足够数量的临床病例得到证实。例如，在针刺足三里治疗脓毒症的研究中，实验研究提出了分子、细胞、组织、器官和全身水平的机制。单穴位研究的一个明显优势是，可以减少其他穴位引起的偏差，从而揭示所选穴位的真正效果。此外，干预过程比穴位组合研究更简单。然而，单个穴位可能不符合临床要求：通常需要将具有类似疗效的其他穴位组合使用。在穴位联合研究中，研究者主要关注综合效应，包括临床治疗效果和机制途径。一般来说，单穴位研究和穴位处方研究在针刺量效关系研究中都应考虑不同剂量作为变量。这些剂量变量可能涉及操作参数，包括针刺深度、针刺手法操作频率（或电针频率）、针刺方向、留针时间和治疗疗程。

（一）针刺深度

针刺深度通过刺激特定的解剖组织来影响针刺疗效。例如，廉泉浅表针刺刺激颈部皮神经，而深层针刺刺激甲舌肌、舌肌、颈前浅静脉、甲状腺上动脉、甲状腺上静脉和舌下神经。腧穴的不同深度代表了不同层次特点，针刺到达不同部位起到的治疗效果也会不同。古人早已对此有过论述，《灵枢·官针》提到：“始刺浅之，以逐邪气而来血气；后刺深之，以致阴气之邪；最后刺极深之，以下谷气。”《灵枢·小针解》云：“气之在脉也，邪气在上，浊气在中，清气在下。”这说明，穴位深度是针刺手法的重要因素。对于某一穴位，不同手法的参数之间互相对照，以研究手法的优效性。邓星佑等通过研究不同深度针刺后溪穴治疗神经根型颈椎病患者，结果显示对于后溪穴深刺（30 mm）疗效显著高于浅刺组和常规刺激组。在一项关于廉泉针灸对吞咽困难影响的研究中，深刺组（针深 60~70 mm）在改善临床症状方面比浅刺组（针深 10~20 mm）效果更大。然而，其他研究得出的结果各不相同，表明最佳针刺深度随疾病严重程度以及患者的病情而变化。

（二）针刺手法

针刺中使用了几种操作手法。基本动作包括提、插和捻转。针刺后，对针进行手法操作可以增强针下刺激，操作频率是一个至关重要的参数。从解剖生理角度去看，则是针刺手法引起结缔组织的机械变形，进而引起成纤维细胞的机械刺激，使细胞形状和自分泌嘌呤能信号发生积极变化，针尖的操作会导致离针几厘米远的组织的可测量运动。最近的研究发现，不同的针刺操作频率通过不同的机制发挥作用。一项动物实验表明，与 120 次 / 分的频率相比，较高的针刺捻转频率（240 次 / 分）具有更强的镇痛效果。为探究其镇痛机制，对原发性感觉传入神经元类型进行检测，发现针灸旋转频率为 240 次 / 分可激活 C 纤维神经元，而 120 次 / 分可刺激 Aδ 纤维神经元。

（三）针刺方向

针刺方向与针刺治疗的效果和安全性密切相关。自古以来，古籍中对其进行了详细描述。针刺方向灵活多变，可因病种而变化。根据中医学理论和经络系统理论，针刺方向可以通过经络轨迹和疾病的身体投射面积来确定。在西医学体系中，考虑到神经系统和肌肉骨骼系统的解剖学特征，对针刺方向的研究已经扩展开来。曾有一项研究表明，对合谷使用相反的针刺方向（沿着经络轨迹或与经络方向逆行）对中枢性面瘫的恢复产生了不同的治疗效果。此外，安全性分析表明，对于风池的不同针刺方向在后循环缺血性眩晕患者中的应用均是安全的。

（四）留针时间

留针时间是针刺治疗的另一个重要方面。将临床可行性考虑在内，留针时间通常在 10 分钟至 60 分钟之间均有较佳治疗效果。疾病类型是影响留针时间的重要因素。例如，在一项针对膝骨关节炎患者不同留针时间的研究中，针刺后接受 45 分钟留针的患者比留针时间为 30 分钟的患者的临床症状改善更加显著。一项功能性消化系统疾病研究表明，慢性胆囊炎患者在针刺阳陵泉后，留针 40 分钟比不留针的患者在降低胆囊高张力状态方面的疗效更大。

（五）针刺治疗疗程

在针刺治疗疗程方面，一些研究使用了在一段时间内采取不同次数的针刺治疗进行比较。然而，通过分析与类似疾病相关的个体针灸研究，我们发现治疗次数能够直接影响针刺疗效。2014 年，针刺治疗慢性膝骨关节炎的临床研究表明，经过 8~12 个疗程的治疗，针刺组与假针刺组无显著差异。相比之下，2019 年进行的另一项研究证明，针刺组患者经过 24 次电针治疗后在减轻疼痛和改善膝骨关节炎功能方面的效果与假针刺组有显著差异。上述研究证明，不同次数的针刺疗程会导致截然不同的效果。镇痛研究的现有证据表明，足够次数的针刺治疗是保证疗效的基础；然而，针刺的最佳治疗次数有待进一步探索。

这些以往的研究通常集中在单个穴位操作参数上，并揭示了其针刺量效的关系。然而，在临床应用中，针刺治疗是一项涉及多个操作参数的综合操作。因此，有必要对组合操作参数进行研究。先前的研究报道了使用不同穴位和针刺操作频率、留针时间和针刺操作频率的组合研究。在动物研究中，选择针刺操作频率（每秒 1 次、每秒 2 次、每秒 3 次）和留针时间（5 秒、60 秒和 180 秒）作为大脑中动脉闭塞模型大鼠的干预变量，比较 9 组的组合效果。结果表明，影响针刺效果的最重要因素是留针时间，而最佳手法操作频率为每秒 3 次，留针时间为 60 秒。此外，本研究表明，针刺操作频率与留针时间之间的交互作用改变了针刺疗效。考虑到这些方面，未来的研究可以更多地关注复杂的针刺操作参数的组合。

五、得气

在传统中医学理论体系中，气是人体的基本物质，为功能活动提供能量。来自体外的干预，如针灸，则通过调节气的紊乱状态来发挥作用。得气是中医中的经典名词，代表充分的针灸刺激。《灵枢·九针十二原》中记载："刺之要，气至而有效。"针刺发挥疗效需要以得气为前提。但是迄今没有哪一类针刺模拟装置能够模拟针刺所带来的酸麻重胀等得气的感觉。得气反应是气机调节的一种表现，在一些针灸治疗中表现为增强的感觉，如体针。还应该注意的是，在其他针灸疗法中，如腹部针刺、浮针、腕踝针等，气的反应可能表现为无感觉。得气反应包括患者接受针刺治疗后的反应，以及针灸医师进行针灸操作后的感觉。一般来说，得气反应是指患者接受针灸治疗后出现的主观感受，如出现疼痛、麻木、沉重、放射、扩散等感觉。

通过使用不同的针刺操作刺激皮肤和皮下组织来诱导得气反应，影响针刺疗效的有以下四个方面。首先，穴位的局部启动作用：针体穿透皮肤后，对针体的操作加强了针尖对穴位周围结缔组织、血管组织、神经组织、肌肉组织的刺激。针尖刺激不同组织引起不同的得气感，从而触发不同的感受器，如肌肉纺锤体、肌腱器官、游离神经末梢、关节囊、帕西尼小体等。其次，信号传导效应：被激活的受体将针刺机械刺激转化为电信号，由不同的传入纤维（包括 Aδ 纤维、Aβ 纤维和 C 纤维）传导，从而在大脑皮层产生得气感。第三部分是中枢神经整合效应，能够产生不同的得气感。利用神经影像学技术，功能磁共振成像检查显示，接受针刺时有与没有得气反应的参与者的特征向量中心性存在显著差异。针刺过程中，加强对针体的操作，加强机械刺激，影响 K^+、Ca^{2+} 的代谢，以及穴位周围释放 5- 羟色胺、P 物质和组胺。这些细胞因子对神经内分泌免疫网络有影响，为针刺疗效提供了结构和功能基础。神经内分泌免疫网络是第四部分。在针刺量效关系中，得气感代表针刺刺激的剂量，刺激的变化通过激活不同的穴位组织、信号通路、中枢神经整合和神经—内分泌—免疫网络来改变治疗效果。

在针刺量效关系的研究中，很难定义针刺的最小"剂量"。得气反应为这个难题提供了解决方案，因为它可以反映最小的针刺刺激剂量来产生治疗效果。先前的一项研究发现，比较接受标准针刺治疗的一组患者与没有得气反应的针刺组的得气反应，脑卒中后患者运动区域的功能连接特征不同。一项使用得气反应作为针刺剂量标准的系统评价发现，较高的针刺剂量与膝骨关节炎患者更好的临床结局有关。因此，得气效应是衡量疗效是否可以满足治疗需求的重要标准。

然而，得气效应是一个定性描述。为了准确评价得气反应，分析得气反应、针刺量效之间的相互关系，需要一种评估得气反应的仪器。目前，得气反应的评估量表有南安普顿针刺感觉量表、针刺感觉量表、马萨诸塞州总医院针刺感觉量表和主观针刺感觉量表，为进一步研究提供了可视化的交替。

六、伦理与补偿针刺

在临床研究中，伦理批准是受试者安全和受益的保证。考虑针刺量效关系的研究，不同针刺剂量组的参与者可能获得不同的治疗效果。因此，补偿治疗是必要的。目前，补偿治疗包括针刺治疗、常规治疗。对于针刺量效关系的研究，补偿治疗可以是针刺治疗的最佳治疗效果参数。补偿治疗的时间点在干预的观察期或随访阶段之后开始。保护参与者利益的另一种可行方法是提供医疗保健或健康教育。为了减少不同干预组间偏倚，常规治疗、标准治疗或教育治疗应在整个试验过程中保持一致性。

七、非特异性因素

（一）医患双方的影响

在针刺临床试验中，设置安慰剂对照的目的在于分析干预措施的特异性疗效的同时控制非特异性因素影响。其中非特异性因素包括环境因素、医生和患者的主观因素、疾病自身特点和转归等。然而对针刺这种机制复杂的干预措施而言，无法找到十分理想的安慰剂模拟装置，所以设置安慰剂对照可能无法完全过滤非特异性因素的影响。无法将特异性疗效与非特异性因素完全分离是一部分西方学者认为“针刺无效”的主要原因。目前国际医学界已经对针刺在治疗疼痛类疾病的疗效评价表示了认可及评价。以痛证为例，针刺发挥疗效一方面是激起身体的一系列生理反应，另一方面则通过诊疗过程中医患之间的肢体接触和情感交流发挥治疗作用。有学者认为，针刺过程中适当的肢体接触能够启动疼痛控制阈，抑制疼痛因子的释放。而情感交流能够启动一些无髓鞘的低阈值机械感受器，从而让患者产生愉悦感并调整为积极的心理状态。这种医患之间的肢体接触和情感交流是非特异性因素的重要组成部分，但在临床试验中很难被定量和标准化。

（二）患者期望

患者期望值是影响针刺疗效的非特异性因素之一，是指患者在试验过程中对治疗、反应、结果等的预期，其受患者治疗经历、患者与临床医生的互动以及试验过程中患者主观感知的影响。根据一项文献研究，患者期望有两种类型。“结局期望”反映了患者对治疗效果的预后感受，“治疗期望”反映了患者对与针灸医师互动的个人信念、接受治疗后的感受、治疗持续时间和治疗一致性。高水平的积极期望可能会导致安慰剂效应，而消极的期望（如恐惧）可能会抑制针刺的镇痛作用。因此针灸医师和患者之间的互动，积极的期望可能会放大治疗效果。然而，一些研究得出了相反的结论，表明治疗结果与患者对针刺的偏好不一致。因此，在针刺量效关系的研究中，组间结局预期和治疗期望的同质性可能会引起期望效应。为了解决这个问题，一种可行的方法是将期望度作为随机化的分层因子。通过平衡患者的基线特征，可以降低结果期望效应。另一种方法是将治疗期望降到最低，这要求治疗师在试验期间保持针刺操作和与参与者沟通的一致性。

八、讨论与展望

针刺量效关系是一个复杂的问题，因为“剂量”和“疗效”都与多种因素相关。前文总结了针刺量效关系研究中的重要方法学策略。通过分析影响针刺剂量和疗效的因素，针对当前存在的问题提出了切实可行的建议。考虑到不同的研究目标和研究程序，我们为单个穴位和穴位组合的量效关系的研究提供了建议。这些建议或许有助于未来针刺剂量和效果研究的设计，并建立评估针刺量效关系的方法学体系。此外，明确具体的“剂量”在针刺治疗中具有重要意义，因为它不仅与治疗效果的评价有关，而且影响卫生经济学。在一些慢性疾病中，如肌肉骨骼疼痛，需要足够的疗程才能达到治疗效果。有保险福利的患者更有可能完成整个针刺治疗过程。随着健康保险的扩大，需要确定最佳用量，为决策提供依据。目前的证据已经证明，针刺剂量和疗效之间的关系不是简单的线性关系。除研究设计中的方法学问题外，如何定性地定义剂量和疗效是一个不可避免的挑战。近年来，多学科领域的结合提供了现代技术支撑。在西医学体系中，针刺技术被认为是一种外来的机械刺激。通过针刺诱发神经电信号，诱导兴奋传导。神经通路已被证明与针刺作用的机制至关重要。基于这些机制，专注于针刺操作的研究人员提出了结缔组织通路的假说，它提出，在进行针刺操作，如捻转后，针尖缠绕在穴位下方的结缔组织中。针刺操作的加强导致胶原纤维变形，唤起通过筋膜网络传导的机械信号通路。结合先进的生物学和力学技术，将针刺参数采集系统应用于操作研究，记录和分析操作参数特征。这样，针刺操作可以被记录为可量化的数据，为完成针刺量效水平的针灸网络系统提供了可能性。

第二节　针刺手法量学优选策略研究

在一次针刺操作的过程中，有多种因素影响了针刺效应，比如进针的角度和方向，针刺的深度，不同的行针手法以及留针的时长，等。这些因素共同构成了一次完整的针刺过程，并且每一个因素对于针刺效应都有一定的影响。此外，对于这些影响针刺效应的因素来讲，它们的作用往往不是独立的，而是彼此纵横交错在一起。在临床研究工作中，针刺手法参数因素较多，如果试验设计不合理，不仅会增加试验次数，延长试验周期，造成人力、物力资源的浪费，而且会导致预期的结果无法达到，甚至导致试验失败。方案的优化设计一方面可以通过增加试验的循证医学证据，另一方面可以使研究方案达到国内外学术前沿。为了更好地探求针刺参数对于针刺效应的影响，了解其背后存在的客观规律，提高针刺的准确性和有效性，合理的试验设计是必不可少的。

在针刺手法量学的基础及临床研究中，研究者设计并运用了多种试验设计方法，包括完全随机设计、配对设计、随机区组设计、拉丁方设计、配对设计、析因设计、交叉设计等。根据考察因素数量的不同以及考察多因素间是否具有交互作用，可将不同的试验设计方法简单分类如下：考察因素为单因素，可使用的试验设计方法包括完全随机设计和配对设计。考察因素为多因素，可使用的试验设计方法包括随机区组设计、随机区组设计、拉丁方设计、配对设计、析因设计、交叉设计。若需考察多因素间的交互作用，可使用析因设计和正交试验设计。以下对各种不同的试验设计方法及其统计分析方法进行简单介绍。

一、单因素比较

（一）完全随机设计

概念：是根据试验处理数将全部试验材料或受试人员随机分配到各处理组，按照不同组别实施不同处理的试验设计方法，在试验过程中，需保证每个受试对象接受任意一种处理的概率相等，不受研究者的主观倾向影响。

特点：受试对象随机分组；受试对象组与试验处理方式随机结合；试验处理顺序随机安排。

设计关键：完全随机设计的关键是受试对象的随机分组。随机分组的方法众多，包括抛硬币法，随机数字表法，抽签法和计算机法等，随机数字表法是应用最多的一种随机方法，表中所有数字都按照随机抽样原则编制。此外，利用计算机随机数字化处理更为简便。随机分组时应注意，随机数的位数不应小于样本含量的位数。查得的随机数如果出现重号，应舍弃。如果实验需要倒数不相等，可以利用R调整例数，但一般尽量相等。

设计分类：根据各组样本量是否相等可分为平衡设计（样本量相等）和非平衡设计（样本量不等），平衡设计的检验效率较高。根据设置组别数量可分为两组完全随机设计和多组完全随机设计。

优缺点：

优点：组数可以是两组也可以多组；各组例数，可等可不等，相等需例数少；n相等时检验效率高，所需样本例数少；出现缺失值时，仍可进行统计分析；设计方法和分析方法简单易行、易于实施、应用广。

缺点：受试对象随机化后，因个体变异的客观存在，小样本完全随机分组后，可能会出现两组间不均衡；实验检验效率不高（与随机区组设计相比）且只能分析单因素。

数据分析：

两组数据的分析：①计量资料：对于符合正态分布且方差齐，使用T检验。对于不符合正态分布或分布不清的资料，使用秩和检验。②计数资料：对于计数资料，若为大样本资料（N1加N2大于120），则使用两样本率比较U检验。对于分类变量率的比较，使用 χ^2 检验。③等级资料：对于等级资料使用等级资料的Ridit分析。

多组数据的分析：①计量资料：若计量资料符合正态分布且方差齐，则使用单因素方差分析（F检验），两两比较Q检验。若数据不符合正态分布或方差不齐，则使用多组比较的秩和检验（H检验），再进行两两比较。②计数资料：计数资料分类变量多个样本率的比较，使用 χ^2 检验，多个率的两两比较。③等级资料：多组等级资料的Ridit分析。

案例分析

案例：二组完全随机平衡设计——不同治疗频率的针灸治疗膝关节骨关节炎疗效评估

试验背景：骨关节炎是一种常见的肌肉骨骼疾病，是一项重大的卫生公共问题。在骨关节炎指南中，非药物治疗被广泛推荐。针灸是与肌肉骨骼疾病相关的最常见的非药物治疗方法之一。目前已有研究表明，针灸在缓解膝关节疼痛和功能障碍方面优于假针灸和不针灸。但是，由于设计特征的差异，比如针灸治疗的频率、干预措施以及联合干预措施的使用，可能导致研究的结果不一致。在针刺的过程中，针刺治疗的频率、得气的是否以及刺激的穴位等对针灸的效果影响至关重要。研究者为了观察不同频率的针灸对于骨关节炎的影响，设计了一项随机对照试验来比较每周三次针灸和每周一次针灸的效果。

实验目的：观察每周3次针刺治疗和每周1次针刺治疗对于骨关节炎患者疗效的差异。

试验时间：16周，治疗8周，随访8周。

观察因素：针刺频率，所有参与者在8周内接受24次（3次/周）或8次（1次/周）的电针治疗。

试验人数及分组：共纳入60例患者，按1∶1比例分为每周三次组（TWSA）、每周一次组（OWSA）。

随机化过程：参与者通过使用Block of 6的中央随机化系统以1∶1的比例随机分配到2组中的1组。随机化序列由独立研究者使用SAS 9.3软件生成。分配由临床研究协调员执行，他不参与治疗或评估。中心将每个参与者的姓名输入网站，然后通过短信将随机数和分组分配立即发送给中心。

实验指标：有效率：与基线相比，第8周NRS（分“无痛”到10分“最严重疼痛”）下降2分的参与者百分比和麦克马斯特大学骨关节炎指数（WOMAC）功能（分“无功能障碍”到68分“最大功能障碍”）下降6分的参与者百分比。

统计分析：χ^2 检验。

结果：具体见表4-2-1。

表 4-2-1　两组患者有效率对比（%）

时间（周）	TWSA	OWSA	95%CI	P
4	58.0	13.3	44.7（23.2~66.1）	0.001
8	64.7	50.0	14.7（−10.1~39.4）	0.435
16	60.7	14.7	46.0（24.4~67.6）	<0.001

结果表明，与 OSWA 相比，TSWA 并没有在第 8 周为骨关节炎患者体现出更高的有效率。然而，在 4 周或 16 周时，与 OSWA 组相比，TSWA 组的有效率明显更高。提示 TSWA 迅速起作用（4 周），其益处持续治疗后 8 周。此外，OSWA 的效果在第 8 周似乎是累积的。因此，TSWA 可能被推荐用于膝骨关节炎的急性、短期疼痛或功能障碍缓解。OSWA 可能被推荐用于慢性、长期的治疗效果，因为它与 8 周以上的症状改善有关。

（二）配对设计

概念：是将不同受试对象按一定条件配成对子，再将每对对子中的两个受试对象分配到不同的处理组的设计方法。配对设计一般以非试验因素作为配比条件，而不以试验因素作为配比条件。该设计可以做到严格控制非处理因素（混杂因素）对实验结果的影响，同时使受试对象的均衡性增大，因而可提高实验效率。

配对条件：在动物实验中，多以窝别、种属、性别、体重、品系作为配对条件；在临床试验中，可以病情轻重、性别、年龄、职业作为配对条件。

优点：每个对子中都有一个条件相似的对象分到两个不同的实验组，各处理组间有较好的系统可比性，能够最大限度地排除非处理因素的干扰。因而抽样误差小，实验效率高，所需样本量相对较少。

缺点：配对条件不能过于严格、过多，否则难以配对；有一定的局限性。

分类：同源配对：在同一个个体上进行；异体配对：在不同个体上进行。

同源配对设计：

（1）自身前后对照设计　在同一个个体接受处理因素前后，观察处理因素作用后引起某效应的变化。以实验前为对照期，实验后为观察期结果——单组比较设计。适用范围：急性或短期的实验研究或临床研究。注意事项，①尽量使实验前后各种影响研究结果的因素基本一致。②一般情况下应设立同期平行对照组。

（2）自身左右对照设计　两个不同的被试因素分别施加于同一个体的左右两个部位，属自身不同部位的比较。注意事项：①同一个体的两个部位必须是对称的，这样可保证两组之间的影响因素基本相同，减少其干扰。②被试因素产生的作用必须是局部的。不会通过神经、体液因素引起全身反应。③保持个体之间的条件均衡性，如外用药的剂量、用药部位的大小、动物个体间的差异。

异源配对设计：将条件相似的两个不同个体进行配对，在对子内随机地将两个样本分别分到不同的两个实验组。应用范围：①在临床上可将年龄、性别、病情等相似的患者配对——双胞胎、专科医院、专科病房、社区。②在实验室中可将同种系、同窝、同性别体重相近的动物配对实验——小动物或中等动物。③同一来源的生物样本，体液、组织、细胞等分成两份进行配对实验。注意事项：每对实验对象内两个样本应当具有良好的系统可比性，不可勉强硬凑配对。

数据分析：①计量资料：符合正态分布，使用t检验；不符合正态分布，使用秩和检验。②计数资料：配对样本四格表的假设检验。

实际案例

案例：不同循经穴位治疗颈型颈椎病的疗效观察——异源配对设计

试验目的：观察不同循经取穴治疗颈椎病的临床疗效。

试验方法：共纳入颈型颈椎病患者56例，按照配对设计方法，将受试者按年龄及颈部疼痛部位两两配对。采用随机系统将受试者随机分入肺经组和心经组。纳入情况及基线资料见表4-2-2：

表4-2-2　两组基线资料对比

组别	例数	性别		年龄（$\bar{x} \pm S$）
		男	女	
肺经组	28	10	18	26±7
心经组	27	10	17	28±7

试验指标：疼痛视觉模拟评分量表（VAS）

分析方法：计量资料使用t检验，重复测量数据采用重复测量方差分析，若Manuchly球形度检验$P>0.05$，则满足协方差矩阵球形检验，不需对结果进行校正；若$P<0.05$，则采用Greenhouse-Geisser法校正自由度。

实验结果：详见表4-2-3。

表4-2-3　两组VAS评分比较

组别	例数	治疗前	治疗后	治疗后4周	治疗后12周
肺经组	28	5.51±0.76	2.48±1.23[1)2)]	2.26±1.21[1)2)]	2.91±1.20[1)]
心经组	27	5.66±0.79	3.84±1.00[1)]	3.43±1.50[1)]	3.45±1.45[1)]
F值	–	0.510	20.225	10.073	2.126
*P*值	–	>0.05	<0.05	<0.05	>0.05

注：1）与同组治疗前相比$P<0.01$；2）与心经组相比$P<0.05$

试验结果表明，肺经组治疗后及针刺4周后VAS评分均低于心经组，差异显著，两组治疗前后对比，均有明确疗效。

二、多因素比较

（一）随机区组设计

概念：又称为配伍组设计，具体采用区组随机化的设计方法，把每个受试对象按照某个或某些对效应指标有影响的非研究因素进行匹配，组成 B 个区组。每个区组中有 K 个受试对象，然后每个区组中的 K 个受试对象分别随机分配到 K 个处理组中，并称处理因素有 K 个水平。具体示意见图 4-2-1。

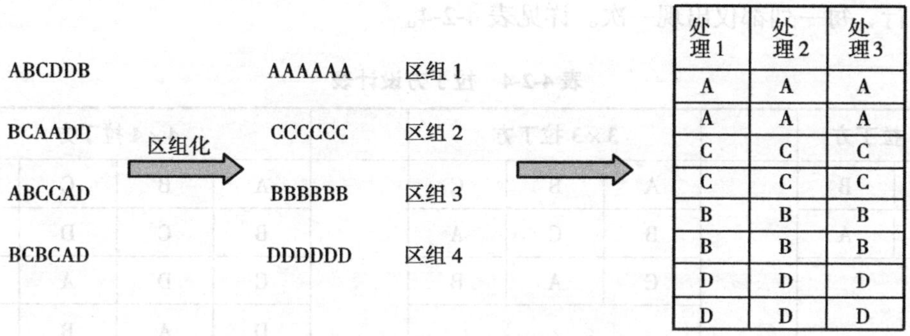

图 4-2-1　随机区组设计示意图

特点：随机区组设计要考虑的因素有两个，一个是处理因素，另一个是区组因素。其中，区组因素是影响实验效应的主要非处理因素，例如，在动物实验中常将窝别和性别相同，体重相近的动物进行配伍，作为一个区组。在临床试验中，常将性别相同，年龄相近的受试对象进行配伍。随机区组设计按两个因素分组，每个区组内的受试对象有较好的同质性，组间均衡性较好，能较好地控制混杂因素对结果的影响。

缺点：要求区组内的受试对象数与处理数相等。实验结果中若有数据缺失，统计分析比较麻烦。

统计分析方法：主要取决于资料是否满足参数检验的条件，若试验结果满足参数检验条件，则使用两因素方差分析。如果不满足参数检验条件，可使用 Friedman 秩和检验。

实际案例：针刺太冲穴、太溪穴对高血压大鼠血压及认知功能影响。

实验目的：探究针刺太冲穴、太溪穴对高血压大鼠血压及认知功能影响。

区组因素：血压。

实验设计：实验动物包括 12 只 11 周龄雄性高血压大鼠和 6 只健康对照大鼠。其中高血压大鼠以血压为分层条件，再按照随机区组设计将高血压大鼠分为针刺组和模型组，每组 6 只。针刺组给予针刺，模型组及对照组不给予针刺操作。

实验指标：①血压。② Y 型迷宫实验。

统计学方法：单因素方差分析。

实验结果：①干预前后针刺组与模型组相比，差异具有统计学意义。针刺组血压低于模型组。②干预后针刺组与模型组相比，学习次数差异具有统计学意义，针刺组学习次数高于模型组。对照组与针刺组无显著差异。表明针刺太冲、太溪穴可显著降低高血压大鼠血压并改善其认知功能。

（二）拉丁方设计

概念：在研究设计中，如果除了要比较不同的处理之间效应的差别，还需要将另外两个因素对实验结果的影响分离出来，此时以拉丁字母作为处理因素。以行和列分别作为两个影响因素，组成r×r个方阵，按此方阵进行的实验称为拉丁方设计。

拉丁方：以r个拉丁字母组成r排、r列的方阵，即r×r的方阵。使得每一个符号在每一行、每一列都仅出现一次。详见表4-2-4。

表4-2-4　拉丁方设计表

2×2 拉丁方			3×3 拉丁方				4×4 拉丁方			
A	B		A	B	C		A	B	C	D
B	A		B	C	A		B	C	D	A
			C	A	B		C	D	A	B
							D	A	B	C

标准拉丁方：是指代表处理的字母在第一行和第一列皆为顺序排列的拉丁方。将标准拉丁方的行、列进行调换，可以转化出许多不同的拉丁方。详见表4-2-5。

表4-2-5　r×r的标准方个数和拉丁方总数

r×r	标准方个数	拉丁方总数
2×2	1	2
3×3	1	12
4×4	4	576
5×5	56	161 280
6×6	9408	812 851 200
7×7	16942086	61 479 419 904 000

试验要求：①必须为三，因素设计包括处理因素、行因素、列因素。②每个因素的水平数必须相等——配伍组设计的扩大应用。

设计过程：明确试验目的→确定处理因素与水平数→选择合适的基本型拉丁方→基本型拉丁方随机化→确定试验方案。基本型拉丁方的随机化包括对拉丁方行、列和字母的随机化。

数据分析：方差分析。

实际案例：6×6拉丁方设计——不同时辰电针十二经五输穴和内关穴对人体免疫概念的影响。

试验目的：观察不同时辰（戌时、子时、寅时、辰时、午时、申时）针刺不同穴位对健康人免疫功能的影响。

试验因素：①不用时辰（戌时、子时、寅时、辰时、午时、申时）。②不同针刺穴位（井穴、荥穴、输穴、经穴、合穴、内关穴）。具体试验设计见表4-2-6。

试验指标：红细胞黏附促进因子（RFER）。

表 4-2-6　拉丁方表格设计

组别	戌时	子时	寅时	辰时	午时	申时
1	B	C	A	D	F	E
2	E	D	B	C	A	F
3	C	F	E	A	B	D
4	A	E	C	F	D	B
5	F	B	D	E	C	A
6	D	A	F	B	E	C

其中 A 代表井穴；B 代表荥穴；C 代表输穴；D 代表经穴；E 代表合穴；F 代表内关。按十二经脉将实验对象随机均衡分为 12 组，每组 6 人。随机决定各实验组的先后实验次序。各实验组的拉丁方设计格式完全相同。

统计方法：方差分析。

实验结果：以肺经为例：针刺前不同时辰各组 RFER 存在统计学差异，经各组两两均数比较，子时与寅时差异显著。针刺后不同时辰间各组 RFER存在统计学差异，经各组两两均数比较，寅时与子时、辰时、午时具有显著差异，午时与申时、戌时之间存在显著差异。研究结果表明不同时间电针不同穴位可以导致健康人的免疫功能发生不同变化。

（三）交叉设计

概念：交叉试验的临床常用的试验设计类型之一，在试验过程中，受试者会经过随机化过程进入不同的试验顺序组，在各组接受相应的治疗处理。最常见的是 2×2 交叉设计，将两组研究对象使用不同的处理措施，然后将两种处理措施互相交换，使两组中每例研究对象均接受到两种处理，最后将结果进行对照比较的研究。即同一个体在不同阶段接受不同的疗法。

洗脱期：在交叉设计中转变干预措施时预留的空白时期，目的是将前一阶段的效应完全消失后，再进行第二阶段的处理。在设计交叉试验时，应考虑洗脱期的长短，以免前一周期的治疗作用影响后一周期。

应用背景：在临床研究中，常用的随机对照研究是选择不同的病例组，各组采用相应的处理，每一组受试者仅接受一种处理，然后比较组件的治疗差异。但是由于受试者个体间的差异，对于研究结果可能存在一定的偏移，尤其在小样本试验中。因此可以选择交叉试验，受试者接受两种或两种以上的处理，让患者自身比较。这种试验设计方法的优点是同一患者先后接受两种处理，得到两种结果，减少了样本数量，有更好的伦理性和经济性；患者自身前后做两种疗效的比较，易保存一致性，消除了个体间的差异，提高了统计精度。每个受试者均接受干预措施和对照措施，有利于筛选出最佳干预措施。但是交叉试验设计也有其不足之处，仅适用于慢性复发性疾病的对症治疗；观察时间延长，患者易失访、退出，依从性下降；不适应发病急、病程短的疾病研究。目前交叉试验设计应用与针刺手法量学领域的研究较少，且多为观察同一手法的不同参数对结果的影响，考虑可能因素为针刺手法量学中各因素之间具有交互效应，因此对于试验结果的影响无法完全清洗。

交叉设计类型：

按因素及阶段数划分，如 2×2，2×3，4×4 等。见表 4-2-7、表 4-2-8 和表 4-2-9。

表 4-2-7　2×2 交叉设计：2 因素，2 阶段

	第一阶段	第二阶段
因素 1	A	B
因素 2	B	A

表 4-2-8　2×3 交叉设计：2 因素，3 阶段

	第一阶段	第二阶段	第三阶段
因素 1	A	B	A
因素 2	B	A	B

表 4-2-9　4×4 交叉设计

	第一阶段	第二阶段	第三阶段	第四阶段
因素 1	A	B	C	D
因素 2	B	C	D	A
因素 3	C	D	A	B
因素 4	D	A	B	C

按设计类型划分：见表 4-2-10 和表 4-2-11。

表 4-2-10　简单配对交叉（AB 分别代表不同的处理）

	受试	受试	受试
	1 对	2 对	3 对
第一阶段	AB	BA	BA
第一阶段	BA	AB	AB

表 4-2-11　组间随机交叉

	时期 1	时期 2
甲组	A 处理	B 处理
乙组	B 处理	A 处理

实际案例：2×2 组间随机交叉试验设计——观察两种进针手法针刺内关穴对心血管功能的影响。

试验背景：目前已经证明了针刺是否得气是针刺疗效的关键，然而不同进针手法对于针刺得气的影响的研究目前比较少见。缓慢捻进法是“广西针灸流派”的一套特色针法，受到针灸家朱链及其弟子的推崇和完善。为了探明进针手法对于针刺得气的影响，研究者设计交叉试验，比较缓慢捻进法及常规管针进针法的疗效差异。

试验目的：比较缓慢捻进针法与管针进针法针刺内关穴对心血管功能的效应差异。

试验指标：3 项心脏功能：心肌耗氧量（HOV）、每分心输出量（CO）、左心能量有效利用率（EWK）。

试验过程：本试验为交叉试验，研究者共纳入 100 名受试者，随机分为 A、B 两组，每组 50 名患者。共有 1、2 两个处理阶段，两个处理阶段中间有为期 1 周的洗脱期。A 组受试者先接受缓慢捻进针法，B 组患者先接受管针进针法，观察试验指标。完成第 1 阶段后经过 1 周洗脱期 A 组受试者接受管针进针法，B 组患者接受缓慢捻进法，观察试验指标。

试验结果及讨论：在研究第 1、第 2 阶段，受试者针刺前收缩压和舒张压比较无统计学差异，提示交叉设计是合理可行的。研究结果表明，缓慢捻进法在出针即刻相比管针进针法提高了左心能量有效利用率。

（四）正交设计

应用背景：针刺效应的研究中受到多种手法量学参数影响，不同手法参数的值会产生不一样的试验结果。若只评估一种或两种参数影响时，控制因素较少，试验的设计和实施相对来说比较简单。但是一旦评估因素超过 3 个，总验证次数就会大大增加。例如，在研究针刺方向，深度和留针时间 3 个因素对于针刺效应的影响时，若每个因素均有 3 个水平，进行全面试验，则需要组合的处理数为 3^3=27 个。当影响因素及因素水平再增加时，处理数也会随着增加，这样会导致试验过程非常烦琐，实施起来也比较困难。针对这种困扰，正交实验设计是一种更好的选择，它是多因素多水平的一种设计方法，可以实现以最少的试验次数达到与大量全面试验等效的结果，具有高效、快速而经济的优点。

概念：正交试验设计是利用正交表来安排与分析多因素试验的一种设计方法。它是由试验因素的全部水平组合中，挑选部分有代表性的水平组合进行试验的，通过对这部分试验结果的分析了解全面试验的情况，找出最优的水平组合。正交试验设计的基本特点是：用部分试验来代替全面试验，通过对部分试验结果的分析，了解全面试验的情况。如对于上述 3 因素 3 水平试验，可利用正交表 L9（34）安排，试验方案仅包含 9 个水平组合，就能反映试验方案包含 27 个水平组合的全面试验的情况，找出最佳的条件。

基本思想：在试验安排中，每个因素在研究的范围内选几个水平，就好比在选优区内打上网格，如果网上的每个点都做试验，就是全面试验。如上例中，3 个因素的选优区可以用一个立方体表示，3 个因素各取 3 个水平，把立方体划分成 27 个格点。若 27 个网格点都试验，就是全面试验。3 因素 3 水平的全面试验水平组合数为 3^3=27，4 因素 3 水平的全面试验水平组合数为 3^4=81，5 因素 3 水平的全面试验水平组合数为 3^5=243，这在试验中是有可能做不到的。正交设计就是从选优区全面试验点（水平组合）中挑选出有代表性的部分试验点来进行试验。图 4-2-2 中标有试验号的 9 个点，就是利用正交表 L9（34）从 27 个试验点中挑选出来的 9 个试验点。即①$A_1B_1C_1$；②$A_2B_1C_2$；③$A_3B_1C_3$；④$A_1B_2C_2$；⑤$A_2B_2C_3$；⑥$A_3B_2C_1$；⑦$A_1B_3C_3$；⑧$A_2B_3C_1$；⑨$A_3B_3C_2$。上述选择，保证了 A 因素的每个水平与 B 因素、C 因素的各个水平在试验中各搭配一次。对 A、B、C 三个因素来说，是在 27 个全面试验中选择 9 个试验点仅是全面试验的 1/3。从图 4-2-2 中可以看到，9 个试验点在选优区中分布是均衡的，在立方体的每个平面上，都恰是 3 个试验点：在立方体的每条线上也恰有一个试验点。9 个试验点均衡地分布于整个立方体内，有很强的代表性，能够比较全面地反映选优区内的基本情况。

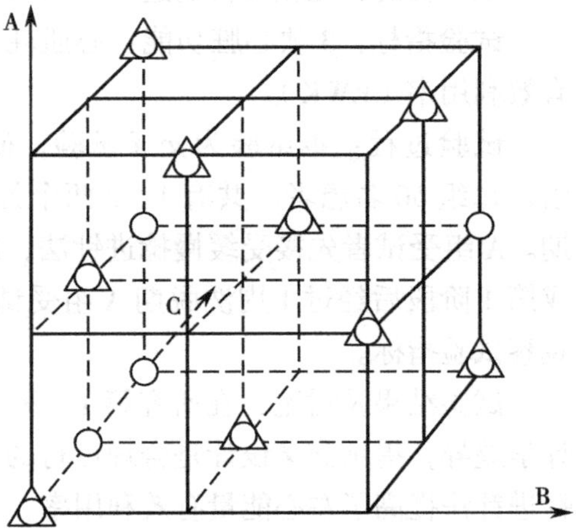

图 4-2-2　3 因素 3 水平正交试验概念图

正交设计的思想是在保证因素水平均衡搭配的前提下，利用正交表从完全方案中选出若干个处理组合，以构成部分实施方案，从而减小实验规模，并保持效应综合可比的特点。

正交表概念：正交表是正交试验设计的基本工具，是一套具有正交性质的设计表格，试验设计的方案编制，干扰控制，结果分析都是在正交表上进行的。正交表的核心是均衡分布的思想。正交表是一个具体的数学表格，每一个正交表都有其数学表达式，可分为等水平正交表和非等水平正交表。等水平正交表记号为 L_a（B^c），其中 L 代表正交表，a 表示正交表的行数应实施的试验次数，B 表示因素的水平数，c 表示因素的个数即列数。例如，正交表 L_9（3^4）表示需要做 9 次试验，可安排的因素水平数为 3，最多可安排 4 个因素。另一种正交表为非等水平正交表，也叫作混合型正交表，记号为 L_a（$B_1^{c1} \times B_2^{c2}$），个字母含义与等水平正交表基本相同，需要注意的是对于正交表 La（$B_1^{c1} \times B_2^{c2} \times B_3^{c3}$）（$B_1 \neq B_2 \neq B_3$）进行试验设计时，安排的因素数应该不大于 c1+c2+c3，B_1 水平的因素数应该不大于 c1，B_2 水平的因素数应该不大于 c2，B_{31} 水平的因素数应该不大于 c3。例如，正交表 L_8（$4^1 \times 2^4$）表示需要做 8 次试验，最多可以安排一个 4 水平因素和 4 个水平因素。

正交表性质：正交表具有三个基本性质，正交性、均衡分散性和综合可比性。正交性是核心和基础，由它衍生的均衡分散性和综合可比性是正交性的必然结果，也是均衡分布思想的重要体现。①正交性：指正交表任一列中各水平都出现且出现的次数相等，任意两列之间各种不同水平的所有可能组合都出现，且出现的次数相同。正交性的内容是判断一个正交表是否具有正交性的必要条件。由正交表的正交性可知。正交表的各列地位是平等的，表中各列之间可以相互置换，称为列间置换。各行之间也可以相互置换，称为行间置换。正交表中同一列的水平数字也可以相互置换，称为水平置换。②均衡分散性：从正交表的正交性分析，任意一列的各水平都出现，使得部分实验中包含所有因素的所有水平。任意两列间的所有组合都出现，使得任意两因素间都是全面试验。

因此部分实验中所有因素的所有水平信息及两两因素间的所有组合信息全部都包含在内。所以虽然正交表安排的只是部分实验，但却能够了解到全面实验的信息。在这个层面上讲，部分试验可以代表全面试验，故均衡分散性又称代表性。③综合可比性：在正交表的正交性中，任一列各水平出现的次数是相等，同时任两列间所有可能的组合出现的次数也是相等的。因此，这就使得任意因素各水平的实验条件相同，保证了在每种因素中各个水平的效果比较中，其他因素的干扰相对较少。从而。能够最大限度地反映该因素不同水平对于我们实验指标的影响，这种性质就是综合可比性。

正交表的三个基本性质中，正交性是核心和基础，由它衍生的均衡分散性和综合可比性是正交性的必然结果，也是均衡分布思想的重要体现。

常用的正交表：见表 4-2-12 和表 4-2-13。

表 4-2-12　4 行 3 因素 2 水平——$L_4(2^3)$

	1	2	3
1	1	1	1
2	1	2	2
3	2	1	2
4	2	2	1

表 4-2-13　8 行 7 因素 2 水平——$L_8(2^7)$

	1	2	3	4	5	6	7
1	1	1	1	1	1	1	1
2	1	1	1	2	2	2	2
3	1	2	2	1	1	2	2
4	1	2	2	2	2	1	1
5	2	1	2	1	2	1	2
6	2	1	2	2	1	2	1
7	2	2	1	1	2	2	1
8	2	2	1	2	1	1	2

正交实验设计的基本方法：正交试验的设计包括设计试验方案和处理试验结果两项基本程序，整个过程体现了设计表格化、公式规范化和分析程式化。正交实验设计的方案编制主要包括以下几个步骤：明确试验目的→确定试验指标→选择因素和水平→选择正交表→表头设计→编制试验方案。这是一套完整的程式化的分析过程。

试验结果的分析：包括极差分析和方差分析两种方法。

极差分析主要计算第 j 个因素 k 水平所对应的试验指标之和 Y_{jk}，同时计算它的平均值，由平均值可以得出它的优水平，将所有的优水平进行组合就获得了最优组合。同时极差分析还进行极差的计算，极差即计算 Y_{jk} 平均值的最大值和最小值的差值，根据极差的大小来判断因素的主次顺序，由因素的主次顺序及最优组合我们就得出了最优结论。

方差分析计算各列偏差平方和自由度，然后列出方差分析表进行 F 检验，最后分析检验结果得出结论。

有交互作用的正交实验设计：交互作用是指多因素试验时因素间的联合搭配对试验指标的影响。因素间可能存在某个因素的作用由于另一个因素的存在而发生改变的情况。这种改变可能是互相促进的协同作用或互相抑制的拮抗作用。在针刺手法量学的研究中，多因素的不同搭配改变起到的作用可能远大于单因素改变的和。这种交互作用可能是物理性质或化学性质的。在实验设计中，交互作用可记为 A×B，A×B×C，……，前者称为一级交互作用，表明 A 与 B 之间有交互作用，后者称为二级交互作用，表明 A、B、C 之间有交互作用，以此类推，N+1 个因素有交互作用，则称为 N 级交互作用。在有交互作用的正交试验设计中，可将交互作用看出因素，安排在标准正交表的相应列上。但交互作用与因素并不完全相同。对多个 B 水平因素来说，它们的 N 级交互作用占有正交表的列数为（B-1）^{N}。在表头设计时，交互作用所占列数除了与水平数有关，还与交互作用的级数 N 有关。然而上述设计又会引起一个新的问题，如对于一个 2^5 试验，表头设计时，连同因素本身，共计所占列数应为 $C_5^1+C_5^2+C_5^3+C_5^4+C_5^5=31$，其中每项分别代表了 1~5 个因素有交互作用。可选用的正交表为 L_{32}（2^{31}）。然而 2^5 因素试验的全面试验次数等于 $2^5=32$，所用正交表的次数等于全面试验次数。如此一来就失去了使用正交表安排实验的意义。因此在满足实验要求的条件下，为了凸显正交实验设计可以大量减少实验次数的目的，有选择地合理考察交互作用是我们需要妥善处理的问题。

交互作用的处理原则：①忽略高级交互作用，高级交互作用一般影响都较小，可以不加以考虑。②一级交互作用不用完全考虑，可以只考虑那些效果较明显的或者试验要求必须考虑的一级交互作用。③尽量选择二水平因素，以减少交互作用所占的列数。若因素必须选择多水平时，可设法将一张多水平正交表转化为两张或多张二水平正交表完成实验。

有交互作用的正交表的表头设计：正交表的表头设计就是将试验因素和需要考察的交互效应安排到所选正交表的各列上去的过程。如需考察交互作用，各因素不能随意安排，应根据所选正交表的交互作用表来安排实验，以免重要的因素效应和交互效应相互混杂。下面以 L_8（2^7）的正交表，交互作用表及 L_8（2^7）的表头设计表安排 2 水平 4 因素和 5 因素的部分实施方案为例，说明表头设计的具体方法。详见表 4-2-14 和表 4-2-15。

表 4-2-14　L_8（2^7）的正交表

	1	2	3	4	5	6	7
1	1	1	1	1	1	1	1
2	1	1	1	2	2	2	2
3	1	2	2	1	1	2	2
4	1	2	2	2	2	1	1

续表

	1	2	3	4	5	6	7
5	2	1	2	1	2	1	2
6	2	1	2	2	1	2	1
7	2	2	1	1	2	2	1
8	2	2	1	2	1	1	2

上表的第一列、第二列及第四列为基本列，第一列为 2 分列，第二列为 4 分列，第四列为 8 分列。此时第一列与第二列的交互作用在第三列（相同元素为 1，不同元素为 2），其余同理，根据不同的因素安排可以得到表头设计表。

表 4-2-15　$L_8(2^7)$ 正交表表头设计表

列号	（1）	（2）	（3）	（4）	（5）	（6）	（7）
	（1）	3	2	5	4	7	6
		（2）	1	6	7	4	5
			（3）	7	6	5	4
				（4）	1	2	3
					（5）	3	2
						（6）	1

由上表可知，若 A 因素在第一列，B 因素在第二列，则 A×B 的位置需要放置在第三列。若 A 因素在第五列，B 因素在第七列，则 A×B 的位置需要放置在第 2 列。详见表 4-2-16。

表 4-2-16　交互作用下正交表设计

因素数	列号							完全试验程度	混杂因素情况
	1	2	3	4	5	6	7		
3	A	B	AB	C	AC	BC	AB C	1	
4	A	B	AB CD	C	AC BD	BC AD	D	1/2	4 个主因素未混杂
4	A	B CD	AB	C BD	AC	D BC	AD	1/2	A 因素及与 A 相关的效应未混杂
5	A DE	B CD	AB CE	C BD	AC BE	D AE	E AD	1/4	

若安排3个因素A、B、C，第一列安排A因素，第二列安排B因素，此时A、B的交互作用根据上表可知在第3列，C放在第4列，AC的交互作用在5列，BC的交互作用在第6列上，AB与C的交互作用即3个因素的交互作用在第7列上。这样的试验安排与3个因素的完全实施方案相同，其交互作用无混杂情况。

若安排4个因素A、B、C、D，若因素放置位置不同，其交互作用情况也不同，根据第二个表头设计，可知若A为第1列，B为第2列，则A、B的交互作用在第3列上，C放在第4列，则A、C的交互作用在第5列上，B、C的交互作用在第6列上，D放在第7列上，A、D的交互作用在第6列上，B、D的交互作用在第5列上，C、D的交互作用在第3列上，通过这样的处理，可以看到因素A、B、C、D的效用是独立的，无混杂情况，因此，若试验研究的交互作用不太重要时，可以选择此表头设计作为试验方案。此外，对于4因素研究，根据第3个表头设计，若将D因素放在第6列，这时A、AB、AC、AD这4个效应无混杂情况，因此假如主要研究A以及A与其他因素的交互效应，可选用第三个表头。

若安排5个因素A、B、C、D、E，若要进行完全方案，需进行2^5=32次处理，利用上表进行安排，则各因素都有混杂，若交互效应不是很显著，则可以使用该表头进行筛选。

混合交互表试验设计：在多因素实验中，常常会遇到实验因素水平不相等的情况，比如，因素的水平是自然形成的，无法更改，或者因素受到条件限制不能多取水平，以及在遇到一些重点考察因素时需要多取水平，而次要因素需要少取水平。对于这种问题的解决方法，如果两因素间无交互作用，一般直接选用混合型正交表进行正交实验设计。选表时要在容得下的情况下，尽量选择小号混合正交表。

正交试验设计方法概述：上述正交实验设计的方法主要包括正交实验设计的基本法、有交互作用的设计法以及直接用混合表的设计法。这些方法都是在某些特定情况下进行的正交实验设计。基本法主要针对水平相等且没有交互作用的正交实验设计。有交互作用的正交实验设计主要针对水平相等且因素有交互作用的实验。直接用混合表进行实验安排主要是针对水平不相等并且没有交互作用的试验方案。

实际案例

正交试验设计基本方法案例

案例1：4因素3水平正交试验设计——脑瘫患儿的针刺头穴参数优化研究

研究背景：脑性瘫痪是导致儿童残疾的重要疾病之一。患儿往往伴有智力低下。感觉损伤、言语障碍、视觉及听觉损伤，甚至癫痫等。头针治疗脑瘫患儿疗效确切，但针刺时的方向、深度、角度、晕针留针时间等因素是决定疗效的关键。合理的正交试验设计是探求头针治疗脑瘫最佳手法量学参数的可靠方法。

试验目的：研究头针针刺穴位、针刺深度、运针次数、留针时间对于小儿脑瘫患者疗效的影响。

实验指标：Gesell发育商（DQ）差值：适用于零到六岁幼儿，对儿童的智力发育有着可靠的诊断价值；粗大运动功能评估（GMFM）差值：主要测量卧位与翻身能力、起坐能力、爬与跪能力、立位能力、行走与跑跳能力，共 88 项。

试验因素：穴位、针刺深度、运针次数、留针时间。

水平及正交表选择：各因素均选择 3 个水平。见表 4-2-17 和表 4-2-18。

表 4-2-17　因素水平表

水平	因素			
	A（穴位）	B（针刺深度）	C（运针次数）	D（留针时间）
1	组穴一	浅	1 次	1 小时
2	组穴二	中	2 次	2 小时
3	组穴三	深	3 次	>2 小时

表 4-2-18　正交表选择——4 因素 3 水平正交表 $L_9(3^4)$。

	因素			
试验号	A（穴位）	B（针刺深度）	C（运针次数）	D（留针时间）
1	1（组穴一）	1（浅刺）	1（1 次）	1（1 小时）
2	1（组穴一）	2（中刺）	2（2 次）	2（2 小时）
3	1（组穴一）	3（深刺）	3（3 次）	3（3 小时）
4	2（组穴二）	1（浅刺）	2（2 次）	3（3 小时）
5	2（组穴二）	2（中刺）	3（3 次）	1（1 小时）
6	2（组穴二）	3（深刺）	1（1 次）	2（2 小时）
7	3（组穴三）	1（浅刺）	3（3 次）	2（2 小时）
8	3（组穴三）	2（中刺）	1（1 次）	3（3 小时）
9	3（组穴三）	3（深刺）	2（2 次）	1（1 小时）

根据正交表安排各因素水平，严格按照试验设计实施方案，得到试验结果如下表所示。对试验结果进行分析，详见表 4-2-19。

表 4-2-19　试验结果分析

	因素				效应指标	
试验号	A	B	C	D	DQ 差值	GMFM 差值
1	1	1	1	1	1.89	10.11
2	1	2	2	2	8.16	19.89
3	1	3	3	3	10.45	21.24
4	2	1	2	3	14.45	25.36

续表

	因素				效应指标	
试验号	A	B	C	D	DQ 差值	GMFM 差值
5	2	2	3	1	10.75	21.69
6	2	3	1	2	17.56	28.45
7	3	1	3	2	6.89	17.78
8	3	2	1	3	7.56	18.21
9	3	3	2	1	3.88	14.78
DQ 差值						
K1	6.833	7.743	9.003	5.507		
K2	14.253	8.823	8.830	10.870		
K3	6.110	10.630	9.363	10.820		
极差 R	8.143	2.887	0.533	5.363		
GMFM 差值						
K1	17.080	17.750	18.923	15.527		
K2	25.167	19.930	20.010	22.040		
K3	16.923	21.490	20.237	21.603		
极差 R	8.244	3.740	1.314	6.513		

结果分析：根据极差分析结果，对结局指标 1（DQ 差值）来讲，四个因素中各因素的主次顺序是 A>D>B>C，并且每个因素的最优水平分别是 A2、B3、C3、D2。对结局指标 2（GMFM 差值）来讲，四个因素中各因素的主次顺序同样是 A>D>B>C，并且每个因素的最优水平相同，也是 A2、B3、C3、D2。两项结局指标说明的结论是一样的，可以说本研究的结局比较可靠，最优组合为 A2D2B3C3，即头皮针针刺治疗小儿脑性瘫痪的最佳手法量学参数为组穴二深刺，每次针刺过程运针 3 次，留针时间 2 小时。

案例 2：3 水平 3 因素正交试验设计——针刺治疗恢复期缺血性脑卒中患者方案优化

研究背景：针刺治疗缺血性脑卒中恢复期患者疗效肯定，但研究结果以及治疗方案差异较大，研究者为了观察不同针刺刺激量对针刺疗效的影响，采用正交试验设计，纳入 270 例患者，来寻求最佳的针刺刺激量。

实验目的：观察不同针刺刺激量针刺对缺血性脑卒中恢复期患者疗效。

实验指标：神经功能检查：脑卒中残损评定法（SIAS）；日常生活能力检查：日常生活能力评价量表 - 巴氏指数（BI）。

实验因素：行针时间、行针次数、留针时间。

水平及正交表选择：各因素均选择 3 水平。见表 4-2-20 和表 4-2-21。

表 4-2-20　因素水平表

水平	因素		
	A（行针时间）	B（行针次数）	C（留针时间）
1	得气为度	不行针	30 分钟
2	30 秒	1 次	60 分钟
3	1 分钟	2 次	90 分钟

表 4-2-21　正交表选择——3 因素 3 水平正交表 L_9（3^3）

试验号	因素		
	A（行针时间）	B（行针次数）	C（留针时间）
1	1（得气为度）	1（不行针）	1（30 分钟）
2	1（得气为度）	2（1 次）	2（60 分钟）
3	1（得气为度）	3（2 次）	3（90 分钟）
4	2（30 秒）	1（不行针）	2（60 分钟）
5	2（30 秒）	2（1 次）	3（90 分钟）
6	2（30 秒）	3（2 次）	1（30 分钟）
7	3（1 分钟）	1（不行针）	3（90 分钟）
8	3（1 分钟）	2（1 次）	1（30 分钟）
9	3（1 分钟）	3（2 次）	2（60 分钟）

根据正交表安排各因素水平，严格按照试验设计实施方案，得到试验结果如下表，对于满足正态分布和方差齐性的数据，采用 T 检验。对试验结果进行分析见表 4-2-22。

表 4-2-22　9 组治疗前后 SAIS 评分比较

组别	N	治疗前	治疗后	差值
1	30	46.23 ± 12.51	55.17 ± 6.23 1)	8.94 ± 4.15
2	30	47.47 ± 11.89	57.45 ± 8.32 1)	9.98 ± 5.23
3	30	46.53 ± 11.35	56.32 ± 7.65 1)	9.79 ± 4.35
4	30	47.42 ± 13.11	57.22 ± 7.93 1)	9.80 ± 4.18
5	30	46.11 ± 12.22	56.14 ± 7.54 1)	10.03 ± 4.22
6	30	46.51 ± 13.11	64.14 ± 7.12 1)	17.64 ± 4.23 2)
7	30	46.56 ± 11.56	57.36 ± 7.15 1)	10.80 ± 4.38
8	30	47.38 ± 13.01	55.24 ± 7.85 1)	7.86 ± 4.61
9	30	47.91 ± 12.71	58.13 ± 8.01 1)	10.22 ± 4.33
与同组治疗前相比较，1）$P<0.01$；与其他组相比较，2）$P<0.05$				

由结果可知，9 种不同的针刺方案都能够有效地改善恢复期缺血性脑卒中患者的神经功能，疗效显著，并且第 6 组患者神经功能评分提升最显著，相较于其他组别有显著差异，表明第 6 组针刺方案疗效较好，即行针 30 s，行针 2 次，留针 30 分钟。

考虑交互作用的正交试验设计方案

案例 1：2 因素 3 水平正交试验设计方案——针刺内关穴治疗缺血性中风的参数优化设计

试验背景：中风作为一种有较高死亡率、发病率、致残率的临床疾病，其治疗和康复是临床医生面临的难题。针刺治疗中风疗效确切。醒脑开窍针刺方案经过多年临床验证，其疗效得到肯定，在临床应用广泛。针刺疗效与手法量学参数密切相关，是针刺科学化，标准化的关键问题。在本案例中，研究者选择醒脑开窍针法主穴关元穴作为研究穴位，选择最易控制的针刺频率和针刺时间作为考察因素，探求针刺对于中风后脑血流量的影响，研究最佳针刺参数。

试验目的：研究针刺关元穴不同频率，不同针刺时间对于中风大鼠模型脑血流量的影响。

试验指标：MACO 大鼠脑血流量，使用 DRT4 激光多普勒血流仪检测。

试验因素：针刺频率、针刺时间及其交互作用。

水平及正交表选择：各因素均为 3 水平。见表 4-2-23 和表 4-2-24。

表 4-2-23 因素水平表

水平	因素	
	A（频率）	B（时间）
1	1 慢（1 次 / 秒）	1 短（5 秒）
2	2 中（2 次 / 秒）	2 中（60 秒）
3	3 快（3 次 / 秒）	3 长（180 秒）

表 4-2-24 正交表选择——$L_9(3^4)$

	因素			
试验号	A（频率）	B（时间）	AXB1	AXB2
1	1 慢（1 次 / 秒）	1 短（5 秒）	1	1
2	1 慢（1 次 / 秒）	2 中（60 秒）	2	2
3	1 慢（1 次 / 秒）	3 长（180 秒）	3	3
4	2 中（2 次 / 秒）	1 短（5 秒）	2	3
5	2 中（2 次 / 秒）	2 中（60 秒）	3	1
6	2 中（2 次 / 秒）	3 长（180 秒）	1	2
7	3 快（3 次 / 秒）	1 短（5 秒）	3	2
8	3 快（3 次 / 秒）	2 中（60 秒）	1	3
9	3 快（3 次 / 秒）	3 长（180 秒）	2	1

根据正交表安排各因素水平，严格按照试验设计实施方案，得到试验结果详见上表。对试验结果进行分析见表 4-2-25。

表 4-2-25　试验结果分析

	因素				脑软膜血流量
试验号	A	B	AXB1	AXB2	
1	1	1	1	1	370.51
2	1	2	2	2	408.66
3	1	3	3	3	373.17
4	2	1	2	3	417.38
5	2	2	3	1	417.72
6	2	3	1	2	423.79
7	3	1	3	2	448.93
8	3	2	1	3	467.74
9	3	3	2	1	365.69
	A	B	AXB1	AXB2	
K1	384.113	412.273	420.680	384.640	
K2	419.630	431.373	397.243	427.127	
K3	427.453	387.550	413.273	419.430	
极差 R	43.340	43.823	23.437	42.487	

结果分析：通过直观分析，可观察到 MACO 大鼠在试验号 8 中达到最佳，此时针刺参数中针刺频率因素为 A3，时间因素为 B2，最佳针刺参数为 A3B2AB2，但是无法得知交互作用的具体参数，因此得出结论为针刺频率为 3 次 / 秒，持续时间 60 秒，改善效果最佳。

通过极差分析，可得出各因素影响力的大小，冀察知越大说明该因素影响效果越大，也越重要。本实验结果显示极差值 B 因素＞A 因素＞AB 交互作用。即对于针刺效应影响作用强度由大到小排列依次为针刺时间，针刺频率及其两者交互作用。

本实验考察了 2 水平 3 因素对实验结果影响，共安排 9 次实验，与完全实验所需次数相等，在效率上并没有提高，但是在结果分析中，研究者还进行了各组间的单因素方差分析，与正常组、假手术组、模型手术组以及非针刺组进行比较，得出结论为针刺组相较模型组和假手术组均能显著提高脑血流量（$P>0.05$），组别 8 提高最明显。

案例 2：4 因素 2 水平交互作用试验——针刺治疗腰椎间盘突出症的正交试验设计

背景：腰椎间盘突出症作为一种临床常见疾病，具有高发病率且易反复的特点。其症状表现为腰痛及下肢放射痛，严重影响了患者的日常行动。针灸治疗腰椎间盘突出疗效肯定，在临床应用广泛。然而在实际操作中，腰椎间盘突出症的针灸方法选穴繁多，方法各异。既往的针刺研究多集中于针刺环节中的某一个因素，而对于多因素的水平较少涉及，更忽略了各因素之间的交互作用。为了更好地优化治疗腰椎间盘突出症的针刺方案，研究者选用正交实验设计来初步探究各电针、针刺深度、是否选用远道穴、治疗时间间隔以及某些因素的交互作用对于针刺效果的影响，共纳入患者 64 例。

实验目的：优化腰椎间盘突出症针刺方案。

实验指标：腰椎间盘突出症症状和体征评定量表、视觉模拟评分（VAS）。

试验因素：是否电针、针刺深浅、远道穴、时间间隔。

水平因素：各因素均为 2 水平。

交互因素：研究者考虑电针 A、针刺深度 B、远道穴 C 三者之间的交互作用。见表 4-2-26 和表 4-2-27。

表 4-2-26 因素水平表

	因素			
水平	A（电针）	B（针刺深浅）	C（远道穴）	D（时间）
1	1 有	1 深刺	1 有	1 每日一次
2	2 无	2 浅刺	2 无	2 隔日一次

表 4-2-27 正交表选择——$L_8(2^7)$

组别	A 电针	B 针刺深浅	A×B	C 远道穴	A×C	B×C	D 时间
1	1（是）	1（深刺）	1	1（是）	1	1	1（每日 1 次）
2	1（是）	2（浅刺）	2	1（是）	1	2	2（隔日 1 次）
3	1（是）	1（深刺）	1	2（否）	2	2	2（隔日 1 次）
4	1（是）	2（浅刺）	2	2（否）	2	1	1（每日 1 次）
5	2（否）	1（深刺）	2	1（是）	2	1	2（隔日 1 次）
6	2（否）	2（浅刺）	1	1（是）	2	2	1（每日 1 次）
7	2（否）	1（深刺）	2	2（否）	1	2	1（每日 1 次）
8	2（否）	2（浅刺）	1	2（否）	1	1	2（隔日 1 次）

研究者共纳入 64 例患者，采用区组随机的方法将患者随机分到 8 个治疗方案中，每个方案中观察八例患者。严格按照规范执行实践操作，得到结果如下。

VAS 评分改变情况：见表 4-2-28 和表 4-2-29。

表 4-2-28 极差分析

组别	A	B	AXB	C	AXC	BXC	D	总计
1	1	1	1	1	1	1	1	27
2	1	2	2	1	1	2	2	24
3	1	1	1	2	2	2	2	25
4	1	2	2	2	2	1	1	18

续表

组别	A	B	AXB	C	AXC	BXC	D	总计
5	2	1	2	1	2	1	2	24
6	2	2	1	1	2	2	1	17
7	2	1	2	2	1	2	1	21
8	2	2	1	2	1	1	2	12
K1	86	84	75	82	73	77	78	
K2	65	69	78	71	80	76	75	
极差 R	21	15	-3	11	-3	1	3	

由极差分析结果可知，四因素中各因素极差 R 大小排列为 RA>RB>RC>RD，表明四种因素对针刺疗效影响按大到小依次为 A（是否电针）、B（针刺深浅）、C（远道穴）、D（时间间隔）。且各因素的优水平分别为 A1、B1、C1、D1。表明针刺治疗腰椎间盘突出症的最佳方案为配合电针和远道穴位，深刺，每日一次。

表 4-2-29　方差分析

变异来源	离均差平方和	自由度	均方	F 值	*P* 值
A	6.01	1	6.01	5.89	$P<0.05$
B	2.50	1	2.50	2.45	$P<0.05$
C	1.23	1	1.23	1.20	$P<0.05$
D	0.31	1	0.31	0.30	$P>0.05$
AXB	0.02	1	0.02	0.02	$P>0.05$
AXC	0.40	1	0.40	0.39	$P>0.05$
BXC	0.01	1	0.01	0.01	$P>0.05$
误差	57.13	56	1.02		
合计	425.00	64			

由上表可得，因素 A、B、C 治疗前后水平具有统计学差异（$P<0.05$），因素 D 及 AB、AC、BC 交互作用治疗前后无统计学差异（$P>0.05$）。表明因素 A、B、C 是影响患者自感疼痛的显著因素，因素 D 是次要因素，且考虑因素无交互作用。

症状体征量表评分改变情况：见表 4-2-30 和表 4-2-31。

表 4-2-30　极差分析

组别	A	B	AXB	C	AXC	BXC	D	总计
1	1	1	1	1	1	1	1	106
2	1	2	2	1	1	2	2	84
3	1	1	1	2	2	2	2	94

续表

组别	A	B	AXB	C	AXC	BXC	D	总计
4	1	2	2	2	2	1	1	78
5	2	1	2	1	2	1	2	86
6	2	2	1	1	2	2	1	78
7	2	1	2	2	1	2	1	82
8	2	2	1	2	1	1	2	74
K1	362	368	352	354	436	344	344	
K2	320	314	330	328	336	338	338	
极差 R	42	54	22	26	10	6	6	

由极差分析结果可知，四因素中各因素极差 R 大小排列为 RB>RA>RD>RC，表明四种因素对针刺疗效影响按大到小依次为 B（针刺深浅）、A（是否电针）、D（时间间隔）、C（远道穴）。且各因素的优水平分别为 A1、B1、C1、D1。表明针刺治疗腰椎间盘突出症的最佳方案为配合电针和远道穴位，深刺，每日一次。

表 4-2-31　方差分析

变异来源	离均差平方和	自由度	均方	F 值	*P* 值
A	27.56	1	27.56	3.69	$P<0.05$
B	45.56	1	45.56	6.09	$P<0.05$
C	10.56	1	10.56	1.41	$P>0.05$
D	0.56	1	0.56	0.08	$P<0.05$
AXB	7.56	1	7.56	1.01	$P>0.05$
AXC	1.56	1	1.56	1.21	$P>0.05$
BXC	0.56	1	0.56	0.08	$P>0.05$
误差	418.50	56	7.47		
合计	7780.00	64			

由上表可得，因素 A、B、D 治疗前后水平具有统计学差异（$P<0.05$），因素 C 及 AB、AC、BC 交互作用治疗前后无统计学差异（$P>0.05$）。表明因素 A、B 是影响患者针刺疗效的显著因素，因素 D 是次要因素，且考虑因素无交互作用。

（五）析因设计

概念：析因设计也叫全因子实验设计，是一种常见实验设计类型，此种实验设计考察因素需在两个或两个以上（两个多见），探求各因素的主效应及因素之间的交互作用，重点关注交互作用，是各因素各水平全面组合的一种多因素设计方法。

特点：在析因设计中，所有M个实验因素的水平都要进行互相搭配，构成S个实验条件，S为M个因素的水平数之积。在每一个试验条件下，至少要做两次独立重复试验，即总试验次数N大于等于2S。做实验时，每次都要涉及全部因素，即因素是同时施加的，进行统计分析时，须将全部因素视为对观察指标的影响是同等重要的，即因素之间的地位是平等的。析因设计各处理组间在均衡性方面的要求与随机设计一致，各处理组样本含量应该尽可能相等。析因设计对各因素不同水平的全部组合实验，故具有全面性和均衡性。析因设计可以准确地估算出各因素及其各级交互作用的效应大小。对于析因设计，方差分析法是最重要的统计方法。

基本思想：在进行析因设计时，研究者应当首先为每个因素选定一定数目的水平，然后在全部的可能水平组合下进行实验。例如，2个因素同时进行试验，每个因素取2个水平，则有2×2等于四种组合数，每个因素取3个水平，则有$3^2=9$种组合数。若取3个因素，每个因素取4个水平，则有$4^3=64$种组合数进行实验。以2×2析因设计为例，2×2析因设计表示有2个因素，每个因素有2个水平，共有4个组合。如果以A、B来代表因素，1、2来代表水平。则各因素的各水平之间逐个组合，就成为2×2析因设计，其模型见表4-2-32。

表4-2-32 2×2析因设计表

A	B	
	B1	B2
A1	A1B1	A1B2
A2	A2B1	A2B2

优缺点：

优点：①实验效率高，一个实验可以解决多个因素的实验效应，好多因素均采用一个对照，节省样本例数。②能分析出各因素之间有无交互作用。③可以评价一个因素在其余因素的多个水平来评估其效应，可得到完整的结论。④能选择出最优组合条件。

缺点：①当因素或水平数过多时，所需的试验次数及受试者数量将大大增加，统计分析也比较复杂。②高级交互作用的意义不大。

析因设计的方差分析：

析因设计方差分析是一种多因素分析方法，它主要通过评估不同因素对处理结果的贡献来确定哪些因素对处理结果具有显著影响。总的来说，析因设计方差分析主要分为三类效应：单独效应、主效应和交互效应。

单独效应：单独效应是指在其他因素保持不变的情况下，一个处理因素对处理结果的影响。因此，单独效应可以看作不同处理因素独立影响处理结果的程度。若需要测量不同因素对试验结果的贡献，需要计算单独效应的大小。可以使用方差分析的F检验来衡量不同因素对处理结果的影响。假设在一个实验中，我们要比较三种不同的留针时间对于针刺效应的影响。为此，我们将受试者分为三组，每组使用一种不同的留针时间进行处理。在这种情况下，单独效应的计算方法如下：

$$SS=\sum_{i=1}^{k}\frac{(\overline{y_i}-\overline{y})^2}{n_i}$$

其中，SS 是处理组之间的平方和，k 是处理组的数量，n_i 是第 i 组的样本数，$\overline{y_i}$ 是 i 第组的平均值，$\overline{y}$ 是所有组的平均值。之后，我们就可以计算 F 值，从而评估不同处理因素对处理结果的影响大小。

主效应：主效应是指单个处理因素对处理结果的整体影响。在考虑单独效应的情况下，主效应可以看作所有单独效应的加权平均值。为了计算主效应，我们需要先计算每个处理因素的单独效应。然后，我们可以将这些单独效应进行加权平均，从而得到主效应的大小。在上面的针刺试验中，如果我们要计算留针类型对针刺影响的主效应，我们需要针对每种留针时间计算单独效应，并将它们进行加权平均。具体来说，主效应的计算方法如下所示：

$$SS=\sum_{i=1}^{k}n_i\frac{(\overline{y_i}-\overline{y})^2}{k-1}$$

主效应计算公式

其中，SS 是处理组之间的平方和，k 是处理组的数量，n_i 是第 i 组的样本数，$\overline{y_i}$ 是第 i 组的平均值，$\overline{y}$ 是所有组的平均值。得到 SS 之后，我们就可以计算 F 值，从而评估不同处理因素对处理结果的影响大小。

交互效应：交互效应是指两个或多个处理因素之间相互作用产生的影响。在许多实验中，不同处理因素之间可能会存在一定程度的交互作用，因此交互效应的分析对于评估实验结果的准确性非常重要。为了计算交互效应，我们需要首先考虑每个处理因素的单独效应和主效应。然后，我们可以通过计算处理组之间的平方和来评估这些效应是否存在相互作用。在上面的针刺实验中，如果我们要评估不同的留针时间和不同的行针手法对针刺疗效的影响，我们需要考虑行针手法、留针时间以及两者之间的交互作用。具体来说，交互效应的计算方法如下：

$$SS_{交互}=SS_{总}-SS_1-SS_2$$

交互效应计算公式

其中，$SS_{交互}$是交互效应的平方和，$SS_{总}$是总平方和，SS_1 是留针时间对平方和，SS_2 是行针手法对平方和，得到 $SS_{交互}$之后，我们就可以计算 F 值，从而评估不同因素之间是否存在显著的交互作用。

实际案例

案例 1：2 水平 3 因素析因试验设计——针刺治疗无兆性偏头痛的临床方案优化设计

试验背景：针刺疗法已经广泛应用于偏头痛的治疗，其有效性和安全性已经得到国内外多项研究验证。尽管目前国内已经发表了关于偏头痛的针灸治疗临床指南，但由于临床情况的复杂性，大部分医生在临床工作中并不首选指南方案。研究者认为针刺治疗偏头痛最重要的 3 个针刺手法量学要素为穴位组合、刺激形式和针刺频率。为了进一步优化针刺治疗偏头痛的临床实践方案，研究者设计 3 因素 2 水平析因试验，来优选出最佳方案。

试验目的：优化无兆性偏头痛的针刺治疗方案。

试验指标：①头痛次数，以 3 周为 1 个周期，统计 1 个周期内发生头痛的天数。②头痛程度（VRS 量表）。③头痛影响测试问卷（HIT-6）：分值与失能程度正相关。④偏头痛残疾程度问卷（MIDAS）：分值与失能程度正相关。

试验因素：因素 A：穴位组合；因素 B：针刺频率；因素 C：刺激形式。

水平因素：各因素均为 2 水平。见表 4-2-33 和表 4-2-34。

表 4-2-33　因素水平表

水平	A 穴位组合	B 针刺频率	C 刺激形式
1	主穴 + 辨证辨经配穴	1 次 / 周	无电针
2	固定穴位组合	2 次 / 周	有电针

表 4-2-34　析因分析表

A	B1		B2	
	C1	C2	C1	C2
A1	A1B1C1	A1B1C2	A1B2C1	A1B2C2
A2	A2B1C1	A2B1C2	A2B2C1	A2B2C2

按上表，共需 2×2×2=8 试验分组，具体见表 4-2-35：

表 4-2-35　分组表

组别编号	A（穴位组合）	B（针刺频率）	C（针刺刺激）
1	主穴 + 辨证辨经配穴	1 次 / 周	无电针
2	主穴 + 辨证辨经配穴	1 次 / 周	有电针
3	主穴 + 辨证辨经配穴	2 次 / 周	无电针
4	主穴 + 辨证辨经配穴	2 次 / 周	有电针
5	固定穴位组合	1 次 / 周	无电针
6	固定穴位组合	1 次 / 周	有电针
7	固定穴位组合	2 次 / 周	无电针
8	固定穴位组合	2 次 / 周	有电针

根据析因设计表，严格按照试验设计实施方案，得到试验结果如下表所示，对于各个指标进行方差分析，结果如下：①对于头痛天数的析因分析：研究者对于头痛天数进行方差分析，发现因素 A 在治疗第 6、第 12 天，随访第 1、第 3 个月的时间点上有显著差异（$P<0.05$），A1 在减少头痛天数上优于 A2，因素 B 及因素 C 无显著差异。对于交互效应，实验结果表明在随访第 1、第 3 个月时，因素 A 与因素 C 有两重交互效应

（P<0.05），说明因素A与因素C存在交互作用，且A1C2的方案组合具有显著优势。②头痛程度：研究者对于头痛程度进行方差分析，结果表明因素A、B、C主效应差异均不显著。对于各因素的交互作用，因素A及因素C在治疗第6、第12次及随访1个月时具有两重交互作用。表明三个因素主效应对头痛程度的影响不大，但因素A及因素C存在显著交互作用，且A1C2及A2C1两种组合方案具有显著优势。③HIT-6：研究者对于HIT-6进行方差分析，结果表明因素A主效应差异显著，A1显著优于A2。对于各因素的交互作用，但因素A、B、C不存在交互作用。④MIDAS：因素A、B、C在治疗及随访期间均没有体现出主效应差异和交互效应，表明三种因素对于偏头痛失能的改善并无显著差异。

主要参考文献

[1] 李旭豪，李金玲，杨继国．提升针刺临床随机对照试验设计质量的思考［J］．针刺研究，2023，48（5）：519–524.

[2] MILLER FG，KAPTCHUK TJ. Acupuncture trials and informed consent. J Med Ethics. 2007 Jan；33（1）：43–4.

[3] MAYER DJ. Acupuncture：an evidence-based review of the clinical literature. Annu Rev Med. 2000；51：49–63.

[4] HOPTON AK，MACPHERSON H. Assessing blinding in randomised controlled trials of acupuncture：challenges and recommendations. Chin J Integr Med. 2011 Mar；17（3）：173–6.

[5] SCHNYER RN，WAYNE PM，KAPTCHUK TJ，et al. Standardization of individualized treatments in a randomized controlled trial of acupuncture for stroke rehabilitation. J Altern Complement Med. 2006 Mar；12（2）：106–9.

[6] AHN AC，KAPTCHUK TJ. Advancing acupuncture research. Altern Ther Health Med. 2005 May-Jun；11（3）：40–5.

[7] 姚继成．不同频率针灸治疗膝骨关节炎疗效比较［J］．国医论坛，2022，37（4）：39–41.

[8] HE W，TONG YY，ZHAO YK，et al. Analysis on Current State of Acupuncture Clinical Trials with Sham Acupuncture Design in Western Countries. Zhen Ci Yan Jiu. 2015 Oct；40（5）：423–6. Chinese.

[9] 陈文英，袁海光，范琳，等．基于肌骨超声对循经取穴治疗颈型颈椎病的疗效观察及疼痛相关研究［J］．上海针灸杂志，2022，41（8）：800–806.

[10] LEWITH G，BARLOW F，EYLES C，et al. The context and meaning of placebos for complementary medicine. Forsch Komplementmed. 2009 Dec；16（6）：404–412.

[11] SHERMAN KJ，CHERKIN DC. Developing methods for acupuncture research：rationale for and design of a pilot study evaluating the efficacy of acupuncture for chronic low back pain. Altern Ther Health Med. 2003 Sep-Oct；9（5）：54–60.

[12] 梁爽，钟珊，何博，等．针刺太冲、太溪穴降低血压对自发性高血压大鼠认

知功能和海马神经元凋亡的影响［J］. 中国老年学杂志，2022，42（23）：5763–5766.

［13］WONG YM. Importance of a Proper Design for Sham Acupuncture Treatment. J Acupunct Meridian Stud. 2016 Feb；9（1）：1，3.

［14］李磊，任璐蓓，刘世敏，等. 不同时辰电针十二经五输穴与内关穴对正常人体免疫功能的影响［J］. 北京中医药大学学报，1999（6）：28–31.

［15］SHUAI P，ZHOU XH，LAO L，et al. Issues of design and statistical analysis in controlled clinical acupuncture trials：an analysis of English-language reports from Western journals. Stat Med. 2012 Mar 30；31（7）：606–18.

［16］YANG S，YE H，HUANG J，et al. The synergistic effect of acupuncture and computer-based cognitive training on post-stroke cognitive dysfunction：a study protocol for a randomized controlled trial of 2 × 2 factorial design. BMC Complement Altern Med. 2014 Aug 7；14：290.

［17］JIAO Y，HAN Y，LI X，et al. Comparison of Body，Auricular，and Abdo 分钟 al Acupuncture Treatments for Insomnia Differentiated as Internal Harassment of Phlegm-Heat Syndrome：An Orthogonal Design. Evid Based Complement Alternat Med. 2015；2015：578972.

［18］宁少丽，赵利华，许凌钧，等. 缓慢捻进针法与管针进针法针刺内关穴对心血管功能影响的比较研究［J］. 中国针灸，2016，36（1）：48–52.

［19］ZHANG YQ，JIAO RM，WITT CM，et al. How to design high quality acupuncture trials-a consensus informed by evidence. BMJ. 2022 Mar 30；376：e067476.

［20］FEI YT，CAO HJ，XIA RY，et al. Methodological challenges in design and conduct of randomised controlled trials in acupuncture. BMJ. 2022 Feb 25；376：e064345.

［21］金炳旭，符文杰，钱旭光，等. 基于正交设计的不同头针方案的脑性瘫痪临床疗效研究［J］. 中国康复医学杂志，2015，30（6）：591–593.

［22］付中应，李向荣，吴清明，等. 针刺治疗缺血性脑卒中恢复期优选方案的研究［J］. 中西医结合心脑血管病杂志，2014，12（2）：187–189.

［23］张俊清，韩科，牟蛟，等. 针刺内关穴治疗缺血性中风最佳刺激参数的筛选研究［J］. 辽宁中医杂志，2013，40（2）：329–331.

［24］刘欢，宋洪堰，朱中书，等. 针刺治疗腰椎间盘突出症的临床正交设计观察［J］. 安徽中医药大学学报，2020，39（5）：42–47.

［25］WU JN，QIN ZS，LIU ZS. Pivotal factors concerned in design of acupuncture clinical research：From two articles in JAMA. Chin J Integr Med. 2017 Nov；23（11）：809–811.

［26］ZHANG Y，YANG S，FAN X，et al. Orthogonal design to sift the optimal parameter of Neiguan acupuncture for cerebral infarction. Neural Regen Res. 2013 Oct 5；8（28）：2641–2648.

［27］严天玮，王波，刘姗姗，等. 针刺防治无先兆偏头痛临床优选方案研究［J］. 中华中医药杂志，2022，37（9）：5521–5525.

第三节 针刺手法量学数据挖掘研究

一、古代文献

针刺手法量学是目前国内外针灸领域的重点研究内容，也是未来针灸学走上国际化、规范化、科学化的必经道路。诸多古典医籍对针刺手法量学进行了论述，主要从针刺时间、针刺方向、针刺深度、针刺次数、针刺刺激量与针具选择等方面指出了针刺的量效关系，并运用“得气”来评价针刺量是否达标。

（一）针刺时间

1. 介入时间　介入时间是针刺入人体的时刻，不同的时间介入会有不同的治疗效果。中国古人看来，时间是世界变化规律的另一种称呼，人体的功能随季节气候而相应变化，因此选择合适的针刺介入时间对针刺疗效起着重要的作用。

《素问八正神明论》曰：“凡刺之法，必候日月星辰四时八正之气，气定乃刺之。”是谓“得天时而调之”，可见针刺应当观察日月星辰盈亏消长和四时八正之气的变化，等待最佳治疗时间的到来。晋皇甫谧《针灸甲乙经》曰：“随日之长短，各以为纪，谨候气之所在而刺之是谓逢时。病在于阳分，必先候其气之加于阳分而刺之。病在于阴分，必先候其气之加于阴分而刺之。谨候其时，病可与期，失时反候，百病不除。”可见古人对针刺最佳介入时间的重视。

南唐的何若愚著《流注指微赋》，将子午流注的应用和方法进行了概括的说明。子午流注到了元代已经成为一种独特的针刺方法，窦汉卿著《标幽赋》曰：“一日取六十六穴之法方见开阖，论其五行五脏查时日之旺衰。”明代杨继洲的《针灸大成》曰：“刚柔相配，阴阳结合，气血循环，时穴开阖。”均体现了子午流注的思想，而明代徐凤的《针灸大全》卷五专论子午流注针法，并编写“子午流注逐日按时定穴歌诀”以便医者习诵。

2. 行针时间　行针时间是行针时所持续的时间，只有维持一定的行针时间才能达到应有的针刺效果。古人对行针时间的长短进行了一定的描述。

《灵枢九针十二原》曰：“刺之而气不至无问其数。”《金针赋》曰：“气不至者以针摇动，进捻搓弹直待气至。”可见行针时间长短要以气至为标准，若气不至则应进行一些手法辅助气至。

元代杜思敬《济生拔萃》言：“夫行针者……一右手持针而刺。春夏二十四息，秋冬三十六息，徐出徐入，气来如动脉之。”认为应该以呼吸次数来描述行针时间的长短。《神应经》曰：“候数穴针毕、停少时……：持针细细动摇。”明代徐凤《针灸大全》曰：“少停人向内，再停良久，却迟至人一。”明代杨继洲《针灸大成》曰：“补停针一二时”，此处“少时”“一二时”是根据古代医家的个人经验来确定行针时间。

3. 留针时间　留针时间是针刺得气后或施以行针手法后，将针留置于穴道内部的时间，选择合适的留针时间对增强针感、维持针刺的持续刺激起着重要作用。

《灵枢·九针十二原》曰：“刺之而气不至，无问其数。刺之而气至，乃去之，勿复针。”这是古代文献对留针时间选择的最早描述，即以气至为原则。《素问·离合真邪》曰：“静以久留，以气至为故。”提出在针刺尚未得气的情况下，留针则可以帮助得气。《灵枢·终始》曰：“浅而留之，微而浮之，以移其神，气至乃休。”描述了留针移神待气的过程。

《黄帝内经》中记载影响留针时间长短的因素众多，涉及得气与否、疾病性质、经络气血、患者体质年龄以及四时变化等等。《灵枢·经水》曰：“足阳明刺深六分，留十呼。足太阳深五分，留七呼。足少阳深四分，留五呼。足太阴深三分，留四呼。足少阴深二分，留三呼。足厥阴深一分，留二呼。手之阴阳，其受气之道近，其气之来疾，其刺深者，皆无过二分，其留皆不过一呼。”说明不同经脉的经气深浅不同，因而应当选择不同的留针时间。《灵枢·九针十二原》曰：“刺诸热者，如以手探汤，刺诸寒者，如人不欲行。”描述了寒热性质不同的病症要选择合适的留针时间来进行治疗，对于热性疾病要选择短的留针时间，寒性疾病则应选择长的留针时间。

身体的功能状态会很大程度上影响着留针时间。《灵枢·终始》曰：“久病者，邪气入深。刺此病者，深内而久留之，间日而复刺之。”《针灸大成》曰：“病去则速出针，病滞则久留针。”可见对于久病患者，病邪停留机体过久过深，较为顽固，较短的留针时间不能充分发挥治疗作用，因此应当延长留针时间。相反，若疾病即将去除，则应当出针以免扰乱经气。《灵枢·寒热病》曰：“凡刺之害，中而不去则精泄，不中而去则致气；精泄则病甚而恇，致气则生为痈疽也。”可见，针刺已有效果则应当出针，继续留针则会导致精气耗泄，针刺未见效果则应当继续刘振，过早出针则会导致邪气壅聚。

（二）针刺方向

针刺方向是指针刺某一穴位时针尖所朝向的方位。针刺方向多与疾病性质、经脉循行相关，古代医家经脉循行方向而得出了迎随补泻法，也常用针刺方向控制针感传导。

《灵枢·九针十二原》曰：“逆而夺之，恶得无虚？追而济之，恶得无实？迎之随之，以意和之，针道毕矣。”若原始血气来多去少，其病机属实，治疗上应直截了当地刺泄那些由于原始血气的蓄积所产生于皮肤表层的血络，是谓“逆而夺之”；若原始血气来少去多，其病机属虚，治疗上就应该追随着原始血气的去向而深入地针刺经脉了，也就是穿越皮肤表层，是谓“追而济之”。

《针灸大成·三衢杨氏补泻》曰：“得气以针头逆其经络之所来，动而伸之，即是迎；以针头顺其经络之所在，推而内之，即是随。”此种根据经络循行来选择针刺方向的手法在针灸治疗中有着重要的意义。

《针灸大成·经络迎随》曰：“转针向上气自上，转针向下气自下，转针向左气自左，转针向右气自右，徐推其针气自往，微引其针气自来。”《金针赋》曰：“按之在前，使气在后，按之在后，使气在前。”可见针刺的方向决定了经气和针感的传导方向，这也是控制针感传导的方法之一。

金代医家张璧的《云岐子论经络迎随补泻法》中言：“凡用针，顺经而刺之，为之补；迎经而夺之，为之泻……此谓迎随补泻之法也。”可见顺经而刺为补法，逆经而刺为泻法。

（三）针刺深度

施针深浅是影响针刺效应的关键因素，古籍中根据患者的体质、疾病及季节选择了不同的针刺深度。

《灵枢·逆顺肥瘦》曰："年质壮大，血气充盛，皮肤坚固，因加以邪，刺此者，深而留之，此肥人也……瘦人者，皮薄色少，肉廉廉然，薄唇轻言，其血清，其气滑，易脱于气，易损于血，刺此者，浅而疾之……刺壮士真骨，坚肉缓节监监然，此人重则气涩血浊，刺此者，深而留之，多益其数；劲则气滑血清，刺此者，浅而疾之也……婴儿者，其肉脆血少气弱，刺此者以毫针，浅刺而疾发针，日再可也。"证明不同体质形态应当选择合适的针刺深度，肥胖者、肌肉丰富应当深刺；瘦弱者、皮薄肉少、血气不足应当浅刺；年轻力壮、精力充沛者应当深刺；婴儿因肉脆、血气少应当浅刺。

1. 以疾病决定针刺深度 《灵枢·官针》曰："疾浅针深，内伤良肉，皮肤为痈。病深针浅，病气不泻，反为大脓。"《素问·刺齐论》曰："刺骨者无伤筋，刺筋者无伤肉，刺肉者无伤脉，刺脉者无伤皮。"提示临证必须根据疾病病位正确把握针刺深浅，使用恰当的刺激量才能针到病除。

《灵枢·官针》曰："疾浅针深，内伤良肉，皮肤为痈。病深针浅，病气不泻，反为大脓。"《素问·刺要论》曰："病有浮沉，刺有浅深，各致其理，无过其道。过之则内伤，不及则生外壅，壅则邪从之。浅深不得，反为大贼，内动五脏，后生大病。"《灵枢·九针十二原》曰："故针陷脉则邪气出，针中脉则浊气出，针太深则邪气反沉，病益。"《灵枢·小针解》曰："言浅浮之病，不欲深刺也，深则邪气从之入。"可见针刺过深则内伤、过浅则不及。

《灵枢·终始》曰："病痛者阴也，痛而以手按之不得者阴也，深刺之；痒者阳也，浅刺之……脉实者深刺之，以泄其气；脉虚者浅刺之，使精气无得出。"《灵枢·根结》曰："气悍则针小而入浅，气涩则针大而入深。"《灵枢·邪气脏腑病形》曰："涩者多血少气，微有寒，是故刺急者深内而久留之，刺缓者浅内而疾发针，刺滑者疾发针而浅内之，以泻其阳气而去其热。"《灵枢·卫气失常》曰："夫病变化，浮沉深浅，不可胜穷，各在其处，病者浅之，甚者深之。"可见要根据病情来正确把握针刺的深浅，采取恰当的针刺刺激量。阴证、实证、新病宜深刺；阳证、虚证、久病宜浅刺。针刺的深浅是影响针刺效应的关键因素，施针时应遵循一定的原则，否则可能有害无益。

2. 以四时季节决定针刺深度 《灵枢·四时气》曰："春取经血分肉之间，甚者深刺之，间者浅刺之。夏取盛经孙络，取分间，绝皮肤。秋取经输，邪在腑，取之合。冬取井荥，必深以留之。"《灵枢·终始》曰："春气在毛，夏气在皮肤，秋气在分肉，冬气在筋骨，刺此病者，各以其时为齐。"《难经·七十难》曰："春夏者，阳气在上，人气亦在上，故当轻取之；秋冬者，阳气在下，故当深取之。"《针经指南》曰："春夏为阳，其气在外，人气亦浮，凡刺者，故浅取之。秋冬为阴，其气在内，人气在脏，凡刺者，故当深取之。"可见季节不同应该规定不同的针刺深度，春夏季节阳气在上，病邪亦浅，应当浅刺。秋冬季节阳气在下，病邪亦深，故须深刺。

3. 以部位决定针刺深度《灵枢·阴阳清浊》曰：“刺阴者，深而留之，刺阳者，浅而疾之。”此处的阴指十二经中的六阴，阳指十二经中的六阳经，六阴经行于人体四肢内侧及腹部，此处肌肉比较丰厚，所以应当深刺。六阳经行于人体四肢外侧及背部，此处肌肉薄弱，所以宜浅刺。同时腰以上属阳，腰以下属阴，腰以上内脏多，应当浅刺；腰以下内脏少，应当深刺。

4. 以腧穴决定针刺深度《脉经》中给神门、悬钟、期门和肾俞等少数穴位规定了针刺深度。《针灸甲乙经》曰：“百会刺入三分，肾俞刺入三分，库房刺入四分，上脘刺入八分，内关刺入二分，三阴交刺入三分。”《针灸大成》曰：“曲池针五分，阳陵六分，中府针三分，梁门针三分，脾俞针三分，前顶针一分。”关于上述腧穴的针刺深浅度，虽不是绝对的，但仍成为后世大部分的针灸书籍的针刺深度的准绳。

5. 针刺深度与适应证《灵枢·官针》曰：“毛刺者，刺浮痹皮肤也。”“浮刺者，傍入而浮之，以治肌急而寒者也。”“半刺者，浅内而疾发针，无针伤肉，如拔毛状，以取脾气。”“直针刺者，引皮乃刺之，以治寒气之浅者也。”“短刺者，刺骨痹，稍摇而深之，致针骨，所以上下摩骨也。”“输刺者，直入直出，稀发针而深之，以治气盛而热者。”“关刺者，直刺左右，尽筋上，以取筋痹。”此处毛刺、浮刺、半刺、直针刺等进针浅，刺激量较轻微；而短刺、输刺、关刺等进针深，刺激量较大。

（四）针刺次数

古代经典中常用针次数来体现量学思想，《灵枢·寿夭刚柔》曰：“病九日者，三刺而已，病一月者，十刺而已。多少远近，以此衰之。”提出病九日和一月分别选择刺三次和十次，即根据三日一刺的治疗原则选择不同病程的疾病合适的治疗次数。

《素问·通评虚实论》曰：“霍乱，刺俞旁五，足阳明及上傍三。刺痫惊脉五，针手太阴各五，刺经太阳五，刺手少阴经络傍者一，足阳明一，上踝五寸刺三针。”《灵枢·忧恚无言》曰：“两泻其血脉，浊气乃辟。”治疗失音证；《灵枢·胀论》云：“近者一下，远者三下。”治疗胀病初起。《灵枢·上膈》曰：“还而刺之，毋过三行。”治疗痈肿。可见不同病症用针次数有精准的量度区别。

（五）针刺刺激量

针刺刺激量亦可用于体现针刺量学观念。《灵枢·九针十二原》曰：“刺诸热者，如以手探汤，刺诸寒者，如人不欲行。”《灵枢·经脉》曰：“热则疾之，寒则留之。”提示热证用较小的刺激量，寒证应当用较大的刺激量。《针灸大成·经络迎随设为问答》曰：“针手经络者，效春夏停二十四息，针足经络者，效秋冬停三十六息。”

不同针刺手法将产生不同的针刺刺激量，如《针灸大成》曰：“有平补平泻，谓其阴阳不平而后平。阳下之曰补，阴上之曰泻，但得内外之气调则已。”“有大补大泻，唯其阴阳俱有盛衰，内针于天地部内，俱补俱泻，必使经气内外相通，上下相接，盛气乃衰。”“摇而伸之，此乃先摇动针头，待气至，乃先深而后浅，自内引外，泻针之法也，故曰针头补泻。”

古代医家也认识到，针刺要达到一定的刺激量，才可以取得理想的疗效，达到刺激量的标志被称为“得气”。《标幽赋》曰：“气速至而速效，气迟至而不治。”阐述了气至时医者手下的感觉。《标幽赋》亦云：“轻滑慢而未来，沉涩紧而已至，既至也，量寒热而留疾。未至也，据虚实而候气。气之至也，如鱼吞钩饵之沉浮，气未至也，如闲处幽堂之深邃。”描述了得气时的感觉。

（六）针具选择

针具是针刺过程中的直接工具，不同规格表现出的刺激量不同，是针刺量效关系的重要影响因素。

《灵枢·九针十二原》曰：“九针之名，各不同形。一曰镵针，长一寸六分；二曰员针，长一寸六分；三曰鍉针，长三寸半；四曰锋针，长一寸六分；五曰铍针，长四寸，广二分半；六曰员利针，长一寸六分；七曰毫针，长三寸六分；八曰长针，长七寸；九曰大针，长四寸。镵针者，头大末锐，去泻阳气；员针者，针如卵形，揩摩分间，不得伤肌肉者，以泻分气；鍉针者，锋如黍粟之锐，主按脉，勿陷以致其气；锋针者，刃三隅以发痼疾，铍针者，末如剑锋，以取大脓；员利针者，大如厘，且员且锐，中身微大，以取暴气；毫针者，尖如蚊虻喙，静以徐往，微以久留之而养，以取痛痹；长针者，锋利身薄，可以取远痹；大针者，尖如梃，其锋微员，以泻机关之水也。九针毕矣。”详细介绍了古代所用的镵针、员针、提针、锋针、铍针、员利针、毫针、长针、大针九种针具的形状及其用途。九针按照功效进行分类，员针与鍉针仅用来按压穴位，刺激量较小；铍针与大针用来切痈排脓、放出积液，刺激量较大。镵针、锋针、员利针、毫针、长针等用于刺激人体的不同功能层次。

《灵枢·官针》曰：“凡刺有九以应九变。一曰俞刺，俞刺者，刺诸经荥俞脏俞也；二曰远道刺，远道刺者，病在上，取之下，刺腑俞也；三曰经刺，经刺者，刺大经之结络，经分也；四曰络刺，络刺者，刺小络之血脉也；五曰分刺，分刺者，刺分肉之间也；六曰大泻刺，大泻刺者，刺大脓以铍针也；七曰毛刺，毛刺者，刺浮痹皮肤也；八曰巨刺，巨刺者，左取右，右取左；九曰焠刺，焠刺者，刺燔针则取痹也。”这是适应于多种病变的九种刺法，其中毛刺、俞刺、远道刺、络刺等的刺激量较小，经刺、分刺、大泻刺、巨刺、焠刺等的刺激量较大。

《灵枢·官针》曰：“凡刺有十二节，以应十二经。一曰偶刺，偶刺者，以手直心若背，直痛所，一刺前，一刺后，以治心痹。刺此者，傍针之也。二曰报刺，报刺者，刺痛无常处也。上下行者，直内无拔针，以左手随病所按之，乃出针，复刺之也。三曰恢刺，恢刺者直刺，傍之，举之前后，恢筋急，以治筋痹也。四曰齐刺，齐刺者，直入一，傍入二，以治寒气，小深者；或曰三刺，三刺者，治痹气，小深者也。五曰扬刺，扬刺者，正内一，傍内四而浮之，以治寒气之博大者也。六曰直针刺，直针刺者，引皮乃刺之，以治寒气之浅者也。七曰输刺，输刺者，直入直出，稀发针而深之，以治气盛而热者也。八曰短刺，短刺者，刺骨痹，稍摇而深之致针骨，所以上下摩骨也。九曰浮刺，浮刺者，傍入而浮之，以治肌急而寒者也。十曰阴刺，阴刺者，左右率刺之，以治寒厥；中寒厥，足踝后少阴也。十一曰傍针刺，傍针刺者，直刺傍刺各一，以治留痹久居者也。十二曰赞刺，赞刺者，直入直出，数发针而浅之出血，是谓治痈肿也。”这是适用于十二经不同病症的十二种针法，其中偶刺、报刺、扬刺、直刺、浮刺、阴刺、赞刺等的刺激量较小，恢刺、齐刺、输刺、短刺、傍刺等的刺激量较大。

二、现代针刺手法量学的规范化研究

传统针刺手法对针刺的时间、方向、深度、频率等的描述缺乏统一规范，在教学或临床应用时，对同一种描述而言，不同的人容易产生不同的理解，因此利用现代技术将针刺手法识别为各种参数亟待解决。

调查发现，目前用于针灸规范化研究的仪器主要分为两类：用来测定手法参数的仪器、模拟手法代替手动针灸操作的仪器。这些仪器的问世为针刺手法量效关系的研究提供了技术支持、克服了以往针刺手法教学时的过于主观随意的问题、同时辅助名老中医手法的存留，这些都极力推动了针灸的现代化发展。

（一）针刺规范化相关仪器

1. 手法参数测定仪　20世纪末，杨元华、顾星等研制出了针刺手法参数测定仪，这种仪器运用电阻传感器和微电机传感技术采录不同的针刺手法，并输出反映手法参数的手法波形，最后对波形上的数值进行记录，虽然信号并未经过计算机进行细致的处理，反映的参数有限，但却为更深入地研究针刺手法参数提供了坚实的基础。

2. 针刺手法传感针　李庆华等人研制出能够实施测量针刺提插力和捻转扭矩的针刺手法传感针，该技术利用微小力传感系统和生物力学原理并配合计算机软硬件系统在计算机中客观地记录针刺过程中的手法操作细节，实现了针刺手法的实时监测。

3. 针体受力动态检测系统　丁光宏研制了一套能在人体上测试各种针刺手法并能感受施针者和受针者相互作用力的检测系统，该系统运用现代机械传感技术和生物力学原理，记录体现手法受力波形的数值，实现了针刺手法的实时监测与记录，并且能够利用统计分析得到针刺手法的一些规律性结果。

4. ATP-Ⅰ型针刺手法参数测定仪　杨华元及刘堂义在前期工作基础上建立了“针刺手法参数分析”系统——APA-Ⅰ型针刺手法参数测定仪，该系统运用串行通信技术，将测定仪与计算机处理软件相结合，通过三维重现等多种方式，采集从针刺手法测定仪收集到的数据，全面、客观地对针刺手法参数进行处理和分析。

（二）其他规范化针灸方法

研究者们发明出许多代替手动针灸的新型针灸方法，这些方法有助于现代针刺手法的量化，并结合传统针灸方法应用于临床，取得了良好的疗效。

1. 脉冲电针　脉冲电针是将针刺与电生理相结合，替代了手法行针，手动针刺得气后，利用脉冲点阵仪等脉冲发生器向穴位处输送脉冲电流，来达到治愈疾病的目的。目前，脉冲电针疗效肯定，通过参数的调整实现刺激的量化，不仅提高了手动针刺的治疗效果，还能扩大治疗范围，已被广泛应用于临床的治疗。

2. 经皮穴位电刺激　经皮穴位电刺激是通过皮肤将特定的低频脉冲电流输入人体的一种方法，临床常将其作为一种临床镇痛的手段。目前，经皮穴位电刺激的治疗范围涉及临床各科，与脉冲电针相似，均通过参数的调整实现刺激的量化，不仅具有电针同样的疗效，还可以做到无痛治疗，已被患者接受，临床疗效得到了不断的肯定。

3. 电热针　电热针是近年来研发的一种新型中医治疗手段，它实现了对针具温度的定量化有效控制。电针与温针等手段进行刺激较为单一，电热针以传统温针、火针理论为基础，在基本的针刺刺激的基础上，结合脉冲电流和温热感双重刺激，输入电流将温热输送至组织深部，以此达到治疗疾病的目的。相关研究证明，电热针在临床应用中可加强松解作用，对肩周炎等关节粘连性疾病有较好的临床疗效。

4. 超声针灸　超声针灸通过特制的声头使超声作用于人体的穴位，来达到治疗疾病的目的。目前临床应用超声针灸常用来治疗过敏性鼻炎、早期乳腺炎、局部疼痛、高脂血症等疾病，因其具有创伤小、痛苦少的特点更易被患者接受，然而对于超声针灸参数的量化仍需要更多的研究。

5. 微波针灸　微波针灸是在传统针灸疗法的基础上结合微波刺激的一种疗法，其特点是可以对微波输出功率进行定量控制。通过针体向穴位注入微波或使用微波照射穴位，强化单独针刺治疗的消炎止痛、行气活血的效果，临床常用于治疗周围软组织损伤、慢性和亚急性炎症等。

三、名家学术思想

（一）石学敏学术思想

石学敏院士提出了针刺手法量学四大要素，对施针力度、方向、时间、两次针刺间隔时间进行了界定，对针刺进行了科学量化，使得针刺疗法更具规范性、可重复性和针对性，证明了针刺手法量学与临床疗效之间的必然联系。

1. 针刺手法量学的核心

（1）针刺作用力的方向　石学敏院士提出十二经脉以任督二脉为界分为两部分，医者施术捻转时以作用力切线的方向为标准，若医者体位面向患者进行针刺，则向心作用力方向为补，离心作用力方向为泻，即从患者角度来看，左侧捻转为顺时针，右侧捻转为逆时针为补，捻转时应当施加一定的作用力，倒转时自然退回，来回捻转不断。泻法与补法操作完全相反，其作用力起始的方向左右两侧均为离心，即左侧为逆时针，右侧为顺时针。任督二脉则采用其他补泻方法：如呼吸补泻、迎随补泻或平补平泻。

（2）针刺作用力的大小　石学敏院士提出捻转时，小幅度、高频率限度为1/2转，频率为每分钟120次以上为补；捻转时，大幅度、低频率，一转以上，频率在每分钟50~60次为泻。术者补法操作时，手指捻转后自然退回，徐徐激发经气；术者泻法操作时，手指、手腕及全臂协调用力，形成较大的作用力，迅速激发经气，使气至病所。

（3）针刺施术时间　石学敏院士经过对正经361穴和经外50穴的逐一考察对比得出，施行捻转补泻手法时，最优的针刺施术时间应为每个穴位1~3分钟。

（4）针刺间隔时间　石学敏院士提出两次针刺时间间隔的最佳参数为3~6小时。对不同疾病而言，针刺有效作用的持续时间存在一定的差异，石学敏院士通过对50余种疾病进行逐一研究，提出了不同穴位在治疗不同疾病持续作用时间的最佳参数。对心脑血管疾病的治疗，针刺人迎穴3分钟时，脑血流图改变最为明显，施术后6小时其脑供血开始衰减，故而6小时后是下一次针刺治疗的最佳时间；对于哮喘疾病的治疗，针刺后患者肺内哮鸣音明显减少，症状得到改善，针刺有效作用的持续时间在3~4小时，在此之后继续针刺能达到针刺蓄积作用。

2.“醒脑开窍”针刺法

（1）理论内涵　石学敏院士针对中风“瘀血、肝风、痰浊”等病理因素造成的清窍蒙蔽引发中风，创立了特色的“醒脑开窍”针刺法，在选穴上，以阴经和督脉穴为主，并要求医者严格执行针刺手法量学标准，同时坚守“治神”理念，以“脑神不用”为病因病机治疗各种疾病。

“醒脑开窍”针刺法来源于古籍中：“凡刺之法，必先本与神”，重点强调“神”的重要性，认为调神是针刺治疗一切疾病的基础。对中风而言，最基本的病理改变为脑，脑为元神之府，脑窍闭阻则神无所藏，不能导气，肢体出现障碍，因此“窍闭神匿，神不导气”是引发中风的关键因素，此处之神为人体生命活动的主宰，为广义之神，石学敏院士认为：心脑共主神明，脑为神之大主，主宰人体外在活动和内在精神，心主狭义之神，为心主血脉的体现，脑健则神旺，意识清晰、反应灵活；脑窍闭阻，神无所养，继而出现意识、肢体、言语、吞咽障碍等一系列症状。基于此，石学敏院士提出了醒脑开窍、滋补肝肾、疏通经络的“醒脑开窍”针刺法，应用于中风治疗的全过程。

（2）操作方法　主穴：内关、人中、三阴交、极泉、尺泽、委中；配穴：吞咽障碍加风池、翳风、完骨；手指不利加合谷；言语不利加廉泉、金津、玉液放血；足内翻加丘墟透照海。内关：直刺 0.5~1 寸，施加提插捻转手法 1 分钟。人中：向鼻中隔方向斜刺 0.3~0.5 寸，用重雀啄手法，患者眼球湿润或流泪为度。三阴交：沿胫骨内侧缘与皮肤呈 45° 斜刺 1.0~1.5 寸，施加提插补法，患者下肢抽动 3 次为度。极泉：在原穴下 1 寸处，直刺 1.0~1.5 寸，施加提插泻法，患侧上肢动抽动 3 次为度。尺泽：直刺 0.5~1.0 寸，施加提插泻法，患侧前臂及食指动抽动 3 次为度。委中：仰卧位直腿抬高取穴，直刺 0.5~1.5 寸，施加提插泻法，患者下肢抽动 3 次为度。

3.“活血散风、疏肝健脾”针刺法

（1）理论内涵　高血压是脑卒中发生及复发的重要危险因素，石学敏院士以此为探究防治脑卒中的研究方向，创立了“活血散风、疏肝健脾”针刺法，发挥针刺治疗中风的“治未病”理念。石学敏院士认为高血压属于血管性疾病，与血脉存在着密切的联系，气为血之帅，血为气之母。气盛则血动，血瘀则气乱，气血失和、血压失约故而出现高血压，因此在治疗时应当以调气活血为主。

石学敏院士深度挖掘气海理论，提出了“气海失司、营运失调”的高血压机，气海理论认为，气、血、脉三者是构成血压的物质基础，其中，气是平稳血压的关键，元气、宗气、营气、卫气构成了人体之气，其中宗气乃后天之气，自然界清气与水谷精气结合形成宗气，宗气聚集之处为“气海”，古籍中记载：“宗气积于胸中，出于喉咙，以贯心脉，而行呼吸。”可见宗气可以灌注心脉，推动血液运行，形成血压，与西医学血压形成理论相吻合。而营运失调，则血液运行受阻，形成血瘀，引发一系列并发症。选择人迎、合谷、太冲、曲池、足三里等穴，并遵循手法量学进行针刺，起到通调气海、活血散风、疏肝健脾的作用。

（2）操作方法　人迎：患者去枕平卧位，头稍仰，暴露颈部皮肤，医者以手扪及颈动脉搏动处，注意避开动脉，垂直进针，随后可见针体随动脉搏动而摆动，施以捻转补法（幅度 90°，频率 120~160 次 / 分钟），施术 1 分钟，留针 30 分钟，患者多出现穴位局部酸胀，甚至针感窜至前额。合谷、太冲：患者取合适体位后，于穴位处垂直进针 0.8~1.0 寸，施以捻转泻法（医师面向患者，以患者任脉为中心，医师拇指捻转作用力为离心方向，即逆时针方向），施术 1 分钟，留针 30 分钟。曲池、足三里：患者取合适体位后，于穴位处垂直进针 1.0 寸，施以捻转补法（医师面向患者，以患者任脉为中心，医师拇指捻转作用力为向心方向，即顺时针方向），施术 1 分钟，留针 30 分钟。

（二）承淡安学术思想

承淡安先生认为针刺治疗会对机体产生一定物理伤害，因此致力于在针刺保证治疗效果的前提下将针刺对机体的伤害降到最低。承淡安先生认为应当从选穴数量、针刺治疗时间间隔、针刺强度和毫针规格等方面进行针刺量效关系的把握。

1. 选穴数量　合理的选穴是针刺取得疗效的先决条件，古代文献中可见各医家针刺选穴原则，但疏简选穴的原则却不太常见。承淡安先生认为，针刺选穴贵精不贵多，应当疏简针刺选穴数量。他认为若针灸刺法太过复杂则增加了学习的难度，不利于针灸疗法的传承与发扬。从患者角度来看，若选穴过多，则会使患者产生排斥心理，心存畏惧而影响针刺的治疗效果。因此，临床治疗中，应当根据患者实际情况合理选穴，总以重点取穴，不必多用为宜。此为，承淡安先生提出“取穴多寡”的量化标准：“新病体力未衰者，每次以十个穴最多。如为初诊，还须减少三四穴，体衰者及老年妇孺等，亦须减少取穴。慢性病，一般不宜超过八个穴位。如体力已衰者，以不超过五个穴位为宜。神经素质之患者，反应较一般为强，取穴更不宜多，五六穴位已足。体气较弱者，更宜减少三四穴。”承淡安先生临床治疗选穴总在 5~8 穴，对于腰腿痛患者，选择腕骨、足三里二穴，对于肩背痛患者，单取手三里一穴。

2. 针刺间隔　承淡安先生在针刺时注重针刺的时间间隔，认为选择合适的针刺时间间隔是提高临床疗效的关键因素，并对针刺时间间隔进行了系统性的归纳，他认为应当因人制宜，新病之人可每天治疗一次，但选穴后不宜连续针刺四次，一般连续针治三四次后，须停止二三日才可再取原穴位治疗；久病之人宜间隔一天治疗一次较为合适；身体衰弱者间二日较为适合；针感明显患者不宜每天针刺。体质虚弱患者如若每日连续针刺，针刺疗效则无法显现，必定会出现一段时间疗效明显而一段时间疗效较弱情况，因此，应当适当停止针刺治疗，休息四天到一周后再行针刺，才能取得比较好的临床疗效。

3. 针刺强度　我国传统针灸理论认为，患者体质、疾病性质及病情严重程度决定了留针时间长短及针刺深浅，然而古代经典中针刺深浅、留针时间长短等论述多停留于相对性的概念表述中，缺少客观的量化标准。承淡安先生十分注重针刺量化，并在其著作《中国针灸治疗学》《中国针灸学》中按照辨证、辨病论治时，按照量化的方式确定针刺刺激强度的治疗原则。

辨证论治时，承淡安先生秉承“针入几分，留捻几分钟”治疗原则，这种学术思想与《灵枢・经水》云：“足阳明，五脏六腑之海也，其脉大血多，气盛热壮，刺此者不深弗散，不留不泻也。足阳明刺深六分，留十呼。手之阴阳，其受气之远近，其气之来疾，其刺深者皆无过二分，其留皆无过一呼。”的思想一脉相承，且临床量化操作性更强。以失眠症的治疗为例，承淡安先生选择太渊针刺深度2~3分、留捻1分钟，公孙针刺深度4~5分、留捻2分钟，隐白针刺深度1分、留捻1分钟，肺俞针刺深度3分、留捻1分钟，阴陵泉针刺深度3~4分、留捻2分钟，三阴交针刺深度3分、留捻2分钟。

辨病论治时，承淡安先生将针刺刺激强度分为轻、中、重三种，具体细化每一个穴位的刺激量，以三叉神经痛的治疗为例，在选择确定腧穴后，承淡安先生强调："在颜面部诸穴，初作中等度之刺激1分钟左右，即作置针术，再作手部诸穴之强刺激，即出针。再经数分钟，将颜面部诸针不作摇动，轻轻出针，持续针治数日。"

承淡安先生认为，治疗时应根据患者体质、疾病状态和施治部位等情况综合判断针刺强度，对于痛、痉挛、炎症等神经兴奋类疾病，发病初期给予针刺强刺激；对于久病或体衰患者，应当运用针刺刺激持久捻运或用留针方法；对于麻木、萎缩类疾病，应当运用针刺轻刺激；对于内脏、五官等病位于上半身的疾病，如须用强刺激，应当减为中刺激，须用中刺激者，应当减少捻运；对于病位位于下半身的疾病，针刺刺激强度应当强于上半身。

4. 针具选择　针具的选择与针灸刺激量直接相关，不同的疾病应当选择合适的针具治疗。中华人民共和国成立前，我国毫针制作并未有统一的规范，针具较粗、刺激量较强，患者难以接受，承淡安先生在游学日本期间，观察到日本针灸师使用毫针进行针刺，针刺刺激量小，患者几乎无痛感，但收效甚慢，因此将其带回国内，并对中、日针具进行对比研究，对临床疗效及需求进行观察、分析，在无数的临床经验积累下，承淡安先生于1952年解决了毫针制作标准问题，创造了针灸针的制作范式，对毫针制作的选材、规格、外形、制作工艺及质量标准进行规范。承淡安先生建议用不锈钢制作针灸针，并将针灸针厘定为26、28、30号规格，针身长度分为7分~3.5寸数种。在承淡安先生的大力指导下，依托生产缝纫针为主的苏州华二坊（苏州华佗医疗器械有限公司前身），创立了"中国针灸第一针"——华佗牌毫针，畅销全球，成了全行业公认的标杆。

（三）朱勉生学术思想

朱勉生教授博览中医古代经典，经过多年临床实践，创造性地提出了"时空针灸"学说，她认为"时间穴位具有记忆功能"，依据传统天文学时空观念，提出了时空穴位概念，将时间穴位和空间穴位巧妙结合，认为"时间穴位与空间穴位具有同构建场功能"。

时空针灸是一种新针法，是继《子午流注针经》《针灸大全》《针灸大成》等子午流注学术之后的新理念，也是对古代按时取穴的传承与创新，其要旨是运用特定的施治方法和针刺顺序，将具有记忆功能的时间穴位和具有同构功能的空间穴位进行组合，从而建立内外沟通的气场，获得调动人体自愈功能的"场效应"。时空针灸挖掘特定穴构成敏感周期的依据和原理，是朱勉生教授在四种古代传统时间针灸方法和欧洲医学文化理念的基础上总结出来的。

1. 时空针灸的理论基础　时空针灸的理论体系来源于《黄帝内经》中的天人相应、经脉气血流注、阴阳五行学说、侯气逢时针刺及传统时空模式中的六十甲子、河图、洛书、八卦等方面，最核心的要义为"场效应"学说。关于人体存在"场效应"的说法，古代中医传统的阴阳学说、法国物理学家德布罗意的“波粒二象性量子物理”理论、日本良导络学说与经络细胞生物场效应、电子针灸仪的发明与经络细胞生物场效应等早有论述。《灵枢·九针十二原》“为刺之要，气至而有效……刺之而气不至，无问其数，刺之而气至，乃去之。”《灵枢·终始》曰：“凡刺之道，气调而止。”《针灸大成》曰：“用针之道，谨在调气。”《标幽赋》曰：“气速至而速效，气迟至而不治。”《灵枢·小针解》曰“粗守形，上守神”和“粗守关，上守机”。朱勉生教授认为，针灸之道即古代医籍中所提的“气至”“气调”“调气”“守神”“守机”，针灸重点在于调节患者阴阳失调的气场，即在“场效应”的作用下，恢复患者自身的“元气”，清理掉机体的不良信息，恢复患者健康。调动人体气场的方法主要是按照日月星辰四时八正之气来逢时针刺，朱勉生教授认为只有将时间穴位和空间穴位组合才能实现场效力，时间穴位、空间穴位、经验穴位的力量组合在一起则形成了时空针灸。她认为，我们不能仅仅将传统择时取穴作为寻找时间穴位的工具，相同的时间里，由于气的种类、时间参照、选穴原理存在一定的差异，穴位应时敏感周期均不同，因此，应当更加注重产生时穴的时空结构。

2. 时空针灸体系　朱勉生教授的时空针灸主要包括：时空针灸纳甲法、时空针灸纳子法、时空针灸灵龟八法、时空针灸飞腾八法。

（1）时空针灸纳甲法　时空针灸纳甲法是肾命三焦通过十二正经输布循环元气的时空系统和五输穴（包括原穴）在这一系统中的十日敏感周期。

1）操作方法　根据病情和病因病机特点，先选择针刺合适的时间穴位（如遇空白，选择值日经的原穴作为时间穴位），然后再针刺空间穴位：输穴→原穴→连接来经的穴位→连接去经的穴位→元气底盘穴位。针刺时要注意：如遇时间穴位为原穴，空间穴位中也有原穴，则空间穴位中的原穴就不取了。针刺穴位的先后顺序原则是采用巨刺法，如病灶无左右之分，可采用男左女右的方法。

2）治疗范围　可以治疗抑郁症、肿瘤、过敏性疾病、心血管疾病、神经精神紊乱、感觉异常或障碍、不孕不育症、代谢紊乱、过度应激反应等。

（2）时空针灸纳子法　时空针灸纳子法是十二正经首尾相灌输导营气环流周身的时空系统和部分五腧穴（包括原穴）在这一系统中的一日敏感周期。

1）操作方法　以甲子日戊辰时为例，此戊辰时是当地针刺时的真太阳时。先选择适合病机的时间穴位，然后选择空间穴位：①小通经穴（合谷→迎香）；大通经穴：迎香→冲阳→大包→少府→大杼→至阴→俞府→天池→瞳子髎→章门→期门→合谷。②营气底盘穴位：男性（申脉→大椎→天突→中脘→气海）；女性（照海→大椎→天突→中脘→气海）。其他时辰按照此种方法以此类推。

2）治疗范围　可治疗呼吸系统疾病、消化系统疾病、内分泌系统疾病、心身疾病、风湿系统疾病、神经系统疾病等。在临床上目前在神经系统疾病方面运用最多，如中风、小儿脑性瘫痪、神经痛等。

（3）时空针灸灵龟八法　时空针灸灵龟八法是元气在洛书与后天八卦相结合的时空系统中通过奇经八脉交会穴形成的六十日敏感周期。

1）操作方法　以甲子日戊辰时为例，病种以心肾不交型不寐病为例。针刺时间是当地的真太阳时。先选择时间穴位：主穴为列缺，配穴为照海，若症状有左右特点，就运用巨刺法（左病右刺，右病左刺）。若症状无左右特点，就按照男左女右，男性先针左侧时穴，再针右侧时穴；女性先针右侧时穴，再针左侧时穴。再针刺空间穴位：选择主穴在九宫的宫位9，主穴应卦为离卦。根据病情组合空间穴位九宫穴组选：腰背九宫穴、头手九宫穴、腹足九宫穴。腰背九宫穴组针刺顺序9大椎→1命门→2右心俞→3左膈俞→4左心俞→5神道→6右肾俞→7右膈俞→8左肾俞。同样的顺序操作头手九宫穴组、腹足九宫穴组。最后可适当加入靶向穴位以提高临床疗效。

2）治疗范围　可以治疗代谢综合征、过度应激反应、不孕症和各种妇科疾病、精神心理创伤引起的心身疾病、免疫功能低下或者缺损的疾病、支持癌症放化疗，减少不良反应、各种手术的前期准备和后续恢复、戒烟等。

（4）时空针灸飞腾八法　时空针灸飞腾八法是肾气 - 元气在先天八卦时空系统中通过奇经八脉交会穴形成的五日敏感周期。

1）操作方法　针刺时间以甲子日戊辰时为例，病种以肝肾亏虚型不孕症为例。针刺时间是当地的真太阳时。先选择时间穴位：主穴为足临泣，配穴为外关。症状无左右特点，就按照男左女右的原则，女性先针右侧时穴，再针左侧时穴。再选择空间穴位：选择主穴在先天八卦的卦位6，主穴应卦为坎卦。根据病情组合空间穴位选：腰背八卦穴、头手八卦穴、腹足八卦穴。针刺顺序为：6右肝俞→7右肾俞→8命门→1大椎→2左心俞→3左肝俞→4左肾俞→5右心俞。同样的顺序操作头手八卦穴、腹足八卦穴。最后可适当加入靶向穴位以提高临床疗效。

2）治疗范围　可以治疗先天系统疾病、骨髓系统疾病、免疫系统疾病、神经系统疾病以及一些疑难杂症等。

（四）郑魁山学术思想

郑魁山教授曾著《郑氏针灸全集》《针灸集锦》《子午流注与灵龟八法》《针灸补泻手法》《针灸问答》《校订针灸大全》等多部著作，结合自身多年临床经验对“烧山火”与“透天凉”针法进行改进，提出操作更为简便的“热补法”与“凉泻法”，同时潜心钻研“子午流注”和“灵龟八法”多年，研制出袖珍式“子午流注与灵龟八法临床应用盘”，促进了针刺手法量学的发展。

1.“热补法”与“凉泻法”“烧山火”与“透天凉”两种复式针法记载于《金针赋》，需要分天、人、地部三层进行操作，由徐疾补泻、呼吸补泻、提插补泻、九六补泻、开阖补泻法组成，相关研究人员在临床疗效和实验方面证实了其科学性与有效性，然而，由于需三步进针分层操作、较为烦琐，刺激量较大、只可在肌肉丰厚部位施术，其临床应用较为困难，适用范围较为局限。郑魁山教授结合多年临床经验，将古代烦琐针法简化，创造出只需一部操作的“热补”“凉泻”针法，由捻针补泻、提插补泻、三五助补助泻与开阖补泻法组成，成功扩大了临床选穴和适用范围、更适合临床人员学习和运用、又包含捻针补泻、三五助补助泻法之功效。

郑魁山教授在《郑氏针灸全集》中提到，“热补法”比“烧山火”“进火补”更为简便，刺激量介于两者之间，“凉泻法”比“透天凉”“进水泻”更为简便，刺激量介于两者之间，具体操作和适应证如下：

（1）具体操作

1）“热补法”操作　进针时，术者左手食指或拇指紧按针穴（揣穴），右手将针刺入穴内，候其气至（得气后），左手加重压力，右手拇指向前连续捻按3~5次，候针下沉紧，连续重插轻提3~5次；拇指再向前连续捻按3~5次，针尖顶着产生感觉的部位守气，使针下继续沉紧，产生热感。留针20~30分钟，缓慢将针拔出，急按针穴。

2）“凉泻法”操作　进针时，术者左手食指或拇指紧按针穴（揣穴），右手将针刺入穴内，候其气至（得气后），左手减轻压力，右手拇指向后连续捻提3~5次。候针下沉紧，提退1分（2 mm）左右，针尖向有感应的部位，连续轻插重提3~5次，拇指再向后连续捻提3~5次。针尖拉着产生感应的部位守气，使针下松滑，产生凉感。留针15~30分钟，急速将针拔出，不按针穴。

（2）适应证

1）“热补法”适应证　中风脱证、瘫痪麻痹、风湿痹证、腹痛泄泻、阳痿遗精等一切虚寒证。

2）“凉泻法”适应证　中风闭证、暑热高热、谵语癫狂、目赤龈肿、唇烂便秘等一切实热证。

2. 子午流注与灵龟八法临床应用盘　子午流注和灵龟八法是古代的传统时间取穴法，古代针灸医师以此辨征求经、择时取穴。子午流注法以十二经脉五输穴为基，结合天干地支五行生克，按照十二经脉气血运行盛衰来进行选穴组方。灵龟八法以九宫八卦学说与中医基础理论为主要内容，结合奇经八脉流注规律，将其纳于九宫八卦，交经八穴纳于天干地支，运用日时干支的推演数字变化，进行数学计算配穴针刺。然而，上述两种取穴方法太过复杂，且对医者要求较高，需要掌握古代历法、天干、地支、阴阳、五行等理论知识，临床应用较为困难。

郑魁山教授重视择时针灸，潜心研究子午流注和灵龟八法多年，运用子午流注“纳子法”治疗顽固性病症按时发作，应用“纳甲法”治疗长期慢性病急性发作，应用“灵龟八法”治疗剧痛，在临床治疗上均取得了明显独特的疗效。同时，郑魁山教授结合多年临床经验，在前人的理论基础上进行创新，将“纳甲法”（按天干）、“纳子法”（按地支）的子午流注、灵龟八法和公历六十年日历的”“六十甲子”融合，首创了一种袖珍“子午流注与灵龟八法临床应用盘”，该盘小巧简单、携带方便，不用推算即可找到60年“花甲子”和当日当时的开穴，以及当日当时“闭穴”的开穴，称为“郑氏补穴法”。该应用盘具有“纳子法”“纳甲法”“灵龟八法”三种优选取穴的作用，为针灸的医、教、研及临床治疗提供了简便准确的工具，促进时间针灸学的发展。

（五）杨兆民学术思想

1. 针具与刺激量学术观　杨兆民教授认为，针刺的刺激量要有量学观念，针刺的刺激量除了与施术者的手法有关，还与针具的使用有密切的关联。

（1）针具规格与刺激量　目前临床所用针具多为毫针，毫针规格通常包括针具的长短与粗细，就毫针长短来看，杨兆民教授认为，长度不足1.5寸的毫针，针刺刺激属轻刺激，1.5~2寸的毫针，属中等刺激，长度超过2寸的毫针，属强刺激。就毫针的粗细规格来看，28号毫针属强刺激，30~31号毫针属中等刺激，32~36号毫针属轻刺激。

（2）针具形状与刺激量　杨兆民教授认为，圆锥形、松针形和麦芒形针尖的针刺激量小，属轻刺激范畴，而棱角、方形、扁平、钩曲、不规则的形针尖的针刺激量大（如三棱针、小针刀、小宽针、钩针、刺血针等），属强刺激范畴。

（3）针具质地与刺激量　杨兆民教授认为，金、银、铜针质地较软，由于过细易于弯曲的缘故，通常制成较粗的针具，因而刺激量较大；铁针质地较为粗糙，缺少韧性与弹性，针刺刺激量较大；不锈钢针与合金针结合了诸种金属针具质地的优点，韧性、粗细度均较合适，针刺刺激量较小。古人将针具质地与五行属性或阴阳关系进行论述，认为金针属火（阳），银针属水（阴），分别具有补虚与泻实之效。杨兆民教授认为，针具阴阳五行属性因针具质地存在差异的内在机制是由于针具质地的不同，造成了刺激量的差异。

（4）针具种类与刺激量　随着医疗技术的蓬勃发展，临床使用的针具种类逐渐增多，传统针具与现代物理化学疗法结合形成了新一代针具，如电针、火针、电热针、磁针、激光针、水针（穴位注射）等，这种借助火力、药物、激光与电脉冲针具的刺激量通常较常规毫针针刺刺激量要大，属强刺激范畴。临床许多慢性病与顽固性疾病的治疗需要针刺强刺激且刺激时间持久才能达到应有的疗效，杨兆民教授认为借助针具与现代疗法的综合运用，可加强针刺刺激量与刺激时间，有利于上述疾病的治疗。

（5）针具制法与刺激量　针具不同的制作方法所产生的刺激量有所不同，杨兆民教授亲自进行针具制法与刺激量方面的研究工作，杨兆民教授于临床工作中发现，对于痛处固定且病位较深的疼痛类疾病，电针治疗后，电刺激感主要围绕在组织周围而非痛点处，治疗效果欠佳。杨兆民教授认为这是由于电流沿针身向周围传播，而未在痛点固定位置产生专一性的刺激，因而无法疗愈痛感。杨兆民教授邀请有关技术人员经过多年的改进，运用特殊的方法，制成了“屏蔽针”，将电针针身周围电场、磁场屏蔽，只针对针尖痛点处进行刺激，成功解决了上述难题，并在临床上对于坐骨神经痛、网球肘、内脏绞痛等痛点固定疾病的治疗取得了较好的疗效。

2. 针刺深浅量学观

（1）深浅刺激量取决于疾病情况　杨兆民教授对针刺深浅量学有着自己独特的见解，故杨兆民教授提出疾病针刺深浅量学观即深浅在病说。

1）深浅在病位　杨兆民教授区别病位在皮、肉、筋、骨、脉的不同和深浅差异，对于病位浅表的疾病，如皮痹、皮癣、皮疹等皮肤病或是风寒束表、喘咳等肺脏相关疾病，多采用“半刺法”，刺得浅、出针快、轻刺激。对于脉络瘀滞诸证，如闪挫扭伤、心绞痛、肿瘤、肢体麻木等气血阻滞的疾病，杨兆民教授多采用“豹纹刺”，本法刺激量较一般毫针浅刺稍大，但就单位针刺刺激的量比较而言，仍属于轻刺激的范畴。对于膝关节炎、肩周炎、肱骨外上髁等疾病，其病位在筋，杨兆民教授多采用“关刺”法，在关节附近的肌腱上针刺，勿使出血，针刺较深，刺激量较大。肌肉酸痛、麻木、挛急等肌肉疾患，杨兆民教授多采用“合谷刺”，在肌肉丰满处，针刺由浅入深、由深出浅反复操作，因而刺激量则相应由小变大、由大变小，即使刺激量在肌肉的不同层次、深度、方向有动态变化。对于颈椎、腰椎增生造成肢体麻木、疼痛等疾病，杨兆民教授多采用“输刺法”，施以重刺激，方能收功。

2）深浅在病性　对于阴寒性疾病，杨兆民教授认为针刺刺激量应当多而持久；对于阳热性疾病，杨兆民教授认为针刺刺激量应当弱而短暂。

3）深浅在病情　对于病情较重的疾病，杨兆民教授多行深刺、重刺，目的是扶正祛邪，遏制疾病进一步加重；对于病情较轻或偶尔发作者，多行浅刺、轻刺，目的是疏通经络，调理气血。

4）深浅在病程　对于久病者，杨兆民教授认为针刺应当深刺激、留针；对于新病者，杨兆民教授认为针刺应当浅刺疾出，不留针。

（2）深浅刺激量　取决于脉、形、时、穴，杨兆民教授认为脉、形、时、穴是影响深浅刺法中针刺刺激量的四大要素。

杨兆民教授认为，脉象反映疾病寒热虚实、气血盛衰，是临床确定针刺深浅和刺激量的重要参照条件，如阳明病多气多血，脉象盛，对于胃痛等病症应当深刺、重刺，再如根据脉象测得邪客五脏诸痛症，病位较深，应当深刺，或刺血而治之。

杨兆民教授认为，针刺级刺激量的作用对象是形体和内在气血不同特征的个体，临床针刺应当遵循量学刺不同形、因人而异的原则。肥胖患者，应当深刺、重刺且留针多种刺法杂合治之；身形清瘦者，应当浅刺、轻刺；婴幼儿、老年人针刺均应少量、浅刺而疾出。

杨兆民教授认为，针刺深浅刺激应当因四时而有别，归纳为四句话的 20 字诀：“春纳一半深，夏插三四分，秋入五六分，冬刺近针根。”春夏季节，人体的阳气浮越，针刺不宜过深，适当减小刺激量；秋冬季节，人体阳气也下沉，针刺宜深，应适当增加刺激量。因此，若用数字来比较四时针刺深浅与刺激量，依次为夏一、春二、秋三、冬四。

杨兆民教授认为，针刺深浅和刺激量应当因腧穴部位而不同，手足部的腧穴位于四肢末端，肌肉较为浅薄，针刺较浅，其井穴且多用点刺。胸、胁、背部腧穴，因穴下有重要脏器，针刺不宜过深；腹、腰部穴位因肌肉稍较丰满，可适当深刺。头面部腧穴只能浅刺、透刺，刺激量也较小。

（六）袁宜勤学术思想

袁宜勤教授认为针刺手法是决定针刺临床疗效的关键因素，因此对针刺手法进行规范是极其重要的。袁宜勤教授在多年临床经验和教学基础上，提出了关于针刺手法量化的初步探讨。

1. 对行针手法的规范　现今教材《针灸学》中并未对行针的基本手法进行规范化探讨，如提插法，提插幅度大小、频率快慢、用力轻重、操作时间长短仅仅记载具体情况灵活运用，捻转法也是如此，缺乏具体的描述。在《刺法灸法学》中提到，提插法操作时应当指力均匀，频率 60 次 / 分钟，幅度以 3~5 分为宜；捻转法操作时应当指力均匀，每次捻转 180° ~360° 为宜。虽然已经进行了描述，但临床操作性不强，仍然需要更细致的规范。

（1）提插法　提插法是将针刺入穴位的一定深度后，施加上提下插动作的行针手法，前提需要毫针刺入穴位一定深度，针体在穴位空间内进行上下提插的纵向运动，袁宜勤教授认为提插法的刺激量按照大刺激量、中刺激量、小刺激量进行量化。

1）具体操作　小刺激量：提插幅度<5 mm，频率<90 次 / 分钟，用力较轻，操作时间较短；中刺激量：提插幅度为 5~10 mm，频率为 90~120 次 / 分钟，用力与操作时间适中；大刺激量：提插幅度>10 mm，频率>120 次 / 分钟，用力较重，操作时间较长。

2）注意事项　提插幅度应当一致，不可时大时小，上提不应提出皮肤，下插不可触及筋骨脏器；提插频率应当一致，不可时快时慢，在规定刺激范围内保持一定的频率；提插轻重应当一致，不可时轻时重，保持针身垂直于皮肤，在规定刺激范围内保持用力均匀。

（2）捻转法　捻转法是将针刺入穴位一定深度后，施加前后捻动的操作手法，前提需要毫针刺入穴位一定深度，针体在穴位同一层面所作的向前向后反复旋转的一连串动作，袁宜勤教授认为捻转法的刺激量按照大刺激量、中刺激量、小刺激量进行量化。

1）具体操作　小刺激量：捻转角度<180°，频率<90 次 / 分钟，用力较轻，操作时间较短；中刺激量：捻转角度为 180° ~360° ，频率为 90 次 ~120 次 / 分钟，用力与操作时间适中；大刺激量：角度>360°，频率>120 次 / 分钟，用力较重，操作时间较长。

2）注意事项　捻转角度应当一致，不可时大时小，在每一种刺激所规定的角度范围内继续操作；捻转频率应当一致，不可时快时慢；捻转轻重应当一致，不可时轻时重，用力应当灵活自然，不可中途停止，要有一定的连续性，且不可单向捻转，以免引发滞针事件的发生。

2. 对基本补泻手法的规范　袁宜勤教授认为，现行规划教材对于捻转、提插补泻两种手法的阐述存在问题，常常将两套手法混杂在一起，如捻转补泻常常描述为："捻转角度小、用力轻、频率慢、时间短"为补法，并于"拇指向前、食指向后"左转的补法混杂在一起，或将捻转泻法描述为"捻转角度大、用力重、频率快、时间长"的泻法与"拇指向后、食指向前"的右转泻法混杂在一起，并未提及二者时不同的。对提插补泻而言，将"先浅后深，重插轻"与"下插为主"与"提插幅度小，频率慢，操作时间短"的几种补法混杂在一起，将"先深后浅，轻插重提"与"提插幅度大，频率快，操作时间长"与"上提为主"的几种泻法混杂在一起。在临床应用时，往往会存在一些矛盾，如捻转补泻的补法中，拇指向前快速用力与捻转角度小，用力轻、频率慢的手法操作存在矛盾，因此，袁宜勤教授认为，提插补泻与捻转补泻应采用两套手法。

对于捻转补泻法，按照捻转的角度、频率、角度、作用力方向分为两套。第一套以左转为主或右转为主划分补泻，补法在针刺得气后左转为主，大指向前用力重，速度快；大指向后用力轻，速度慢。泻法在刺得气后右转为主，即大指向后用力重，速度快；大指向前用力轻，速度慢。第二套以捻转角度、频率、作用力大小、操作时间划分补泻，补法在针刺得气后，捻转角度小，频率慢，用力轻，操作时间短。泻法在针刺得气后，捻转角度大，频率快，用力重，操作时间长。

对于提插补泻法，按照提插的幅度、力度、频率和作用力的方向分补泻的手法。第一套以作用力的方向、用力大小、频率划分补泻，补法在得气后先浅后深，重插轻提，以下插为主，即下插为用力重，速度快；上提时用力轻，速度慢。泻法在得气后先深后浅，重提轻插，以上提为主，即上提时用力重，速度快；下插时用力轻，速度慢。第二套以提插幅度、频率、作用力大小、操作时间划分补泻。补法在提插幅度小，频率慢，用力轻，操作时间短；泻法在提插幅度大，频率快，用力重，操作时间长。

主要参考文献

［1］杨华元，夏锦杉，顾训杰，等．针刺手法参数测定仪研制及手法受力分析［J］．针灸临床杂志，1995（6）：51–52.

［2］李庆华，李付国，艾炳蔚．中医针刺手法用传感针的研制［J］．传感技术学报，2006（2）：285–288.

［3］丁光宏，沈雪勇，戴建华，等．中医针刺过程中针体受力的动态监测系统研制［J］．生物医学工程学杂志，2003（1）：121–124.

［4］刘堂义，杨华元，顾训杰，等．ATP-Ⅰ型针刺手法参数测定仪的研制［J］．中国针灸，2003（11）：39–41.

［5］高霞，孙美玉，周胜红．浅析音乐电针与脉冲电针的异同［J］．河南中医，2021，41（7）：1092–1095.

［6］李莹飔，方娟，陈采益，等．经皮穴位电刺激镇痛机制及应用的研究进展［J］．中国医药导报，2023，20（1）：61–64.

［7］李国豪，林瑞珠，许建峰．电热针研发的思考［J］．光明中医，2023，38（6）：1102–1106.

［8］杨玉华，张迪，萨喆燕，等．超声针灸的研究进展及其机制的初步探讨［J］．针刺研究，2012，37（4）：333–337.

［9］叶秀英，李银花．微波针灸治疗膝关节退行性骨关节炎的效果［J］．交通医学，2018，32（2）：143–144，148.

［10］刘腾飞，许军峰．石学敏院士醒脑开窍治则临床应用探秘［J］．中医学报，2023，38（12）：2606–2610.

［11］杜宇征．“活血散风、疏肝健脾”针刺法理论剖析及手法量学标准［J］．中华针灸电子杂志，2017，6（4）：133–135.

［12］夏有兵，程洁，穆艳云，等．浅析承淡安先生对针灸量学的探索［J］．针刺研究，2013，38（1）：73–77.

［13］林永青．承淡安对针灸事业的贡献［J］．中国中医药现代远程教育，2013，11（10）：48–49.

［14］刘心媛．澄江针灸学派掌门人承淡安［J］．档案与建设，2018（3）：61–64.

［15］刘亮先，王祖红，包雄英，等．朱勉生时空针灸撷要［J］．中华中医药杂志，2020，35（1）：84–88.

［16］左政，朱勉生，陈春信，等．朱勉生教授时空针灸的理论基础［J］．时珍国

医国药，2018，29（7）：1740–1743.

［17］左政，朱勉生，陈春信，等．朱勉生教授时空针灸灵龟八法探析［J］．中国针灸，2019，39（9）：971–975.

［18］左政，朱勉生，陈春信，等．朱勉生时空针灸飞腾八法探析［J］．中华中医药杂志，2020，35（3）：1170–1174.

［19］孙润洁，田亮，方晓丽，等．郑氏针法学术流派的形成与传承研究［J］．中国针灸，2017，37（3）：331–334.

［20］方晓丽，王芬，郑俊江．郑魁山教授创新针法“热补”法与“凉泻”法［J］．中国针灸，2012，32（1）：35–38.

［21］郑魁山．我是怎样创制子午流注 灵龟八法临床应用盘的［J］．甘肃中医学院学报，1985（1）：43–46.

［22］吴中朝，董勤．杨兆民教授关于针具与刺激量的学术观［J］．南京中医药大学学报，1997（4）：34–36.

［23］吴中朝，董勤．杨兆民教授疾病针刺深浅量学观［J］．针灸临床杂志，1997（Z1）：17–18.

［24］吴中朝，董勤．杨兆民教授针刺深浅量学观之脉、形、时、穴［J］．针灸临床杂志，1997（3）：12–13.

［25］袁宜勤，海月明，顾星，等．针刺手法规范化的初步研究［J］．中医药学刊，2002（2）：230–231.

第四节 针刺手法量学交叉应用研究

针灸在世界范围内得到广泛应用，针刺手法是针灸治疗的重要组成部分，对其治疗效果的影响至关重要。针刺手法的客观量化一直被认为针刺领域的重点和难点，众多新兴技术应用于针灸研究中，发挥学科交叉的优势，大量学者尝试将针刺手法进行量化和规范化，掀起研究浪潮。

一、人工智能

因此，针刺力度、留针时间、针刺方向等手法，对于针灸临床疗效起到关键作用，和人工智能技术的发展程度紧密相关。人工智能最早于1956年被首次提出，目的是利用机械或电子装置来研究和开发一种模拟或代替人类的智能设备，用于模拟、延伸和扩展人的智能的理论、方法、技术及应用系统。

为服务于手法量学方面，关联规则算法和聚类算法是该领域广泛使用的主要人工智能方法。在针刺手法测定仪器的帮助下，取得了许多重要的突破。上海中医药大学研制的一种仪器能准确测定针刺手法参数，并能将治疗中的参数提取出来。而后根据仪器采集的各种针刺手法参数数据，建立了标准的中医针刺手法数据库。该数据库是人工智能辅助针刺手法研究的重要资源。唐文超等使用该仪器开发了一个自组织特征映射神经网络的提插手法的量化和分类模型。通过该模型可以自动、客观地识别针灸医师的手法。基于人工智能的区分系统可以自动识别不同的针刺手法，其中基于人工智能的计算机视觉技术起着至关重要的作用。这些系统可以准确、客观地判断年轻针灸医师的手法。该系统还可以专业地记录针灸专家的手法，这对中医传承有很大意义。根据苟升异等的报道，他们团队利用模糊C均值聚类法（FCM）开发了一个针刺手法识别系统。这项工作是使用触觉传感器进行的，通过触觉传感器收集各种针刺操作的信号。此外，苟升异提出了一种针对触觉信号的窗口分割方法，并提取了窗口的时域特征。该系统能够有效识别捻转补泻和提插补泻四种基本针刺手法。另一种基于卷积神经网络（CNN）和长短期记忆（LSTM）神经网络的基于计算机视觉的针刺手法识别系统，利用卷积神经网络和长短期记忆神经网络混合提取视频帧序列的时空特征，再通过 softmax 分类器进行分类。该系统能够在 200 个视频中成功区分"捻转"和"提插"操作，训练集和验证集准确率分别为 95.4% 和 95.3%。

还有其他基于医学仪器采集的信号的针刺手法识别模型，如脑电图（EEG）。于海涛等提出了一种基于脑电图信号的不同针刺手法分类框架。在他们的研究中，图论的拓扑特征被提取并用作支持向量机（SVM）分类器的输入。该模型的最高准确率为 92.14%。中医仪器的快速发展，使得各种针刺手法的数字信号采集成为可能，促进了该领域基于人工智能的研究。人工智能针刺手法与 VR（虚拟现实）技术的结合有助于培养国内的年轻针灸医师。针灸专家的针刺手法是灿烂的文化实践。针刺手法技术的客观准确记载是中医传承的重要依据。

基于人工智能的针刺手法研究为中医现代化带来了许多科学突破。目前，针刺手法的一些重要数据仍不能准确记录，如力度、留针时间、针刺方向等。然而，随着现代工程与中医的空前融合，越来越多的针灸记录和测量仪器将被开发出来并应用于临床针灸实践。因此，未来基于人工智能的针刺手法研究将进入大数据时代，进一步支持该领域的发展。该领域研究的意义在于有助于针刺手法的客观化和规范化，将显著提高临床针灸治疗的安全性和有效性。在人工智能针刺手法识别中，基于电信号数据的研究主要采用自组织神经网络特征图、模糊C均值聚类法等聚类分析方法。聚类的原理是将与同类对象相似度非常相似的对象归为一类，并将不同组对象的相似度最小化。聚类作为一种强大的学习技术，在有效分析大数据方面具有显著的优势。然后，针灸医师对聚类数据进行标记，以创建用于测试样本分类的预测模型。然而，聚类分析的性能在很大程度上依赖于专家特征工程。因此，将机器学习与针灸领域知识相结合对聚类研究存在一定的局限性。随着计算能力的发展，基于深度学习的计算机视觉算法，如 CNN 和 Transformers，应该是分析视频数据的最佳方法。CNN 是一种理想的图像特征提取器，它可以从高分辨率特征图中提取局部特征，并将其组合成更抽象的低分辨率特征图。CNN 中有几个堆叠层，其中前一层的响应与滤波器组卷积，并由可微非线性激活。基于深度学习的方法可以有效地完成特征学习的工作。然而，这些方法通常依赖于高水平的计算能力和大量的标记数据。

针灸在世界范围内接受的主要挑战是缺乏有效的治疗机制和证据的科学理论，人工智能针灸还存在一些重要的局限性和未来的工作，如针灸临床数据的收集和管理、针灸数据库的设计、中医领域知识与人工智能技术的整合、新发现知识的解释以及在线源代码的可用性。然而，人工智能技术、神经成像和针灸的有效融合将为这一领域带来重大突破。此外，精通人工智能的新一代针灸医师正在通过中医领域知识与人工智能技术的完美结合，为该领域注入新的活力，这将显著推动人工智能辅助中医仪器、中医针灸理论和循证针灸临床实践的发展。

二、脑电图与神经影像

许多研究通过脑电图和磁共振成像研究了针刺对人脑活动的影响。基于脑电图研究了不同针刺手法对脑功能网络的调节作用，并用网络特征区分不同针刺手法。结果表明，针刺可调节人脑活动，不同针刺手法对脑功能网络的影响不同。利用神经网络特征实现了不同针刺手法的脑电分类。这些工作有助于探索针刺对人脑的潜在作用机制，并与临床针对不同疾病的不同针刺手法相一致，对脑相关神经系统疾病的精准治疗具有重要意义。近年来，基于机器学习的针刺诱发脑电图分析越来越多。尽管经典针灸文献表明，不同类型的针刺手法对人体功能的调节作用不同，但不同针刺手法效果不同的原因尚不清楚，有研究者通过非线性分析对不同针刺手法诱发的神经电信号进行了分析，但针刺手法之间的差异并不明显。于海涛等采用相位同步、功能网络和图论等方法对针刺引起的多通道脑电信号进行分析，对针刺手法进行分类。结果表明，针刺可调节脑网络活动，但不同针刺手法效果不同，基于脑功能网络的图衍生特征可作为区分两种针刺手法的特征。用锁相值（PLV）对线通道的同步进行量化。他们发现，与针刺前相比，捻转手法的同步性增加，而提插手法的同步性下降。此外，我们使用图论分析提取网络特征，我们发现捻转手法的网络特性低于针刺前，而提插手法的网络特性更高。最后，将图衍生特征作为机器学习分类器的输入。分类结果表明，小世界网络指数可能是最有效的特征，支持向量机可能是最适合对不同针刺手法进行分类的分类器。利用PLV研究成对通道的同步性，利用图论研究脑功能网络发现，捻转手法的同步性程度高于针刺前，而提插手法的同步性程度低于针刺前，说明不同针刺手法对同步性的影响不同。

研究表明，不同的针刺手法对脑网络结构有不同的改善，可以适用于不同的疾病。在临床应用中，应根据病情采取不同的针刺手法。提取了脑功能网络的6个拓扑特征。结果发现，三种不同针刺状态存在统计学差异，且捻转手法的拓扑特征高于提插手法，说明不同针刺手法对脑功能网络的调节作用不同。脑功能网络分析显示，针刺时顶叶和顶枕叶的针刺程度和强度均低于针刺前；且额叶中间性中心性高于针刺前。刘波等发现针刺刺激后脑网络局部效率提高。于海涛等研究发现针刺后脑功能网络的聚类系数增加，表明针刺可以提高网络整合程度。有学者使用了多重监督机器学习方法包括DT、NB、SVM、KNN、LDA、LR、BP和TSK对不同针刺手法进行分类。在这些分类器中，SVM的分类精度最高，AUC值最大，分类效果很好。SVM在许多应用中已被证明在神经影像学数据分析中很有用。这可能是因为SVM能够找到最大的边缘超平面，与其他分类方法相比具有更好的泛化性能。因此，推测SVM可能更适合于针刺手法的分类。根据分类结果，我们还发现特征的数量与分类性能不成正比，小世界网络指数可能是对不同针刺手法进行分类的最有效特征。这可能是因为小世界网络指数结合了全局和节点的特性，更有效地传递信息，能够满足功能整合和分离的竞争要求。

三、神经网络

应用计算机技术对专家的针刺手法进行"视觉"建模，可以为针灸规范化与标准化操作提供参考。随着深度学习的不断发展，神经网络在基于视频的图像分类和动态手势分类领域不断进步，使用神经网络可以对手势视频进行特征提取，并进行训练和分类。涂涛等构建了一种基于三维卷积神经网络和长短时记忆网络的混合深度学习神经网络来提取视频帧序列的时空特征，而后将其输入分类器中以实现针刺手法的分类。通过研究不同的输入尺寸和每批输入数据的数量的不同，对神经网络进行了针刺手法分类的影响，经过多组对照实验的筛选，最终确定了使得网络性能最佳的输入图片最佳尺寸以及每批输入数据的最佳数量。并且，混合神经网络在准确率方面还有提升空间，可以通过调整网络的结构进行优化，如长短时记忆网络中的结点个数、卷积核的大小设置和卷积层的数目等。将来可以考虑将针刺手法的视频信息特征与其他模态的特征如电信号等进行融合以进一步加强对针刺手法的识别效率。通过捕捉医师进针后针刺部位的温度变化或通过传感器记录施针时手指对针柄的力度大小、针尖的旋转角度的变化来与针刺手法形成映射，作为判断针刺手法类别的依据。针对针刺手法这类微动作手势的分类问题，即从视频帧序列的角度，提出了一种基于混合深度学习神经网络的分类方法。通过对针灸医师手势动作信息的处理和计算，构建了三维卷积神经网络-长短时记忆网络组成的混合神经网络模型。将视频中施针手势的视频信息转化为张量和矩阵的形式，并经过混合神经网络提取出针刺手法中手势的时间特征和空间特征，捕捉手势的运动信息，再将其输入分类器中实现对针刺手法的分类。

四、机器学习

机器学习现如今广泛渗透于各行各业，也为医疗领域带来一场全新的革命。胡银娥等将机器学习引入针刺手法的客观量化、标准化研究中，使用k均值法等聚类算法，对针刺手法参数进行分析，设计出了针刺手法参数的聚类分析和可视化平台。杨霖等以捻转提插的频率为特征，使用Apriori关联算法和决策树算法，验证了针刺捻转与提插手法的共同特点，同时根据"捻转离散度"这一特征，成功区分开了捻转与提插手法。另外，唐文超等使用更为先进的自组织特征映射神经网络来探究针刺手法的参数特征和分类依据，发现平补平泻手法的特征集中程度较高，可以将补法与泻法显著区分。于海涛等将支持向量机和脑电技术相结合，研究捻转和提插两种针刺手法对中枢产生的效应特征，发现两种手法引起的脑网络拓扑属性的改变可以作为区分捻转和提插手法的重要识别特征，客观上证实了两种手法的不同。

五、小结

多学科交叉时代已经来临，针灸学科的临床工作者和科研学者都应为针灸与其他学科交叉融合而做出个人努力，增强跨学科交流来往与合作，提高医学转化的成果和效率，促进针灸学科现代化标准化国际化蓬勃发展。

主要参考文献

［1］刘保延．古代科学瑰宝正在焕发出新的青春活力［J］．中国针灸，2019，39（1）：1.

［2］鲁海，张春红．针刺量学研究在中风治疗中的运用［J］．新中医，2018，50（6）：230–233.

［3］陈丹丹，侯献兵，申鹏飞．石学敏院士以人迎为主穴治疗高血压的经验浅析［J］．上海针灸杂志，2016，35（7）：780–781.

［4］常晓波，樊小农，王舒，等．“针刺量学”研究之探本溯源［J］．中医杂志，2011，52（5）：363–366.

［5］杨恩达，王颖．论针刺、得气与疗效关系［J］．辽宁中医药大学学报，2016，18（2）：130–132.

［6］SCHULZ K F，ALTMAN D G，MOHER D，et al. CONSORT 2010 changes and testing blindness in RCTs［J］. Lancet，2010，375（9721）：1144–1146.

［7］MACPHERSON H，ALTMAN D G，HAMMERSCHLAG R，et al. Revised Standards for Reporting Interventions in Clinical Trials of Acupuncture（STRICTA）：extending the CONSORT statement［J］. PLoS Med，2010，7（6）：e1000261.

［8］ZHANG Y Q，JIAO R M，WITT C M，et al. How to design high quality acupuncture trials-a consensus informed by evidence［J］. BMJ，2022，376：e67476.

［9］青雪梅，房繄恭，刘保延，等．实用性随机对照试验及其方法学特征思考［J］．北京中医药大学学报，2008（1）：14–18.

［10］张宏伟，唐金陵．针灸临床试验中安慰针的设计与选用［J］．中国中西医结合杂志，2003（4）：247–250.

［11］CHEN H，NING Z，LAM W L，et al. Types of Control in Acupuncture Clinical Trials Might Affect the Conclusion of the Trials：A Review of Acupuncture on Pain Management.［J］. Journal of acupuncture and meridian studies，2016，9（5）：227–233.

［12］LIN J，KOTHA P，CHEN Y. Understandings of acupuncture application and mechanisms.［J］. American journal of translational research，2022，14（3）：1469–1481.

［13］VILLANUEVA L，Le BARS D. The activation of bulbo-spinal controls by peripheral nociceptive inputs：diffuse noxious inhibitory controls.［J］. Biological research，1995，28（1）：

113-125.

[14] CHEN Y, SHIMIZU BASSI G, YANG Y. Classic Chinese Acupuncture versus Different Types of Control Groups for the Treatment of Chronic Pain: Review of Randomized Controlled Trials (2000—2018). [J]. Evidence-based complementary and alternative medicine: eCAM, 2019, 2019: 6283912.

[15] 李波漩，张梦龙，吴明河，等. 如何开展针刺量效关系研究？基于研究方法学的探讨（英文）[J]. Acupuncture and Herbal Medicine, 2022, 2（4）: 221-228.

[16] 巩昌镇，刘伟. 德国针灸临床试验引发的针灸新思考 [J]. 中医药导报，2021，27（1）：1-6.

[17] WANG Y, ZHAO J, HAO D. Is sham acupuncture a real placebo: Skeptical for sham acupuncture [J]. World Journal of Acupuncture-Moxibustion, 2017, 27（2）: 1-5.

[18] KERR C E, SHAW J R, CONBOY L A, et al. Placebo acupuncture as a form of ritual touch healing: a neurophenomenological model. [J]. Consciousness and cognition, 2011, 20（3）: 784-791.

[19] LOWE C, AIKEN A, DAY A G, et al. Sham acupuncture is as efficacious as true acupuncture for the treatment of IBS: A randomized placebo controlled trial. [J]. Neurogastroenterology and motility, 2017, 29（7）.

[20] MADSEN M V, GØTZSCHE P C, HRÓBJARTSSON A. Acupuncture treatment for pain: systematic review of randomised clinical trials with acupuncture, placebo acupuncture, and no acupuncture groups. [J]. BMJ（Clinical research ed.）, 2009, 338: a3115.

[21] CHAE Y, LEE Y, ENCK P. How Placebo Needles Differ From Placebo Pills？[J]. Frontiers in psychiatry, 2018, 9: 243.

[22] LEE Y, CHAE Y. Powerful effects of placebo needles [Z]. 2018: 36, 197-198.

[23] 毛文超，刘保延，何丽云，等. 关于针灸临床研究中安慰针刺对照设置的思考 [J]. 中国针灸，2013，33（4）：367-371.

[24] MAKARY M M, LEE J, LEE E, et al. Phantom Acupuncture Induces Placebo Credibility and Vicarious Sensations: A Parallel fMRI Study of Low Back Pain Patients. [J]. Scientific reports, 2018, 8（1）: 930.

[25] 陈碧玮，陈少宗，刘存志. 针刺作用量-效关系研究与针灸精准治疗：转化医学视角 [J]. 针刺研究，2023，48（1）：32-36.

[26] GERAGHTY J. Adenomatous polyposis coli and translational medicine. [J]. Lancet（London, England）, 1996, 348（9025）: 422.

[27] 陈瑜，王俊英，张悦，等. 经皮耳迷走神经刺激抗抑郁胆碱能机制的探讨 [J]. 世界科学技术-中医药现代化，2022，24（3）：905-910.

[28] 李少源，荣培晶，张悦，等. 基于耳穴迷走神经电刺激技术的"脑病耳治"思路与临床应用 [J]. 中医杂志，2020，61（24）：2154-2158.

[29] 荣培晶，李少源，周立群. 耳穴电刺激治疗抑郁症临床应用专家共识 [J]. 中国中医药信息杂志，2021，28（6）：1-7.

［30］陈丽梅，李小娇，许可，等．经皮耳穴迷走神经刺激治疗难治性抑郁症的脑机制 fMRI 研究［J］．针刺研究，2021，46（10）：869–874.

［31］ZHENG Y，HE J，GUO L，et al. Transcriptome Analysis on Maternal Separation Rats With Depression-Related Manifestations Ameliorated by Electroacupuncture［J］. Frontiers in neuroscience，2019，13：314.

［32］霍梦娟，张岳，刘波，等．针刺单穴和组穴的 fMRI 研究［J］．放射学实践，2016，31（3）：219–223.

［33］王艺霏，王瑜，张悦，等．经皮耳穴 - 迷走神经刺激对抑郁症模型大鼠前额叶皮质 Toll 样受体 4/ 髓样分化因子 88 信号通路相关蛋白表达的影响［J］．针刺研究，2021，46（7）：580–585.

［34］GUO L，LIANG X，LIANG Z，et al. Electroacupuncture Ameliorates Cognitive Deficit and Improves Hippocampal Synaptic Plasticity in Adult Rat with Neonatal Maternal Separation.［J］. Evidence-based complementary and alternative medicine：eCAM，2018，2018：2468105.

［35］徐雪娇，范文栋，齐子棠，等．针刺百会穴对慢性不可预见性温和应激大鼠糖水消耗和脑代谢组学的影响［J］．针灸临床杂志，2020，36（6）：66–70.

［36］LIN J，CHEN C，HUANG Y，et al. How to design the control group in randomized controlled trials of acupuncture ？［J］. Evidence-based complementary and alternative medicine：eCAM，2012，2012：875284.

［37］冯硕，李博，张会娜，等．针刺临床试验的安慰剂对照及其方法学问题［J］．中国针灸，2022，42（4）：437–441.

［38］TU J F，YANG J W，LIN L L，et al. Efficacy of electro-acupuncture and manual acupuncture versus sham acupuncture for knee osteoarthritis：study protocol for a randomised controlled trial［J］.Trials，2019，20（1）：79.

［39］KAPTCHUK T J. Placebo Effects in Acupuncture［J］. Med Acupunct，2020，32（6）：352–356.

［40］CHAE Y. The dilemma of placebo needles in acupuncture research［Z］. 2017：35，382–383.

［41］TAN C，SANTOS D. Contribution of Vision，Touch，and Hearing to the Use of Sham Devices in Acupuncture-Related Studies.［J］. Journal of acupuncture and meridian studies，2020，13（1）：25–32.

［42］刘妍，郑嘉太，陈波，等．针灸得气现代评价方法研究进展评述［J］．上海针灸杂志，2016，35（10）：1147–1150.

［43］MA S. Establishing an adequate dose of acupuncture is essential for clinical trial studies.［J］. Clinical research and trials，2020，6（2）.

［44］SUN N，TU J F，LIN L L，et al. Correlation between acupuncture dose and effectiveness in the treatment of knee［J］. Acupuncture in medicine：journal of the British Medical Acupuncture Society，2019，37（5）：261–267.

[45] WEN Y, ZHANG C, ZHAO X, et al. Safety of different acupuncture manipulations for posterior circulation ischemia with vertigo [J]. Neural regeneration research, 2016, 11 (8): 1267–1273.

[46] ZHENG X, YU S, LIU L, et al. The Dose-Related Efficacy of Acupuncture on Endometrial Receptivity in Infertile Women: A Systematic Review and Meta-Analysis [Z]. 2022: 10, 858587.

[47] CUI X, LIU K, GAO X, et al. Advancing the Understanding of Acupoint Sensitization and Plasticity Through Cutaneous C-Nociceptors [J]. Frontiers in neuroscience, 2022, 16: 822436.

[48] DU F, LIU S. Electroacupuncture with high frequency at acupoint ST-36 induces regeneration of lost enteric neurons in diabetic rats via GDNF and PI3K/AKT signal pathway [J]. American journal of physiology. Regulatory, integrative and comparative physiology, 2015, 309 (2): R109–R118.

[49] LI N, GUO Y, GONG Y, et al. The Anti-Inflammatory Actions and Mechanisms of Acupuncture from Acupoint to Target Organs via Neuro-Immune Regulation [J]. Journal of inflammation research, 2021, 14: 7191–7224.

[50] LI X, HE F, TUO X, et al. Electroacupuncture ameliorates peptic ulcer disease in association with gastroduodenal microbiota modulation in mice [J]. Frontiers in cellular and infection microbiology, 2022, 12: 935681.

[51] YU H, LI X, LEI X, et al. Modulation Effect of Acupuncture on Functional Brain Networks and Classification of Its Manipulation With EEG Signals [J]. IEEE transactions on neural systems and rehabilitation engineering: a publication of the IEEE Engineering in Medicine and Biology Society, 2019, 27 (10): 1973–1984.

[52] 李平，关卫，王芳，等．捻转补泻手法针刺合谷穴对其局部皮肤温度的影响 [J]．天津中医学院学报，2002 (3): 31–33.

[53] 高明，杨华元，蒯乐，等．手针与电针对急性运动大鼠骨骼肌肌浆网 Ca~(2+) 的影响 [J]．针刺研究，2008 (1): 13–16.

[54] LAI F, REN Y, LAI C, et al. Acupuncture at Zusanli (ST36) for Experimental Sepsis: A Systematic Review [J]. Evidence-based complementary and alternative medicine: eCAM, 2020, 2020: 3620741.

[55] 孙秀颀，周鸿飞．廉泉与旁廉泉局部解剖与吞咽障碍治疗相关性探讨 [J]．辽宁中医药大学学报，2016, 18 (8): 147–149.

[56] 姜春颜，吴松．合谷穴针刺方法探析 [J]．中国中医基础医学杂志，2022, 28 (3): 438–440.

[57] 邓星佑，李剑峰，徐征，等．针刺后溪穴不同深度对治疗神经根型颈椎病的疗效探索 [J]．湖北中医药大学学报，2023, 25 (1): 92–94.

[58] MENG Y, WANG C, SHANG S, et al. Effects of different acupuncture depths of Lianquan (CV 23) for dysphagia after [J]. Zhongguo zhen jiu=Chinese acupuncture &

moxibustion，2015，35（10）：990–994.

［59］刘翠婷，商能欣，冯祯根．从足三里穴浅深针刺的疗效差异探析刺有浅深的实践意义［J］．新中医，2022，54（11）：202–205.

［60］FOX J R，GRAY W，KOPTIUCH C，et al. Anisotropic tissue motion induced by acupuncture needling along intermuscular connective tissue planes［J］. Journal of alternative and complementary medicine（New York，N. Y.），2014，20（4）：290–294.

［61］SONG S，XU Y，LIU J，et al. Strong Twirling-Rotating Manual Acupuncture with 4 r/s Is Superior to 2 r/s in Relieving Pain by Activating C-Fibers in Rat Models of CFA-Induced Pain［J］. Evidence-based complementary and alternative medicine：eCAM，2021，2021：5528780.

［62］孙露，寇任重，刘岚青，等．针刺方向与针刺镇痛［J］．中国针灸，2017，37（3）：279–283.

［63］田光，孟智宏．针刺合谷穴治疗中枢性面瘫量效关系研究［J］．上海针灸杂志，2015，34（2）：95–98.

［64］李明豪．《黄帝内经》关于留针时间与针刺深度的理论探讨［D］．广东：广州中医药大学，2017.

［65］林怡哲，吴悦，李璐，等．不同留针时间对温针灸治疗膝骨关节炎疗效的影响［J］．上海针灸杂志，2022，41（2）：149–153.

［66］张丽丽．阳陵泉穴不同留针时间对慢性炎性高张力胆囊动力的影响［D］．山东：山东中医药大学，2019.

［67］HINMAN R S，MCCRORY P，PIROTTA M，et al. Acupuncture for chronic knee pain：a randomized clinical trial［J］. JAMA，2014，312（13）：1313–1322.

［68］TU J，YANG J，SHI G，et al. Efficacy of Intensive Acupuncture Versus Sham Acupuncture in Knee Osteoarthritis：A Randomized Controlled Trial［J］. Arthritis & rheumatology（Hoboken，N. J.），2021，73（3）：448–458.

［69］张鹏翔，赵宗良，赵新雨，等．针刺不同疗程治疗肩关节疼痛效果比较分析［J］．内蒙古医学杂志，2019，51（4）：408–410.

［70］ZHANG L，LAI H，LI L，et al. Effects of acupuncture with needle manipulation at different frequencies for patients with hypertension：Result of a 24-week clinical observation［J］. Complementary therapies in medicine，2019，45：142–148.

［71］韩科，杨咏红，王舒，等．内关穴捻转手法干预 MCAo 大鼠的针刺时间和频率的正交优化研究［J］．辽宁中医杂志，2012，39（12）：2495–2497.

［72］WANG T，WANG M，SHIH C，et al. Comparison of physical electrical conductivity and acupuncture de-qi sensation between stainless steel needling and supercritical fluid-treated needling［J］. Biomedical journal，2021，44（6 Suppl 2）：S267-S274.

［73］郭鑫，刘佳丽，王淑艳．针灸治疗中“得气”与“气至”之我见［J］．中医药导报，2018，24（16）：85–86.

［74］CHEN T，ZHANG W W，CHU Y，et al. Acupuncture for Pain Management：

Molecular Mechanisms of Action [J]. The American journal of Chinese medicine, 2020, 48 (4): 793-811.

[75] KWON O S, KIM J, CHOI K, et al. Trends in deqi research: a text 分钟 ing and network analysis [J]. Integrative medicine research, 2018, 7 (3): 231-237.

[76] CHANG S, KWON O S, BANG S K, et al. Peripheral Sensory Nerve Tissue but Not Connective Tissue Is Involved in the Action of Acupuncture [J]. Frontiers in neuroscience, 2019, 13: 110.

[77] NIERHAUS T, CHANG Y, LIU B, et al. Somatosensory Stimulation With XNKQ Acupuncture Modulates Functional Connectivity of Motor Areas [J]. Frontiers in neuroscience, 2019, 13: 147.

[78] 和蕊，赵百孝. 针感灸感及其感传机制的研究进展 [J]. 针刺研究，2019，44 (4): 307-311.

[79] GONG Y, LI N, LV Z, et al. The neuro-immune microenvironment of acupoints-initiation of acupuncture effectiveness [J]. Journal of leukocyte biology, 2020, 108 (1): 189-198.

[80] 郝歆宇，鲁凌云，段多喜，等. 针刺得气类评测工具研究现状及应用概述 [J]. 中华中医药杂志，2018，33 (12): 5514-5517.

[81] ZHANG J, ZHAI X, WANG X, et al. The Effect of Thunder-Fire Moxibustion on Lumbar Disc Herniation: Study Protocol for a Randomized Controlled Trial [J]. Frontiers in public health, 2022, 10: 930830.

[82] TU J, WANG L, LIU J, et al. Home-based transcutaneous electrical acupoint stimulation for hypertension: a randomized controlled pilot trial [J]. Hypertension research: official journal of the Japanese Society of Hypertension, 2021, 44 (10): 1300-1306.

[83] CHAE Y, OLAUSSON H. The role of touch in acupuncture treatment [J]. Acupuncture in medicine: journal of the British Medical Acupuncture Society, 2017, 35 (2): 148-152.

[84] MENDELL L M. Constructing and deconstructing the gate theory of pain [J]. Pain, 2014, 155 (2): 210-216.

[85] OLAUSSON H, WESSBERG J, MORRISON I, et al. The neurophysiology of unmyelinated tactile afferents [J]. Neuroscience and biobehavioral reviews, 2010, 34 (2): 185-191.

[86] LINDE K, NIEMANN K, SCHNEIDER A, et al. How large are the nonspecific effects of acupuncture? A meta-analysis of randomized controlled trials [J]. BMC Med, 2010, 8: 75.

[87] JONES S M, LANGE J, TURNER J, et al. Development and Validation of the EXPECT Questionnaire: Assessing Patient Expectations of Outcomes of Complementary and Alternative Medicine Treatments for Chronic Pain [J]. J Altern Complement Med, 2016, 22 (11): 936-946.

[88] CONSTANTINO M J, AMETRANO R M, GREENBERG R P. Clinician interventions and participant characteristics that foster adaptive patient expectations for psychotherapy and psychotherapeutic change [J]. Psychotherapy (Chic), 2012, 49 (4): 557-569.

[89] NORCROSS J C, WAMPOLD B E. A new therapy for each patient: Evidence-based relationships and responsiveness [J]. J Clin Psychol, 2018, 74 (11): 1889-1906.

[90] NORBERG M M, WETTERNECK C T, SASS D A, et al. Development and psychometric evaluation of the Milwaukee Psychotherapy Expectations Questionnaire [J]. J Clin Psychol, 2011, 67 (6): 574-590.

[91] SHI G X, YANG X M, LIU C Z, et al. Factors contributing to therapeutic effects evaluated in acupuncture clinical trials [J]. Trials, 2012, 13: 42.

[92] PRADY S L, BURCH J, VANDERBLOEMEN L, et al. Measuring expectations of benefit from treatment in acupuncture trials: a systematic review [J]. Complement Ther Med, 2015, 23 (2): 185-199.

[93] SCHWEHR N A, SHIPPEE N D, JOHNSON P J. Acupuncture 'dose' (number of treatments) and insurance benefits in the USA [J]. Acupuncture in medicine: journal of the British Medical Acupuncture Society, 2018, 36 (2): 88-95.

[94] LIOU K T, HUNG T K W, MEGHANI S H, et al. What if Acupuncture Were Covered by Insurance for Pain Management? A Cross-Sectional Study of Cancer Patients at One Academic Center and 11 Community Hospitals [J]. Pain medicine (Malden, Mass.), 2019, 20 (10): 2060-2068.

[95] CANDON M, NIELSEN A, DUSEK J A. Trends in Insurance Coverage for Acupuncture, 2010—2019 [J]. JAMA network open, 2022, 5 (1): e2142509.

[96] BLECK R, MARQUEZ E, GOLD M A, et al. A scoping review of acupuncture insurance coverage in the United States [J]. Acupuncture in medicine: journal of the British Medical Acupuncture Society, 2021, 39 (5): 461-470.

[97] 吕伟，康丽娟，陈肖峰，等. 浅析针刺物理信号在穴区的启动和转导 [J]. 上海针灸杂志，2022，41（7）：737-741.

[98] ALI U, APRYANI E, WU H, et al. Low frequency electroacupuncture alleviates neuropathic pain by activation of spinal microglial IL-10/β-endorphin pathway [J]. Biomedicine & pharmacotherapy=Biomedecine & pharmacotherapie, 2020, 125: 109898.

[99] CHANG S, RYU Y, GWAK Y S, et al. Spinal pathways involved in somatosensory inhibition of the psychomotor actions of cocaine [J]. Scientific reports, 2017, 7 (1): 5359.

[100] LANGEVIN H M. Acupuncture, connective tissue, and peripheral sensory modulation [J]. Critical reviews in eukaryotic gene expression, 2014, 24 (3): 249-253.

[101] WU M, XU D, BAI W, et al. Local cutaneous nerve terminal and mast cell responses to manual acupuncture in acupoint LI4 area of the rats [J]. Journal of chemical neuroanatomy, 2015, 68: 14-21.

［102］苟升异，宿翀，王磊，等．一种基于阵列式PVDF触觉传感器和机器学习的针刺手法识别系统［J］．针刺研究，2021，46（6）：474–479.

［103］唐文超，杨华元，刘堂义，等．基于运动视频和自组织特征映射神经网络的针刺提插手法量化分类研究［J］．上海针灸杂志，2017，36（8）：1012–1020.

［104］杨霖，洪菲，杨华元．针刺手法数据挖掘的关联规则与分类［J］．上海针灸杂志，2014，33（11）：1064–1070.

［105］胡银娥，杨华元，刘堂义．针刺手法参数聚类分析平台的设计与实现［J］．生物医学工程学杂志，2010，27（5）：991–994.

［106］尹涛，何昭璇，孙睿睿，等．机器学习在针灸研究领域的应用现状与展望［J］．中国针灸，2020，40（12）：1383–1386.

［107］刘堂义，杨华元，顾训杰，等．ATP-Ⅰ型针刺手法参数测定仪的研制［J］．中国针灸，2003（11）.

［108］涂涛，苏业豪，宿翀，等．一种基于计算机视觉的针刺手法分类系统开发与应用［J］．针刺研究，2021，46（6）：469–473.

［109］LIU G，TSAI M，CHANG G，et al. Safety Assessment of the Auto Manipulation Device for Acupuncture in Sprague-Dawley Rats：Preclinical Evaluation of the Prototype［J］. Evidence-based complementary and alternative medicine：eCAM，2018，2018：5708393.

［110］XU T，XIA Y. Guidance for Acupuncture Robot with Potentially Utilizing Medical Robotic Technologies［J］. Evidence-based complementary and alternative medicine：eCAM，2021，2021：8883598.

［111］ZHANG Y，CHEN Q，WANG Q，et al. Role of Parameter Setting in Electroacupuncture：Current Scenario and Future Prospects［J］. Chinese journal of integrative medicine，2022，28（10）：953–960.

［112］梁吉，韩名媛，王承斌，等．机器学习与针灸学领域结合的研究进展［J］．针刺研究，2021，46（6）：460–463.

［113］BEAL M W. Acupuncture and Oriental body work：traditional and biomedical concepts in holistic care：history and basic concepts［J］. Holistic nursing practice，2000，14（3）：69–78.

［114］韩春晓，王江，车艳秋，等．针刺足三里的脊髓背根神经电信号非线性特征提取［J］．物理学报，2010，59（8）：5880–5887.

［115］HUANG T，WANG R，ZHANG W，et al. The influence of different methods of acupuncture on skin surface perfusion［J］. Journal of traditional Chinese medicine=Chung i tsa chih ying wen pan，2012，32（1）：40–44.

［116］LIU B，CHEN J，WANG J，et al. Altered small-world efficiency of brain functional networks in acupuncture at ST36：a functional MRI study［J］. PloS one，2012，7（6）：e39342.

［117］YU H，WU X，CAI L，et al. Modulation of Spectral Power and Functional Connectivity in Human Brain by Acupuncture Stimulation［J］. IEEE transactions on neural systems and rehabilitation engineering: a publication of the IEEE Engineering in Medicine and Biology Society，2018，26（5）：977-986.

［118］YEO M V M，LI X，SHEN K，et al. Can SVM be used for automatic EEG detection of drowsiness during car driving？［J］. Safety Science，2009，47（1）：115-124.

［119］MOURÃO-MIRANDA J，BOKDE A L W，BORN C，et al. Classifying brain states and determining the discriminating activation patterns：Support Vector Machine on functional MRI data［J］. NeuroImage，2005，28（4）：980-995.

［120］LEE S，HALDER S，KÜBLER A，et al. Effective functional mapping of fMRI data with support-vector machines［J］. Human brain mapping，2010，31（10）：1502-1511.

［121］CHEN D，LI S，KOURTZI Z，et al. Behavior-constrained support vector machines for fMRI data analysis［J］. IEEE transactions on neural networks，2010，21（10）：1680-1685.

［122］KIM K I，JUNG K，PARK S H，et al. Support Vector Machines for Texture Classification［J］. IEEE Trans. Pattern Anal. Mach. Intell.，2002，24：1542-1550.

［123］STROGATZ S H. Exploring complex networks［J］. Nature，2001，410：268-276.

［124］MICHELOYANNIS S，PACHOU E，STAM C J，et al. Small-world networks and disturbed functional connectivity in schizophrenia［J］. Schizophrenia research，2006，87（1-3）：60-66.

［125］Van de STEEN F，FAES L，KARAHAN E，et al. Critical Comments on EEG Sensor Space Dynamical Connectivity Analysis［J］. Brain topography，2019，32（4）：643-654.

［126］胡银娥，杨华元，刘堂义. 针刺手法参数聚类分析与研究［J］. 世界科学技术（中医药现代化），2011，13（1）：59-63.

第五节　针刺手法量学标准化研究

在针灸逐渐扩大影响力的现在，针灸产生了标准化的需求，为了使所在地区、国家不同的操作者进行统一的针刺操作，针灸标准化应运而生。初期，对针灸的概念统一，需要制定针灸学的术语标准；针刺取穴的统一，需要制定腧穴名称与定位标准；针灸临床研究的质量保证，需要制定临床研究人员需共同遵循的基本原则与标准；而现在，为了保证同一项针灸试验的结果的可重复，对刺激参数进行量化等，需要针刺手法量学的标准化。针灸标准化是在针灸国际化的过程中发展起来的，支持和保障针灸国际化是新时代对针灸学科提出的新挑战和新要求。

中国是针灸的发源地，在当下的国际标准化领域中，中国对于针灸学科的标准化是最权威、最有优势的。加快针灸事业发展、国家标准化战略部署、国际标准化发展都需要针灸标准化建设。为针灸在国际上应用中进一步的广泛性与科学性，为世界各国的针灸学术交流的规范和加强，中国有责任、有义务在针灸标准化中做出更大的贡献，并保持在该领域的国际领先地位。

一、针刺手法量学标准化沿革

针灸产生发展历史中，一直十分重视标准化。《针灸甲乙经》《铜人腧穴针灸图经》以及明清代许多针灸医书，都对腧穴的定位标准进行了尽可能的描述；《灵枢·经脉》《十四经发挥》及后世的经络书籍，对经络走行形成逐渐统一的标准；对于针刺技术的手法操作，甚至针灸针的规格，文献中都有明确规定。古代统一、规范的针灸治疗技术，使针灸成为一门独立且有特色的医学学科，并经久不衰、疗效确切。在完整的针灸医学理论体系中，标准化、规范化的内容很多。以腧穴定位为例，最早的腧穴专书是东汉年间的《黄帝明堂经》（成书于公元 25 年左右），里面就描述了腧穴定位；到北宋的《铜人腧穴针灸图经》（1026 年），和与之配套的用于针灸教学和考试医生的两具针灸铜人（1029 年）；再到中华人民共和国成立后，1990 年国家标准《经穴部位》的颁布，这期间经历了数次的修改与完善。

中华人民共和国成立以来，在中医药高等教育取得飞跃性的发展的同时，我们没有意识学科发展中，标准及标准化的重要意义。只有我们不断致力于统一针灸学的术语、定位、操作，才能适应国际交流以及教育发展的需要。在这一阶段，实际上的标准作用是由高等院校教材的编写和一些辞典承担的。

20 世纪 80 年代，中国制定并实施了三项针灸国家标准，成为我国现代针灸学标准化研究的起点，这三项国家标准分别是：《针灸针》（GB 2024—1980）、《经穴部位》（GB 12346—1990）、《耳穴名称和部位》（GB/T 13734—1992），这些国家标准也为国内外针灸标准化的进一步建设创造了良好的条件；国际上，在我国针灸专家担任的主要工作下，世界卫生组织推出了《经穴名称标准》《针灸临床研究指南》《针灸基础培训与安全规范》三部国际标准，中国是上述针灸国际标准的制定、推广、实施工作中的核心角色。

2000 年以来，中国对于针灸学标准化的研究工作持续深度开展。国家中医药管理局陆续发起了“中华人民共和国针灸穴典研究”、标准化课题“《经穴部位》国家标准修订”、“《腧穴主治》国家标准制定”等重大项目，获得了审定专家的广泛认可与高度好评。项目中取得了一系列研究成果，是国内外针灸学标准化的研究的重要保障与关键一步。

2003 年开始，WHO 对于 20 世纪发布有关经穴定位的国际标准开始了进一步的研究。新的国际标准《经穴部位》由 WHO 西太区组织负责，组织中日韩三国进行该标准的研制工作，中国针灸专家在该标准的研制中作用巨大。2006 年，WHO 西太区颁布本项标准，包括的 361 个穴位的定位中，与中国国家标准相同的有 359 个穴位。

2005 年以来，针灸学标准化项目的制定受到国务院标准化行政主管部门和中医药管理部门的鼎力支持。除上述已经颁布的国家标准，《全国服务标准 2005—2008 年发展规划》中，25项针灸标准由国家标准委负责研制。在2006年和2007年，这25项国家标准分两批启动了制定工作。其中进入标准报批阶段的国际标准，被作为相关国际标准制定时参考的中国方案，同时报送至世界针灸学会联合会（以下简称世界针联），以推进国际针灸学标准化工作进度。

2006年，《中医药标准化发展规划（2006—2010年）》由国家中医药管理局制定并发布，计划到2010年组织制定500项中医药标准，其中包含50项国家标准和部分国际标准。为配合国家发展规划，由中国针灸学会制定了《中国针灸学会针灸标准化建设规划纲要》，提出本学会“到2010年，制修订35项针灸国家标准，参与制定或提出3项国际标准”的战略任务。

2006年以来，中国针灸学会为加强中医针灸标准化研制和临床推广工作，提高中国针灸标准的研究制定水平，规范针灸行业技术操作，于湖北省武汉市、上海市、北京市多地陆续举办全国中医针灸标准化培训班。

2011年，中国针灸学会实施了“2011年度中国科协学会创新发展推广工程项目——中国针灸学会针灸标准示范基地的创建评估与内涵建设”项目，分三批建立了六个针灸标准示范基地建设单位，分别是湖北中医药大学、安徽中医学院附属针灸医院、北京中医药大学东直门医院、广州中医药大学第一附属医院、天津中医药大学针灸推拿学院以及香港东华医院，对针灸学标准化的研制、推广方面做出了卓越贡献，并培养了一批针灸学标准化人才。在“2011年世界针联巴西国际针灸学术会议”中，通过海报大力宣传了我国研制的现行针灸国家标准以及循证针灸临床实践指南方法学研究、研制和发布的进展情况。

2011年8月24日，于河北省北戴河由国家中医药管理局和国家标准化管理委员会共同主办并召开了“中医药标准化战略研讨会”。卫生部（现卫健委，下同）副部长、国家中医药管理局局长王国强在会上指出：“要充分认识中医药标准化工作的重要性、必要性和紧迫性，用标准推动中医药科学发展，把握好六项基本原则，推进中医药标准化工作。”

2012年，根据《中华人民共和国国民经济和社会发展第十二个五年规划纲要》和《卫生事业发展“十二五”规划纲要》，国家中医药管理局印发了中医药事业发展“十二五”规划，明确了中医药事业发展指导思想、基本原则和发展目标，明确提出要加强中医药法制和标准化、信息化建设。卫生部发布了2012年工作要点，提出要加强中医药标准化支撑体系建设。

2012年，国际标准化组织中医药标准化技术委员会第三次会议在韩国召开。围绕ISO国际标准项目这一主要议题，国家中医药管理局、国家标准化管理委员会提交了10个项目会议讨论。会上，中国、韩国、德国、加拿大四国提出了共23个工作项目提案。其中，我国提出的两项进入委员会草案阶段；六项进入国际标准的提案阶段，经31个成员国投票表决，决定提案能否成为ISO国际标准项目；两项继续完善再做讨论。

2013年，国家中医药局发布《2013年中医药工作要点》，要推进中医药法治化、标准化、信息化建设；加快推进中医药标准体系和标准化支撑体系建设。

2015年，国家进行深化标准化工作改革，国家标准委和中国科协发文确定13个科协所属学会开展团体标准试点工作。

2016 年，为表彰全国针灸标准化技术委员会为我国在针灸国际标准化工作中取得主导地位奠定了坚实基础，全国针灸标准化技术委员会获得了国家标准创新贡献奖（组织奖），这是中医药领域首次获此殊荣。

2018 年 6 月 4 日，国际标准化组织中医药技术委员会（technical Committees 249 on Traditional Chinese Medicine of International Organization for Standardization，ISO/TC249）第九次全体会议在上海召开，来自中国、日本、韩国、美国、德国、澳大利亚、泰国和沙特阿拉伯等 14 个成员组织参加了会议，有 226 位代表出席此次大会。作为联络组织列席大会的有世界卫生组织、国际标准化组织健康信息技术委员会（technical Committees 215 on Health Informatics of International Organization for Standardization，ISO/TC215）、世界中医药学会联合会（World Federation of Chinese Medicine Societies，WFCMS）、世界针灸学会联合会（World Federation of Acupuncture-Moxibustion Societies，WFAS）四个组织。国家标准委副主任陈洪俊倡议希望在 ISO/TC249 的平台上建立团结互信、兼容并蓄的工作模式，为中医药国际标准化工作的研制和推广贡献一份力量，成果符合所有成员国的共同利益。

2020 年，“国际针灸临床实践指南、技术操作规范和服务标准的研制”项目启动，该项目由中国中医科学院针灸研究所武晓冬牵头，是首个国家批准的针灸国际标准重点研发计划，旨在基于现有针灸标准的基础上，多组织机构协同合作，规范针灸指南和服务标准，以发挥我国针灸在国内外的主导作用。

2022 年，天津市中医药标准化技术委员会成立，大会在天津中医药大学召开，中国工程院院士、国医大师张伯礼任主任委员。张伯礼指出，中医药标准化是中医药发展的基础性问题、战略性问题、全局性问题，也是推动中医药学术发展的前提条件。天津市中医药标准化技术委员会的成立，标志着天津市中医药标准化工作进入了一个新的发展阶段。通过制定具有地方特色的“天津标准”，巩固和发扬天津中医药的特色和优势，通过标准引领中医药传承创新发展。

2023 年 9 月 16 日至 17 日，“2023 年全国中医标准化技术委员会中医药标准化学术会暨中医药标准化师资交流会”在天津中医药大学召开，由中华中医药学会、全国中医标准化技术委员会主办，天津市中医药标准化技术委员会、天津中医药大学中医药标准化研究所承办。天津中医药大学在编写中医药标准化创新教材，打造高水平中医药标准化研究平台，培养高素质中医药标准化人才等，积累了丰富的经验。会议举行了“天津中医药大学中医药标准化研究所”揭牌仪式。研究所的成立，对于打造高水平的中医药标准化创新研究平台和服务平台具有示范意义。

2023 年 10 月 7 日，国家中医药管理局根据《中华人民共和国标准化法》和《中华人民共和国中医药法》，制定了《中医药标准管理办法》，旨在加强中医药标准化工作，规范中医药标准管理，促进中医药标准高质量发展。

2005 年以来，中国针灸学会标准化工作委员会、世界针灸学会联合会标准化工作委员会、中国中医科学院针灸研究所针灸标准化研究中心等多级针灸标准化机构相继成立。2009 年先后成立了全国针灸标准化技术委员会（National Technical Committee 475 on

Acupuncture and Moxibustion of Standardization Administration of China，SAC/TC475）和国际标准化组织医药技术委员会（Technical Committees 249 on Traditional Chinese Medicine of International Organization for Standardization，ISO/TC249），这意味着我国针灸标准化工作走上了专业化、组织化、规范化的道路。

目前，上述标准化组织有明确的分工和协调、统一的工作机制。中国针灸学会标准化工作委员会负责针灸团体的标准化工作，全国针灸标准化技术委员会负责汇总和申报国家和国际针灸标准提案，世界针灸学会联合会标准化工作委员会负责世界针灸行业组织的标准化工作。中国中医科学院针灸研究所下设有上述组织的秘书处，通过秘书处与国家标准化管理委员会、国家中医药管理局、国际标准化组织医药技术委员会的密切合作，在针灸标准化管理机制上形成统一协调、高效运行的"三会联动"机制，保证了顺畅开展针灸标准化工作，促进快速制定高质量的各级针灸标准。

二、我国针刺手法量学标准化现状

按照标准的适用范围，我国将标准分为五类，企业标准、团体标准、地方标准、行业标准和国家标准。通过在全国标准信息公共服务平台（https://std.samr.gov.cn）搜索"针灸""针刺""中医""中医药"等关键词，找到标准如下：

（一）团体标准

目前针灸团体标准主要由中国针灸学会和中华中医药学会制定。

1. 中国针灸学会　中国针灸学会标准化工作委员会自2008年起陆续发布了一系列《循证针灸临床实践指南》。受国家中医药管理局指导与委托，由中国针灸学会提出，中国针灸学会标准化工作委员会（以下简称中针标委）组织研制《循证针灸临床实践指南》。指南遵循了循证医学的理念与方法，针对具体实际的临床现状，系统结合古代文献研究、古今针灸专家经验、大范围专家共识以及现代临床研究的证据，纳入国际公认的证据质量评价与规范的推荐方案分级，并考虑患者临床意愿，充分发挥针灸临床优势，目的是制定出一套科学且实用的指南，既能保障针灸临床疗效和安全，又能指导临床医生进行针灸临床实践。《循证针灸临床实践指南》体现了辨证论治的个体化诊疗模式与现代循证医学的有机结合。

《循证针灸临床实践指南》推荐等级采用了世界卫生组织（World Health Organization，WHO）等推荐的GRADE（Grading of Recommendations Assessment，Development and Evaluation）系统，即推荐分级的评价、制定与评估的系统，分为强推荐与弱推荐两级。在推荐方案中，描述了具体的针刺手法，为针刺手法量学的标准化奠定了基石。针灸临床实践指南的成功制定和发布，是针刺手法量学标准化中重要的一环。

自2008年以来，中针标委组织完成了行业内最早的5项针灸临床指南，分别是带状疱疹、贝尔面瘫、抑郁症、中风后假性球麻痹和偏头痛5种病症的《临床病症针灸治疗指南》。在研制过程中，中针标委初步建立了《循证针灸临床实践指南》的体例、研究模式与技术路线。2010年12月，《临床病症中医临床实践指南·针灸分册》由中国中医药出版社正式出版发行。

2009年至2013年，在国家中医药管理局立项支持下，中针标委分3批启动了指南研制工作，包括坐骨神经痛、哮喘、肩周炎、痛经、颈椎病、腰痛、急慢性胃炎、膝关节骨性关节炎、失眠、便秘、过敏性鼻炎、三叉神经痛、肥胖、糖尿病周围神经病变、突发性耳聋15种病症。为了保证针灸临床实践指南的完成质量，在总课题组的组织下，四川大学华西医院吴泰相教授在北京举行了2次GRADE方法学培训会议，共计11家临床及科研单位的100多位学员接受培训。随后，总课题组又组织了15个疾病临床指南制定课题组和1个方法学课题组中的17位研究人员，赴华西医院循证医学中心接受了为期3个月的Meta分析和GRADE方法学专题培训。培训中深入讨论了研制针灸临床实践指南中遇到的问题，对偏倚风险评估遇到的实际问题统一了认识，为未来指南研制工作的顺利进行奠定了坚实基础。

2014年5月，发布了由中针标委归口的12项团体标准，其中包括10项针灸治疗指南，分别是带状疱疹、慢性便秘、抑郁症、腰疼、中风后假性球麻痹、痛经、贝尔面瘫、偏头痛、哮喘、失眠。

2015年3月，在中国中医科学院举行了主题为“针灸治疗疼痛相关疾病的指南解读及应用”的针灸临床实践指南的解读及应用培训会。会议邀请相关主题《指南》的主要研制人员及指导专家，就针灸治疗疼痛相关疾病的治疗原则、取穴规律、刺灸方法特点、干预时机、疗效特点，以及针对不同人群的治疗方案、临床应用经验内容等交流和探讨，包括原发性痛经、偏头痛、腰痛、肩周炎、带状疱疹五个疾病。

2015年11月26日，中华中医药学会在北京召开新闻发布会，中国针灸学会又推出了9项《循证针灸临床实践指南》。

2016年中国针灸学会科学技术奖设立标准化项目奖项，中国针灸学会标准化工作委员会、中国针灸学会针灸研究所完成的《临床病证针灸治疗指南》和中国中医科学院广安门医院完成的《循证针灸临床实践指南：带状疱疹》获得2016年度中国针灸学会科学技术奖。

2019年，中国针灸学会发布《针灸临床实践指南制定及其评估规范》，召集了指南起草人重新评估已发布的指南，使指南中所涉及的临床问题更加清晰化，提高指南临床实用性。使指南不仅保证数量上的全面，也保证质量上的完善。

在上述20多项团体标准研制经验基础上，根据相继发布的《中华人民共和国中医药法》《中华人民共和国标准化法》《深化标准化工作改革方案》《团体标准管理规定》等法律法规，和陆续出台的国务院及其有关部门关于团体标准的规定与政策精神，中国针灸学会又相继研制发布了4项针灸养生保健服务规范、关于痞满、胁痛、踝扭伤等8种病症的循证针灸临床实践指南、关于艾灸、电针、火针等7种疗法的循证针灸临床实践指南。目前中国针灸学会共发布了35部《循证针灸临床实践指南》的团体标准，内容涵盖了疾病、病症、技术操作3个种类，包括了20种疾病、8种病症、7种技术操作。对规范中医药临床诊疗、基本术语及评价方法等意义重大。但在针灸治疗部分，大多数指南只给出了针刺处方的建议，但对于针刺操作手法描述较少，不能体现针刺的手法量学。

2019年，中国针灸学会还将《针灸临床实践指南制定及评估规范》《针灸门诊基本服务规范》两项针灸国家标准转化为针灸团体标准。这些针灸团体（行业组织）标准的相继研制与实施，不仅填补了相应标准的空白，而且对规范、指导相关针灸实践发挥了较好作用。

2019 年，中针标委还开始征集关于真实世界针灸临床研究的团体标准意见，真实世界针灸临床研究更符合临床实际，更具实用性。在《真实世界针灸临床研究信息采集规范》（T/CAAM 0012—2020）中，针对毫针操作要求明确记录穴位、针具规格、患者体位、补泻手法、刺法、辅助针刺手法、持针法、进针法、进针角度方向及深度、行针操作、留针时长、效果评价，用团体标准明确了真实世界针灸临床研究中要注意针刺的量效关系，说明针刺手法量学在临床试验中的重要意义。

目前，中针标委对于《循证针灸临床实践指南》的编写仍在进行中。2022 年，肠易激综合征、认知障碍、心律失常、肱骨外上髁炎四种疾病的循证针灸临床实践指南公开征求意见。2023 年上述肱骨外上髁炎、肠易激综合征、认知障碍三项循证针灸临床实践指南已发布，并将于 2023 年 12 月 31 日起施行。

除循证针灸临床实践指南，中针标委还在陆续研制其他针灸治疗指南和专家共识。2023 年 9 月，《针灸治疗高原病专家共识》《针灸治疗轻中度产后抑郁障碍专家共识》《针灸治疗早发性卵巢功能不全临床实践指南》提案立项。

2. 中华中医药学会　中华中医药学会自 2005 年起开展标准化的探索工作，针对中医临床诊疗指南和中医治未病标准，学会陆续开展研制工作。

2013 年，中华中医药学会中医常见病诊疗指南系列标准发布会，会议在北京召开。发布了 8 个临床专科的 229 项标准，包括中医外科、妇科、儿科、眼科、耳鼻喉科、皮肤科、肛肠科、骨伤科，同时发布了《中医古籍整理规范》10 项标准。

2015 年，中华中医药学会成为标准化的试点单位，试点期间共发布 47 项团体标准，立项 101 项团体标准。2015 年至今，中华中医药学会共发布团体标准上千项，内容包括了中医临床各科诊疗指南，涵盖内、外、妇、儿等，以及中医治未病、中医证候诊断、道地药材、中药商品规格等级、中医药科研方法等多个方向，为推进中医药标准化建设，加快中医药标准化进程贡献力量。

2015 年起，除了上述标准范围，学会在团体标准规范化的流程和质量监督方面也设置了相应的指南。学会制定了 12 项管理文件，规范了团体标准设置的工作、程序和方法，对团体标准的制度建设起了重要作用，包括《中华中医药学会团体标准管理办法》《中华中医药学会团体标准制修订工作细则》《中华中医药学会团体标准文件管理办法》等。制定《中华中医药学会中医临床实践指南制定的技术方案》《中华中医药学会中医临床实践指南报告规范》等 5 项技术文件，将团体标准的立项、起草、发布及推广实施的全过程进行了规范，保证了标准的研制质量。

在中华中医药学会的临床诊疗指南、中医干预规范、治未病实践指南中，治疗以中药汤剂为主，除此之外的针灸治疗包括针灸处方的辨证选穴，但对于针刺的具体操作没有详细描述。

2017 年，中华中医药学会发布了《针灸治疗焦虑障碍临床诊疗指南》（T/CACM 023—2017），详细描述了进针的角度、深度、补泻手法、针刺频率，体现了针刺治疗中的手法量学。

2018年，中华中医药学会发布了《中医治未病技术操作规范 针刺》（T/CACM 1077—2018），用于指导和规范治未病操作应用中的中医针刺疗法，详细规范了持针法、进针法、催气法、守气法、行针手法、透穴刺法、补泻手法、针刺角度和方向、留针、出针的方法；《中医治未病技术操作规范 耳穴》（T/CACM 1088—2018），其中耳穴毫针法规范了进针、留针、出针的方法；《中医治未病技术操作规范 项七针》（T/CACM 1084—2018）中对于进针方法、深度、角度以及行针手法、留针、起针进行了规范；《中医治未病技术操作规范 调神益智针法预防血管性认知障碍》（T/CACM 1085—2018）中对于每个穴位都分别详细描述了进针方法、深度、角度以及行针手法、留针、起针，并描述了每个穴位的得气感，是充分体现了针刺手法量学规范的一项标准。

3. 其他团体　除了中国针灸学会和中华中医药学会，其他团体也积极制定团体标准。

根据《广东省针灸学会团体标准制修订管理规定（试行）》，2022年广东省针灸学会组织相关单位研制并发布了《岭南特色针灸技术操作规范：精灸技术》《岭南特色针灸技术操作规范：岭南传统天灸技术》《岭南特色针灸技术操作规范：灵龟灸法技术》《岭南特色针灸技术操作规范：司徒氏针挑技术》《岭南特色针灸技术操作规范：岭南火针技术》5项团体标准，2023年发布了《新型冠状病毒感染恢复期针灸干预指导意见》（T/GDZJ 5001—2023）。目前发布的《岭南特色针灸技术操作规范》主要规范了特色技术的操作，对毫针针刺以及手法量学没有明确规范。《新型冠状病毒感染恢复期针灸干预指导意见》创新性地制定了针灸治疗新冠感染的团体标准，在标准中虽明确了选穴、留针时间、治疗频次，但未明确对针刺手法进行量化分析。

2022年，广东省针灸学会立项一批团体标准，“岭南针灸优势病种诊疗规范：抑郁共病”等10项《岭南针灸优势病种诊疗规范》和“岭南特色针灸技术操作规范：疏肝调神针灸技术”等8项《岭南特色针灸技术操作规范》，进一步补充了岭南特色针灸治疗的手法量学的标准化。

广东省中医药学会陆续发布了原发性骨质疏松症（骨痿）、精索静脉曲张性不育症、帕金森病（颤拘病）、子宫腺肌病等疾病的中医诊疗指南，仅在针刺治疗中规范了选穴处方、留针时间和针刺频率；还发布了早期乳腺癌（乳岩）、失眠障碍（不寐）等疾病的中西医结合临床诊疗指南，仅规范了针刺处方。虽然进一步扩大了针刺治疗疾病标准化的范围，但对于手法量学的标准化仍不全面。2022年，学会发布了《胃癌术后针灸治疗指南》（T/GDACM 0115—2022），对针刺治疗的选穴处方、进针方法、留针时间以及针刺频率进行了标准化研究，作为学会目前唯一发布的针灸治疗指南，对于中医诊疗指南和中西医结合临床诊疗指南，在针刺治疗方面稍有完善，但对于手法量学方面的标准化仍不够完整。

中国中医药信息学会发布了一系列《电子病历基本数据集》，其中2019年发布了《针灸科电子病历基本数据集》，其中规范了病历记录针刺治疗时要记录进针方法、针刺方法、毫针手法、行针手法、进针角度、速度及深度、留针时长、行针次数、针刺频次、起针方式，对针刺手法量学的研究指标记录全面。

（二）地方标准

除了社会团体，各省也积极参与针刺治疗标准化工作，吉林省、广西壮族自治区、安徽省三个省份共发布了关于针刺治疗规范的8项行业标准，广东省发布了1项《中医药标准化工作指南》。

广东省中医标准化技术委员会2016年发布《中医药标准化工作指南》（DB44/T 1951—2016），在中医临床诊疗指南的临床一致性测试中，针灸只考虑了治疗方案，没有全面地纳入手法量学各项指标。

吉林省质量技术监督局2017年发布了《朝医太极针刺法操作规范》（DB22/T 2748—2017），对补泻手法进行了详细的规定。2021年发布了《和枢针刺法治疗失眠操作规范》（DB22/T 3264—2021）、《脑卒中便秘针刺治疗操作规范》（DB22/T 3250—2021），对于针刺处方、进针角度、深度、行针手法、针刺频率、疗程等都进行了详细的说明，对于特殊的针感刺激强度也进行了规定。2023年发布了《支气管哮喘针刺技术操作规范》（DB22/T 3558—2023）、《眩晕综合征针刺治疗规范》（DB22/T 3555—2023），但《支气管哮喘》仅简单描述了持针、进针、行针、出针，《眩晕》仅简单描述了留针出针，均未体现出针刺治疗中手法量学的重要性。

广西壮族自治区市场监督管理局2020年发布了《壮医热敏探穴针刺疗法操作规范》（DB45/T 2115—2020）、《壮医热敏探穴针刺疗法治疗发旺技术规范》（DB45/T 2116—2020），在进行针刺治疗时，仅描述"针刺时宜无痛感"，未对针刺的量效关系进行描述。

安徽省市场监督管理局2023年发布了《通督调神针刺疗法应用指南》（DB34/T 4506—2023），对于针刺治疗的处方、进针角度、深度、补泻手法、留针时间、治疗频率都进行了描述，但未描述具体的补泻手法操作。

（三）行业标准

关于针刺设备，也有许多相关的行业标准。国家中医药管理局于1993年发布了关于揿针和三棱针的行业标准，规定了生产、检验、运输等标准。全国医用电器标准化技术委员会2012年发布了关于电针治疗仪的行业标准，对电针治疗仪的生产、安全检验等方面做了规定。全国医用电器标准化技术委员会物理治疗设备分技术委员会于2019年更新了关于三棱针、电针治疗仪的行业标准。2020年，国家药监局发布了规范经络刺激仪的组成、要求、试验方法的行业标准，以及穴位阻抗检测设备的术语和定义、组成、要求、试验方法。2021年，国家药监局发布了《皮内针》行业标准代替1993年揿针的标准。

1995年，国家中医药管理局发布了内科、外科、妇科、儿科、眼科、耳鼻喉科、肛肠科、皮肤科、骨伤科九个科别的中医病证诊断疗效标准，但未涉及治疗内容。

（四）国家标准

针灸国家标准主要由全国针灸标准化技术委员会和全国中医药标准化技术委员会制定。在全国针灸标准化技术委员会成立之前，中国针灸学会也负责国家标准的制定。

在腧穴定位方面，1990年发布了国家标准《经穴部位》，2006年国家标准《腧穴名称与定位》的发布代替了前者。2008年，发布了《耳穴名称与定位》，以及和《腧穴名称与定位》配套使用的《腧穴定位图》。2021 年《腧穴名称与定位》被《经穴名称与定位》代替，并同时发布了《经外奇穴名称与定位》。

2007 年 6 月，国家中医药管理局组织开展 7 个技术委员会（分技术委员会）的筹建工作，并向各有关单位征集委员人选。其中和针灸相关的有“全国中医标准化技术委员会”“全国针灸标准化技术委员会”等。

2007 年 12 月，于北京举行的“中国针灸学会标准化工作委员会成立暨 2006 标准制定项目验收审查会”举行。会议通过了 12 项国家中医药管理局中医药针灸标准化项目，包括 11 项针灸技术操作规范，涵盖皮内针、皮肤针、头针、耳针、三棱针及透穴刺法、穴位埋线、穴位贴敷、穴位注射以及灸法、拔罐等各领域针灸技术操作；和 1 项耳穴名称与部位（修订）。

2008 年 7 月 1 日，“国家标准针灸技术操作规范新闻发布会”在京举行。该《针灸技术操作规范》是中国针灸学会在国家标准化管理委员会、国家中医药管理局的指导下，经过两年多的努力和组织，完成了第一批系列研究的成果。由国家市场监督管理总局、国家标准化管理委员会于 2008 年 4 月 23 日批准发布了一系列《针灸技术操作规范》，包括《针灸技术操作规范第 1 部分：艾灸》（GB/T 21709.1—2008）、《针灸技术操作规范第 2 部分：头针》（GB/T 21709.2—2008）、《针灸技术操作规范第 3 部分：耳针》（GB/T 21709.3—2008）、《针灸技术操作规范第 4 部分：三棱针》（GB/T 21709.4—2008）、《针灸技术操作规范第 5 部分：拔罐》（GB/T 21709.5—2008）、《针灸技术操作规范第 6 部分：穴位注射》（GB/T 21709.6—2008）、《针灸技术操作规范第 7 部分：皮肤针》（GB/T 21709.7—2008）、《针灸技术操作规范第 8 部分：皮内针》（GB/T 21709.8—2008）、《针灸技术操作规范第 9 部分：穴位贴敷》（GB/T 21709.9—2008）、《针灸技术操作规范第 10 部分：穴位埋线》（GB/T 21709.10—2008），上述标准从 2008 年 7 月 1 日起正式实施。开始颁布在《头针》的操作步骤中，包括了进针角度、速度、深度以及行针、留针、出针的规范；《耳针》中的耳穴毫针法中，规定了针刺的深度、针刺频率。标准中体现了针刺的手法量学。

2009 年，发布了《针灸技术操作规范第 11 部分：电针》（GB/T 21709.11—2009）、《针灸技术操作规范第 12 部分：火针》（GB/T 21709.12—2009）、《针灸技术操作规范第 14 部分：鍉针》（GB/T 21709.14—2009）、《针灸技术操作规范第 15 部分：眼针》（GB/T 21709.15—2009）、《针灸技术操作规范第 17 部分：鼻针》（GB/T 21709.17—2009）、《针灸技术操作规范第 18 部分：口唇针》（GB/T 21709.18—2009）、《针灸技术操作规范第 19 部分：腕踝针》（GB/T 21709.19—2009）、《针灸技术操作规范第 20 部分：毫针基本刺法》（GB/T 21709.20—2009）。《鼻针》《腕踝针》《口唇针》《眼针》均描述了针刺的深度、角度、行针、留针和出针的规范，但详略程度各指南不同。《毫针基本刺法》中，对于持针法、进针法、针刺得气、基本行针手法、透穴刺法、针刺角度与方向、留针、出针均有详细的规定。

2009 年 12 月 3 日，全国针灸标准化技术委员会正式批复成立。根据国家标准化管理委员会《关于成立全国针灸标准化技术委员会（SAC/TC 475）的复函》（国标委综合函〔2009〕64 号），全国针灸标准化技术委员会成立，编号为 SAC/TC 475。主要负责针灸术语、操作、临床研究、常见疾病诊疗及针灸器具等领域国家标准的制修订工作。

2013年，全国针灸标准化技术委员会颁布了新的针灸技术操作国家标准，分别是《针灸技术操作规范第13部分：芒针》（GB/T 21709.13—2013）、《针灸技术操作规范第16部分：腹针》（GB/T 21709.16—2013）、《针灸技术操作规范第21部分：毫针基本手法》（GB/T 21709.21—2013）、《针灸技术操作规范第22部分：刮痧》（GB/T 21709.22—2013），《针灸学通用术语》（GB/T 30232—2013）、《腧穴主治》（GB/T 30233—2013）。上述标准于2013年12月31日正式发布，于2014年12月1日起正式实施。《腹针》中对于进针、行针、出针、留针进行了规范；《毫针基本手法》中对单式手法的分类、操作要领、补泻手法、复式手法、飞经走气法都详细规范，是其他标准中针刺的量效关系描述的可参考部分。

2016年，全国针灸标准化技术委员会发布了《穴位贴敷用药规范》（GB/T 33414—2016）、《针灸技术操作规范编写通则》（GB/T 33416—2016）、《针灸异常情况处理》（GB/T 33415—2016），于2017年7月1日起施行。《针灸技术操作规范编写通则》（以下称《编写通则》）中规定“施术方法应明确、具体，以切实可行、能准确重复为原则”，明确了针刺过程的标准化，规定针刺施术步骤一般包括（但不限于）针具的处理、进针法、进针后操作及出针法，虽然之前已发布的标准中体现了一部分针刺手法量学的思想，但《编写通则》中未对这方面作明确规定。

2021年，全国针灸标准化技术委员会发布了《针灸技术操作规范第3部分：耳针》（GB/T 21709.3—2021）、《针灸门诊基本服务规范》（GB/T 40973—2021）、《针灸技术操作规范第2部分：头针》（GB/T 21709.2—2021）、《经穴名称与定位》（GB/T 12346—2021）、《经外奇穴名称与定位》（GB/T 40997—2021）、《灸用艾绒》（GB/T 40976—2021）、《清艾条》（GB/T 40975—2021）、《针灸临床实践指南制定及其评估规范》（GB/T 40972—2021）、《针灸技术操作规范第15部分：眼针》（GB/T 21709.15—2021）。

在中国针灸学会制定团体标准《循证针灸临床实践指南》的过程中，在各专家组的共同参与下，国家标准《针灸临床实践指南制定及其评估规范》的送审稿完成了。该国家标准根据我国针灸学科发展的现实特点，借鉴国际上制定临床指南的经验，采用证据质量评估、推荐方案等级分类和专家共识等方法，规定了制定《循证针灸临床实践指南》的组织、人员和程序。

在《针灸临床实践指南制定及其评估规范》规定了针灸推荐方案中应包括“概述（简介、作用特点、疗效）、取穴、操作、疗程、注意事项等”，为针灸临床实践指南的制定提供了规范，但对针刺指南的量效关系描述并未明确规定。耳针、头针、眼针的国家标准都在2021年进行了第一次修订，其中头针对进针角度、行针手法进行了修订，眼针对留针技术要求进行了修订，耳针新增了电针法和针具要求。

2021年，全国中医标准化技术委员会发布《中医技术操作规范儿科第3部分：小儿针灸疗法》（GB/Z 40893.3—2021），内容包括小儿毫针刺法、小儿三棱针疗法、刺四缝疗法、小儿艾灸疗法等，毫针刺法中对进针方法、角度、深度和行针手法、补泻手法、留针、出针都进行了规范。

全国针灸标准化技术委员会目前制定了40项国家标准，其中有4项已废止标准以及36项现行标准。

全国中医标准化技术委员会目前制定了33项国家标准，其中有2项已废止标准以及31项现行标准。

三、国际针刺手法量学标准化现状

与针灸国际标准化有关的国际组织有国际标准化组织（International Organization for Standardization，ISO）、世界卫生组织（World Health Organization，WHO）、世界针灸学会联合会（World Federation of Acupuncture-Moxibustion Societies，WFAS）与世界中医药学会联合会（World Federation of Chinese Medicine Societies，WFCMS）。

（一）国际标准化组织（International Organization for Standardization，ISO）

以针灸为关键词搜索，国际标准化组织共发布针灸国际标准12项，主要由国际标准化组织中医药技术委员会（Technical Committees 249 on Traditional Chinese Medicine of International Organization for Standardization，ISO/TC249）和健康信息学技术委员会（Technical Committees 215 on Health Informatics of International Organization for Standardization，ISO/TC215）组织完成，两个委员会各发布了6部国际标准。

中华人民共和国成立后，作为ISO的25个创始成员国之一，我国恢复ISO全权成员身份并重新进入ISO并参与国际标准制定工作。2001年国家标准化管理委员会成立后，我国以中国国家标准化管理委员会的身份参加ISO工作。

2009年3月，中国向ISO提议成立中医药技术委员会（Technical Committees on Traditional Chinese Medicine，TCM/TC）。经过3个月的投票期，24个ISO成员国参加了投票，其中12票赞成，4票反对，7票弃权，1票无意见。部分国家提出了反对意见，对于中医药技术委员会的名称、职责范畴以及与其他技术委员会的职能交叉进行了激烈的讨论。韩国和日本为维护自己国家的利益，提出了将“传统医学（Traditional Medicine，TM）”或“东亚医学（Traditional Orient Medicine，TOM）”代替“中国传统医学（Traditional Chinese Medicine，TCM）”的名称，并以职责范畴有部分交叉为理由阻挠TCM/TC的成立。2009年9月14日，ISO技术管理局召开工作会议研讨会，中国为此做了深入准备，并派出代表团进行现场工作。最终会议形成了4条决议：一是批准成立编号为ISO/TC249的新技术委员会；二是新技术委员会暂定名为中医药技术委员会（Traditional Chinese Medicine，TCM）；三是将新技术委员会秘书处设在中国；四是亚洲国家可担任新技术委员会主席。中医药技术委员会（Technical Committees 249 on Traditional Chinese Medicine of International Organization for Standardization，ISO/TC249）于2009年10月5日正式成立，秘书处设在中国上海。ISO/TC249的成立加快了中医药国际标准化的进程，标志着我国传统优势领域——中医药，在国际最高级别的标准化体系中得到了认可。2010年6月，在北京召开了国际标准化组织中医药技术委员会第一次会议，世界卫生组织、国际标准化组织健康信息技术委员会、世界中医药学会联合会、世界针联等国际组织的代表出席参加了本次会议。会上讨论了技术委员会的名称和职责范畴等事项，一致决定ISO/TC249与世界卫生组织、国际标准化组织健康信息技术委员会、世界中医药学会联合会、世界针联建立A类联络关系。

在首个世界传统医药领域国际标准《无菌针灸针》的制定过程中，多国标准各不统一，其他国家对针灸国际标准的研制也虎视眈眈。早在2007年，韩国抢先筹备起草针灸针国际标准。在临床实际应用中，中、日、韩三国对针柄与针体连接的牢固度标准不一致，我国针灸针连接处较粗，日、韩则相对较细。如牢固度不合理，可能会导致针刺困难，更易发生断针的情况。最终，历时30多个月，经多国数十位专家对无菌针灸针反复验证，2014年2月正式发布了以我国为主导制定的首个中医药国际标准《一次性使用无菌针灸针》（ISO 17218：2014）。标准就针灸针的结构、材质要求、针尖形状要求、针尖穿刺力、产品包装运输等方面达成统一。

国际标准化组织健康信息技术委员会是负责卫生信息领域标准（Health Informatics）的技术委员会。它的职责范畴是研究卫生信息领域的标准化，如卫生信息和通信技术等，工作目标是在不同的系统中实现卫生信息的兼容性及互操作性，确保数据在统计上的兼容性（比如分类），尽量减少不必要的冗余数据与重复工作。

截至2023年12月15日，已由中医药技术委员会已发布中医药国际标准101项，正在编制中的中医药国际标准还有35项；健康信息学技术委员会已发布国际标准237项，还有63项正在研制中。

现行的针灸国际标准如下：《一次性使用无菌针灸针（Sterile acupuncture needles for single use）》（ISO 17218：2014）规定了一次性使用无菌针灸针（毫针专用）的要求；《中医——一次性使用无菌皮内针灸针（Traditional Chinese medicine—Sterile intradermal acupuncture needles for single use）》（ISO 18746：2016）规定了一次性使用无菌皮内针灸针作为医疗器械的要求；《中医——次性使用埋线针灸针（Traditional Chinese medicine—Thread-embedding acupuncture needle for single use）》（ISO 22236：2020）规定了埋线针灸针的安全要求；《中医——针灸治疗的感染控制（Traditional Chinese medicine—Infection control for acupuncture treatment）》（ISO/TR 20520：2018）规定了针灸治疗感染控制需要考虑的方面；《中医用于电针的一次性使用针灸针检测方法（Traditional Chinese medicine—Test method of single-use acupuncture needles for electrical stimulation）》（ISO 20487：2019）规定了用于电针治疗的一次性针灸针耐腐蚀性能的测试方法；《健康信息学——针灸表达的语义分类结构——第5部分：拔罐（Health Informatics-Categorial structures for representation of acupuncture-Part5：Cupping）》（ISO/TS 16843-5：2019）通过定义一组在术语资源中使用的域约束来指定拔罐领域的分类结构；《健康信息学——针灸表达的分类结构——第2部分：针刺（Health informatics—Categorial structures for representation of acupuncture-Part2：Needling）》（ISO/TS 16843-2：2015）通过定义一组在术语资源中使用的领域约束来指定针刺学科领域内的分类结构；《健康信息学——针灸表达的语义分类结构——第1部分：穴位（Health informatics—Categorial structures for representation of acupuncture—Part1：Acupuncture points）》（ISO/TS 16843-1：2016） 通过定义一组由语义链接和适用的表征类别组成的认可特征的领域约束，以表示穴位的概念，从而指定针灸主题领域内的类别结构；《健康信息学——针灸表达的语义分类结构——第6部分：针灸效果（Health informatics—Categorial structures for representation of acupuncture—Part6：Acupuncture effects）》（ISO/TS 16843-6：2022）本文件通过定义一组认可特征的域约束来指定针灸效果领域内的分类结构；《健康信息学——针灸表达的语义分类结构——第4部分：经络（Health informatics—Categorial structures for representation of acupuncture—Part4：Meridian and collateral channels）》（ISO/TS 16843-4：2017）通过定义一组认可特征的域约束来规定经络主题领域内的范畴结构；《健康信息学——针灸表达的语义分类结构——第3部分：艾灸（Health informatics—Categorial structures for representation of acupuncture—Part3：Moxibustion）》（ISO/TS 16843-3：2017）通过定义一组在术语资源中使用的领域约束来指定艾灸领域的分类结构；《中医——电针刺激器基本安全和基本性能（Traditional Chinese medicine—General requirements for the basic safety and essential performance of electro-acupuncture stimulators）》（ISO 24571：2022）规定了电针（EA）刺激器的基本安全和基本性能的一般要求。总体来说，ISO发布的国际标准以针灸器具、针刺安全和语义分类结构为主，尚未涉及针刺手法量学。

（二）世界卫生组织（World Health Organization，WHO）

自20世纪80年代，WHO就开始研制针灸相关国际标准。1984年出版了Standard acupuncture nomenclature（《经穴名称标准》），1995年颁布了Guidelines for clinical research on acupuncture（《针灸临床研究指南》），1999年颁布了（《针灸基础培训与安全规范》），提出了针灸相关的基础技术操作培训工作、针灸临床安全措施、针灸适应证与禁忌证及临床研究等方面的操作规范要求，促进了国际针灸教学、科研、临床实践与信息的沟通。

2008年5月正式颁布以中国国家标准为蓝本制定的WHO standard acupuncture point locations in the Western Pacific region（WHO西太区标准《针灸经穴定位》），是中国首个向国际组织申报并成功立项的WHO西太区标准。经WHO西太区授权，中、日、韩三国各自翻译并出版了该标准的中文版、日文版、韩文版。目前该国际标准已在中国台湾、香港以及日本、韩国的针灸教材全面应用。除此之外，WHO还推进了针灸临床研究管理规范、针灸技术操作规范——拔罐，针灸教育标准等。

2019年，“WHO Working Group Meeting on Benchmarks for Acupuncture and Tuina”（世界卫生组织针灸推拿培训和实践规范工作组会议）武汉举行。会议进一步细化和明确了针灸及推拿实践技术规范草案。2020年，WHO发布了WHO benchmarks for the training of acupuncture（《针灸技术培训规范》）、WHO benchmarks for the practice of acupuncture（《针灸技术实践规范》），其中明确了针刺的基本进针法、行针手法、补泻手法以及留针出针等规范。

（三）其他

为了补充和参考国际标准体系，中医药国际学术组织可以制定相关的国际组织标准。目前总部设在中国的中医药国际学会组织有两个，分别是世界针灸学会联合会（World Federation of Acupuncture-moxibustion Societies，WFAS）和世界中医药学会联合会（World Federation of Chinese Medicine Societies，WFCMS）。世界针联和世界中医药学会联合会作为ISO的A类联络组织，积极参与中医药国际标准的制定。

1. 世界针灸学会联合会　世界针灸学会联合会的筹备工作始于卫生部、中国科协、外交部和国家科委四个主要部委于1984年向国务院递交的一份联合报告。经国务院批准，在世界卫生组织的指导下，世界针灸学会联合会在中国的领导下于1987年11月在北京成立。

自成立起，世界针联就致力于标准化工作。20世纪80年代，世界针联负责组织了三次世界卫生组织西太区针灸标准化会议。2000年，世界针联在北京举办了《针灸临床研究方法指南》的培训工作；2002年至2003年，世界针联受世界卫生组织西太区委托，开展“针灸治疗优势病种的分析与临床调查”的项目；2003年至2004年，在世界卫生组织提议下，世界针联开展“针灸基础培训术语标准化”的规范研制工作；2008年1月在菲律宾首都马尼拉，世界针联代表参与世界卫生组织针灸国际标准《经穴部位》第四次工作组会议。

2009年，在第七届第一次执委会上决定制定世界针联国际标准制定导则；2010年，在第七届第二次执委会通过《导则》(见上)，目的是规范化世界针联的国际标准制定工作。2010年5月，在世界针联总部召开了行业标准制定国际研讨会，并分别在同年5月、6月、9月，陆续举行艾灸操作规范工作会议、耳穴名称与定位工作会议、头针行业标准制订国际研讨会、针灸针标准工作会议。

2013年，世界针联成立世界针联标准工作委员会，主要负责世界针灸行业组织标准化工作，为针灸在国内外的标准化进程奠定了组织基础。同年5月14日，世界针联在北京总部召开针灸国际标准新闻发布会，在积极参考中国国家标准的成功经验的基础上，世界针联历时4年制定完成了《针灸技术操作规范——艾灸》《针灸技术操作规范——头针》《耳穴名称与定位》和《针灸针》4项，这4项标准均是中国国家标准向世界针联标准的转化的体现。其中《头针操作规范》包括操作步骤、方法、注意事项和禁忌证等。

2023年10月9~10日，吉林省长春市举行了“2023年针灸国际标准研制与实施学术研讨会”，会议由WFAS、中国针灸学会主办。开幕式上，WFAS正式发布了2023年度21项针灸国际标准，包括针灸技术操作规范编写通则以及头针、透灸、刮痧、眼针、电针、毫针、艾灸、拔罐的针灸技术操作规范编写通则，戒烟、成人轻中度抑郁症、慢性便秘、过敏性鼻炎、女性尿失禁、非特异性腰痛、偏头痛、胃食管反流病的针灸临床实践指南，以及针灸病例注册登记实施指南、针灸临床研究管理规范、针灸安全使用风险控制通则。为针灸安全使用、技术操作规范、临床实践等提供了新的高质量标准。

在世界针联与世界卫生组织紧密合作的基础上，形成了以我国为主导，多国参与制定针灸临床实践指南工作流程。同时作为国际标准化组织的A类联络组织，世界针联协助国际标准化组织推动研制、发布并推广应用针灸国际标准项目，督促团体成员国家制定并实施针灸标准化战略，研究针灸服务质量和安全性保障。

2. 世界中医药学会联合会　成立于2003年9月25日，总部设在中国北京，是经中华人民共和国国务院批准、民政部登记注册、国家中医药管理局主管的国际性学术组织。

自2007年起，世界中医药学会联合会陆续发布中医药相关国际标准，多与基本名词术语、中医教育等方面相关。2019年至今，世界中医药学会联合会发布多部国际中医临床实践指南，包括小儿鼻衄、疳证、抽动障碍等儿科疾病，崩漏、经期延长、月经过多、月经前期等妇科疾病，病毒性心肌炎、腹痛、慢性阻塞性肺疾病、慢性非萎缩性胃炎、中风等内科疾病，焦虑症、阿尔茨海默病、健忘、首发抑郁症等神志疾病，腰椎滑脱症、退变性腰椎管狭窄症等骨伤科疾病，干眼、年龄相关性黄斑变性、视网膜静脉阻塞、原发性视网膜色素变性等眼科疾病。

在上述临床实践指南中，毫针刺法只规定了针灸处方，对于具体操作手法并未做详细说明。但在世界中医药学会联合会2021年发布的《国际中医技术操作规范 醒脑开窍针刺法治疗中风》(SCM 69—2021)中，在引言中就明确指出："科学的手法量学标准是保证针刺效应最大化的必要条件，而开展针刺手法量学研究是针刺规范化、标准化的必由之路。"在主穴、辅穴和合并证治疗的操作中，明确了每个穴位的进针方法、角度、深度以及行针手法、补泻手法、行针时间、留针、出针。

四、针刺手法量学标准化存在问题

虽然近年来针灸标准化相关制定工作已逐渐步入正轨，但仍然存在不少问题亟待我们解决。

1. 手法量学标准化尚在起步，科研成果转化少　早在1976年，石学敏院士就提出了针刺手法量学的概念，将针刺作用力的方向、大小、施术时间、两次针刺间隔时间作为针刺手法的四大要素，使针刺操作更规范、更可重复、更可操作。研究表明，规范手法量学组，即将针刺中的刺激参数，包括进针参数、时间参数、行针参数规范后，与非规范手法量学组相比，疗效更佳。但通过浏览国内外针灸标准，发现多数标准针灸治疗只强调针灸处方，而轻视针灸操作的描述。

科学技术是第一生产力，创新是引领发展的第一动力。近年来，有关针刺手法量学的研究越来越多，影像学、脑电图、脑血流、微循环及基础研究都证明，科学的手法量学标准可以保证针刺效应的最大化。但科研成果不能及时转化、总结提升为标准，不能将手法量学标准作为标准推广应用。

应继续加强鼓励手法量学进行循证医学研究，实施多中心、大样本的随机对照试验，实验过程严谨，采用多种客观手段评价手法量学与临床疗效的本质关系。同时，制定针灸相关标准的编写准则时应明确建议将手法量学的参数纳入编写内容中；在专家评审过程中，纳入手法量学作为一项评价指标。

2. 国内各类标准数量不均，各层级标准转化机制不完善，地方特色不明显　目前，针灸标准总体数量较为丰富，涉及内容较为充分，但在具体级别和具体种类的数量上仍有欠缺，同时缺乏各层级标准间的转化机制。

在各层级标准的数量上看，针灸团体标准数量最多，其次是针灸国家标准和针灸国际标准，而针灸行业标准、地方标准数量较少，可以看出我国针灸行业标准、地方标准的覆盖范围较窄。

在各类标准的转化来看，缺乏将地方特色针灸总结、提炼成地方标准的实践；在各层级标准转化的流程中，应该是团体标准通过验证、总结、规范成为行业标准，再由行业标准经过实践、规范上升到国家标准，最后成为国际标准，目前针灸学的标准化缺乏这种转化的工作流程。

在各层级的具体标准中看，我国针灸标准种类较为多样，各个种类中，可以看出针类、灸类、经穴是针灸标准里最重要、最核心、最基础的组成部分，数量多、占比大、内容丰富、覆盖范围广泛。而作为特色疗法的拔罐、刮痧、针刀在比较之下相对数量较少，信息类标准在近几年刚刚起步。

应做到明确有关部门、单位、组织、团体在针灸学标准化工作中的主要职责，统筹规划并统一管理国家标准、行业标准、团体标准、地方标准，形成各部门分工负责的体制机制。加强对针灸学相关地方标准、行业标准制定的扶持，加强对特色疗法制定标准的扶持，如多挖掘地方特色针灸技术，多组织专家进行这部分标准的研讨制定。组织各团体、行业组织、地方政府进行标准化交流，促进各层级标准的转化，并形成切实可行的工作流程。

3. 针灸相关国际标准体系相对不健全 由于国际针灸标准化起步较慢，各国际组织的标准化过程复杂而漫长，现有的国际针灸标准化体系尚不完善。我国的国家针灸标准化体系相对完整，而国际针灸标准化体系尚处于初级阶段。与国家标准体系相比，国际体系中的针灸基础标准体系应包括针灸基础标准、针灸技术标准、针灸器械标准、针灸管理标准等各类标准。有多个成功的例子证明，中国国家标准的经验可以发展成为国际针灸标准，如《针灸技术操作规范 第1部分：艾灸》《针灸技术操作规范 第2部分：头针》《耳穴名称与定位》和《针灸针》均为我国国家标准转为WFAS标准。

针灸学国际标准多由上文三大国际组织所发布，虽各有侧重但仍有交叉重复现象。国际标准化组织所发布的针灸国际标准侧重于仪器设备的生产制造类标准以及健康信息学相关标准，世界卫生组织所发布的针灸国际标准侧重于临床实践与技术培训类标准，世界针联一方面配合前两个国际组织进行标准研制发布的工作，另一方面制定发布部分针灸标准补充前两者标准的不足。但是针灸相关国际标准重复交叉的问题仍明显存在，如《腧穴定位标准》在世界卫生组织与世界针联均有发布；国际标准化组织中医药技术委员会、国际标准化组织健康信息技术委员会、世界卫生组织、世界中医药学会联合会都有各自的名词术语和信息标准发布。这种标准化的重复工作造成了标准研制资源的浪费，也阻碍了国际标准的进一步协调一致。

目前，针灸国际标准缺口主要集中在中医特色诊疗、中医特色设备/器械的质量、安全、性能标准以及针灸标准管理方面。我国是针灸的发源地，也是针灸器具的制造大国，但不是一个针灸服务贸易大国，针灸器械类国际标准主要由我国牵头制定，但是针灸服务类国际标准仍十分欠缺。国际标准的制定与推广是推动针灸服务贸易的必要环节。当前由于相关国际服务标准缺失、质量控制指标难以规范、质量控制难以保障等问题，无法适应针灸国际化的需求。医院、学校这样的标准化研制的主要工作力量，出于临床实用的角度，更偏向于研究技术层面的相关标准。但针灸标准管理方面的规范化更有利于促进医院管理和临床实践管理，更有利于推动针灸走向国际化发展。

完善针灸标准国际化体系，利用国家标准的丰富经验，探索国际标准制定的研究方法，建立保质保量的国际标准化项目库，根据国际需求有针对性地组织制定系列国际标准提案，积极开创针灸相关国际标准的新领域，抢占针灸多方面标准化的制高点与先机。要进一步加强针灸标准化管理体制和工作机制建设，推动标准化管理的发展，建立和实施《中医针灸标准管理办法》，促进针灸标准化管理标准的发展。

4. 针灸国际标准起步晚、难确立　美国总统特朗普于2018年10月签署了名为H.R.6的一项法案，是针灸疗法已逐渐进入主流医学体系的证明之一，其内容是为了遏制美国阿片类止痛药物的泛滥，待评估的替代性疗法中首次列入了针灸。针灸的广泛对外传播已成为中医药在国际发展的主要力量，但是其标准化的进程还面临着诸多的难题。针灸国际化标准制定的内涵缺乏并且滞后。针灸标准化的第一步是针灸名词术语的规范化，国际标准中采用了一部分“去中国化”的翻译方式，对一些专业术语采取了直译，这丧失了针灸术语蕴含的中医传统文化内涵。我国对针灸标准化的制定一直走在国际前列，并陆续成立结构明晰的标准化组织结构。但针灸标准化制定滞后的问题仍然存在。对于经穴、耳穴的名称与定位，首先都是由国外提出，我国才在其后研究。

另外，国际标准制定时间较长，任务繁重。国际标准的制定需要国际的通力合作，多数专家的认可在每一个关键节点都是必要的。在国际标准制定的初始阶段，中央秘书处或中央办公厅提前6周将草案分发给技术委员会的P成员（Participating Member）进行书面投票。在委员会阶段，秘书处将草案分发给技术委员会或分委员会的参与成员国/观察者（Participating Member/Obersers，P/O成员）考虑，考虑时间默认为2个月（也可以延长至3个月或4个月）。在询问意见阶段，征询意见草案至少要经历5个月的意见征集期，如果未能够达成“协商一致”，则要继续进行意见征集直至达成“协商一致”或者改为出版技术报告、技术规范或者是可公开提供的规范，甚至是撤销项目。“协商一致”是指总体同意，其特点是利益相关的任何重要一方对重大技术性问题不持有持续性的反对意见。在标准制定的过程中，国际标准化组织十分重视“协商一致”原则。在整个标准的制定过程中，国际组织力争考虑并协调所有相关方的意见，目的是求大同存小异，而不是每一方都一致同意。

从国际标准化进程来看，国际标准从起草阶段就需要国际合作。随着“一带一路”政策的发展，针灸疗法在全球140多个国家和地区开展，一些国家和地区已经开展针灸教育和研究。我们应针对每次投票焦点问题制定解决方案，积极实施和主导国际标准的制定，与各类国际标准化组织开展合作，充分利用目前国际标准化组织中医药技术委员会秘书处和世界针联秘书处在我国设立的优势，加强国际合作，完善国际宣传与教育工作。

5. 标准化专业人才缺口较大　人才建设与队伍建设是标准化工作的重中之重。我国过去只将标准作为一个技术文件，忽视了标准化的重要作用和在国际发展中的战略意义，所以缺乏足够的专业人才的培养。近年来，一些高校不仅在研究生院设立标准化专业或专门的标准化系，培养标准化人才，还在本科阶段开设标准化选修课，帮助学生尽早了解标准化知识和基本原理。然而，多年积累的问题也很明显，这些问题包括师资太少、缺乏标准化教材、学术体系不强、专家队伍薄弱等，所以我们目前还不能培养出大批专业过硬的标准化人才。目前，大多数针灸标准化专家因工作需要而兼任标准化工作，经过短期培训后开始起草标准化文件。这种短期培训只持续三两天，最多可能长达一周。这种培训通常以现实世界为导向，涉及当前的问题，培训内容通常以理论教学为主，没有实践。这种培训模式可以在短期内使用，时效性较强，能及时解决实际问题，但就标准化研究发展的整体潜力而言，这种培训模式较弱，没有形成独立完整的知识体系，只能解决短期困难，长期发展并不适合。

同时，语言要求参与国际标准化工作的人员也是十分重要的。国际标准化组织的官方语言为英语、法语和俄语，世界卫生组织的官方语言为英语、法语、俄语、西班牙语、阿拉伯语和汉语，世界针联的官方语言为汉语和英语。这要求我们的标准化人才至少要熟练掌握英语的交流与读写能力，才能在国际会议中的讨论环节灵活应对。

由于标准化领域的人才十分匮乏，必须尽快培养标准化骨干人才，选拔标准化基础知识过硬、实践能力强的人才，在中医药标准化项目研究的基础上，进一步加强中医针灸标准化的理论和方法研究，在研究生阶段设立中医针灸标准化相关专业和学科。建立与针灸标准化相关的专业领域和学科，推进标准化建设。推进中医针灸标准化项目建设，编写标准化教材，将中医针灸标准化知识引入专业教育，重视标准化领域建设；培养懂中医、懂标准、懂外语、懂古文的中医针灸标准化人才；积极组织中医针灸标准化专项培训，邀请国内外从事标准化研究、中医教育、针灸标准化的专家召开多层次、多形式、长时间的研修班和国内外交流培训。

6. 标准普遍使用年限长，标准的实践、应用、推广不足《中华人民共和国标准化法实施条例》规定，标准复审周期一般不超过5年，但目前的针灸相关国内国际标准都无法满足这一要求，标准的“老龄化”问题严重。制定—评估—实施—推广—应用—修订是标准制定的完整过程，也是提高标准质量的重要途径。现有的标准的使用周期较长，存在的主要问题是标准的实际推广力度不够，获取途径不畅，临床应用和推广的时间太短。目前，标准化工作还处于起步阶段，多数时间都花在了促进标准的制定上，而忽视了促进标准应用的阶段。

要解决这个问题，一方面要加强针灸国际标准化的宣传和实施，建立标准化信息平台，提高行业内外的认识，宣传标准化信息和相关新闻，提高公众的关注度。另一方面要了解标准化工作的实际应用和必要性，提高医疗卫生服务机构、相关企事业单位的参与度。我国首个由国际标准化组织颁布的国际标准《一次性使用无菌针灸针》就是由我国苏州医疗用品厂有限公司负责并联合13个国家参与制定的，为后来的国际标准化工作树立了典范。今后，国际标准的制定要根据标准应用的实际要求，落到实处，制定相关标准，积极推动企业主导下的标准化结合发展活动，并以此为合作模式，推动开展产学研结合的项目模式。

主要参考文献

［1］武晓冬，刘保延．我国针灸标准化的现状及面临的挑战与对策［J］．中国针灸，2019，39（4）：343-348.

［2］刘炜宏．我国针灸标准及标准化的现状与思考［J］．中国针灸，2009，29（1）：40-43.

［3］中国针灸学会．循证针灸临床实践指南：坐骨神经痛［M］．北京：中国中医药出版社，2018.

［4］刘保延．针灸学学科发展报告 2013—2020［M］．北京：人民卫生出版社，2021.

［5］中国针灸学会．真实世界针灸临床研究信息采集规范：T/CAAM 0012—2020［S］．北京：中国针灸学会，2020：15.

［6］中华中医药学会．针灸治疗焦虑障碍临床诊疗指南：T/CACM 023—2017［S］．北京：中华中医药学会，2017：6-8.

［7］中华中医药学会．中医治未病技术操作规范：针刺：T/CACM 1077—2018［S］．北京：中华中医药学会，2018：65-7.

［8］中华中医药学会．中医治未病技术操作规范：耳穴：T/CACM 1088—2018［S］．北京：中华中医药学会，2018：7.

［9］中华中医药学会．中医治未病技术操作规范：项七针：T/CACM 1084—2018［S］．北京：中华中医药学会，2018：22.

［10］中华中医药学会．中医治未病技术操作规范：调神益智针法预防血管性认知障碍：T/CACM 1085—2018［S］．北京：中华中医药学会，2018：38-40.

［11］广东省针灸学会．新型冠状病毒感染恢复期针灸干预指导意见：T/GDZJ 5001—2023［S］．广东：广东省针灸学会，2023：12-6.

［12］广东省中医药学会．胃癌术后针灸治疗指南：T/GDACM 0115—2022［S］．广东：广东省中医药学会，2022：6-8.

［13］广东省质量技术监督局．中医药标准化工作指南：DB44/T 1951—2016［S］．广东：广东省质量技术监督局，2016：18.

［14］吉林省质量技术监督局．朝医太极针刺法操作规范：DB22/T 2748—2017［S］．吉林：吉林省质量技术监督局，2017：17.

［15］吉林省质量技术监督局．和枢针刺法治疗失眠操作规范：DB22/T 3264—2021［S］．吉林：吉林省质量技术监督局，2021：10.

［16］吉林省市场监督管理厅．脑卒中便秘针刺治疗操作规范：DB22/T 3250—2021［S］．吉林：吉林省市场监督管理厅，2021：8.

［17］吉林省市场监督管理厅．支气管哮喘针刺技术操作规范：DB22/T 3558—2023［S］．吉林：吉林省市场监督管理厅，2023：9.

［18］吉林省市场监督管理厅．眩晕综合征针刺治疗规范：DB22/T 3555—2023［S］．

吉林：吉林省市场监督管理厅，2023：11.

［19］广西壮族自治区市场监督管理局．壮医热敏探穴针刺疗法操作规范：DB45/T 2115—2020［S］．广西壮族自治区：广西壮族自治区市场监督管理局，2020：12.

［20］广西壮族自治区市场监督管理局．壮医热敏探穴针刺疗法治疗发旺技术规范：DB45/T 2116—2020［S］．广西壮族自治区：广西壮族自治区市场监督管理局，2020：16.

［21］安徽省市场监督管理局．通督调神针刺疗法应用指南：DB34/T 4506—2023［S］．安徽：安徽省市场监督管理局，2023：9.

［22］长春中医药大学．针灸技术操作规范第 2 部分：头针：GB/T 21709.2—2008［S］．中华人民共和国国家质量监督检验检疫总局；中国国家标准化管理委员会，2008：16.

［23］天津中医药大学．针灸技术操作规范第 3 部分：耳针：GB/T 21709.3—2008［S］．中华人民共和国国家质量监督检验检疫总局；中国国家标准化管理委员会，2008：8.

［24］湖北中医学院．针灸技术操作规范第 17 部分：鼻针：GB/T 21709.17—2009［S］．中华人民共和国国家质量监督检验检疫总局；中国国家标准化管理委员会，2009：12.

［25］天津中医药大学．针灸技术操作规范第 19 部分：腕踝针：GB/T 21709.19—2009［S］．中华人民共和国国家质量监督检验检疫总局；中国国家标准化管理委员会，2009：16.

［26］成都中医药大学．针灸技术操作规范第 18 部分：口唇针：GB/T 21709.18—2009［S］．中华人民共和国国家质量监督检验检疫总局；中国国家标准化管理委员会，2009：16.

［27］辽宁中医药大学附属医院．针灸技术操作规范第 15 部分：眼针：GB/T 21709.15—2009［S］．中华人民共和国国家质量监督检验检疫总局；中国国家标准化管理委员会，2009：16.

［28］黑龙江省中医研究院．针灸技术操作规范第 20 部分：毫针基本刺法：GB/T 21709.20—2009［S］．中华人民共和国国家质量监督检验检疫总局；中国国家标准化管理委员会，2009：16.

［29］广东省中医院．针灸技术操作规范 第 16 部分：腹针：GB/T 21709.16—2013［S］．中华人民共和国国家质量监督检验检疫总局；中国国家标准化管理委员会，2013：12.

［30］黑龙江省中医药科学院．针灸技术操作规范第 21 部分：毫针基本手法：GB/T 21709.21—2013［S］．中华人民共和国国家质量监督检验检疫总局；中国国家标准化管理委员会，2013：12.

［31］中国中医科学院针灸研究所．针灸技术操作规范编写通则：GB/T 33416—2016［S］．中华人民共和国国家质量监督检验检疫总局；中国国家标准化管理委员会，2016：12.

［32］中国中医科学院针灸研究所，中国中医科学院，中国中医科学院广安门医院，等．针灸临床实践指南制定及其评估规范：GB/T 40972—2021［S］．国家市场监督管理

总局；国家标准化管理委员会，2021：32.

［33］南京中医药大学，中华中医药学会，盐城市中医院．中医技术操作规范儿科第 3 部分：小儿针灸疗法：GB/Z 40893.3—2021［S］．国家市场监督管理总局；国家标准化管理委员会，2021：28.

［34］吕爱平，王燕平，韩学杰．ISO 中医药国际标准制定指南［M］．北京：中国中医药出版社，2015.

［35］毛嘉陵，王晨．中国中医药文化文献集 2000—2016［M］．北京：社会科学文献出版社，2017.

［36］夏新斌．高等中医药院校规划教材：国际市场营销［M］．北京：中国中医药出版社，2018.

［37］WORLD HEALTH ORGANIZATION REGIONAL OFFICE FOR THE WESTERN P. Standard acupuncture nomenclature［M］. Manila：WHO Regional Office for the Western Pacific，1984.

［38］WORLD HEALTH ORGANIZATION REGIONAL OFFICE FOR THE WESTERN P. Guidelines for clinical research on acupuncture［M］. Manila：WHO Regional Office for the Western Pacific，1995.

［39］WORLD HEALTH ORGANIZATION. Guidelines on basic training and safety in acupuncture［M］. Geneva：World Health Organization，1999.

［40］WORLD HEALTH ORGANIZATION REGIONAL OFFICE FOR THE WESTERN P. WHO standard acupuncture point locations in the Western Pacific region［M］. Manila：WHO Regional Office for the Western Pacific，2008.

［41］WORLD HEALTH O. WHO benchmarks for the training of acupuncture［M］. Geneva：World Health Organization，2020.

［42］WORLD HEALTH O. WHO benchmarks for the practice of acupuncture［M］. Geneva：World Health Organization，2020.

［43］王宏才，邓良月，刘保延．世界针灸学会联合会的发展［J］．中国针灸，2014，34（10）：1028-1030.

［44］杨宇洋，乔慧珺．世界针灸学会联合会：助力中医针灸成为世界针灸［J］．World Journal of Acupuncture-Moxibustion，2023，33（4）：379-382.

［45］世界针灸学会联合会．头针技术操作规范［M］．北京：中国中医药出版社，2016.

［46］世界中医药学会联合会．国际中医技术操作规范 醒脑开窍针刺法治疗中风 SCM69—2021［M］．北京：中国医药科学技术出版社，2022.

［47］陈波，田力娟，陈泽林，等．浅析《论语》“四毋”对中医针灸标准制定的启示［C］// 中国针灸学会．2011 中国针灸学会年会论文集（摘要）．北京：中国针灸学会，2011：4.

［48］郭义，刘炜宏，刘清国，等．中国针灸标准基本体系［J］．中国针灸，2011，31（6）：549-550.

［49］张青颖，陈波，公一囡，等.针灸相关国际标准研究现状刍议［J］.世界中医药，2021，16（5）：819–25.

［50］龙远雄，刘保延，毛树松，等.我国针灸标准化回顾与展望［J］.中国针灸，2016，36（12）：1337–1340.

［51］荣培晶，王瑜，许能贵.脑科学研究助力针灸发展［J］.针刺研究，2019，44（12）：859–62，66.

［52］高崚，郭承，谢瑾.弘扬中医文化 开创针灸未来——针灸在“一带一路”发展的新征程［J］.中国中医药现代远程教育，2019，17（15）：60–63.

［53］陈泽林，赵雪，郭扬，等.中医针灸标准化关键问题研究［J］.世界中医药，2020，15（7）：990–996.

第五章 结 语

一、针刺技术量化的重要性

针刺技术量化，源远流长，根植于深厚的传统中医学理论。自《黄帝内经》记载以来，针灸已被誉为医治疾病、维护健康的重要手段。古代医学家们，凭借对针刺细节的精密观察及实践，逐步构建了关于穴位选择、刺激强度和操作技巧的基础框架。尽管这些早期的量化努力并未达到现代科学的精细度，但无疑为后续发展奠定了坚实的基础。

进入现代，随着医学研究方法的革新和科学技术的飞速发展，针刺技术量化迈入了新的发展阶段。西医学借助精确的生物物理测量和神经生理学研究等手段，开始系统化地量化和标准化针刺操作，力图在维持其传统精粹的同时，提升其在临床应用中的有效性及可复制性。

针刺技术量化对临床治疗效果的影响不容置疑。临床医生通过精确控制针刺的深度、方向、刺激频率和持续时间，能够为特定疾病提供更为精准的个性化治疗方案。在慢性疼痛、神经病理性疼痛和某些自律神经功能紊乱的治疗中，精确的技术量化已证实能够显著提高疗效，并减少副作用。此外，针刺技术量化的发展促进了针灸疗法的科学研究和国际化，提升了其在全球医学界的认可度，使其成为广泛认可的补充和替代医学疗法之一。

二、临床应用和研究进展

针刺技术在治疗多种疾病中发挥着至关重要的作用。其在传统医学与西医学的交融中，被广泛应用于慢性疼痛、神经系统疾病、消化系统疾病、呼吸系统疾病及心理健康问题的治疗。特别在慢性疼痛管理领域，针刺不仅有效减轻疼痛，而且显著提升了患者的生活质量。在神经系统疾病如偏头痛、帕金森病和中风后遗症的康复治疗中，针刺被证实能显著改善患者的运动功能和日常生活能力。

在消化系统疾病治疗，特别是功能性胃肠疾病中，针刺通过调节自律神经系统，有效缓解胃肠道不适症状。同时，在呼吸系统疾病如哮喘的治疗中，针刺能减轻症状，改善患者生活质量。在心理健康领域，针刺已成为治疗焦虑、抑郁和失眠等常见精神疾病的有效辅助疗法。通过调节神经递质的释放和激活大脑中的特定区域，针刺帮助缓解心理压力和情绪不稳定。

随着西医学研究方法的融入，对针刺疗效和机制的研究取得了显著进展。近年来，随机对照试验、元分析和神经成像研究深化了我们对针刺治疗效果的理解。在疼痛治疗领域的研究发现，针刺通过激活大脑和脊髓中的特定区域，能有效减轻疼痛感知。针刺手法的优化，包括穴位组合、针刺深度和刺激频率的调整，成了研究的焦点。研究者们致力于发现更高效的针刺方案，并探索将针刺与药物治疗、物理疗法和心理疗法结合使用的方法，以提升整体治疗效果。

三、机制研究的重要发现

（一）针刺技术背后的生物学和神经学机制

近年来，在解析针刺机制方面的研究已达到新的高度，特别是在生物学和神经学领域。科学研究揭示了针刺通过多维度的生物途径产生治疗效果，包括对神经传导的影响、内分泌系统的调节以及免疫系统的激活。神经科学的突破发现表明，针刺能够激活大脑中负责疼痛处理和情绪调节的关键区域，如下丘脑、杏仁核和前额叶皮层。在疼痛治疗方面的研究指出，针刺通过促进内源性阿片类物质的释放，如内啡肽和脑啡肽，有效地在中枢神经系统中阻断疼痛信号的传播。此外，针刺也显示出通过降低炎症反应和调节局部血流来改善慢性疼痛状况的能力。

（二）不同技术参数的机制差异

针刺实践中不同技术参数的应用，如针刺深度、角度和刺激频率，已被证明对治疗效果产生显著影响。研究表明，针刺深度的不同可影响刺激达到的组织层次，进而改变其生物学效应。浅层针刺主要作用于皮肤层的感觉神经，而深层针刺则可能作用于更深层的肌肉组织和神经结构。不同的刺激频率和持续时间同样产生不同的生理反应；高频刺激通常与快速疼痛缓解相关，而低频刺激则可能促进长期的生物学调节，如改善局部血液循环和促进组织的修复。这些发现不仅深化了我们对针刺作为治疗方法的理解，也为临床实践提供了更精确的指导，使医生能够更有效地为患者订制个性化治疗方案。

四、现代研究体系的构建和技术创新

（一）研究方法论的发展

随着针刺手法量学的发展，研究方法论经历了重大的演变，从传统的经验主义转向更为科学化和系统化的研究方法。现代研究方法论强调多学科和跨领域的整合，涵盖临床医学、生物物理学、神经科学和数据科学等领域。这种整合方法使研究者能够全面理解针刺的复杂作用机制，评估其疗效，并优化其临床应用。在实验设计方面，随机对照试验（RCT）成为评估针刺疗效的标准方法。元分析和系统评价也被广泛用于汇总和分析大量的研究数据，从而得出更加可靠和通用的结论。这些方法的应用提升了研究的质量和可信度，为针刺手法量学的科学发展奠定了坚实的基础。

（二）新兴技术在针刺手法量学中的应用

新兴技术在推动针刺手法科学进步方面扮演着关键角色。例如，功能性磁共振成像（fMRI）等神经影像技术能够在针刺治疗时观察大脑活动的变化，揭示针刺对特定脑区的影响。穴位电刺激的参数优化，包括电流强度和刺激频率的调整，通过精确控制，提高了治疗的特异性和效率。同时，生物信息学和数据科学的应用在针刺研究中变得日益重要。大数据分析可以处理和分析庞大的临床试验数据集，帮助研究者识别治疗效果与特定患者特征之间的关联。此外，人工智能和机器学习算法正在被用于从临床数据中提取有价值的信息，以优化治疗方案并预测疗效。这些现代研究方法的发展和新兴技术的应用极大地推动了针刺手法量学的科学化和标准化，为针灸治疗提供了更加精确和个性化的可能性。

五、标准化和国际化的必要性

（一）提高研究质量的标准化需求

针刺手法量学的标准化是提升研究质量和确保临床实践一致性的关键。这种标准化不仅涉及治疗过程中针刺技术的具体操作，如穴位选择、针刺深度和刺激强度，还包括研究设计、数据收集和结果报告的规范化。统一的标准有助于保证研究结果的可重复性和可比较性，使得研究更具可靠性和说服力。此外，标准化的实践还有助于减少不同研究间的差异性，增强研究成果的普适性。通过标准化的操作和评估方法，可以更准确地量化针刺的治疗效果，为临床决策提供更有力的证据支持。

（二）促进针刺技术量化标准的国际化

随着针刺技术在全球范围内日益受到欢迎，其技术量化标准的国际化显得尤为重要。在国际舞台上推广统一的针刺技术标准，不仅有助于提升针灸疗法在全球医学界的认可度，也能促进国际的学术交流和合作。国际化的标准化工作需兼顾不同国家和地区的文化差异和医疗体系特点，通过建立国际合作网络，共享数据和研究资源，以促进针刺研究的全球化发展。此外，与国际医学组织和卫生监管机构的合作，可推动针刺技术量化标准的国际认可和应用。

六、未来展望和挑战

（一）研究的未来方向和潜在挑战

在针刺手法量学的未来发展中，研究将更加聚焦于深入探索更为深层的机制、优化治疗方法和扩大临床应用范围。一个重要的研究方向是继续深化对针刺作用机制的理解，尤其是在分子和细胞水平上。这需要结合现代生物学、神经科学和药理学等多学科知识，以揭示针刺如何影响人体的生物反应。针对特定疾病和患者群体的针刺治疗优化，随着个性化医疗的兴起，成为未来研究的重要课题。挑战之一是将传统的针刺理念与西医学的标准化要求相结合，同时提高针刺研究的科学性和证据水平，并推动其国际标准化和规范化。

（二）对未来研究者和临床医生的建议

为应对挑战并推动针刺手法量学的发展，建议未来的研究者和临床医生保持开放态度和持续的好奇心。鼓励他们进行跨学科合作，结合现代科学技术，不断提高针刺治疗的效率和安全性。同时，应重视临床经验和患者反馈在针刺疗法优化中的重要作用。研究者和医生需要积极参与国际交流和合作，了解不同文化和医疗体系中的针刺实践，促进知识的共享和技术的传播。建议他们持续关注针刺领域的新兴研究和技术发展，以确保工作始终处于该领域的前沿。

七、总结与感谢

随着本书的篇章即将画上句点，我们深感必须对所有读者及参与针刺手法量学研究与实践的专家、学者、医生和研究人员表达诚挚的感激之情。正是因为先贤们的不懈追求和深入探索，这一古老的治疗方法得以在西医学的土壤中焕发新的活力。先贤们对针刺治疗的贡献不仅深化了整个医学界对此领域的理解，也对全球患者的健康与福祉做出了显著的贡献。

对于每一位读者的持续关注和支持，我们表示衷心的感谢。读者们的好奇心和求知欲是驱动科学进步和医学创新的关键力量。我们衷心希望本书能够满足读者们对针刺手法量学的好奇，并激发更多人对这一学科的兴趣和研究热情。

展望针刺手法量学的未来，我们怀着满心的期待。随着科学技术的不断进步和跨学科研究的深入推进，我们相信我们将能够更深入地理解针刺的复杂机制，进一步优化治疗方法，并将这一古老医疗技术更广泛地应用于现代医疗实践。我们期待见证针刺手法量学在全球范围内的更大发展和应用，并为人类健康事业做出更多的贡献。

再次感谢所有致力于针刺手法科学发展的个体。让我们共同期待针刺手法量学在未来的辉煌成就。

第六章 论 文 集

第一节 论针刺量效关系

一、收录杂志及作者

本文收录于《世界中医药》。

作者：孟智宏。

二、基金项目

国家重点基础研究发展计划（“973”计划）项目（编号：2010CB530506）。

三、摘要及关键词

（一）摘要

针刺量是一个综合范畴，针刺操作所致的针刺量应包括进针方向、进针深度、具体施术手法的选择、施术所持续的时间、留针时间的长短等因素。根据传统针灸理论，不同的针刺量会对针灸的效果产生影响，大量现代研究也证明了针刺量效关系的存在，因此在针刺随机对照研究中针刺量的选择是否合适会影响试验的结果。针刺量效关系的研究能够提供解决此类问题的途径，并提高针灸研究的可重复性和科学性，使针灸临床和实验研究更紧密地结合起来。

（二）关键词

针刺量效关系，随机对照试验，针刺研究。

四、前言

针灸学是中医学的重要组成部分，为人类的健康作出了重要贡献，而根据不同的病情，治疗时选择相符合的针刺量，是针刺取得疗效的关键所在。古今医家对此均有论述，而国际上对针刺疗效的研究近年来也日益增多。

针刺量是一个综合范畴，全面理解针刺操作所致的针刺量应包括进针方向、进针深度、具体施术手法的选择、施术所持续的时间、留针时间的长短，加之施针的指力、频度不同，对疾病的治疗和转归往往起着关键性的作用。

五、针刺量效关系的历史沿革

针灸学历史悠久，古代经典中历代医家均有对针刺量效关系的描述，并把选择合适的针刺量作为针刺取效的一个重要方面，并由此产生了针刺量效关系的雏形。

早在《黄帝内经》时期，就已经将针刺的深浅作为影响针刺效应的关键因素，应遵循一定的原则，否则可能有害无益，如《素问·刺要论》曰："病有浮沉，刺有浅深，各至其理，无过其道。过之则内伤，不及则生外壅，壅则邪从之。浅深不得，反为大贼，内动五脏，后生大病。"再如《素问·刺齐论》记载："刺骨者无伤筋，刺筋者无伤肉，刺肉者无伤脉，刺脉者无伤皮。"同时指出只有选择合适的针刺深度，才能取得较好的疗效。如《灵枢·九针十二原》曰："故针陷脉则邪气出，针中脉则浊气出，针太深则邪气反沉，病益。"《灵枢·官针》则进一步说明："疾浅针深，内伤良肉，皮肤为痈。病深针浅，病气不泻，反为大脓。"

《黄帝内经》中对针刺过程中留针时间的量也有较为详细的论述，如《灵枢·经水》所言："足阳明刺深六分，留十呼。足太阳深五分，留七呼。足少阳深四分，留五呼。足太阴深三分，留四呼。足少阴深二分，留三呼。足厥阴深一分，留二呼。手之阴阳，其受气之道近，其气之来疾，其刺深者，皆无过二分，其留皆不过一呼。"指出针刺不同经脉时，应选择相应的留针时间。

至汉代，对针刺量的描述同样屡见不鲜，如《武威汉代医简》载："满愈出针，寒气在胃……次刺膝下五寸分间，荣深三分，留针如炊一升米顷，出针，名曰三里。次刺项从上下十一椎侠椎两刺荣深四分，留针百廿息，乃出针，名曰肺输。"对针刺治疗过程中的针刺深度和留针时间做了较为明确的定义。

晋代皇甫谧所著《针灸甲乙经》卷三对腧穴针刺深度一一进行了阐述，如"合谷……刺入三分""环跳……刺入一寸"，说明当时医家对针刺深浅也有较为严格的量化规范。

明代杨继洲在《针灸大成》中对针刺量的描述则更为具体。如《针灸大成·经络迎随设为问答·补针之要法》曰："针手经络者，效春夏停二十四息，针足经络者，效秋冬停三十六息。"同时对针刺过程中手法不同所导致刺激量的差异做了详细论述，有"平补平泻""大补大泻""针头补泻"等分类："有平补平泻，谓其阴阳不平而后平。阳下之曰补，阴上之曰泻，但得内外之气调则已。""有大补大泻，唯其阴阳俱有盛衰，内针于天地部内，俱补俱泻，必使经气内外相通，上下相接，盛气乃衰。""摇而伸之，此乃先摇动针头，待气至，却退一豆许，乃先深而后浅，自内引外，泻针之法也，故曰针头补泻。"

古代医家也认识到，针刺时要获得理想的疗效，必须达到一定的针刺量，否则疗效可能不佳。这种到达针刺取效刺激量的标志被称为“得气”。窦汉卿在《标幽赋》云：“气速至而速效，气迟至而不治。”并经典地阐述了气至时医者手下的感觉：“轻滑慢而未来，沉涩紧而已至，既至也，量寒热而留疾。未至也，据虚实而候气。气之至也，如鱼吞钩饵之沉浮，气未至也，如闲处幽堂之深邃。”

上述诸多经典理论说明古代针灸学者对针刺过程中的量是非常重视的，只是古代中医是以师传或家族模式传承，语言及示范性传授多于文字和课本式传播。加之古汉语与现代汉语的差异，对针刺量的描述过于笼统和模糊，并没有达到科学化、规范化的要求。造成后世医家在继承和遵循中的困难，这就要求现代针灸研究者对经典理论进行深入发掘，将针刺量的概念进一步的细化。

六、针刺量效关系的现代研究

根据传统针灸学理论，合适的针刺量是针灸取效的关键因素。同一穴位应用不同的刺激量，对脏腑经络生理状态的改变不相同，产生的效应也具有差异。近年来，国内和国际上均开展了大量研究探求针刺量效关系，为继承和发展传统理论寻找高级别的证据。

国内研究多数聚焦于某一有效经穴，应用不同的针刺操作（如不同的针刺时间、针刺频率、针刺方向等）产生相应的针刺量并探讨其所致的针刺效应的差异。这种方法能清晰地指明针刺量效关系的相关形式并对其中可能的机制加以研究，同时对于临床实践具有重大指导意义。

杨沙等采取大脑中动脉缺血模型（MCAO），随机分为正常组、假手术组、模型组、非针刺组以及内关短时间组（5秒）、中时间组（60秒）和长时间组（180秒）共7组，内关穴3组针刺参数是固定1次/秒频率分别应用5秒、60秒、180秒的针刺时间，并每12小时针刺1次，持续6次。观察大鼠动物神经功能情况、缺血局部微循环血流量、脑组织梗死率和机制指标包括微循环血管输入支、输出支管径，以及脑组织苏木-伊红HE染色的细胞形态学指标。模型组在造模成功即刻，后4组在造模后72小时观察指标。结果发现内关3个组在效应指标的改善上优于模型组、非针刺组（$P<0.05$），且对各项机制指标的改善，以中长时间较优。这说明了针刺时间是影响针刺效应的关键因素。

韩科等应用Wistar大鼠MCAO模型，按正交设计分九组并分别施以频率1、2、3次/秒，时间5秒、60秒、180秒不同组合下的针刺干预内关穴，以大鼠脑梗死率和微循环输入支管径为评价效应指标。研究结果进一步显示针刺的时间和频率是针刺效应影响因素，并得出针刺内关穴的针刺频率和时间存在最优搭配方案为频率3次/秒，针刺时间60秒。

上述动物实验证明针刺不同经穴产生最佳针刺效应所需要的针刺量具有特异性，每个经穴都不相同。同时也有临床研究证明应用不同针刺量治疗疾病时所致效应具有差异。

如李凌鑫等应用不同刺激量针刺合谷穴治疗缺血性脑卒中后中枢性面瘫，将50例患者依据针刺时间和针刺方向构成的不同刺激量随机分为合谷1、2、3、4组和对照组，每组10例。合谷1~4组采用不同刺激量针刺合谷穴，并加基础治疗；对照组除不针刺合谷穴外，其他治疗同合谷针刺组，疗程14天。比较各组House-Brackmann面神经功能分级系统量表（H-B）、多伦多面神经分级系统量表（TFGS）、面神经麻痹程度分级量表（DFNP）和面部残疾指数问卷表（FDI）评分及临床疗效。结果表明，针刺合谷穴治疗缺血性脑卒中后中枢性面瘫临床疗效确切，并且采用逆经脉方向斜刺、捻转行针5秒的针刺方案，临床疗效较好。

何伟等将48例颈源性眩晕患者随机分为30分钟组（15例）、45分钟组（15例）、60分钟组（18例），观察不同的针刺时间治疗的临床疗效、疗程的差异。3组治疗前后比较表明针刺留针60分钟治疗颈源性眩晕能取得比较理想的疗效和最短的疗程。

李学军等将120例功能性消化不良患者随机分为弱刺激组、中刺激组和强刺激组，各40例，分别在足三里、中脘、内关三穴进行不同针刺强度的治疗。2周为1个疗程，治疗4周后评价疗效。结果显示3组FD患者的临床症状积分均较治疗前明显减少（$P<0.01$），而与其他2组相比较，中刺激组治愈率及有效率显著高于强、弱刺激组（$P<0.01$），其上腹部疼痛、上腹部烧灼感、早饱感、餐后饱胀不适等症状积分有明显降低（$P<0.05$），且血清胃动素结论显示3组血清胃动素均有不同程度提高。

近年来，国际上对于针刺量和针刺效应之间具有紧密联系的认识也日益加深，针灸不仅仅是简单针刺的观念逐渐被接受。如2005年发表在杂志Pain上的评论："针灸是一种对机体进行刺激的技术，因此其刺激模式如强度、频率、间隔的时间等可能会对疗效有深刻影响。""针灸不仅仅是针刺，正如手术不仅仅是切开皮肤。"

大量研究结果也表明针刺操作因素的差异会对针刺效果产生影响。如果这些因素综合起来，对针刺效应的影响也许会更为显著。

例如，韩国庆熙大学的一项研究调查了对健康志愿者分别行捻转手法（Withrotation）、深针刺（Deepneedling，2 cm）、浅针刺（Superficialneedling，0.3 cm）时患者的针感和痛阈变化。结果显示，捻转操作时针感和痛阈的改变均最大，其次是深针刺和浅针刺，同时捻转操作组显示的痛阈变化相对于深针刺和浅针刺组均有统计学意义，而深浅针刺组之间无统计学意义。因此得出结论针刺操作在针刺取效中发挥重要作用。

LiXiaomei等应用不同的提插操作手法（重插轻提和轻插重提）针刺足三里穴2分钟并观察微循环血液灌注变化。结果显示两针刺组微循环血液灌注均增加，但是重插轻提（Reinforcing）针刺组微循环血液灌注增加量明显高于轻插重提（Reducing）针刺组。

HuangTao等应用捻转操作和提插操作分别对健康志愿者针刺足三里穴，结果显示两组间足三里穴区的微循环灌注有显著差异，同时提插操作组所导致的针感要强于捻转操作组，表明了两种针刺操作方法的机制并不一样，需要进一步研究。

动物实验同样显示针刺操作所致的针刺量在针刺取效中具有重要作用。Kim等将大鼠分为4组针刺足三里穴观察针刺的镇痛效应，分别为不治疗对照组（CON），针刺无手法操作组（AT），针刺捻转操作组（TM）和针刺提插操作组（LM）。结果表明TM组和LM相对于AT组均具有更强的镇痛效应，而TM组的镇痛效应又优于LM组。

进一步的动物实验则显示出针刺量不仅会影响针刺效应，而且这种影响效应具有剂量效应关系，针刺效果和针刺操作具有密切相关性，如特定的针刺捻转幅度和周期数相结合才能使小鼠皮下结缔组织细胞的反应最大化。

七、针刺量效关系对针灸研究的影响

为了证明针灸的效力，国内外开展了大量的 RCT（随机对照试验）进行研究，而高质量的 RCT 和基于其的系统评价能为针灸的有效性提供最高级别的证据。

作为“金标准”，针灸的随机对照试验（RCT）具有一般 RCT 的共同潜在偏倚：如随机化方法的正确性、随机隐藏的实施、对照组的选择、样本量的大小等。但是由于针刺这种复杂干预的特殊性，又导致了针灸研究特有的一些潜在偏倚，如具有较强安慰剂效应的假针灸（有研究表明假针灸发挥的安慰剂效力要强于药物研究中的假药物）和针刺组的效力——至今被忽视的一个关键因素。

针刺操作所产生的针刺量是影响针刺组的效力的关键因素。针刺量的差异导致了不同的针刺效果，针灸研究的结果可由于针刺量的影响而产生偏倚。同时，针刺量如何具体规范化地界定及其在针刺研究中的合理运用也是目前针灸研究者们面临的问题。由于针刺疗法的特性，评价针刺效应的研究比药物干预的研究要复杂得多。临床中所使用的针刺操作和研究中所采取的针刺操作经常是有差异的，选择适合患者病症的针刺方式和刺激量一直是临床针灸工作者所重视的重要方面，但实验条件下的手法操作却往往容易被研究者所忽视，影响了临床和实验研究的关联性。出现这种现象的原因是临床医师的针刺操作的变化是微妙的，不容易进行详细定义和量化，因此临床研究和动物实验都可能会产生潜在的偏倚。

到目前为止，针刺的操作细节在试验方法中被客观量化报道的依然很少，无法确定其研究中所采用的针刺量，导致了针刺研究的相互比较和重复的可能性较低。

因此在采取严谨的研究设计、最小化安慰剂效应的同时应用合适的针刺量充分发挥针刺组的效力。将使针刺研究中针刺组和安慰针（假针灸）组的差异更加明显，这有助于解决针刺 RCT 研究结果自相矛盾的问题，并促进针灸研究的发展。

八、针刺量效关系规范化的探索

对针刺操作量化和规范化、明确针刺量效关系将是解决针灸研究中因针刺操作差异而导致结果偏倚的方法。针灸作为物理刺激疗法，必然要涉及治疗剂量的问题，施术者或据师承之法，或凭有限的经验来确定针刺的量，欠规范操作，往往带有片面性和盲目性，后学者难以掌握，因此在针灸临床和实验研究中难以合理运用。对于针刺量规范化的问题，国内外也进行了大量的探索。

国外一些研究人员试图对针刺进行定量的规范化研究，以此来提高针刺实验的科学性和可重复性，如 Robert T davis 等设计了一种新的针刺仪器用于代替人工操作，可以控制针刺的频率、捻转、提插等操作的量。

国内对于针刺量化的研究则开展得更早也更为全面，早在 20 世纪石学敏院士即在对古医籍深入研究的基础上，借助现代科学手段，率先提出了“针刺手法量学”理论。

针灸治疗疾病的最终目的是取得最佳疗效，而针刺手法量学的核心是研究针刺治疗某种疾病的最佳方法和最佳针刺参数。

针刺手法量学自提出以来，对针灸治疗显效的十余种疾病开展了大量相关研究，探讨同一穴位针刺方向、深度、施术与对应症的关系，包括处方、腧穴定位、针刺方向与深度、选择手法与施术时间、针刺间隔时间等参数详细记录和验证，通过积累数据进行分析和对比研究，研究结果均证明针刺操作对临床疗效具有直接影响，不同的针刺手法操作可形成不同的刺激量，产生不同的针刺效应，如果不能正确掌握适度的刺激量，就很难达到预期的治疗效果。

近年来，又开展了973课题“针刺手法的量效关系及生物学机制”对针刺量效关系进行深入研究，此课题以针灸优势病种为载体，选择临床已经证明有效的成熟治疗模式（包括明确量化的操作规范、有效经穴）探讨不同针刺量对针刺疗效的影响及其内在机制。

课题证明：第一，针刺量效关系存在，并有能使得针刺效应最大化的最佳针刺手法组合。第二，影响针刺量效关系的关键因素是交互作用，提示了复杂手法组合对针刺疗效具有重要意义。第三，进一步证明针刺量的选择会影响针刺研究的结果。

经过多年研究，如今针刺手法量学广泛地应用于中风、冠心病、无脉症、支气管哮喘等多种疾病的治疗之中，这种对针刺治疗由定性观到定量观的质的飞跃填补了针灸学发展史上的空白，使针灸临床研究跨入实验医学的大门，提高了针灸临床的总结、科研、推广、传播的能力。

同时，针刺手法量学的概念已经演变成为一个包括针刺时间、频率、方向、力度、幅度、深度等众多因素在内的综合范畴，针刺手法量学的引入使得针灸研究的可重复性和科学性大大提高，形成与国际学术交流的共同语言，进一步促进针灸在世界范围内的传播与发展。

九、问题与展望

针刺操作量学标准化是针灸治疗学走向剂量化、规范化、标准化、科学化的必经之路，值得深入研究。但它是一项浩瀚而艰难的工程，需要众多学者，甚至几代学者共同努力才能完成。

有研究对近30年研究针刺量效作用关系的文献进行了分析。发现不同针刺手法在效应指标上确实存在差异，有的表现为效应程度的差异，有的则表现为相反的效应，但针刺量效作用规律仍不明确。在未来研究中，应进一步规范针刺的刺激量参数，针对某一具体病证开展量效作用研究，从而明确针刺的量效作用规律，指导临床实践。

针刺操作定量化是针灸研究规范化的重要环节，传统针刺手法操作复杂，难以定量化，应提高针灸界对研制针灸仪器必要性的认识，加强相关理论的研究。目前，已有一些可以采集针刺手法参数甚至代替手针操作的仪器，但是这些仪器在规范化研究方面尚存在缺陷：a. 只能从简单的提插捻转幅度、角度、频率方面来模拟手针操作，而不能完全取代手针的行针、调气和补泻等手法。b. 电针、经皮穴位电刺激、激光针灸等是从脉冲电流的强度、频率、激光的输出功率等方面实现针刺过程，这些并不能反映手法操作的精髓，因而，如何做到既能保持传统针刺的精髓，又能客观反映针刺刺激量，是当代针灸研究者面临的挑战。

针刺指力作为贯穿整个针刺操作过程的重要环节，有研究检索了近20年来针刺指力和针刺作用力相关文献，发现虽然在针刺指力研究方面已经做了一些探索，但尚缺乏深入的研究，仍属于针刺量学中比较薄弱的环节。应提高针灸界对针刺指力研究的重视程度，加强相关理论和实验研究，以便更好更快地推进针刺量效关系研究的发展。

目前针刺量效关系的研究已经取得了诸多进展，这些进展也深刻影响着针灸的临床和科研工作，只要坚持以新的视点认识上述问题，使用现代化的方法学和技术手段开展研究，为针刺量学理论的发展提供高质量的证据，必然将对针灸学的发展有所裨益。

主要参考文献

[1] 石学敏. 针刺手法与临床效果的相关性研究——同一穴位针刺方向、深度、施术与对应症的关系[J]. 中医学报，2012，27(9)：1077-1079.

[2] 杨沙，樊小农，罗丁，等. 慢频率下不同针刺时间影响内关穴干预MCAO大鼠效应的实验研究[J]. 天津中医药，2013，30(9)：550-554.

[3] 韩科，杨咏红，王舒，等. 醒脑开窍法针刺内关穴干预脑缺血量效关系的实验研究[J]. 山东中医杂志，2012，31(11)：820-823.

[4] 李凌鑫，田光，孟智宏，等. 不同刺激量针刺合谷穴治疗缺血性脑卒中后中枢性面瘫：随机对照研究[J]. 中国针灸，2014，34(7)：669-674.

[5] 何伟，马洪癸. 不同针刺时间治疗颈性眩晕疗效对比观察[J]. 上海针灸杂志，2013，32(6)：493-494.

[6] 李学军，龙小娜，刘礼梅，等. 不同针刺强度对功能性消化不良患者临床疗效及胃排空的影响[J]. 中医药临床杂志，2014，26(9)：896-899.

[7] 石学敏，张存生，刘白雪，等. 捻转补泻手法的应用及其量学概念[J]. 中国医药学报，1987(5)：16-17.

[8] 张超，孟智宏. 针刺手法量学中时间与频率因素的研究进展[J]. 针灸临床杂志，2012，28(4)：77-79.

[9] 陈静子，刘阳阳，郭义. 针刺基本手法量效作用关系研究进展[J]. 针灸临床杂志，2013，29(8)：71-75.

[10] 刘健，樊小农，王舒，等. 针刺量学和规范化研究中针灸仪器应用的思考[J]. 中国针灸，2009，29(1)：35-39.

[11] 王亚静，刘健，樊小农，等. 针刺量学研究中针刺指力的思考[J]. 中国针灸，2012，32(9)：799-802.

第二节 针刺手法量学研究进展

一、收录杂志及作者

本文收录于《中医药学报》。

作者：秦晨阳，卓碧芳，张梦龙，桑博默，孟智宏。

二、基金项目

国家重点研发计划（2018YFC1706001）；天津市科技计划项目（18PTLCSY00050，18PTLCSY00060）。

三、摘要及关键词

（一）摘要

在针刺过程中针刺手法的运用是针刺取效的关键之一，不同的针刺手法会产生不同的针刺刺激量，而不同的针刺量也会导致不同的临床疗效。古代诸多医家对针刺量的规定不甚清晰，直至20世纪70年代，石学敏院士提出针刺手法量学的概念，对针刺作用力方向、大小、施术时间、两次针刺间隔时间进行了量学上的规定，大大提高了临床疗效。本文试从影响针刺量的几个参数方面来讨论针刺手法量学的现代研究，分析总结针刺手法量学目前的发展状况与不足之处，并为今后的临床研究提供思路与方向。

（二）关键词

量学，针刺手法，针刺疗效，综述。

四、前言

针刺是通过刺激人体一定部位达到祛病保健目的的一种方法，针刺手法是针刺起效的一个重要手段，针刺手法刺激量的大小又与针刺效应密切相关，不同的针刺刺激量所取得的临床疗效也不相同。基于针刺手法“量”的重要作用，20世纪70年代，石学敏院士率先提出针刺手法量学的概念，对针刺作用力方向、大小、施术时间、两次针刺间隔时间等进行了科学界定，大幅提升了针刺疗效。经过几十年的研究发展，针刺手法量学理论不断地充实与发展。

五、针刺手法量学历史沿革

针灸学历史源远流长，作为一种外在的刺激方法，必然会探讨“量”的问题。古代经典中虽没有明确提出量学的概念，但已处处体现出量学的思维。

早在《黄帝内经》中就已经有了有关针刺量的诸多描述，例如，《灵枢·终始》曰：“久病者，邪气入深。刺此病者，深内而久留之，间日而复刺之。”指出对不同疾病性质来说，针刺的时间及刺激量是不同的。再如《灵枢·九针十二原》曰：“刺诸热者，如以手探汤，刺诸寒者，如人不欲行。”将留针的时间长短作为定量标准，不同的病症要选择合适的针刺时间长短来进行治疗。《灵枢·终始》曰：“病痛者阴也，痛而以手按之不得者阴也，深刺之；痒者阳也，浅刺之。”指出了要根据病情来正确把握针刺的深浅，采取恰当的针刺刺激量。

秦汉至南北朝时期，皇甫谧对前人的资料进行了大量的整理和总结，《针灸甲乙经》卷三载：“上星一穴……刺入三分。”“身柱……刺入五分。”“合谷……刺入三分。”“环跳……刺入一寸。”对每一个腧穴的针刺深度进行了具体的阐述，可以看出当时的医家对于针刺的深浅已经有了初步的定量标准。

隋朝至明朝时期，各医家们进一步地丰富了针刺量化的理论，如窦汉卿《针经指南》曰：“春夏为阳，其气在外，人气亦浮，凡刺者，故浅取之。秋冬为阴，其气在内，人气在脏，凡刺者，故当深取之。”提出针刺当遵循自然规律来调整针刺刺激强度的大小。再如杨继洲《针灸大成》云：“有平补平泻，谓其阴阳不平而后平也。阳下之曰补，阴上之曰泻。但得内外之气调则已。有大补大泻，唯其阴阳俱有盛衰……此名调阴换阳。”详细描述了针刺补泻手法的刺激量大小，指出大补大泻与平补平泻针刺量是不同的，要依据患者的病情来选择合适的针刺量。

综上所述，古代诸多医家对于针刺计量学的阐述还处于朴素阶段，并没有一个精确的、规范的概念，体现出了古代针刺萌芽状态的量学观，同时古代医家们也已经认识到了针刺量与效之间的联系，不同的针刺量会对针灸治疗效果产生不同的影响，并提出了一定的取效标准，如《标幽赋》云：“气之至也，如鱼吞钓饵之浮沉；气未至也，似闲处幽堂之深邃。”体现出了古代医家所遵循的效应指标。直至 20 世纪 70 年代石学敏院士首次提出针刺手法量学理论，使针刺治疗量的确定更加详细、明确，确定捻转补泻手法新定义和量化操作规范，使传统针刺手法向标准化、剂量化发展，填补了针灸学史的空白。

六、针刺手法量学现代研究

（一）针刺的方向与深度

针刺方向和深度是进针的重要参数。由于穴位的定位差异以及各个穴位的相对特异性，针对不同穴位来说，合理选择正确的方向与深度是非常必要的，不仅能够提高针刺的安全性，而且对针刺临床疗效也具有一定的影响。Goh 等认为要更多地研究有关不同的针刺深度对于特定穴位的不同效果，这种研究趋势的发展与现代技术的发展相一致，如超声波、功能磁共振成像和激光，研究者们能够借助现代科学技术来进行更加科学的设计。大多数的研究是基于人体解剖学结构的基础上，少数也有运用CT、MRI等技术进行此方面的研究。Hou等利用MRI技术测量观察124名受试者委中穴的针刺安全深度和角度，结果显示不同体重的人群委中穴的安全深度是有差异的，低体重和正常组安全深度较浅，超重组次之，肥胖组安全深度最深。朱仙芬等研究不同针刺方向针刺风池穴对于颈型颈椎病的效果比较，将90例患者分为对照组和观察组，观察组在针刺风池穴得气后，向对侧风池穴进行透刺，对照组针刺双侧风池穴，向鼻尖方向针刺，研究结果发现观察组总有效率为100%，对照组总有效率为88.9%，提示了透刺风池穴比向鼻尖方向斜刺效果要好，但是具体的机制尚不清楚，需要我们进一步地研究。谢伟等利用CT测量不同体型患者针刺天鼎穴的针刺安全深度及角度，发现对瘦长型、中间型、矮胖型这几种不同体型的人来说针刺天鼎穴的安全深度是不同的，也提示了在临床治疗当中，我们应根据患者体型的变化来改变进针的深度，以防发生意外。胡锦波等应用磁共振成像技术研究观察气海俞的针刺危险深度，测量观察36名健康成年人（男、女各18例）气海俞穴的针刺深度，结果发现不同性别和体型气海俞穴的针刺危险深度是不同的，总的来说，男性危险深度值大于女性，BMI指数与危险深度值成正比，且同样的体型下，男性危险深度值要大于女性。

（二）针刺的时间因素

针刺时间因素是针刺刺激量的重要参数，也是影响针刺疗效的重要参数。时间因素包括针刺介入时间、留针时间、间隔时间等多种方面。大量的研究表明，针刺时间的不同会导致不同的针刺效应。王娅玲等研究观察不同时间针刺干预对肺癌化疗所致恶心呕吐的影响，将150例肺癌化疗患者分为对照组、观察1组和观察2组，对照组化疗前进行药物注射，观察1组化疗前药物注射联合针刺治疗，观察2组化疗前药物注射，化疗后行针刺治疗。结果发现与对照组和观察2组相比，对照1组治疗肺癌化疗所致呕吐效果更好，这说明了针刺介入时间的不同确能造成不同的疗效。王飞等观察研究不同留针时间对脑卒中下肢痉挛患者临床疗效的影响，将102例脑卒中下肢痉挛患者随机分为A、B、C 3组，行针刺补泻手法得气后，A组立即起针，B组留针30分钟，C组留针60分钟，观察比较治疗前后患者下肢痉挛的恢复情况，结果显示，B组治疗脑卒中后下肢痉挛效果明显优于A、C两组。陈坤、黄寓等研究了针刺不同留针时间对无先兆性偏头痛患者镇痛效果的影响，将66例患者分为3组，针刺得气后分别留针15分钟、30分钟、1小时，经过针刺治疗后，研究结果显示15分钟组镇痛效果有效率为63.6%，30分钟组有效率为90.6%，1小时组有效率为86.4%。以上研究表明，针刺留针时间的长短并非与临床疗效成正比，这指导临床应把握最佳留针时间以便达到最佳治疗效果。钟润芬等研究比较不同针刺间隔时间治疗腰椎间盘突出症的疗效，将180例腰椎间盘突出症患者随机分为3组，1组每日针刺1次，2组隔日针刺1次，3组每3日1次，研究结果发现，每日针刺组与隔日针刺组治疗效果相当，且治疗效果均好于3日针刺组。针刺间隔时间的长短对临床疗效有着较大的影响，针对最佳针刺间隔时间的确定还需要我们针对各种不一样的病症进行大量的临床和基础研究。

（三）针刺的频率和强度

针刺频率和强度的大小对临床疗效有着不同的影响。高嘉营等将160例中风后肩手综合征随机分为对照组（常规针刺治疗）、低频针刺组（提插1次/秒）、中频针刺组（提插2次/秒）、高频针刺组（提插3次/秒）4组，观察研究4组针刺治疗后的疗效对比，其中高频组治疗中风后肩手综合征的效果最好。也有研究将90例缺血性中风后运动障碍患者随机分为低频组（30次/分钟）、中频组（60次/分钟）、高频组（90次/分钟）3组，观察比较不同针刺频率治疗缺血性中风后运动功能障碍的疗效，结果发现中频组治疗效果优于其他两组。周清辰等将66例心脾两虚型失眠患者随机分为强刺激和弱刺激两组，强刺激组捻转角度90°~180°，频率60~90次/分钟，弱刺激组捻转角度<90°，频率<60次/分钟，研究结果显示对于心脾两虚型失眠患者弱刺激组的疗效更好。李学军等用强、中、弱3组刺激量针刺功能性消化不良患者，观察发现中等刺激强度改善患者临床症状效果最好。不同的针刺频率和强度会导致不同的临床疗效，且针刺频率和强度的大小并不与临床疗效成正比，不同的病症达到最佳临床疗效所需的针刺频率和强度不尽相同。

七、针刺手法量学基础研究

针刺不同刺激参数对针刺效应影响的基础研究越来越受到重视。胡书香等运用两种频率手法（60次/分钟组与120次/分钟组）针刺大鼠足三里穴，观察其在不同针刺频率下胃运动与胃迷走神经纤维的变化。结果显示，与针刺前相比，60次/分钟组对于大鼠胃运动频率、胃运动振幅具有抑制作用；120次/分钟组对于大鼠胃运动频率、胃运动振幅具有促进作用，行针以及出针后10分钟、15分钟后组间结果比较具有统计学差异（$P<0.05$）。针刺后大鼠胃迷走神经传入纤维放电频率整体呈下降趋势，不同手法组间放电频率比较具有统计学差异（$P<0.05$），且60次/分钟组迷走神经放电频率下降较明显。Yang等为了探讨针刺治疗血管性痴呆（VD）的最佳针刺参数，选择足三里、百会两穴针刺VD大鼠，采用Morris水迷宫来观察针刺对VD大鼠认知功能的影响，结果显示针刺能显著改善大鼠空间学习记忆障碍，逆转海马神经元损伤，且留针10分钟，每5分钟捻转30秒，或每日针刺治疗的方法，较不留针、不行针或每日交替治疗组疗效好。这项研究表明，合适的治疗参数可以显著影响动物实验的结果。孙小茁等采用不同的针刺时长对脑出血大鼠进行针刺，发现不同的针刺时间对于血脑屏障修复有着不同的影响，针刺时间越长，血脑屏障修复越高，可有效缓解脑出血所引起的脑水肿。谢凯等运用强刺激针法（捻转角度大于360°，频率3次/秒）和常规针法（捻转角度180°，频率1次/秒）对单纯性肥胖大鼠进行针刺，其研究发现强刺激针刺手法降脂效果要优于常规针刺手法。李蕾等运用Wister大鼠建立局灶性缺血性模型，将其随机分为正常组、假手术组、模型组、低频组、中频组和高频组，观察大鼠神经行为状况以及脑细胞凋亡指数，结果表明高频组在效应指标的改善上优于其他组。崔晓等运用不同刺激量针刺寒凝类痛经大鼠关元穴，观察其对大鼠子宫组织中收缩素受体含量的不同影

响，结果发现强刺激量组能够有效降低子宫活动度，且效果要优于弱刺激量组。上述实验表明，不同的腧穴以及不同的刺激方式下针刺效果存在差异，这也说明了加强针刺量化标准的研究具有非常重要的意义。

八、针刺手法现代化技术测量研究

除了临床研究和基础研究之外，近年来随着现代科技的发展，有关针刺手法参数测定的现代化研究越来越多。杨华元等开发了针刺手法参数分析仪，能够通过仪器对针刺手法的物理参数进行收集与分析。刘堂义等研发了针刺手法信息分析系统，应用针刺手法传感器来采集针刺信号，并通过计算机对采集的手法波形进行分析，能够准确地反映针刺手法操作过程中的13个物理参数，得出不同针刺手法之间波形与数据具有显著的差异。张奥等研发一种基于光学动作捕捉系统的针刺手法实训考核仪，运用感受器对针刺手法进行捕捉，并通过客户端专有程序对接收信息进行记录整理，该程序加入了对针刺时“押手”动作的记录，能够对针刺时双手动作进行全面分析。邓斌等设计研发了针刺手法量化机械手，通过控制系统设定针刺参数对机械手发送指令，机械手能够准确地根据设定参数模拟几种基本的针刺手法，实现了几种基本针刺手法的量化。徐天成等开发了针刺机器人，运用机械手臂代替人手来实施操作，通过6个舵机进行6个自由度的控制，基本可对范围内任何角度任何位置进行针刺，且可定量输入针刺各项参数，有效控制针刺刺激量大小，使针刺的操作更具有客观性和可重复性。苟升异等构建了一种阵列式聚偏二氟乙烯膜（PVDF）触觉传感器，能够测量针刺过程中指尖的压力信号进而转换成电信号进行分析，在计算机上构建针刺手法识别方法，能够对4种针刺手法进行区别。涂涛等利用计算机视觉技术进行针刺手法的分类，通过提取针刺手法的视频信息特征将其输入分类器中进行分类，对于不同手法的区分准确率可达95.3%。

目前针刺手法参数测定技术主要是运用传感器技术、光学技术、视觉技术等对不同手法进行采集与分析，同时在人工智能方面也取得了一定的进展，呈现出多角度、多领域跨学科的特点。随着现代科学技术的发展，与之结合的针刺手法测量技术也越来越多地减少在测量过程中因干扰施术者及其周围环境所造成的误差，进一步推动了针刺量化研究的可视化发展，为针刺量学的规范化科学化提供更多思路和参考，为针刺临床治疗和实验干预的有效性评价提供更客观的比较标准。

九、展望与不足

大量的临床与实验研究表明，不同的针刺手法量学刺激对机体以及动物所产生的针刺效应具有明显的差异，探究针刺刺激量的最优参数对于针刺研究的量化与规范化意义重大。从针刺研究的结果来看，在一定的范畴内针刺对于机体的重刺激疗效优于轻刺激，但是针刺疗效作用机制仍不确切。同时在研究过程中也存在着一些问题，需要研究者们来探索发现。①目前大多数研究主要是针对单一病症、单一穴位的研究，但是由于疾病自身的复杂性以及针刺干预手段的独特性，其研究所揭示量学参数并不一定具有可重复性。且对不同的病症体系来说其最佳量学参数是有很大差异的，研究者们需进行更多的大样本、多中心、高质量的随机对照试验来获取更高质量的临床研究证据。②如今针刺研究大多数只针对单一参数参与的情况，缺乏多项量学参数参与的现代针刺研究，针刺试验中多项量学参数参与下各参数之间是否有联系，例如，在不同的针刺时间下运用不同的针刺频率其结果有何差异等，还需要学者们进一步去探究。③中医学的辨证论治理论认为个体差异是客观存在的，且不同的穴位都具有自身的相对特异性以及双向良性调整作用。故如何在中医个体化治疗与针刺量学的规范化研究之间取得平衡对针灸学以后的发展有着重大的意义。

综上所述，针刺手法量学的发展迅速，针灸手法量学标准化是针灸治疗学走向剂量化、规范化、标准化、科学化的必经之路。但还有许多问题亟待解决，这就更需要研究者们运用新知识与新技术去提出更多可行的解决方案，推动针刺参数的优化设计以及最优针刺参数的确立，推动针刺量学理论的发展，从而提高针刺疗效，使针刺研究更具规范性、科学性、可操作性，使针灸走向更加国际化的舞台。

主要参考文献

［1］王东岩，杨海永，董旭，等．针刺量效关系研究进展与评述［J］．中华中医药杂志，2019，34（11）：5014–5017.

［2］李凌鑫，孟智宏，石学敏．针刺刺激量影响因素研究进展［J］．新中医，2012，44（5）：121–123.

［3］卞金玲，张春红．石学敏院士针刺手法量学的概念及核心［J］．中国针灸，2003（5）：38–40.

［4］牛舰霏，赵晓峰．浅论针刺的量：从古典文献到现代实验［J］．中华针灸电子杂志，2016，5（2）：80–84.

［5］董清华．针刺手法源流浅探［D］．黑龙江中医药大学，2018.

［6］林玉芳，沈卫东，邱锋，等．从《内经》谈针刺刺激量［J］．上海中医药大学学报，2014，28（6）：10–12，15.

［7］孟智宏．论针刺量效关系［J］．世界中医药，2014，9（12）：1581–1585.

［8］郑健刚．石学敏院士针刺手法量学主要内涵及应用［J］．中华针灸电子杂志，2012，1（3）：1–4.

［9］许瑞旭，窦思东．针刺刺激量影响因素国内研究进展［J］．亚太传统医药，2014，10（18）：38–40.

［10］朱仙芬，王志敏，金崇敏，等．两种不同角度针刺风池穴治疗颈型颈椎病效果比较［J］．中国乡村医药，2020，27（3）：11–12.

［11］谢伟，张树源，张宝，等．应用CT测量天鼎穴针刺安全深度及角度的研究［J］．中国中西医结合影像学杂志，2020，18（1）：8–11.

［12］胡锦波，黄静，王顺梅，等．基于磁共振成像的气海俞穴针刺深度研究［J］．大理大学学报，2021，6（2）：72–75.

［13］韩明娟，赵宏，景向红，等．不同留针时间对针刺疗效影响的文献分析［J］．中医杂志，2017，58（4）：334–339.

［14］王娅玲，李金霞，郭小青，等．不同时间针刺干预对肺癌化疗所致恶心呕吐的影响［J］．中国针灸，2019，39（12）：1269–1273.

［15］王飞，王民集．针刺时间不同对脑卒中下肢痉挛患者治疗效果的影响［J］．辽宁中医杂志，2018，45（1）：144–147.

［16］陈坤，黄寓，王东．针刺不同留针时间对无先兆型偏头痛患者眼部温度及即时镇痛效应的影响［J］．江苏中医药，2019，51（6）：57–59.

［17］钟润芬，尹旭辉，曹玉华，等．不同时间间隔针刺治疗腰椎间盘突出症的疗效对比［J］．中国针灸，2019，39（5）：457–461.

［18］兰妮，赵仓焕．不同间隔时间针刺对疗效的影响及方法启示［J］．山东中医药大学学报，2010，34（1）：35–36.

［19］高嘉营，海英．不同频率提插手法针刺治疗中风后肩手综合征疗效观察［J］．长春中医药大学学报，2020，36（3）：540–543.

［20］陆霞．不同针刺频率治疗缺血性中风后运动功能障碍临床研究［J］．上海中医药杂志，2016，50（1）：48–50.

［21］周清辰，杜广中，岳公雷，等．不同刺激量针刺治疗心脾两虚型失眠症 66 例临床观察［J］．中医杂志，2020，61（15）：1334–1338.

［22］李学军，龙小娜，刘礼梅，等．不同针刺强度对功能性消化不良患者临床疗效及胃排空的影响［J］．中医药临床杂志，2014，26（9）：896–899.

［23］陈建飞，王舒，樊小农．针刺量学的研究及其应用概况［J］．中医杂志，2011，52（13）：1157–1159.

［24］胡书香，李翠艳，李强，等．不同频率捻转手法对大鼠胃运动和胃迷走神经传入纤维放电影响的分析研究［J］．中华中医药学刊，2017，35（1）：106–10.

［25］孙小茁，杨卓霖，孟智宏．不同针刺手法时长对脑出血模型大鼠血脑屏障保护机制的研究［J］．康复学报，2019，29（3）：33–38.

［26］谢凯，李海舟．强刺激针法对单纯性肥胖大鼠脂代谢的调节作用［J］．上海针灸杂志，2010，29（2）：122–124.

［27］李蕾，王云卿，张潋．不同频率水沟穴提插对局灶性脑缺血再灌注大鼠的影响［J］．中华中医药学刊，2021，39（1）：231–234，306.

［28］崔晓，周瑾，张梅，等．不同刺激量针刺关元穴对寒凝类痛经模型大鼠的影响［J］．长春中医药大学学报，2016，32（2）：241–244.

［29］项燕，黄邵洪，何锦园，等．针刺效力影响因素探讨［J］．中华中医药杂志，2019，34（3）：927–930.

［30］马旭，沈婧蕾，杨华元．针刺手法参数采集及量效关系分析［J］．上海针灸杂志，2020，39（11）：1479–1482.

［31］杨华元，顾训杰，王志煜，等．针刺手法参数分析仪研制及其应用［J］．上海针灸杂志，1991，3：35–36.

[32] 刘堂义，杨华元，李小俊，等."针刺手法信息分析系统"的开发与应用[J].针刺研究，2008，5：330-333.

[33] 张奥，严兴科，刘安国.基于光学动作捕捉系统的针刺手法实训考核仪[J].针刺研究，2016，41（6）：556-559.

[34] 邓斌，马明宇，王江，等.针刺手法量化机器手的设计与分析[J].传感器与微系统，2018，37（9）：57-59.

[35] 徐天成，卢东东，韩旭，等.针刺机器人在针刺定量研究中的应用探索[J].中医杂志，2017，58（9）：752-755.

[36] 苟升异，宿翀，王磊，等.一种基于阵列式PVDF触觉传感器和机器学习的针刺手法识别系统[J].针刺研究，2021，46（6）：474-479.

[37] 涂涛，苏业豪，宿翀，等.一种基于计算机视觉的针刺手法分类系统开发与应用[J].针刺研究，2021，46（6）：469-473.

[38] 徐刚，杨华元，刘堂义，等.针刺手法参数量化研究现状与进展[J].中华中医药学刊，2017，35（9）：2255-2258.

[39] 唐文超，杨华元，刘堂义，等.针刺手法参数测定研究进展及前景展望[J].中华中医药学刊，2015，33（5）：1073-1075.

[40] 李孟汉，鲁海，杜元灏，等.近10年针刺手法量学研究进展[J].针灸临床杂志，2020，36（11）：83-87.

[41] 石学敏.针刺手法与临床效果的相关性研究——同一穴位针刺方向、深度、施术与对应症的关系[J].中医学报，2012，27（9）：1077-1079.

第三节　针刺手法量学中时间、频率、方向和深度的研究进展

一、收录杂志及作者

本文收录于《针灸临床杂志》。

作者：刘超达，秦晨阳，李波漩，邓士哲，孟智宏。

二、基金项目

国家重点研发计划，编号：2018YFC1706001；天津市科技计划项目，编号：18PTLCSY00050、18PTLCSY00060；天津中医药大学第一附属医院"拓新工程"基金，编号：院YB202112。

三、摘要及关键词

（一）摘要

针刺刺激量与针刺疗效密切相关，针刺手法量学是关于寻找一定针刺刺激量以达到最佳针刺疗效的理论。针刺手法量学中有多种影响因素，目前有关手法量学的研究不断深入，但针刺量效作用规律与生理机制并未明确。本研究从针刺时间、频率、方向与深度4个角度出发，整理分析近年来相关临床试验研究，综合论述针刺手法量学中时间、频率、方向与深度的研究进展。今后研究应对最优针刺参数的确立进一步深入，可应用仪器设备测定针刺参数，开展更多的多因素多水平实验，推动针刺手法量学科学化、规范化的发展。

（二）关键词

针刺，手法量学，时间，频率，方向，深度。

四、前言

针刺是以针刺入人体穴位来达到治疗目的的干预方法，采取的操作手法称作针刺手法，临床上应用的针刺手法各有千秋，针刺刺激量各不相同，进而导致针刺疗效的不确定性，故对针刺“量效”关系的研究至关重要。针刺手法量学于1987年首次被石学敏院士提出，根据疾病情况，对其相应的针刺手法制定量化标准，以达到治疗疾病的最佳疗效。使针刺疗法更具规范性、可重复性与可操作性。针刺捻转补泻手法有四大要素，包括针刺作用力方向、大小、持续时间与施术间隔时间。随着研究的不断深入，针刺手法量学的研究范围逐渐扩大，包括进针参数（方向、角度与深度）、时间因素（介入时间、行针时间、留针时间、两次间隔时间及疗程）及针刺操作手法等众多因素。其中，时间、频率、方向与深度这几方面因素在针刺手法量学中占着较大的比重，关于其研究亦与日俱增。故本研究将根据国内外近几年的研究情况，论述针刺手法量学中时间、频率、方向与深度的研究进展，以期对研究针刺手法量学相关因素的新进展和新途径有所启发。

五、针刺时间

针刺时间包括介入时间、行针时间、留针时间、间隔时间及疗程等，是针刺量学中十分重要的因素。

（一）针刺介入时间

人体的功能状态受着各种因素的影响，随着自然界在不断变化，中医主张天人合一，《素问·八正神明论》中记载：“凡刺之法，必候日月星辰四时八正之气，气定乃刺之。”古代就有子午流注针法、灵龟八法与飞腾八法等，认为气血在不同的时辰有盛有衰，且对针刺的疗效产生影响，故选择适当的针刺介入时间对针刺疗效有着十分重要的意义。韦婷等在 ZT12（19：00）和 ZT16（23：00）两个不同时间点进行佐剂性关节炎模型大鼠的模型复制，并针刺模型组大鼠右侧“足三里”穴位，7 日后发现 ZT16 时间点针刺组大鼠局部热休克蛋白 27（HSP27）和微管相关蛋白 4（MAP4）的调节程度要大于 ZT12 时间点针刺组，差异有统计学意义（$P<0.05$）。周敏杰等发现在 ZT8（15：00）和 ZT16（23：00）两个不同时间点针刺炎性模型大鼠可以调节大鼠脊髓与背根神经节 TRPV4 蛋白的含量，差异具有统计学意义（$P<0.05$），ZT8 时间点针刺对背根神经节 TRPV4 表达的影响更大，差异有统计学意义（$P<0.05$），ZT16 时间点针刺对脊髓神经节 TRPV4 表达的影响更大，差异有统计学意义（$P<0.05$），且两组大鼠的痛阈变化值分别呈现最高点和最低点。说明不同时间针刺刺激对背根神经节和脊髓神经节 TRPV4 的表达影响不同，且 ZT8 时间点针刺可显著提升痛阈。有研究指出，针灸的抗炎作用是通过激活穴位内免疫反应来介导的，针灸会刺激局部穴位诱发多种损伤相关的分子模式，激活免疫细胞功能，促进炎症介质的释放。另外，针刺产生的机械刺激会通过细胞转化为生物化学信号，促进成纤维细胞的骨架重构，以诱导 ATP 等物质释放，介导针刺作用，发挥针刺效应。结果表明不同时间针刺“足三里”穴位对调节炎性大鼠局部蛋白含量的影响不同，且存在最佳针刺介入时间，其时间差异机制可能与成纤维细胞有关，有待进一步研究。杜果等将 160 例特发性面神经麻痹患者分为发病后 1~3 天针刺的 A 组、4~7 天针刺的 B 组、8~21 天针刺的 C 组和未接受针刺治疗的对照 D 组各 40 例，观察比较各组治疗前后 1 个月、3 个月的 House-Brackmann 面神经功能分级量表评分、瞬目反射与面神经生理评估（潜伏期、波幅），结果发病后 4~7 天针刺的效果更明显，差异有统计学意义（$P<0.05$），表明针刺治疗特发性面神经麻痹存在最佳介入时间。路璐将 120 例中风急性期肢体不利患者随机分为 4 组，分别在发病后 24 小时、72 小时、7 天与 9 天后开始介入针刺治疗，观察比较各组治疗前后神经功能缺损评分及程度评定表以及 Barthel 指数法评分，结果显示发病后 72 小时针刺治疗效果最佳。上述研究表明针刺介入时间对针刺疗效有重要的意义，不同时间内人体状态和疾病进程的差异导致了针刺疗效的不同。因此，为了针刺疗效得以充分地体现，选择合适的针刺介入时间十分重要。

（二）留针时间

留针指的是针刺入穴位得气后，将针停留一段时间再出针的过程。其目的是增强针刺针感、持续刺激神经从而增强针刺疗效。《素问・离合真邪论》有“静以久留以气至为故”的描述，又有明代杨继洲《针灸大成・席弘赋》中“下针麻重即须泻，得气之时不用留”，从古至今，对留针时间的研究从单一穴位向整体不断发展，留针时间逐渐延长。目前，临床上以留针 30 分钟左右最为多见，许多研究亦以此时间为标准对比其他不同留针时间所产生的疗效。陈亮观察比较不同留针时间治疗寒湿型腰椎间盘突出症的疗效差异，将 60 例寒湿型腰椎间盘突出症患者随机分为留针 30 分钟组与 45 分钟组，以双侧肾俞、大肠俞、委中、命门腰阳关与夹脊穴为主穴，结果显示治疗 1 周后留针 45 分钟组的日本骨科协会评分（JOA）和视觉模拟评分法评分（VAS）均优于留针 30 分钟组，说明长时间留针对寒湿型腰椎间盘突出症患者的疗效更佳。赵燕燕将 90 例脑卒中后复杂性区域性疼痛综合征（CRPS）患者随机分为留针 30 分钟的研究组和留针

60分钟的对照组各45例，以VAS评分、FMA评分与《中国康复医学诊疗规范》疼痛频率的评分标准为观察指标，对针刺后研究组和对照组进行评价比较，结果显示研究组总有效率为95.56%，对照组总有效率为77.78%，其他指标亦是研究组有着明显的优势（$P<0.05$），表明针刺对脑卒中后CRPS有明显镇痛作用，且留针30分钟的疗效更好。临床中也存在长时间留针会使治疗效果更佳的研究，李丽萍等将104例髓海不足证的无痴呆型血管性认知障碍（VCIND）患者作为研究对象，随机分为35例头皮针留针30分钟的治疗A组、34例头皮针留针1小时的治疗B组以及35例头皮针留针10小时的治疗C组，观察比较治疗前与治疗8周后MOCA测评分数、同型半胱氨酸（Hcy）和叶酸含量，结果显示治疗C组治疗前后MOCA评分、同型半胱氨酸及叶酸含量均优于其他两组，差异有统计学意义（均$P<0.05$），说明对于针刺治疗无痴呆型血管性认知障碍患者，头皮针留针时间10小时治疗效果更好。以上研究说明不同留针时间会对针刺疗效产生影响，并且留针时间的量化标准存在许多的影响因素，如患者身体状况、疾病性质与病位深浅程度等。留针时间并非越长越好，针刺穴位后，随着时间的推移，针刺效应会经过升高—峰值—降低—消失的过程，故长时间的留针会使针感逐渐变弱。尚需要综合多方面因素总结最佳的留针时间。

（三）针刺间隔时间

针刺间隔时间是指一次针刺治疗结束和下一次治疗开始之间所经历的时间。在针刺刺激停止后，针感会逐渐消失，这种现象与血流动力学有关。治疗大多疾病需要反复施加针刺刺激，才能得到显著的疗效。陈晨观察比较不同针刺间隔时间对治疗颈肩综合征患者的疗效差异，将99例颈肩综合征患者随机分为每周6次组、每周3次组与每周2次组，选取双侧颈夹脊穴、患侧阿是穴、肩髃、肩前、肩贞、肩井与天宗并采取青龙摆尾针刺手法治疗3周，结果显示每周6次的针刺间隔时间疗效较好。于川等将80例中风后疲劳患者随机分为隔日针刺1次的治疗组和每日针刺1次的对照组，选水沟、气海，患侧内关和三阴交等穴位进行针刺治疗，疗程为10天，以Barthel指数（BI）和疲劳评定量表（FAI）评分作为观察指标，结果表明治疗组FAI评分改善优于对照组，差异有统计学意义（$P<0.05$），说明隔日1次针刺治疗较每日1次针刺对改善中风后疲劳状况更佳。钟润芬等以180例腰椎间盘突出症患者为研究对象，并随机分为观察1组、观察2组和观察3组各60例，观察1组每日1次针刺$L_{3\sim5}$夹脊穴、委中等穴位，观察2组隔日1次，观察3组每3天1次，治疗3周。观测各组每周JOA评分和VAS评分。结果显示观察1组总有效率为96.7%，观察2组95.0%，均优于观察3组的88.3%，差异有统计学意义（均$P<0.01$）；观察1组和2组VAS评分都较观察3组降低更明显，差异有统计学意义（$P<0.05$），JOA评分在治疗3周后高于观察3组，差异有统计学意义（$P<0.05$）；1组和2组组间比较差异无统计学意义（$P>0.05$）。结论为对于治疗腰椎间盘突出症的疗效，每日1次和隔日1次的针刺治疗要优于每3天1次。从节约医疗成本方面考虑，隔日针刺更被推荐。杨国辉将60例风寒型周围性面瘫患者随机分为每周3次组和每周6次组，各30例，针刺均选取地仓、颊车和阳白等穴位，6次为1个疗程，持续3个疗程，之后通过对House-Brackmann积分（H-B）量表评分和面部残疾指数（FDI）量表评分比较来判断疗效，结果显示两组治疗后H-B评分和FDI

评分差异无统计学意义，说明每周针刺3次（隔日1次）和针刺6次（每日1次）对风寒型周围性面瘫疗效没有明显区别。

（四）针刺疗程

针刺存在持续性效应，会随时间的推移逐渐衰减。适当的针刺疗程是保证针刺持续性效应和巩固针刺疗效的重要环节。针刺疗程的选择受病程的影响。于学平等以针刺疗程的选择受病程的影响。于学平等以66例急性脑梗死患者为研究对象，将其随机分为针刺组与药物组，各33例，针刺组与药物组都采取常规药物治疗，针刺组于此基础上采取百会透刺曲鬓穴的针灸治疗方法，连续8周，观察神经功能缺损程度评分和Barthel指数，比较治疗前，以及治疗后1周、2周、4周与8周两组间疗效差异。结果显示治疗后2周针刺组的神经功能缺损程度评分明显下降，差异有统计学意义（$P<0.05$）；疗后4周、8周针刺组的神经功能缺损程度评分下降幅度和Barthel指数增加幅度均大于药物组。说明对于治疗急性脑梗死，头穴透刺法应以治疗2周为1个疗程，且疗程越长疗效越好。张鹏翔等以肩关节疼痛患者为研究对象，将90例患者随机分为1个疗程、2个疗程和3个疗程共3组一起采取针刺治疗。观察比较3组治疗后VAS、肩关节功能障碍指数（SPADI）和临床疗效。结果为2个疗程组和3个疗程组的VAS和SPADI评分均明显低于A组（$P<0.05$）；3个组的总有效率分别为80.0%、96.7%、100.0%，且2、3个疗程组高于1个疗程组，差异有统计学意义（$P<0.05$）。表明针刺2个疗程治疗肩关节疼痛效果最佳。说明存在最佳的针刺疗程，针刺疗程并非越长越好。针刺疗程的选择受操作手法等主观因素以及病程、病位和病性等客观因素影响。目前尚缺乏疗程与疗效的相关独立性研究，对量化标准有待进一步探索。

六、针刺频率

SongS等将36只Wister大鼠随机分为对照组、2次/秒针刺组、4次/秒针刺组、完全弗氏佐剂（CFA）组、CFA2次/秒针刺组和CFA4次/秒针刺组，针刺组在大鼠双侧昆仑、足三里连续7天以相应频率针刺干预并通过观察缩脚潜伏期（PWL）来评估镇痛效果，结果显示4次/秒针刺对CFA模型大鼠的镇痛作用要优于2次/秒针刺。该研究还通过形态免疫荧光染色法定量分析和注射松香毒素（RTX）抑制C纤维激活，说明了强频率（4次/秒）针刺刺激的镇痛作用优于弱频率（2次/秒）针刺刺激，且强针刺刺激可以激活更多的C纤维以提升镇痛效果。李蕾等采取局灶性脑缺血再灌注模型，随机分为正常组、假手术组、模型组、低频组（1次/秒）、中频组（2次/秒）与高频组（3次/秒），共6组，观察大鼠神经行为学情况、检测大脑皮质Caspase-3和PCNA细胞表达，结果显示高频组在效应指标上明显优于其他各组，其机制可能与降低大脑皮质Caspase-3、PNCA表达有关。高嘉营等观察比较不同频率提插手法治疗中风后肩手综合征的疗效差异，将中风后肩手综合征患者随机分为1次/秒、2次/秒和3次/秒组，3组均以合谷、阳池与外关等穴为主穴，结果针刺3次/秒组能取得更好的疗效，提示高频率针刺刺激优于低频率刺激。洪寿海等观察不同频率提插针刺手法对功能性消化不良上腹痛综合征患者疗效及血清胃运动相关激素的影响，将114例功能性消化不良上腹痛综合征患者随机分为 60 次 / 分钟、120 次 / 分钟与 180 次 / 分钟提插手法组，3 组取穴均以中脘、双侧足三里与内关为主穴，通过比较治疗前后中国版尼平消化不良指数等量表和胃运动相关激素水平，结果显示 120 次 / 分钟与 180 次 / 分钟手法针刺组对功能性消化不良上腹痛综合征患者的疗效更佳，其作用机制可能与针刺调节血清胃动素和胃促生长素水平有关。

七、针刺方向

针刺理论中有关方向的研究大致分为以下几类：一类为顺或逆着经络循行方向针刺；一类是向病灶方向针刺，还有直刺、斜刺等。针刺方向不同产生的补泻效应被称作“针向迎随补泻法”，金代医家张璧的《云岐子论经络迎随补泻法》中言：“凡用针，顺经而刺之，为之补；迎经而夺之，为之泻……此谓迎随补泻之法也。”《针灸大成》中言：“得气以针头逆其经络之所来，动而伸之，即是迎；以针头顺其经络之所在，推而内之，即是随。”此种根据经络循行来选择针刺方向的手法在针灸治疗中有着重要的意义。甘莹莹等将 60 只寒凝证型类痛经大鼠随机分成空白组、模型组、平刺组（取三阴交穴，针尖沿脾经朝向腹部）与直刺组，各 15 只。观察分析大鼠扭体评分与子宫微循环状况。结果显示，两组的扭体评分均显著降低，平刺组的子宫外膜微血管管径显著扩张。表明平刺法较直刺法更能明显改善子宫微循环。顺经平刺为补，对寒证的痛经有温补温通的作用。邱曼丽将 60 例膝关节骨性关节炎患者随机分成斜刺 45° 的治疗组（针向病所）30 例与直刺的对照组 30 例。选取髌中、阳陵泉与血海等穴位，通过观察 VAS 和 Lysholm 膝量表进行评价，结果显示在膝关节功能评分上，治疗组高于对照组，表明斜刺法较常规直刺法更能有效地治疗膝关节骨性关节炎，提示向病灶方向针刺与针效密切相关。何玲玲等认为朝百会方向针刺四神聪可以改善睡眠质量，减少抑郁和焦虑程度；朝逆督脉方向针刺可以有效治疗失眠等病症；朝病灶方向透刺可使局部的针感更强，说明同一穴位不同针刺方向会产生不同的治疗效果。

八、针刺深度

针刺深度指针灸针刺入身体穴位的深度，针刺到一定深度是得气的前提，各个穴位均存在针刺深度范围，在此范围内寻找治疗不同疾病时每个穴位的最佳针刺深度，使针刺深度标准化、规范化，对临床针刺疗效有着十分重要的意义。马念等将 90 例中风后吞咽障碍患者根据针刺廉泉穴深度的不同分为对照组和观察组，每组各 45 例，对照组采取廉泉穴浅刺，观察组采取廉泉穴深刺，比较两组洼田饮水试验评分，结果观察组的洼田饮水试验评分低于对照组，差异有统计学意义（$P<0.05$），表明廉泉穴深度针刺法对中风后吞咽障碍的疗效要好于浅刺法。黎慕夫等将 70 例良性前列腺增生症患者分为用芒针深刺的芒针组 35 例和毫针直刺的毫针组 35 例，取关元、中极和水道等穴位，芒针组针刺 60~73 mm，毫针组针刺 25~30 mm，治疗两周，以治疗后两组 IPSS 和 QOL 为观察指标，显示治疗两周后芒针组的 IPSS 和 QOL

评分均低于毫针组，差异有统计学意义（$P<0.05$ 或 $P<0.01$），表明芒针深刺较毫针针刺更能有效治疗良性前列腺增生症。李英南等将100例周围性面瘫患者随机分为针灸深刺地仓、颊车穴的治疗组50例和常规针刺的对照组50例，比较两组中医症状评分、QOL与Sunnybrook面神经评分，结果治疗组总有效率为88.0%，高于对照组的66.0%，差异有统计学意义（$P<0.05$），且治疗组的QOL和Sunnybrook面神经评分均明显高于对照组，差异有统计学意义（$P<0.05$），表明深刺地仓、颊车穴对周围性面瘫的疗效较浅刺好。ChoiYJ等亦发现针刺的感觉和效果会根据针刺深度增加而增加。上述研究结果均显示深刺疗效要优于浅刺，考虑可能与对腧穴部位组织的刺激大小有关，针刺越深则越增加针身与组织的接触面积，能刺激不同层次的多种感受器。《黄帝内经》中论述过有关针刺深度的问题，《灵枢·九针十二原》记载："针太深则邪气反沉，病益。"《灵枢·卫气失常》中言："夫病变化，浮沉深浅……病间者浅之，甚者深之。"《素问·刺要论》中记载："刺有浅深……浅深不得，反为大贼。"古籍中指出针刺的深浅是由病位深浅来决定的。针对不同的疾病和针刺治疗想取得的效果，针刺深度的定量标准有所不同，需要更多科学的研究进一步探讨。

九、小结

针刺手法在临床针灸治疗中至关重要，贯穿着从针刺到产生疗效的全过程。古代医家对针刺手法的量化做了一定的研究，但存在主观性，缺乏系统性，针刺手法量学理论的提出，使针刺手法走向规范化、系统化与现代化。在针刺手法量学理论的带动下，有关针刺手法量学的研究在不断地进行，主要集中在"量效"关系与"时效"关系。《灵枢·九针十二原》提出"刺之要，气至而有效"，说明得气是针刺产生效应的根本，也是量化研究过程中的必需条件，"刺之而气不至，无问其数"，如果尚未得气，则需要继续行针以候气；若"刺之而气至，乃去之，勿复针"，说明针已得气，需再配合相应的针刺手法以达到最佳刺激量，而针刺手法及其刺激量的选择，均与自然环境、人的体质与疾病性质等众多因素有关，故需对刺激参数的测量建立更加完善的系统，使测量的参数值愈加符合临床实际。

当前研究尚有许多不完善之处，笔者查阅文献时发现对于留针时间和针刺深度的研究较多，而行针时间、针刺方向的研究较少，不利于对针刺手法量学中各个因素的定量分析和因素间的横向比较，故需要更多科学严谨的研究来进行分析。文中不同病症之间针刺间隔时间的最优参数选择存在差异，需根据具体临床情况选择适当的治疗间隔时间。尚存在同一病症不同针刺间隔时间无明显差异的情况，提示需进一步扩大针刺间隔时间的选取范围，以对比寻找该病症下最佳针刺刺激量。在针刺进针参数方面，针刺作用方向、角度和深度具有一定交互作用，改变针刺方向会影响角度和深度，使进针参数具有主观性，导致结论不统一。故在今后的研究中应更加规范针刺方向、角度与深度的量以及更多地开展方向、角度和深度的多因素多水平实验，减少片面性结论的出现。

针刺手法量学中量效作用规律和生理机制仍不明确，可应用先进的仪器设备使进针参数更加准确。例如，应用超声引导技术进针使穴位周围的结构可视化，有助于指导进针深度，使进针参数的选择更加规范；功能性磁共振成像通过间接测量区域血流来揭示实时大脑活动，可应用于对比不同针刺前后的大脑功能，从而探寻针刺生理机制及评估针刺疗效；抑或应用脑 - 机接口技术可在针刺治疗过程中，实时、动态地掌握不同针刺手法刺激量的个体化评价。传统针刺手法操作具有复杂性、难以量化性的特点，面对此类情况，目前已有机器人控制针灸的研究方法，并且在动物实验中验证了其安全性，机器操控针灸可以更好地控制针灸针插入的精度，提高针刺的准确性与疗效，稳定量化效果。但其仍存在问题待解决，如得气感觉如何自动检测、自动操作装置是否适用于人体等，尚需要科学技术的逐渐完善普及和众多针灸工作者的深入研究。

针刺手法量学标准化的道路任重而道远，尚需要更多优质的研究来填补空缺，逐渐完善手法量学各要素的量化标准化，方可在保证针刺疗效的基础上，使针刺手法具有更好的规范性，让针刺手法更容易操作和重复，从而推进针刺手法量学的发展。

主要参考文献

［1］石学敏．针刺手法与临床效果的相关性研究——同一穴位针刺方向、深度、施术与对应症的关系［J］．中医学报，2012，27（9）：1077-1079.

［2］孟智宏．论针刺量效关系［J］．世界中医药，2014，9（12）：1581-1585.

［3］石学敏，张存生，刘白雪，等．捻转补泻手法的应用及其量学概念［J］．中国医药学报，1987（5）：16-17.

［4］卞金玲，张春红．石学敏院士针刺手法量学的概念及核心［J］．中国针灸，2003（5）：38-40.

［5］李礼，樊小农，高莹，等．针刺进针方向、角度和深度研究概况［J］．中华针灸电子杂志，2015，4（5）：222-225.

［6］韦婷，白艾灵，王宇，等．不同时间点针刺对穴区 HSP27、MAP4 的影响［J］．世界科学技术 - 中医药现代化，2020，22（5）：1668-1673.

［7］周敏杰，刘楠楠，赵征宇，等．不同时间针刺足三里穴对炎性大鼠脊髓、背根神经节中 TRPV4 蛋白表达的影响［J］．北京中医药大学学报，2019，42（4）：332-337.

［8］杜果，曹惠敏，孙世平，等．不同时间点针刺治疗特发性面神经麻痹的临床效果分析［J］．检验医学与临床，2021，18（7）：901-903，908.

［9］路璐．头体针在不同介入时间治疗中风急性期肢体不利的临床观察［J］．中国医药指南，2020，18（9）：212-213.

［10］黄馨云，李璟，顾侃，等．留针时间初探［J］．中国针灸，2019，39（4）：445-450.

［11］李丽萍，包烨华，楚佳梅，等．不同针刺留针时间对无痴呆型血管性认知障

碍同型半胱氨酸和叶酸的影响［J］. 中华中医药杂志，2015，30（2）：561–564.

［12］赵燕燕 . 留针时间对脑卒中后复杂性区域性疼痛综合征疗效的影响［J］. 现代实用医学，2020，32（4）：526–528.

［13］李丽萍，包烨华，楚佳梅，等 . 不同针刺留针时间对无痴呆型血管性认知障碍同型半胱氨酸和叶酸的影响［J］. 中华中医药杂志，2015，30（2）：561–564.

［14］韩冰，丁瑞丛，王培，等 . 针刺留针探析［J］. 中医药导报，2020，26（10）：99–101.

［15］薛晓静，刘智斌，王莹莹，等 . 针灸间隔时间与疗效相关性的研究述评［J］. 针灸临床杂志，2018，34（1）：1–4.

［16］BAI L，QIN W，TIAN J，et al.Time–varied characteristics of acupuncture effects in fMRI studies［J］.Hum Brain Mapp，2009，30（11）：3445–3460.

［17］陈晨 . 不同间隔时间运用青龙摆尾针法治疗颈肩综合征的临床疗效观察［D］. 华北理工大学，2021.

［18］于川，申斌 . 不同针刺间隔时间对中风后疲劳的影响［J］. 河北中医，2015，37（4）：579–581.

［19］钟润芬，尹旭辉，曹玉华，等 . 不同时间间隔针刺治疗腰椎间盘突出症的疗效对比［J］. 中国针灸，2019，39（5）：457–461.

［20］杨国辉 . 不同间隔时间针刺治疗风寒型周围性面瘫 29 例临床观察［J］. 云南中医中药杂志，2013，34（12）：60–61.

［21］张婷婷，黄柳杨，瞿玉竹，等 . 浅谈针刺持续性效应及其影响因素［J］. 针灸临床杂志，2015，31（12）：1–3.

［22］于学平，程英龙，刘昊，等 . 头穴透刺法治疗急性脑梗死临床疗效动态观察［J］. 针灸临床杂志，2016，32（1）：1–4

［23］张鹏翔，赵宗良，赵新雨，等 . 针刺不同疗程治疗肩关节疼痛效果比较分析［J］. 内蒙古医学杂志，2019，51（4）：408–410.

［24］张来举，王亚军，宋凯 . 疗程对针灸疗效的影响［J］. 中医药临床杂志，2018，30（4）：754–757.

［25］李蕾，王云卿，张潋 . 不同频率水沟穴提插对局灶性脑缺血再灌注大鼠的影响［J］. 中华中医药学刊，2021，39（1）：231–234，306.

［26］高嘉营，海英 . 不同频率提插手法针刺治疗中风后肩手综合征疗效观察［J］. 长春中医药大学学报，2020，36（3）：540–543.

［27］洪寿海，丁沙沙，方哲科，等 . 不同频率提插针刺手法对功能性消化不良上腹痛综合征疗效及血清胃运动相关激素影响的研究［J］. 浙江中医药大学学报，2020，44（8）：790–797.

［28］余晓璐，范刚启 . 针刺方向、角度、深度与偏头痛针刺疗效的关系［J］. 针灸临床杂志，2012，28（8）：76–79.

［29］祁赛，刘延祥，郭义，等 . 针刺方向研究初探［J］. 上海针灸杂志，2014，33（7）：684–686.

［30］甘莹莹，马良宵，于文颜，等．平刺与直刺三阴交穴对寒凝证类痛经大鼠子宫微循环及NO、NOS的影响［J］．中华中医药杂志，2021，36（3）：1663-1667.

［31］邱曼丽．不同进针方向针刺治疗膝关节骨性关节炎60例观察［J］．实用中医药杂志，2016，32（7）：711-712.

［32］何玲玲，林栋．浅谈四神聪不同针刺方向的运用体会［J］．天津中医药大学学报，2013，32（3）：135-136.

［33］程院婷，吴松，王婧涵．论针刺深浅［J］．针灸临床杂志，2019，35（11）：81-84.

［34］马念，王莉平，张利．中风后吞咽障碍患者行廉泉穴不同深度针刺治疗的临床效果［J］．临床医学研究与实践，2020，5（35）：155-156.

［35］黎慕夫，吕金苗，赵凌飞，等．不同针刺深度治疗良性前列腺增生症：随机对照研究［J］．中国针灸，2020，40（10）：1071-1075.

［36］李英南，王健，周鸿飞，等．不同深度针刺地仓、颊车穴对周围性面瘫患者生活质量及面神经功能的影响［J］．中医杂志，2019，60（2）：142-145.

［37］宋越，马良宵，王俊翔，等．针刺角度、方向、深度与针效关系探讨［J］．针灸临床杂志，2020，36（2）：5-8.

［38］常晓波，樊小农，王舒，等．"针刺量学"研究之探本溯源［J］．中医杂志，2011，52（5）：363-366.

［39］鲁海，张春红．关于针刺最佳刺激量的几个关键因素［J］．中国中医基础医学杂志，2019，25（3）：350-352.

［40］金传阳，朱海滨，熊嘉玮，等．基于脑－机接口的针刺手法量学规范化研究［J］．南京中医药大学学报，2021，37（4）：587-591.

第四节　浅谈针刺手法对针灸疗效和针灸研究的影响

一、收录杂志及作者

本文收录于《中国针灸学会临床分会2014年年会暨第二十一次全国针灸临床学术研讨会论文集》。

作者：孟智宏。

二、基金项目

国家重点基础研究发展计划（"973"计划）项目（编号：2010CB530506）。

三、摘要及关键词

（一）摘要

根据传统针灸理论，针刺手法会对针灸的效果产生影响，大量现代研究也证明了不同的针刺手法所导致的效果具有差异性，而进一步研究显示不同的针刺手法可能激活不同的内在机制。针刺手法在针灸研究中是否合理应用会影响实验的结果，针刺手法量学的理论可能会提供解决此类问题的途径，并提高针灸研究的可重复性和科学性，使针灸临床和实验研究更紧密地结合起来。

（二）关键词

针刺手法，针刺手法量学，针灸研究。

四、针刺手法效应的研究

针灸治疗疾病已有数千年的历史。根据针灸学理论，针刺手法是针灸之所以能够取得疗效的关键因素，目前国外的研究者也已经认识到这一点，针灸不仅仅是简单针刺的观念逐渐地被接受。正如 Sjolund 教授所说："针灸是一种对机体进行刺激的物理技术，因此其刺激模式，如强度、频率、间隔的时间等可能会对疗效有深刻影响。"

针刺手法的差异其本质是指针刺时操作方法不同。近年来，研究者开展了大量研究用以探求针刺手法是否会影响针刺效果，结果表明：针灸刺激的持续时间、频率、强度、针刺操作的类型（提插操作和捻转操作）、针刺的方向、针刺插入的深度等因素的差异都会对针刺效果产生影响。进一步的动物实验则显示出针灸的效应具有剂量效应关系，针刺效果和针刺操作具有密切相关性，如特定的针刺捻转幅度和周期数相结合才能使小鼠皮下结缔组织细胞的反应最大化。

五、不同针刺手法的内在机制

同时，研究者对于不同针刺手法导致不同结果的内在机制也展开了深入而广泛的研究。根据传统针灸学理论，针刺手法的作用机制是通过激发调节经气来获得治疗效果，而不同的针刺手法则对于经络气血的调节作用不同，由此对疾病的治疗产生相应的不同影响。

现代研究则表明，针刺操作可能会改变穴位局部外围组织的生理特性以及发送一个机械信号到附近的组织从而产生强大的下游效应。而不同的针刺操作则会导致释放不同的神经肽并影响人体大脑中央神经系统的不同区域。Blcker 等对比了高频率、低幅度捻转与低频率、高幅度捻转对脑血流速度、动脉血压和心率的影响，结果具有显著差异性。Xiaomei Li 等应用不同的提插操作手法刺激足三里导致该穴区不同的血液灌注情况。

六、针刺手法对针灸研究的影响

由于不同的针刺手法会导致不同的针刺效果，针灸研究的结果可能由于针刺手法的影响而产生偏倚。在针灸的大型以及以此为基础产生的系统评价中，针刺手法对于实验结果的影响是必须重视的问题。同时，针刺手法操作在针刺研究中的合理运用也是目前针灸研究者们面临的问题。由于针刺疗法的特性，评价针刺效应的研究比药物干预的研究要复杂得多。研究者们在进行药物效力的评价时，往往会努力提高药物的效力使之与对照组具有显著性差异，但是这种努力在针灸研究中似乎并不常见。临床中所使用的针刺手法操作和研究中所采取的针刺操作经常是有差异的，选择适合患者病症的针刺方式和刺激量一直是临床针灸工作者所重视的重要方面，但实验条件下的手法操作却往往容易被研究者所忽视。出现这种现象的原因是临床医师的针灸操纵技术的变化是微妙的，不容易进行详细定义和量化，而这对临床研究和动物实验都可能会产生潜在的偏倚。到目前为止针灸的操作细节在试验方法中被客观量化报道的依然很少，这也导致了针刺研究的相互比较和重复的可能性较低。

七、针刺手法的量化和规范化

对针刺手法量化和规范化可能是解决以上这些问题的方法。针灸作为物理刺激疗法，必然要涉及治疗剂量的问题，施术者或据师承之法，或凭有限的经验来确定针刺的量，欠规范操作，往往带有片面性和盲目性，后学者难以掌握，因此在针灸临床和实验研究中难以合理运用。从 20 世纪 70 年代，石学敏院士率先提出了针刺手法量学的理论。时至今日，针刺手法量学的概念已经演变成为一个包括针刺时间、频率、方向、力度、幅度、深度等众多因素在内的综合范畴，针刺治疗由定性上升到定量的水平。针刺手法量学的引入将使得针灸研究的可重复性和科学性大大提高，可以形成与国际学术交流的共同语言，进一步促进针灸在世界范围内的传播与发展。同时针刺手法量学可以用来详细定义针刺治疗某种疾病的最优针刺参数，通过这种方式，针灸研究和临床将会更紧密地结合起来。

八、问题与展望

目前针刺手法的研究已经取得了诸多进展，这些进展也深刻影响着针灸的临床和科研工作，但是对于不同针刺手法的作用机制以及其对临床疗效的影响还需要更多的证据，这需要研究者进行更深入的探讨和研究。只要我们坚持以新的视点认识这些问题使用现代化的方法学和技术手段开展研究，为针刺手法理论的发展提供高质量的证据，必然将对针灸学的发展有所裨益。

第五节 针刺施术时长对脑出血大鼠急性期脑炎症反应的影响

一、收录杂志及作者

本文收录于《医药卫生科技》。
作者：杨卓霖，孙小苗，孟智宏。

二、基金项目

国家重点基础研究发展计划（“973”计划）（2010CB530506）；天津市北辰区科技发展计划项目（2018-SHGY-26）。

三、摘要及关键词

（一）摘要

目的：观察不同针刺施术时长对脑出血模型大鼠脑组织炎症因子及应激蛋白的影响。方法：将40只SD大鼠随机分为假手术组、模型组、针刺5秒组、针刺60秒组，每组10只。模型组、针刺5秒组、针刺60秒组复制脑出血模型，其中针刺5秒、60秒组取大鼠“水沟”“内关”穴施雀啄、捻转手法5秒或60秒，每日1次。假手术、模型组不予针刺。观察干预5天后脑血肿区域细胞间黏附分子-1（ICAM-1）、肿瘤坏死因子-α（TNF-α）、白细胞介素-1β（IL-1β）、白细胞介素-6（IL-6）免疫组化含量及热休克蛋白（HSP-70）的蛋白表达水平。结果：1与假手术组相比，模型组、针刺5秒、60秒组的ICAM-1、TNF-α、IL-1β、IL-6、HSP-70表达升高（$P<0.05$）；2针刺60秒组的ICAM-1、HSP-70含量较模型组、针刺5秒组改善更明显（$P<0.05$）；3针刺5秒、60秒组的TNF-α、IL-1β、IL-6含量较模型组降低，且针刺60秒组的TNF-α、IL-6降低更显著（$P<0.05$）。结论：针刺对改善大鼠炎症反应、保护脑组织有效且针刺60秒组的各项指标改善明显，较长针刺施术时长对抑制大鼠炎症因子表达、减轻脑损伤有正向作用。

（二）关键词

脑出血，针刺，施术时长，炎症因子，应激蛋白，大鼠。

四、前言

脑出血（ICH）是较为严重的一种急性脑血管疾病，占全部脑卒中的10%~17%。

本病发病死亡率高，在北美，ICH 患者发病 30 天内的死亡率约为 44%，仅有 20% 的患者预后良好。ICH 患者的神经功能损伤一般较为严重，急性期多伴有头痛、单侧虚弱、呕吐、癫痫和意识障碍等症状，即便好转之后常会遗留肢体不遂，语言、感觉障碍等严重问题。血液破入脑实质或脑室，不仅直接损伤神经系统，而且出血所触发的炎症信号会引起促炎症细胞因子如细胞间黏附分子 -1（ICAM-1）、肿瘤坏死因子 -α（TNF-α）、白细胞介素 -1β（IL-1β）和白细胞介素 -6（IL-6）的表达异常，从而产生炎症级联反应，造成神经功能继发性损伤。本实验采用自体血注射所制备的大鼠 ICH 模型，以针刺水沟、内关为干预方法，观察不同针刺施术时长下 ICH 急性期大鼠脑血肿周围区域 ICAM-1、TNF-α、IL-1β、IL-6、HSP70 含量的变化规律，从炎症反应与脑组织保护角度，探究不同针刺量学条件下的作用机制。现报告如下。

五、材料与方法

（一）实验动物

选用健康的 SPF 级 8 周龄左右雄性 SD 大鼠共 40 只，体质量（300 ± 25）克。实验大鼠由北京维通利华实验动物技术有限公司提供，实验动物生产许可证号：SCXK（京）2016-0002，于中国医学科学院放射医学研究所饲养，实验动物使用许可证：SYXK（津）2014-0002，环境温度 20~25℃，昼夜规律饲养。

（二）试药与仪器

小鼠单克隆抗体 ICAM-1（Abcam 公司，编号 171123）、小鼠单克隆抗体 TNF-α（Abcam 公司，编号 220210）、兔多克隆抗体 IL-1β（Abcam 公司，编号 9277）、小鼠单克隆抗体 IL-6（Abcam 公司，编号 9324）、小鼠单克隆抗体 HSP-70（Abcam 公司，编号 2787）；苏木素、DAB 显色试剂盒（北京中杉金桥生物技术有限公司）；涡旋振荡仪（海门市其林贝尔仪器制造有限公司，型号 QL-902）；恒温水浴箱（江苏太仓医用仪器厂，型号 DSHZ-300）；离心机（Eppendorf 公司，型号 5430）；石蜡切片机（莱卡公司，型号 RM2015）；显微镜（奥林巴斯公司，型号：BX51T-PHD-J11）；医用 X 射线胶片（柯达公司）；多功能真彩色细胞图像分析管理系统（MediaCybernetics 公司，Image-ProPlus）；针灸针（华佗牌，规格 0.25 mm × 40 mm）。

（三）分组与造模

采用 SPSS 19.0 软件系统产生随机数法将 48 只大鼠随机分为 4 组，假手术组、模型组、针刺 5 秒组、针刺 60 秒组，每组 12 只。假手术组于术后次日开始模拟针刺组的捉抓过程，每日 1 次；模型组于造模成功后次日开始模拟针刺组的捉抓过程，每日 1 次；针刺组于造模成功后次日开始针刺干预，每日 1 次。大鼠在干预 5 天后（假手术、造模后第 6 日）断头取脑，制备石蜡切片和冻存样品。本次实验对实验动物的处理符合国际兽医学编辑协会编纂的《关于动物伦理与福利的作者指南共识》。采用尾状核自体血注入法制作 ICH 模型。大鼠经 10% 水合氯醛水溶液腹腔注射麻醉，剂量为 300 mg/kg，麻醉后剃除头顶毛；断尾取血并将血挤入抗凝管内，用微量注射器抽入微量注射器（100 μL）中备用。俯卧位，固定其于大鼠脑立体定位仪，先固定耳间线，移头部至正中，固定门齿于齿沟上，调整脑定位仪，使门齿沟平面略低于耳间线平面；碘伏溶液皮肤消毒后沿正中皮肤、肌肉剪开约 1.5 cm 纵向切口，血管钳分离，过氧化氢水溶液拭去颅骨骨膜，显露颅骨，暴露颅骨上的前囟和冠状缝区域，此时大鼠尾部正对实验者，以前囟为原点，在向前旁开 2 mm，向右旁开 3 mm 处，用直径 1 mm 骨钻钻孔，孔直径约为 1 mm，以不损伤脑组织，钻尖下落空感为度；将定位仪上的微量注射器针尖移至要注射的部位，缓慢进针 5 mm，向尾状核内缓慢（7 分钟）注入 50 μL 自体全血，留针 10 分钟后将注射针缓慢退出，并用骨蜡封闭钻孔，缝合皮肤、肌肉并用碘伏溶液消毒防止创口感染；置于温度适宜处自然苏醒，此过程应保持大鼠自主呼吸。麻醉苏醒后，大鼠出现或不立即出现神经功能缺损症状，归笼饲养，次日出现明显神经功能缺损症状，认为造模成功。假手术组模拟皮肤、颅骨创伤过程但不刺入脑组织。

（四）针刺方法

两针刺组均选取大鼠“水沟”穴、双侧“内关”穴，大鼠腧穴定位根据中国针灸学会实验针灸研究会编写的《动物针灸穴位图谱》中的“水沟”“内关”穴位置；水沟穴采用“雀啄”法，内关穴采用捻转泻法；针刺 5 秒组各穴施快频率（3 次 / 秒）手法 5 秒，针刺 60 秒组各穴施快频率（3 次 / 秒）手法 60 秒，刺毕不留针，每日 1 次，共 5 次。

（五）标本采集与检测

①各组取 5 只大鼠麻醉，行 4% 多聚甲醛内固定术，打开胸腔暴露心脏，在右心耳剪开小口，经左心室插入导管至升主动脉，显露导管；注射 200 mL 0.9% 氯化钠注射液冲洗血液至心耳处流出清水，肝脏颜色变浅；再经 150 mL 4% 多聚甲醛灌注至肝脏、四肢、尾部僵硬。断头处死后，在冰板上迅速开颅取脑，放置于 4% 多聚甲醛溶液中待测；每只取血肿区及周围脑组织约 100 mg，制备免疫组化切片；②另取 5 只大鼠，断头取脑，分离血肿区及周围脑组织作蛋白质印迹法（Westernblotting）分析脑血肿区 HSP-70 蛋白表达；免疫组化法检测脑血肿区 ICAM-1、TNF-α、IL-1β、IL-6 含量。

（六）统计学处理

应用 SPSS 19.0 统计软件。计量资料以（x ± s）表示，样本定量分析应用单因素方差分析，方差齐时用 LSD 检验，方差不齐时使用 Dunnet'-T3 检验。$P<0.05$ 为差异有统计学意义。

六、结果

（一）各组大鼠血肿区域 ICAM-1 阳性细胞表达比较见表 6-5-1，图 6-5-1

假手术组 ICAM-1 阳性细胞为生理性表达；与假手术组比较，模型组、针刺 5 秒组、针刺 60 秒组 ICAM-1 表达增强；与模型组比较，针刺 5 秒组 ICAM-1 表达差异无统计学意义（$P>0.05$）；针刺 60 秒组表达减少（$P<0.05$）。

表 6-5-1 各组大鼠视野中 ICAM-1、TNF-α、IL-1β、IL-6、WbHSP70 蛋白表达（x±s）

组别	n	ICAM-1	TNF-α	IL-1β	IL-6	WbHSP70
假手术组	10	10.36±3.17	11.21±4.45	11.62±2.87	8.79±3.26	0.64±0.05
模型组	10	26.46±5.12	35.46±3.92	41.20±4.84	29.69±5.52	0.79±0.08
针刺 5 s 组	10	25.80±3.94	31.14±5.43	34.07±5.39	24.85±4.29	0.86±0.11
针刺 60 s 组	10	19.36±4.73	23.40±4.83	29.41±6.86	17.21±5.68	1.16±0.10

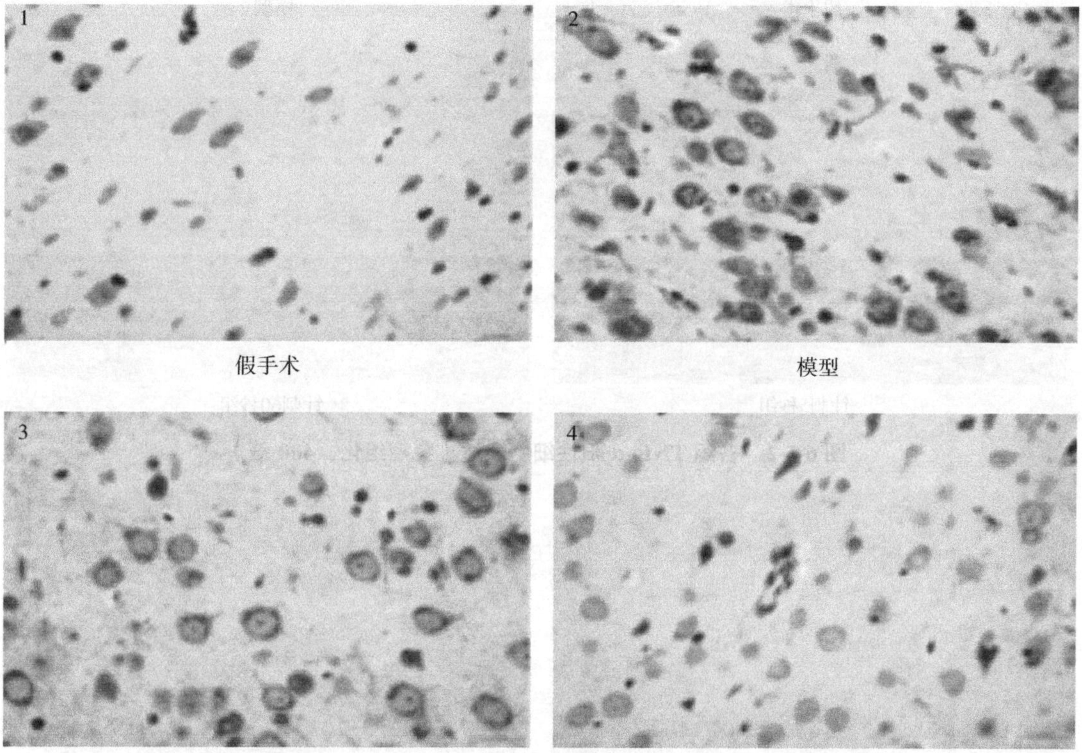

假手术　模型

针刺5秒组　针刺60秒组

图 6-5-1 各组 ICAM 阳性细胞表达（免疫组化，400 倍）

（二）各组大鼠血肿区域 TNF-α 阳性细胞表达比较

具体见表 6-5-1，图 6-5-2。

假手术组 TNF-α 阳性细胞呈生理表达；与假手术组相比，模型组、针刺 5 秒组、针刺 60 秒组 TNF-α 表达增强；与模型组比较，针刺 5 秒组、针刺 60 秒组 TNF-α 表达减少（$P<0.05$），且针刺 60 秒组降低更显著（$P<0.05$）。

（三）各组大鼠血肿区域 IL-1β 阳性细胞表达比较

具体见表 6-5-1，图 6-5-3。

假手术组 IL-1β 阳性细胞呈生理表达；与假手术组相比，模型组、针刺 5 秒组、针刺 60 秒组表达增强；与模型组比较，针刺 5 秒组、针刺 60 秒组表达减少，差异具有统计学意义（$P<0.05$），两针刺组比较，差异无统计学意义（$P>0.05$）。

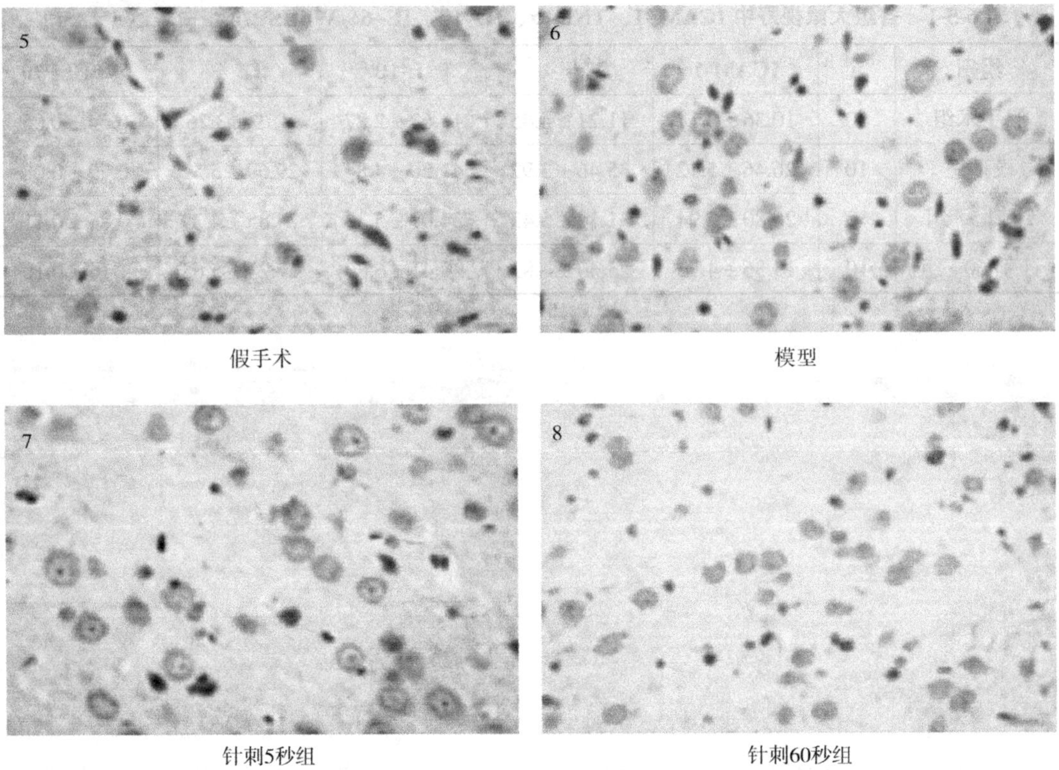

图 6-5-2　各组 TNF-α 阳性细胞表达（免疫组化，400 倍）

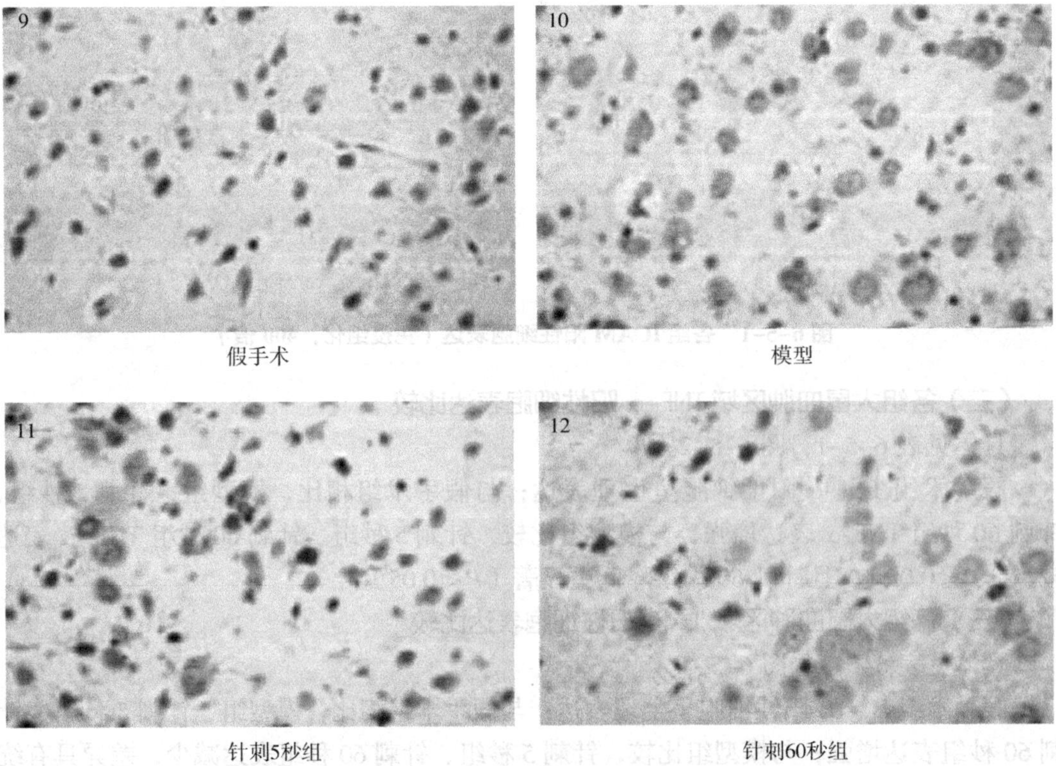

图 6-5-3　各组 IL-1β 阳性细胞表达（免疫组化，400 倍）

（四）各组大鼠血肿区域 IL-6 阳性细胞表达比较

具体见表 6-5-1，图 6-5-4。

假手术组 IL-6 阳性细胞为生理水平表达；与假手术组相比，模型组、针刺 5 秒组、针刺 60 秒组 IL-6 表达增强；与模型组比较，针刺 5 秒组、针刺 60 秒组 IL-6 表达减少（$P<0.05$），且针刺 60 秒组降低更明显（$P<0.05$）。

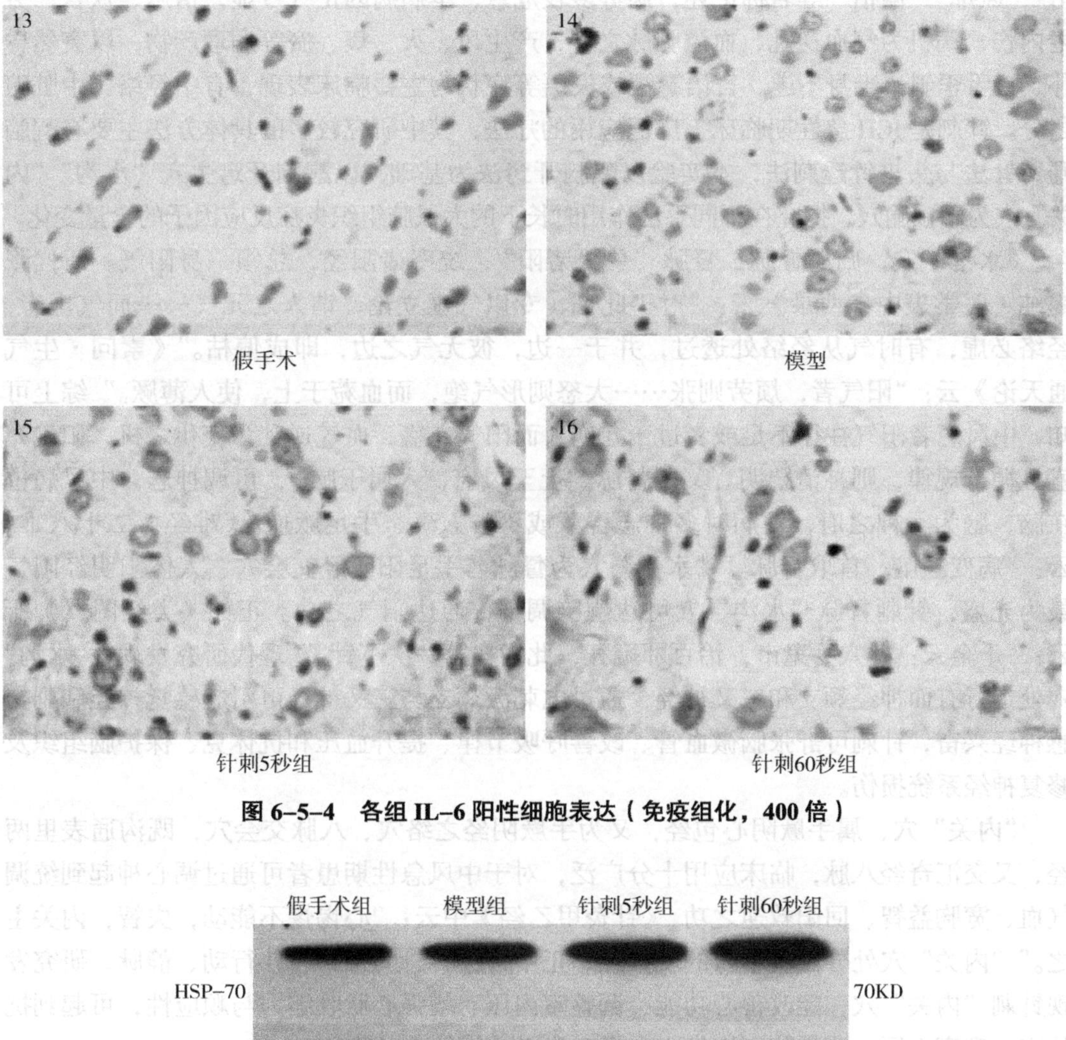

图 6-5-4　各组 IL-6 阳性细胞表达（免疫组化，400 倍）

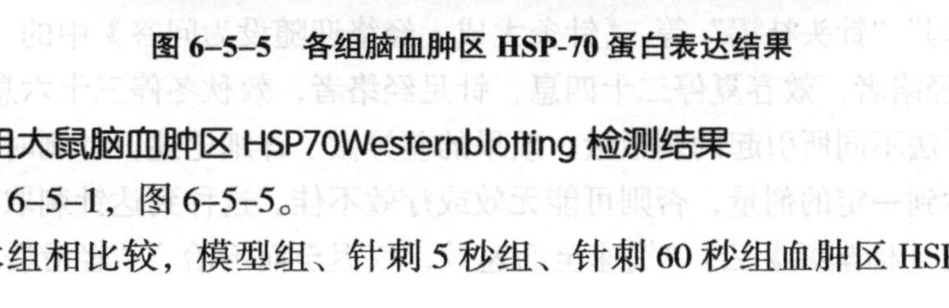

图 6-5-5　各组脑血肿区 HSP-70 蛋白表达结果

（五）各组大鼠脑血肿区 HSP70Westernblotting 检测结果

具体见表 6-5-1，图 6-5-5。

与假手术组相比较，模型组、针刺 5 秒组、针刺 60 秒组血肿区 HSP70 蛋白表达升高；与模型组相比，针刺5秒组无明显改变（$P>0.05$），针刺60秒组表达水平升高（$P<0.05$）。

七、讨论

ICH在中医学理论中可归于“中风”病范畴，中医经典中也以“大厥”“薄厥”“仆击”“风痱”“偏枯”等名称记述，病势多较危急，本病病因正气亏虚，情志、饮食、劳倦内伤，病机为气血逆乱，血溢脑脉之外，产生风、火、痰、瘀等病理产物，以突然昏仆、口舌歪斜、半身不遂、言语謇涩或失语等症状为主要临床表现，有中经络、中脏腑之分。针刺是ICH急性期临床上广泛应用的疗法，其中研究较多的具体方法主要有醒脑开窍针法与头皮针透刺法，本实验以醒脑开窍法为基础，以醒脑开窍主穴“水沟”“内关”穴为干预腧穴，探究在不同手法作用时长下的大鼠脑组织炎症反应因子的含量变化。

“水沟”穴，归属督脉，督脉“总督诸阳”，统率诸阳经，总领一身阳气。清代张锡纯《医学衷中参西录》云：“对于此证，专以气虚立论，谓人之元气……而气虚者，经络必虚，有时气从经络处透过，并于一边，彼无气之边，即成偏枯。”《素问·生气通天论》云：“阳气者，烦劳则张……大怒则形气绝，而血菀于上，使人薄厥。”综上可知，中风患者阳气往往不足或者过于亢逆，而阳气亢盛、血气逆乱为变化之机，阳气充盛且循行规律，则神清智明。又因督脉“上至风府，入属于脑”，可调神志，中风病位在脑，脑为元神之府，发病时多神志昏蒙或不省人事、手足厥逆。《难经·二十八难》云：“病变在脑，首取督脉。”“水沟”穴为督脉与手足阳明经交会穴，人体阳明经阳气最为充盛，针刺督脉“水沟”穴可达醒脑调神，通达阳气之功。正如《类经图翼》所云：“千金云：此穴为鬼市，治百邪癫狂，此当在第一次下针。”现代研究发现，“水沟”穴处走行有面神经颊支和三叉神经，通过电刺激颊支与三叉神经可引起感觉神经和副交感神经兴奋，针刺可舒张脑微血管、改善呼吸节律、提升血压和抗休克、保护脑组织及修复神经系统损伤。

“内关”穴，属手厥阴心包经，又为手厥阴经之络穴、八脉交会穴，既沟通表里两经，又交汇奇经八脉，临床应用十分广泛，对于中风急性期患者可通过调心神起到统调气血、宽胸益智、回阳救逆之功，《针灸甲乙经》中云：“心惕惕不能动，失智，内关主之。”“内关”穴处分布有丰富的皮神经、正中神经、骨间神经与伴行动、静脉，研究发现针刺“内关”穴，能改善心功能、调整室内压、增强心肌收缩力与顺应性，可起到抗休克、升高血压、改善脑血液供应和提高患者认知能力的作用。

针刺过程中行针手法及施术时长对疗效也有重要的影响，这些不同的行针手法及时长可归结为针刺剂量的范畴。明代杨继洲在《针灸大成》中将针刺剂量分为“平补平泻”“大补大泻”“针头补泻”等。《针灸大成·经络迎随设为问答》中的“补针之要法”中曰：“针手经络者，效春夏停二十四息，针足经络者，效秋冬停三十六息。”同时，对针刺过程中手法不同所引起的刺激量、效果的差异做了详细论述。针刺时要获得理想的疗效，必须达到一定的剂量，否则可能无效或疗效不佳。这种到达针刺取效剂量的标志称为“得气”。《标幽赋》云：“气速至而速效，气迟至而不治。”“轻滑慢而未来，沉涩紧而已至，既至也，量寒热而留疾。未至也，据虚实而候气。气之至也，如鱼吞钓饵之沉浮，气未至也，如闲处幽堂之深邃。”本实验对不同施术时长下的脑组织机制研究也是针刺量效关系研究范畴中的一种具体形式。

ICH 发生后会出现一系列显著的炎症反应，如炎性细胞的黏附聚集增强、炎症因子的广泛表达，进一步加重患者脑水肿、神经系统损伤。据研究，炎症反应在 ICH 后 2~3 天达到顶峰，可持续 1 个月之长，TNF-α、IL-1β、IL-6 为炎症反应过程中的重要因子，其作用过程可能与白细胞浸润、小胶质细胞活化、TLR-4/NF-κB 通路的激活有关，且与 ICH 后炎症反应的轻重呈正相关。ICAM-1 因子广泛存在于中枢神经系统的胶质细胞、血管内皮细胞及神经元中，可介导细胞间、细胞与外基质间相互粘连，ICH 后可介导白细胞聚集、黏附和浸润，促进淋巴细胞活化，加重免疫炎症反应。Hsp70 主要表达在血肿周围、双侧皮质和对侧尾状核区域，通过诱导 Hsp70 的表达，可减轻 ICH 后炎症反应及神经细胞凋亡。

本实验发现持续且较长时间的针刺对 ICH 大鼠的炎症反应的抑制作用更优，对脑组织的保护性较佳。可能预示着临床治疗上，医师较长时间的持续针刺“水沟”“内关”穴会取得更好的疗效。目前对 ICH 后炎症反应的针刺研究大体围绕着炎症因子、通路进行，取得了瞩目的成绩。存在的主要问题是对于急性期 ICH 的临床研究缺乏统一、深入的研究，由此临床对急性期针刺干预的存在一定疑惑，而导致病源的匮乏。充分发挥针灸疗法的优势，将会对本病的现代治疗起到推动作用。

主要参考文献

[1] 王文娟，刘艳芳，赵性泉．脑出血治疗指南［J］中国卒中杂志，2006，1（12）：888–899.

[2] 任晋婷，谢颖桢．王永炎教授对中风“阳（气）虚化风”的病机认识［J］．北京中医药大学学报，2017，40（8）：621–625.

[3] 杜元灏，冀健民．醒脑开窍针法中水沟穴作用探讨［J］．中国针灸，2001（9）：24–25.

[4] 高靓，崔景军，黎波，等．水沟穴急救的中医理论依据和西医作用基础浅析［J］．辽宁中医杂志，2012，39（3）：430–432.

[5] 傅立新，史慧妍，常文秀，等．电针水沟穴抗轻、中度休克：多中心随机对照研究［J］．中国针灸，2008（7）：473–476.

[6] 舒适，杨丽坤，尤艳利，等．电针水沟穴对高血压脑出血大鼠脑水肿及血脑屏障影响的动态观察［J］．上海中医药大学学报，2011，25（2）：69–71.

[7] 杜艳军，孙国杰，孔立红．电针水沟对脑出血大鼠大脑皮质 NPY 调节作用的动态观察［J］．中国中医急症，2011，20（2）：254–256.

[8] 沈雪勇．经络腧穴学［M］．北京：中国中医药出版社，2007.

[9] 胡玲，何璐，蔡荣林，等．电针不同单穴与原络配穴对急性心肌缺血家兔心功能及心肌酶的影响［J］．针刺研究，2010，35（5）：363–367.

[10] 朱泽华，吕光荣，刘楚玉．电针对心肌缺血再灌注损伤家兔心功能的保护作用 [J]．云南中医学院学报，2002（3）：1–4.

第六节　古今结合再谈针刺手法时间观

一、收录杂志及作者

本文收录于《中国针灸学会针灸临床服务模式经验研讨暨第十一届全国中青年针灸推拿学术交流会》。

作者：孟智宏。

二、摘要及关键词

（一）摘要

针刺时间是针刺手法的重要组成部分，也是影响临床针刺疗效的关键因素。本文通过分析古代及现代相关的文献，发现对于针刺时间的研究仍比较抽象繁杂，无论是古人的理论记述还是现代研究的结果都尚不能够较好地指导临床。倡议今后应开展更多的针灸定性 定量化研究，加强对针刺时 – 效关系的深入研究，使针刺手法量学更为客观准确，以期提高 针刺的临床疗效，推动针灸疗法走向世界。

（二）关键词

针刺，手法量学，时间。

三、前言

影响针刺疗效的因素众多，包括机体的功能状态、穴位本身的特异性以及针刺手法的选择等。在众多的影响因素中，机体功能状态不是针刺者所能掌控的，穴位的选取有明确的依据，而针刺手法的应用自古至今一直处于比较抽象杂乱的状况，同时针刺手法又是针刺者最易控制的因素，因此针刺手法的选取是针刺疗效能否得到良好呈现的关键所在。而针刺手法的概念包含甚广，包括针刺方向、时间、频率、力度、深度等众多方面，其中针刺的时间可以被看作是针刺手法构成中最基础的要素，“按时针灸”的时间治疗学、行针过程、留针、针刺次数及疗程都离不开时间，所以针刺时间对提高针刺临床的疗效，其意义不言而喻。对针刺时间的探讨及研究，有利于认识针刺治病原理，掌握针刺手法的作用规律，进而提高临床疗效。

针刺时间包括针刺介入时间、行针时间、留针时间、针刺间隔时间、针刺次数和疗程。本文从古代医家论述及现代应用研究两个角度，对针刺时间中比较重要的针刺介入时间、行针时间及留针时间三个方面与针刺临床疗效的关系作初步的探讨。

四、针刺介入时间

《素问·宝命全形论》说："人以天地之气生，四时之法成。"自然之人，其身体功能受自然界万物的影响而处于不断变化的状态，同时《针灸大成》徐氏还有"刚柔相配，阴阳结合，气血循环，时穴开阖"之说，可见无论是人体的功能状态还是穴位的气血性质都是在不断变化的，因此选择的针刺介入时间不同，其产生的疗效也会不同。而古人恰是观察到此种规律，才创立了注重时间条件，以自然界周期现象，与人体气血周流的情况相配合的子午流注针刺法。《素问·八正神明论》说"凡刺之法，必候日月星辰四时八正之气，气定乃刺之"是谓"得天时而调之"。《针灸甲乙经》说："随日之长短，各以为纪，谨候气之所在而刺之是谓逢时。病在于阳分，必先候其气之加于阳分而刺之。病在于阴分，必先候其气之加于阴分而刺之。谨候其时，病可与期，失时反候，百病不除。"凡此记述皆与选择针刺时机有着密切关系，子午流注针刺法的创立，更是代表了古人对针刺介入时间的推崇。

现代研究也证实了针刺介入时间的重要性，比如覃定学由对时间针刺法、常规针刺法治疗 78 例颈肩腰腿痛的临床疗效差别进行了研究，时间针刺法按辨证逢时循经开穴，根据临床表现的症状和来诊的日时，通过辨证选取"病与穴相宜"的逢时开穴，（是子午流注、灵龟八法），选取十二经相应的五输穴或八脉交会穴治疗，经过十五次治疗，发现时间针刺组的临床疗效明显优于常规针刺组。冯沃君根据《素问·生气通天论》"月生无泻，月满无补，月廓空无治"的思想对不同时间就诊的肩周炎患者采取不同的针刺治疗方法，结果发现在缓解肩部疼痛及恢复肩关节活动范围等方面，不同时间针刺组的疗效均优于常规针刺组。晴格采取上下午不同时间段针刺治疗中风后遗症，疗程结束后，发现下午针刺治疗中风的疗效优于上午针刺（$P<0.05$）。以上研究皆证明针刺时间的选择对于疗效的提高有着密切的关系，而对某些疾病来说，比如有关中风治疗时间窗的研究发现，针刺的超早期介入具有肯定的疗效。

对于针刺介入时间的研究结果虽然都肯定了其对于临床疗效的影响，但大多数治疗方法选取都是因人或因时而异，本身就具有较大的个体差异化，难以从中总结规律，不便于临床的推广。

五、行针时间

行针时间是针刺手法中较为重要的组成要素，任何行针手法的操作都要持续一定的时间才能达到有效的刺激量，然而最适的针刺行针时间无论是古人论述还是今人的研究尚且都还没有统一的定论。

古人对施针时间长短、久暂的论述虽然较为模糊、笼统，但也有其独特的衡量方法与标准。如以"得气"为标准，《灵枢·九针十二原》说"刺之而气不至，无问其数"，《金针赋》说"气不至者，以针摇动，进捻搓弹，直待气至"，行针要延续到气至才停针或出针，正因为得气的速迟因人而异，古人对以得气为标准的行针时间的描述长短不一；除以“得气”为标准外，也有医家主张以呼吸为期来描述行针时间的长短，《济生拔萃》言“夫行针者，右手持针而刺。春夏二十四息，秋冬三十六息，徐出徐入，气来如动脉之”，再如《医学入门》所述三部行针的三才法，每部均以撒手停针十息为期；当然除此之外，行针时间用忖量推测的方法也比比皆是，《神应经》曰“候数穴针毕、停少时…持针细细动摇”，《针灸大成》云“补，停针一二时”，此处“少时”“一二时”皆古代医家凭借个人经验，根据不同情况进行揣度而定。

现代学者也不乏对行针时间的研究，张亚男等固定刺激频率（60次/秒），采用不同的行针时间（5秒、60秒、180秒）针刺水沟穴干预中动脉缺血模型（MCAO）大鼠，结果发现针刺水沟穴组，无论针刺持续何种时间，均可改善行为学，而针刺非穴组，当达到一定程度的针刺持续时间，行为学也有改善，提示尽管取穴的选择在针刺治疗中占据关键的地位，但针刺持续时间也是影响穴位效应的重要因素，好的针刺手法可以弥补取穴不当造成的影响。在20世纪80年代，石学敏院士提出的针刺手法量学的概念，通过对正经361穴、经外50余穴的逐一考察对比研究提出了施行捻转补泻手法所持续时间的最佳参数是，每个穴位1~3分钟。

虽然古代医家通过“得气”、呼吸或心里忖量等方法提出了一些对行针时间标准的个人见解，但因各医家的经验有限，其见解虽然具有很大的灵活性，但难以寻找共性，不便在临床推广。现代学者通过开展实验和临床研究，也提出了某些个人见解，但目前只有石学敏院士明确提出了施行捻转补泻手法的最适持续时间，其他手法的最适行针时间目前仍有待进一步的研究。

六、留针时间

留针具有留针侯气、增强针感，进而加强治疗效果的作用。留针的时间作为针刺手法中时间要素的重要组成部分，也是影响针刺疗效的重要因素，无论古人抑或现代学者，对其都进行了丰富的论述及研究，仅《灵枢》中涉及留针时间的论述就有30余处，可见古人对留针时间的重视程度。

最早有关留针时间因素的记载见于《黄帝内经》，到了《标幽赋》，引申了《素问·离合真邪论》之“静以久留，以气至为故”的说法出现了留针的概念：“次察应至之气，轻滑慢而未来，沉紧涩而已至，既至也，量寒热而留疾。未至也，据虚实而候气。”可见最早的留针标准是以得气为准。除此以外，其他论述多以呼吸为准，如《灵枢·经水》云：“足阳明深刺六分，留十呼。足太阳深五分，留七呼。”常人呼吸每分钟呼吸16~20次，十呼才约半分钟，可见古人对于留针时间的叙述都是非常短暂的，这与当时针具较粗并且针刺禁忌较多有一定的关系。而到了唐代，《千金方》载“针间使百息”，留针时间已有5~6分钟。随着科学技术的发展，针具越来越精细，留针的时间也相应延长。

随着西医学的发展，很多学者都已经认识到不同的疾病有着不同的最佳留针时间，甚至同一种疾病的留针时间也不尽相同，纷纷展开研究。比如何伟等观察不同针刺留针时间（30分钟、45分钟、60分钟）对颈性眩晕治疗效应的影响，经过分析发现60分钟组临床疗效最佳，所用疗程最短。薛宁进行留针时间对针刺治疗单纯性肥胖疗效影响的临床研究，将80例单纯性肥胖患者随机分为留针1小时组和留针30分钟组，每组40例。两组取穴相同，均采用电针治疗，在疗程结束发现留针较长时间能有效地改善单纯性肥胖患者的腰围、臀围及腰臀围比值。包飞等国研究针刺的不同留针时间治疗顽固性呃逆的临床观察，发现延长留针时间治疗顽固性呃逆疗效较好，同时还指出虚证患者，留针时间长、病程短的治愈率明显高于常规留针时间及病程长者。

通过众多现代研究发现，虽然所选病种各异，但对于留针时间的研究结果大都指向长时间的效果优于短时间，当然也有研究在观察针刺留针时间的长短对肾阳虚家兔皮质醇及生命质量的影响时，发现15分钟组显著高于30分钟组和40分钟组，提示适当地缩短留针时间可以提高针刺治疗肾阳虚证患者的疗效。从这些研究可以看出，留针时间的长短还是因病甚至因证型而异的，针刺需要一定的留针时间来增强疗效，但这个时间是有限度的，应该有一个最佳的结点，过长的留针时间可能反而会削弱针刺的作用。

七、结语

通过对古代医家及现代学者有关针刺时间论述及研究的概括整理，发现对于针刺手法中 时间因素的研究仍处于比较繁杂的状态，古人的论述多抽象朦胧，虽然具有一定的依据和准确性，但难以指导临床，也正是因此，近些年来很多学者对于针刺时间开展了大量的研究，取得了一些成果，但也存在一些问题，最为凸显的即为研究结果缺乏统一性，众多的观察研究，无论是治疗方法还是研究结果都比较繁杂，研究之间的差异大，仅仅能够说明针刺时间与针刺效应两者之间确实存在一定的关系，却没有从实质上把握针刺时与效的规律性，当然针刺时－效之间的关系也是我们应该进一步深入研究的问题。另外大多数对于针刺时间的研究仍然只停留在对于疗效的观察，缺乏其机制的研究，反而针刺时-效关系机制性的研究往往更容易总结出共性和规律，有助于针刺手法的定性和定量。

在把握古人对针刺时间观经典论述的同时，现代学者更应该充分利用循证医学的发展优势，探索各种疾病的最佳介入时间、最适行针及留针时间等，以提高针刺的临床疗效，为针灸的量化、现代化、规范化提供有利的证据，为针灸疗法世界化的发展助一臂之力。

主要参考文献

［1］覃定学．时间针刺法治疗颈肩腰腿痛的临床观察［C］．世界卫生组织传统医学大会卫星研讨会一针灸与人类健康论文摘要汇编，2008：279-280.

［2］冯沃君．针刺时间取穴法治疗肩周炎的临床研究［D］．广州中医药大学，2007.

［3］晴格．针刺治疗中风不同时效临床研究［D］南京浦京中医药大学，2006：40-52.

［4］张亚男，杨沙，樊小农，等．穴位及针刺持续时间对针刺效应影响的实验研究

[J].天津中医药，2010，27（2）：118-120.

[5] 卞金玲，张春红.石学敏院士针刺手法量学的概念及核心[J].中国针灸，2003（5）：38-40.

[6] 何伟，马洪癸.不同针刺时间治疗颈性眩晕疗效对比观察[J].上海针灸杂志，2013，32（6）：493-494.

[7] 薛宁.留针时间对针刺治疗单纯性肥胖疗效的[J].上海针灸杂志，2014，33（5）：400-401.

[8] 包飞，王凤琴，梁中.针刺不同留针时间治疗顽固性呃逆临床观察[J].中国针灸，2003（1）：25-26.

[9] 左政，姜云武，汤晓云，等.留针时间对肾阳虚家兔皮质醇及生命质量的影响[J].云南中医中药杂志，2005（5）：33-34，69.

第七节　不同针刺手法治疗后循环缺血性眩晕患者 120 例随机双盲对照试验

一、收录杂志及作者

本文收录于《中医杂志》。

作者：贺思，赵晓峰，文妍，邓士哲，黄灵慧。

二、基金项目

国家重点基础研究发展计划（“973”计划）（2010CB530506）。

三、摘要及关键词

（一）摘要

目的：观察不同针刺手法治疗后循环缺血性眩晕（PCIV）患者的临床疗效并探讨其可能作用机制。方法：将 120 例 PCIV 患者随机分为风池 1 组 29 例，风池 2 组 31 例，风池 3 组 30 例，风池 4 组 30 例。各组均以风池为主穴，风池 1 组：针刺方向为对侧外眼角，行手法捻转，频率为 60 次 / 分钟；风池 2 组：针刺方向为喉结方向，频率为 60 次 / 分钟；风池 3 组：针刺方向为对侧外眼角，频率为 120 次 / 分钟；风池 4 组：针刺方向为喉结方向，频率为 120 次 / 分钟。每周 3 或 4 次，共 14 次。治疗前后测定患者血浆 5- 羟色胺（5-HT）、去甲肾上腺素（NE）、γ- 氨基丁酸（GABA）、谷氨酸（Glu）水平，评价眩晕程度，并观察各组临床疗效。结果：各组患者临床疗效比较差异无统计学意义（$P>0.05$）。各组患者治疗后眩晕症状量表评分较治疗前均明显下降（$P<0.05$），且治疗后改善值组间比较，风池3组明显优于其他3组（$P<0.05$）。各组NE治疗后较治疗前均明显升高（$P<0.05$），风池4组GABA治疗后较治疗前明显下降（$P<0.05$）。结论：针刺治疗能改善PCIV患者眩晕症状，不同针刺手法间有明显差异，风池3组效果最好，其机制可能与调节NE水平有关。

（二）关键词

后循环缺血，针刺，眩晕，神经递质，随机对照试验，风池穴。

四、前言

后循环缺血（PCI）是由椎－基底动脉供血不足演变而来的概念，我国2006年关于后循环缺血的专家共识中明确PCI为后循环的短暂性脑缺血发作（TIA）和脑梗死，主要症状有头晕或眩晕、肢体头面部麻木、耳鸣耳聋、视觉障碍、行走不稳或跌倒等。研究表明，针灸治疗PCI疗效良好。由石学敏院士率先提出的针刺量学理论强调针刺作用力的大小、频率、方向、时间等对临床疗效具有重要影响，即在准确选穴的基础上，精确的针刺刺激量才能够得到最佳的针刺疗效。本课题采用随机双盲对照试验，以后循环缺血性眩晕（PCIV）患者为研究对象，选取针刺量学中的频率、方向两因素，观察风池穴不同捻转频率和不同针刺方向对血浆单胺类神经递质、氨基酸的影响。该研究通过天津中医药大学伦理委员会审查（伦理号：TJUTCM-EC20110005）。

五、资料

（一）一般资料

研究对象来源于2012年1月至2013年12月天津中医药大学第一附属医院针灸门诊的PCIV患者120例。按照随机数字表法分为风池1组（29例），风池2组（31例），风池3组（30例），风池4组（30例）。随机入组编号保存在密闭不透明的信封内，临床操作者对纳入患者根据信封内的方案随机分配入组治疗。本研究采用评估者盲和患者盲，患者在治疗前通过填写调查问卷以确定未揭盲。各组患者一般资料详见表6-7-1。

（二）诊断标准

PCI诊断标准参照2007年《中国脑血管病防治指南》及1989年世界卫生组织（WHO）提出的椎－基底动脉供血不足诊断标准拟定：眩晕或头晕；经颅多普勒超声（TCD）/核磁提示椎－基底动脉供血不足；伴有以下一种或几种症状：突发的站立不稳或共济失调；单侧或双侧（由一侧发展到另一侧）的视觉、运动或感觉功能障碍；复视；构音障碍或吞咽困难；突发的意识不清或者意识丧失。

（三）纳入标准

符合上述诊断标准；年龄40~75岁患者签署知情同意书。

（四）排除标准

合并脑出血、真球麻痹者；收缩压＞180 mmHg或者舒张压＞120 mmHg者；格拉斯哥昏迷指数评分＜15分者或长谷川智力测定＜27.5分者；合并肝、肾、造血系统、内分泌系统等原发性疾病者；病情危重需行手术治疗者；准备妊娠及妊娠期或哺乳期妇女；精神病患者；正在参加其他药物临床研究的受试者。

六、方法

（一）治疗方法

各组均以双侧风池为主穴。风池1组：针刺方向为对侧外眼角，行手法捻转，频率为60次/分钟；风池2组：针刺方向为喉结方向，频率为60次/分钟；风池3组：针刺方向为对侧外眼角，频率为120次/分钟；风池4组：针刺方向为喉结方向，频率为120次/分钟。伴头目胀痛、易怒、耳鸣，加气海、双侧劳宫、双侧阴郄；伴神疲乏力、心悸少寐者，加双侧足三里、双侧内关；伴腰膝酸软、耳鸣者，加双侧太溪、双侧照海；伴头重如裹、胸闷恶心者，加中脘、双侧足三里、双侧丰隆；伴头痛、痛有定处、舌暗有瘀斑者，加气海、双侧血海。

操作与疗程：采用0.25 mm×40 mm一次性无菌针灸针（华佗牌，苏州医疗用品厂有限公司）。双侧风池穴，针刺得气后行捻转补法1分钟，配穴针刺得气后留针20分钟。每周3或4次，共14次。针刺操作统一由天津中医药大学第一附属医院主任医师、医学博士、从事针灸临床工作20余年的针灸医师完成。

（二）观察指标及方法

各组患者治疗前后均于上午7：30~8：30抽取空腹静脉血5 mL，3000次/分钟离心10分钟，取血浆，-80℃保存待测。采用ELISA法测定血浆5-羟色胺（5-HT）、去甲肾上腺素（NE）、γ-氨基丁酸（GABA）水平试剂盒由武汉华美生物试剂公司提供并测定［人5-HT，批号：CSB-E08363h；人NE，批号：CSB-E07021h；人GABA，批号：CSB-E08367h］。采用比色法测定谷氨酸（Glu）浓度，试剂盒由南京建成生物有限公司提供，批号：A074—20131125。

治疗前后进行眩晕症状量表评分评价眩晕程度，包括站立不稳、眩晕感、跌倒趋势、摇晃感、颠簸感、位置改变引起眩晕和突然间发作7个方面，根据症状程度无、轻微、较重、严重分别计为0、1、2、3分。

（三）疗效判定标准

参考《中药新药临床研究指导原则》，根据眩晕主要症状的改善程度评价疗效，疗效指数=（眩晕治疗前评分－眩晕治疗后评分）/眩晕治疗前评分 ×100%。有效：疗效指数≥30%，无效：疗效指数＜30%。

（四）统计学方法

采用SPSS 11.5统计软件处理数据。计量数据采用（$\bar{x} \pm s$）表示，治疗前后比较采用配对t检验，各组间比较采用单因素方差分析。入组患者的男女构成比、动脉粥样硬化症病史组间比较有统计学差异（$P<0.05$），为消除此因素对疗效的可能影响，以下组间比较时性别、动脉粥样硬化症病史将作为协变量做协方差分析。计数资料计算构成比与率，组间比较采用 χ^2 检验。

七、结果

（一）各组患者治疗前后临床疗效比较

见表 6-7-1，各组间临床疗效总有效率比较差异无统计学意义（$P>0.05$）。

表 6-7-1 各组后循环缺血性眩晕患者临床疗效比较［例（%）］

组别	例数	有效	无效	总有效
风池 1 组	29	25（86.2）	4（13.8）	25（86.2）
风池 2 组	31	30（96.8）	1（3.2）	30（96.8）
风池 3 组	30	30（100）	0	30（100）
风池 4 组	30	28（93.3）	2（6.7）	28（93.3）

（二）各组患者治疗前后眩晕症状量表评分比较

表 6-7-2，各组患者治疗后眩晕症状量表评分较治疗前均明显下降（$P<0.05$），改善值组间比较差异有统计学意义（$P<0.05$），以风池 3 组较好。

表 6-7-2 各组后循环缺血性眩晕患者治疗前后眩晕 症状量表评分比较（分，$\bar{x}\pm s$）

分组	例数	治疗前	治疗后	治疗前后差值
风池 1 组	29	9.86 ± 3.62	3.45 ± 3.19*	6.41 ± 3.63
风池 2 组	31	11.43 ± 3.72	3.39 ± 2.62*	7.50 ± 3.70
风池 3 组	30	11.97 ± 4.57	2.93 ± 2.46*	9.03 ± 3.52
风池 4 组	30	10.83 ± 4.29	3.70 ± 2.58*	7.13 ± 3.83

（三）各组患者治疗前后血浆 5-HT、NE、GABA、Glu 水平比较

比较前首先采用箱形图法（四分位法）处理数据离群值，然后对处理过的数据进行统计分析。见表 6-7-3，各组 NE 治疗后较治疗前均明显升高（$P<0.05$），风池 4 组 GABA 治疗后较治疗前明显下降（$P<0.05$），各组 5-HT 及 Glu 水平治疗前后比较差异无统计意义（$P>0.05$）。治疗后各指标组间比较，差异无统计学意义（$P>0.05$）。

八、讨论

5-HT 是重要的中枢神经递质强烈的血管收缩胺，与缺血性疾病密切相关；NE 是交感神经节后纤维释放的神经递质。研究表明，脑梗死患者会出现交感神经过度兴奋，血

浆 NE 水平升高；GABA 是抑制性氨基酸，脑缺血时其含量升高是机体自身保护机制，以减轻缺血对脑细胞的损害；Glu 是中枢神经系统的兴奋性氨基酸，与脑梗死后脑的损害有着密切的关系。相关研究表明，缺血性脑血管病中血浆 5-HT、NE、GABA、Glu 水平均升高，随着病情的好转，血浆 5HT、NE、GA-BA、Glu 水平逐渐降低直至恢复到正常水平。本研究结果显示，治疗前后风池 1、2、3、4 组患者血浆 5-HT 浓度比较差异虽无统计学意义，但均呈降低趋势。

本研究结果显示，不同手法针刺风池穴均能有效改善 PCIV 患者临床症状，且风池 3 组对临床症状的改善情况优于其他组；针刺风池穴能升高 PCIV 患者血浆 NE 浓度，不同针刺手法对血浆 5-HT、NE、GABA、Glu 浓度的影响没有明显不同。单胺类神经递质、氨基酸递质测定结果与临床症状改善情况不完全相符的原因可能有：①患者存在安慰剂效应，对针刺的心理反应所引起的临床结果的偏差无法排除。②患者基础用药如降压药、降糖药等虽然无统计学意义，但仍可能影响递质水平。③患者既往病史对递质水平的影响，动脉硬化症既往史组间比较差异有统计学意义，故不能排除其对递质水平的影响。针刺风池穴不同的针刺方向、捻转频率对血浆单胺类神经递质、氨基酸及临床症状改善作用不同，原因有以下两点：一为穴位的特异性。风池穴属胆少阳之经穴，位于后项部，根据“经脉所过，主治所及”之论，推断该穴对 PCI 有一定治疗作用。以往诸多相关研究证明了风池穴对后循环缺血的疗效，如王舒等发现，双侧风池提插手法对血流速度有改善作用；吕万娟应用以风池穴为主穴的醒脑开窍之法治疗椎 - 基底动脉供血不足性眩晕，有效率达 97%；刘广霞等通过针刺组与药物组对比治疗 PCIV，结果在改善血流和临床疗效方面针刺组均优于药物组。二为针刺的量效关系。本研究以单穴风池为切入点，根据针刺方向、捻转频率不同进行分组。所谓针刺方向及捻转频率不同的针刺捻转补泻法强调的是针刺的量化学。

综上，针刺治疗能改善 PCIV 患者眩晕症状，不同针刺手法间有明显差异。风池 3 组即针刺刺向对侧外眼角、捻转频率 120 次 / 分钟，临床改善眩晕等相关效果较好。另外，针刺能调节 PCIV 患者血浆单胺类神经递质、氨基酸递质浓度，提示针刺风池穴治疗 PCIV 与患者血浆神经递质的变化可能有关。

主要参考文献

[1] 中国后循环缺血专家共识组．中国后循环缺血的专家共识 [J] 中华内科杂志，2006，45（9）：786-787.

[2] 罗文舒．针灸任督脉经穴治疗后循环缺血患者临床观察 [J]．中国中医急症，2010，19（3）：410-411.

[3] 高兵兵，赵敬东．项针对后循环缺血性眩晕血流的影响 [J]．中国中医急症，2010，19（7）：1107，1152.

[4] 齐学军，刘金敏．穴位注射天麻素注射液治疗后循环缺血性眩晕的疗效观察 [J]．中西医结合心脑血管病杂志，2010，8（8）：937-938.

[5] 王俊卿，曹义战，王伯良，等．针刺治疗椎 - 基底动脉供血不足性眩晕临床研

究［J］. 中国中医急症，2003（1）：27.

［6］卞金玲，张春红. 石学敏院士针刺手法量学的概念及核心［J］. 中国针灸，2003（5）：38-40.

［7］饶明俐. 中国脑血管病防治指南［M］. 北京：人民卫生出版社，2007.

［8］格拉斯哥昏迷量表简介［J］. 临床荟萃，2009，24（18）：1577.

［9］张继志，姜长青，朱振华. 长谷川氏痴呆量表在老年人中试用结果的初步分析［J］老年学杂志，1987，7（3）：19-22.

［10］鲁远君，文治成，贺传沙，等. 脑卒中患者血浆去甲肾上腺素与自主神经功能障碍的变化及意义［J］. 重庆医学，2013，42（11）：1226-1228.

［11］刘在贵，孙贻华，程方敏，等. 血浆兴奋性氨基酸含量与脑梗死关系的研究［J］. 医学综述，1998（11）：618-619.

［12］王舒，周颖，李军，等. 风池穴提插手法对椎基底动脉供血不足患者血流动力学的影响［J］. 针灸临床杂志，1997（11）：26-28.

［13］吕万娟. 醒脑开窍针刺法治疗椎基底动脉供血不足性眩晕的临床研究［D］. 南京中医药大学，2011.

第八节　针刺合谷穴治疗中枢性面瘫量效关系研究

一、收录杂志及作者

本文收录于《上海针灸杂志》。
作者：田光，孟智宏。

二、基金项目

国家重点基础研究发展计划项目（2010CB530506）。

三、摘要及关键词

（一）摘要

目的：观察针刺合谷穴治疗缺血性脑卒中所致中枢性面瘫的临床疗效，探索其量效关系及最优针刺方案。方法：将 150 例缺血性脑卒中所致中枢性面瘫患者依据针刺行针时间和针刺方向构成的不同刺激量随机分为 4 个合谷量学组（A、B、C、D 组）和对照组（E 组），合谷组治疗方案为不同刺激量针刺合谷穴加中西医基础治疗方案，对照组仅采用中西医基础治疗方案，疗程为 14 天。疗效指标为 House-Brackmann 面神经分级量表、多伦多面神经分级量表和面神经麻痹程度分级量表。结果：治疗后各组患者 3 种量表评分均较治疗前有明显提高（$P<0.05$），且治疗前后量表评分改善率均存在明显组间差异（$P<0.05$）。结论：研究提示合谷穴对缺血性脑卒中后中枢性面瘫患者有确切临床疗效，采用逆经脉方向斜刺进针，捻转行针 5 秒针刺合谷穴，对缺血性脑卒中后中枢性面瘫患者临床症状量表评分改善率及有效率最优。

（二）关键词

针刺，穴，合谷，面神经麻痹，中枢性面瘫，量效关系。

四、前言

中枢性面瘫是面神经核以上（皮质、皮质脑干纤维、内囊、脑桥等）神经通路损伤所致的面肌瘫痪，与常见的周围性面瘫相比，麻痹症状仅累及病灶对侧颜面下部肌肉，表现为鼻唇沟变浅和口角歪斜，额纹、皱眉、闭目正常，常见于脑血管病及其他脑部疾病。脑卒中是中枢性面瘫的最主要的病因之一，随着脑卒中发病率的不断上升，中枢性面瘫的发病率也随之上升。针刺是促进脑卒中患者功能康复的有效疗法之一，临床上也常采用针刺面口穴位及合谷穴来治疗卒中所致的中枢性面瘫。明代杨继洲所著《针灸大成》中就有“面口合谷收”的记载，即通过针刺远端合谷穴可以治疗面口部的疾病，在许多现代针刺治疗中枢性面瘫的报道中合谷穴也是最常用穴位之一。同时，不同针刺参数条件下，针刺的疗效存在差异，针刺刺激量能够直接影响临床治疗效果，目前对中枢性面瘫的针刺研究不多，且大多集中在针灸的有效性上，涉及经穴量效规律的报道较少。本研究通过观察不同刺激参数针刺合谷穴对中枢性面瘫的疗效，探索经穴的量效规律，筛选最佳刺激参数。

五、临床资料

（一）一般资料

本研究所纳入的 150 例患者均为 2012 年 7 月至 2013 年 12 月天津中医药大学第一附属医院针灸部住院患者。该研究经天津中医药大学临床研究伦理委员会批准（伦理审查批件号 TJUTCM-EC20110006），并在中国临床试验注册中心注册（注册号 ChiCTR-TRC-12002745）。对参与研究的患者采用随机数字编秩法进行随机分组，依据不同行针时间及针刺方向分为 4 个合谷治疗组（A、B、C、D 组）及不针刺合谷的对照组（E 组），所纳入的 150 例患者中，剔除 1 例，脱落 6 例，最终完成 143 例患者的临床观察，脱落率 4%。各组患者的性别、年龄、平均病程及患者缺血性中风的病情（NIHSS 量表）比较差异无统计学意义（$P>0.05$），具有可比性。详见表 6-8-1。

表 6-8-1 各组患者一般资料比较

组别 n	性别（n）		年龄（岁）	体重指数（kg/m^2）	病程（d）	NIHSS 评分（分）
	男	女				
A 组 28	19	9	62 ± 8	24.0 ± 3.42	11.7 ± 6.75	7.9 ± 2.51
B 组 30	19	11	60 ± 11	23.6 ± 2.83	9.7 ± 7.40	8.1 ± 3.07
C 组 27	18	9	60 ± 8	23.9 ± 3.09	13.1 ± 7.03	8.3 ± 3.08
D 组 31	19	12	59 ± 9	24.4 ± 3.50	12.9 ± 8.12	7.9 ± 2.55
E 组 27	14	13	60 ± 10	24.2 ± 3.37	14.1 ± 6.63	7.7 ± 2.52

（二）诊断标准

符合《中国急性缺血性脑卒中诊治指南》（2010 年版）诊断标准并参考林顺涨、孙爱华《现代面神经外科的基础与临床》自拟的中枢性面瘫的诊断标准。①在脑梗死的基础上，静止位时表现为双侧额纹对称等深，双侧眉毛高度、睑裂大小相等。②不同程度的一侧鼻唇沟变浅，口角下垂或歪斜。动态观察时闭眼、抬额、皱眉正常。③耸鼻、鼓腮不对称。④示齿、降下唇口角歪斜，吹口哨不能，流涎，进食时该侧口腔存留食物等。

（三）纳入标准

①符合脑梗死和中枢性面瘫诊断标准者。②已经签署进入研究知情同意书者。③首次发病者。④年龄≥40 岁，≤80 岁者。⑤发病后 30 d 内者。⑥NIHSS 量表评分≥5 分，≤20 分者。

（四）排除标准

①既往有脑卒中史遗有面瘫患者。②短暂性脑缺血发作、周围性面瘫、面肌不对称、蛛网膜下腔出血、脑出血手术后患者，采用过溶栓治疗的脑梗死患者。③严重意识障碍者，合并严重心血管、肝、肾和造血系统等原发性疾病、严重并发症者，以及其他对患者生存质量的影响超过中风的疾病或状态。④有精神病史、痴呆病史，存在失语等认知功能障碍，不能表达意见者。⑤怀疑确有酒精、药物滥用病史，或根据判断，具有降低入组可能性或使入组复杂化的其他病史，依从性可能不好者。⑥正在参加其他临床研究的受试者。

六、治疗方法

由于入组患者均为缺血性脑卒中急性期及恢复早期患者，为符合临床试验的伦理要求，所有患者均接受针对脑卒中的中西医基础治疗，此外 A、B、C、D 组患者依据不同刺激量针刺合谷穴；E 组不针刺合谷穴。

（一）合谷穴针刺治疗方案

取健侧合谷穴，行捻转手法，每分钟 120 次。

A 组　针刺手法操作持续 5 秒，针尖直刺。

B 组　针刺手法操作持续 5 秒，针尖逆经脉方向。

C 组　针刺手法操作持续 30 秒，针尖直刺。

D 组　针刺手法操作持续 30 秒，针尖逆经脉方向。

（二）中西医基础治疗方案

1. 中医基础治疗方案　脑卒中针刺治疗采用“醒脑开窍针刺法”，主穴取双侧内关，水沟，患侧三阴交；配穴取患侧极泉、尺泽、委中。中枢性面瘫针刺治疗以患侧迎香、地仓、颊车、颧髎 4 穴为基础穴位。中药治疗均予口服益肾养肝合剂、丹芪偏瘫胶囊，患侧肢体外用活血通络汤剂。

2. 西医基础治疗方案　参照《中国急性缺血性脑卒中诊治指南》（2010 年版），根据脑卒中病情具体情况应用吸氧与呼吸支持，心脏功能监测与心脏病变处理，体温、血压、血糖、血脂控制，营养支持，抗血小板，抗凝，降纤，扩容，防治并发症等。

上述所有针刺治疗均为每日 1 次，每次留针 20 分钟，持续 2 周。本研究所用针灸针为苏州医疗用品厂有限公司生产的“华佗牌”一次性针灸针，规格 0.25 mm × 40 mm，0.25 mm × 75 mm。

七、治疗效果

（一）评价指标

1. 面瘫症状量表　由于目前尚无针对中枢性面瘫的评价系统，本研究采用 House-Brackmann 量表、多伦多面神经分级量表、面神经麻痹程度分级量表 3 种量表为评价指标。以上各量表在 2 周疗程前后，由 1 名疗效评估人员对所有入组患者进行评价。

House-Brackmann 量表简称 H-B 法，是以两名美国提出者的名字命名，1985 年被美国耳鼻咽喉科头颈外科学会所采用，定为学会标准，现已成为国际上使用最多的标准。此方法的主要目的是对患者进行综合分级，满分为 100 分，该表的缺点是对面部功能的评价不够细致。

Sunnybrook（多伦多）量表是由 Ross 等人在 1996 年提出的一种新的面神经功能综合性评分法。该量表的特点从静态和动态两方面较细致地评定了面神经功能，其中评价静态的 3 个条目中有两个涉及下面部，5 个动态条目中，3 个涉及下面部症状。该表得分达到 85 分即为正常。

面神经麻痹程度分级评分表由杨万章等在“周围性面神经麻痹的中西医结合评定及疗效标准（草案）”中提出，量表中包含 6 个与下面部肌肉有关的动态评价条目，和 1 个静态评价条目。

2. 面瘫症状改善率　面瘫症状改善率 = 治疗前后面瘫量表差值 /（量表满分 − 治疗前得分）× 100%

H-B 量表及 DFNP 量表得分改善率 = 治疗前后量表差值 /（100 − 治疗前得分）× 100%

多伦多量表得分改善率 = 治疗前后量表差值 /（85− 治疗前得分）× 100%

3. 安全性指标　体温、静息心率、呼吸、血压生命体征检查；心电图检查，分别于治疗前、后各检查记录一次；每次治疗完成后均记录针刺异常情况，包括剧痛、血肿、断针、晕针、滞针及针刺部位感染。

（二）疗效标准

综合患者临床症状改善情况及量表评分结果，自拟疗效标准如下。

痊愈：临床症状完全或几乎完全消失；H-B 量表得分改善率为 100%，多伦多量表得分改善率为 100%，DFNP 量表得分改善率为 100%。

显效：临床症状较治疗前有显著改善；H-B 量表得分改善率为 50%~99%，多伦多量表得分改善率为表 2 各组治疗前后 3 种面瘫量表评分情况 50%~99%，DFNP 量表得分改善率为 50%~99%。

有效：临床症状较治疗前有一定改善；H-B 量表得分改善率为 20%~49%，多伦多量表得分改善率为 20%~49%，DFNP 量表得分改善率为 20%~49%。

无效：临床症状较治疗前无明显改善或加重；H-B 量表得分改善率＜20%，多伦多量表得分改善率＜20%，DFNP 量表得分改善率＜20%。

（三）统计学方法

计量资料数据服从正态分布且方差齐性，则采用均数、标准差进行统计描述，应用单因素方差分析检验或配对 t 检验进行统计分析，如数据不服从正态分布或总体方差不齐，或者为有序等级分组资料，则采用 Kruskal-Wallis 或 Wilcoxonsigned-rank 秩和检验。计数资料和有效率比较采用行 × 列表或配对四格表卡方检验。所有数据均采用 SPSS 17.0 软件进行统计学处理，以 $P<0.05$ 作为有统计学意义标准。

（四）治疗结果

1. 各组患者治疗前后量表评分比较　治疗前各组患者 3 种面瘫评价量表评分比较差异无统计学意义（$P>0.05$），表明各组治疗前面瘫程度无明显差别。为明确各组治疗方案的有效性，比较各组患者 3 个量表治疗前后评分情况，结果见表 6-8-2。各组患者治疗前后 3 种量表评分比较差异有统计学意义（$P<0.05$），提示各组治疗方案均可有效治疗缺血性脑卒中所致中枢性面瘫。

表 6-8-2　各组患者 3 个量表治疗前后评分情况（$\bar{x}\pm s$，分）

组别	n	H-B 量表		多伦多量表		DFNP 量表	
		治疗前	治疗后	治疗前	治疗后	治疗前	治疗后
A 组	28	60.8 ± 9.8	73.5 ± 8.01	72.7 ± 5.9	78.4 ± 5.11	75.7 ± 6.8	82.0 ± 6.11
B 组	30	59.6 ± 11.1	75.3 ± 8.51	71.5 ± 7.6	80.0 ± 5.81	72.3 ± 10.0	82.3 ± 6.11
C 组	27	58.0 ± 9.8	71.8 ± 8.91	71.2 ± 7.7	77.6 ± 6.31	72.4 ± 8.7	81.1 ± 7.01
D 组	31	57.9 ± 9.4	70.8 ± 7.51	71.0 ± 6.6	77.5 ± 5.71	73.6 ± 8.2	80.2 ± 6.51
E 组	27	59.9 ± 9.9	70.6 ± 11.41	71.4 ± 6.5	77.2 ± 6.61	74.7 ± 7.5	80.6 ± 7.41

注：与同组治疗前比较 1）$P<0.05$

2. 各组患者治疗后面瘫症状改善率比较　为明确不同刺激量对患者中枢性面瘫临床疗效的影响，探索其量效规律，以治疗前后 3 种量表得分改善率为考察指标，分析不同组别的组间差异，详见表 6-8-3。

表 6-8-3　各组患者治疗后面瘫症状改善率比较（x ± s，%）

组别	n	H-B 量表	多伦多量表	DFNP 量表
A 组	28	32.2 ± 11.4	20.3 ± 12.3 1)	24.7 ± 15.6 1)
B 组	30	38.2 ± 14.7	28.5 ± 16.0	33.6 ± 16.0
C 组	27	33.5 ± 11.0	21.7 ± 15.8	31.1 ± 15.6
D 组	31	30.3 ± 10.6 1)	21.7 ± 15.3	23.8 ± 16.6 1)
E 组	27	28.0 ± 18.8 1)	19.9 ± 16.7 1)	23.1 ± 17.4 1)

注：与 B 组比较 1）$P<0.05$。

H-B 量表、多伦多量表及 DFNP 量表治疗后评分改善率组间比较均提示 B 组（斜刺行针 5 秒）症状改善程度明显优于其他组（$P<0.05$）；此外 B 组 H-B 量表改善率明显优于 D 组（斜刺行针 30 秒），多伦多量表改善率明显优于 A 组（直刺行针 5 秒），DFNP 量表改善率明显优于 A 组（直刺行针 5 秒）、D 组（斜刺行针 30 秒）。综合上述结果可以得出，在几种针刺方案中斜刺行针 5 秒针刺合谷穴的疗效最佳。

3. 各组临床疗效比较　各组临床治疗痊愈率及总有效率结果见表。

4. 各组临床疗效比较　各组患者有效率比较可以看出，B 组疗效最佳，此外该表还显示，不是所有针刺合谷组的疗效均显著优于非针刺组，采用 H-B 量表及多伦多量表进行评价时，虽无显著差异，但行针 5 秒（A、B 组）显愈率及总有效率有高于行针 30 秒的趋势。

5. 安全性评价　本研究详细记录了入组患者治疗前后体温、心率、呼吸频率、血压（平均动脉压）、心电图等变化情况，结果各项生命体征在治疗后无异常情况出现。考虑针刺治疗的特殊性，特别记录了研究过程中出现的针刺相关不良反应事件，如疼痛、针刺处血肿、感染和晕针等情况。所有患者的生命体征在治疗后均未发生异常。

整个治疗期间，出现针刺疼痛 5 例（A 组 1 例，C 组 1 例，D 组 3 例）；针刺后血肿 1 例（C 组）；其中行针 5 秒者（A 组、B 组）累计 1 例，行针 30 秒者（C 组、D 组）累计 5 例，并且其中 4 例因此退出试验。显示针刺治疗具有较好的临床应用安全性，而且较少发生针刺相关不良反应事件，但也表明长时间的行针操作可能会增加针刺不适，及发生血肿的可能，降低患者的依从性。

八、讨论

由于目前没有针对中枢性面瘫的疗效评价系统，本研究采用了 3 种较为常用的面瘫量表对患者进行综合评价。在对中枢性面瘫的评价过程中发现3种量表各有特点，H-B量表注重综合分级，而对面部功能细节评价不足，所以在评估过程中易受患者整体状态的影响。由于中枢性面瘫是患者脑卒中的伴发症状，在发病早期（第一次评估时），患者受原发病影响，精神状态较差，评估结果较其他量表严重。多伦多量表在3个量表中对静态面部情况评估较为详细，适合评价面部肌肉张力的恢复情况；DFNP量表则侧重于面部动态细节的评估，动态条目较多，分级较细，能较好显示患者症状的轻微改变。故笔者认为多伦多量表及DFNP量表更适合对中枢性面瘫的评价。

本研究应用的3个量表评价结果都存在明显组间差异，提示了不同的针刺量存在不同的临床疗效，也就是说针刺量效差异是客观存在的。本研究结果初步证实斜刺进针行针5秒针刺合谷穴治疗中枢性面瘫无论是在临床症状改善率还是治疗有效率方面均是最佳针刺参数，且未发生与针刺相关的不良反应，安全性较佳，为临床针刺参数的选择提供了依据。但是本研究尚不能证明所有针刺合谷组疗效均明显优于对照组，也不能完全明确各针刺组之间的疗效差异，还需进一步进行大样本临床研究证实。

主要参考文献

［1］傅平华，蔡德芳．刺血为主治疗中枢性面瘫临床体会［J］．针灸学报，1992，9（6）：30.

［2］王京筑，陈德珍．针刺结合胞二磷胆碱及维生素 B_{12} 治疗中枢性面瘫［J］．中国针灸，2002，22（S1）：3.

［3］万春晓，王旻晨．针刺治疗中枢性面瘫疗效分析（附120例报告）［J］．苏州大学学报（医学版），2007，27（6）：1022，1024.

［4］许平．风池穴的不同针刺方向运用体会［J］．实用中医药杂志，2000，16（8）：45.

［5］徐文源，赵军．针刺治疗椎－基底动脉供血不足性眩晕的临床观察［J］．针灸临床杂志，2009，25（1）：16–17.

［6］余晓璐，范刚启．针刺方向、角度、深度与偏头痛针刺疗效的关系［J］．针灸临床杂志，2012，28（8）：76–79.

［7］卫彦，寇吉友．电针对兔实验性周围性面瘫干预作用量效关系的影响［J］．上海针灸杂志，2014，33（6）：589–591.

［8］杨万章，吴芳，张敏．周围性面神经麻痹的中西医结合评定及疗效标准（草案）［J］．中西医结合心脑血管病杂志，2005，3（9）：786–787.

第九节　基于针刺治疗卒中后失语症研究的手法量学启示与探讨

一、收录杂志及作者

本文收录于《吉林中医药》。
作者：桑博默，卓碧芳，秦晨阳，张梦龙，邓士哲。

二、基金项目

国家重点研发计划课题（2018YFC1706001）；天津市科技计划项目（18ptlcsy00050）。

三、摘要及关键词

（一）摘要

脑卒中疾病的发病率越来越高，针刺治疗在卒中后失语症的康复过程中表现出确切的疗效。针刺的刺激量是起效关键。然而，目前针刺手法量学的发展在临床实践及科学研究中仍存在瓶颈，具有确切疗效的针刺手法可重复性较低，临床试验研究结果的可靠性及可推广性较差，因此，在针刺手法量化的基础上，针刺手法参数的可测量性对于针灸临床研究有重要意义。随着现代创新性交叉学科的发展，针刺手法参数客观化测量技术发展迅速。基于此，建立针刺手法参数大数据库，实现数据资源平台共享对于针刺手法量学的研究及针灸现代化发展具有重要意义。

（二）关键词

针刺手法，量学研究，失语症，现代化。

四、前言

中国脑卒中防治正面临巨大挑战。2018 年，脑血管疾病造成了中国 157 万人死亡，是居民第三位死亡原因，位列恶性肿瘤和心脏病之后。在脑卒中患者中，大约 1/3 为失语症，卒中后失语症是失语症中最常见的一种，由卒中后大脑皮层语言区的直接损害或与语言相关的脑功能结构网络功能障碍所致，影响一个或多个沟通交流功能（理解、表达、阅读和写作）。目前，对卒中后失语症的治疗尚无特效药，临床主要依靠康复训练及针刺治疗。循证医学和临床研究显示，针刺能有效改善卒中后失语症患者的口语表达等语言功能。然而，最佳针刺手法如何在临床研究中具有可重复性并获得最佳临床证据，在临床实践中推广应用，进一步提高临床疗效，是值得我们深入思考的问题。

五、针刺手法量学在卒中后失语症治疗中的应用

（一）针刺治疗卒中后失语症疗效确切

针灸作为传统医学的精华，对卒中后言语功能康复的作用毋庸置疑。中医古籍记载，卒中后失语症通常被称为“失喑”“失噫”等。《素问·大奇论》最早描述卒中后失语的相关症状：“心脉小坚急，皆鬲偏枯，男子发左，女子发右，不喑舌转，可治。”《针灸甲乙经》描述失语症：“舌下肿，难以言，舌纵涎出。”卒中后失语多由肝肾亏虚，气血不和，风痰阻窍所致。古籍中记载其针刺治疗以各家经验为主，选穴复杂。临床研究证实，针刺对失语症的治疗有积极作用，可提高失语症患者的语言功能，疗效确切。实验研究发现，针刺可通过复杂的神经网络调节促进言语功能的康复。早期介入针刺治疗可能会加速脑侧支循环的建立，促进病灶周围组织的修补、重建及对侧脑组织相应区域的代偿，发挥脑的可塑性。

（二）针刺选穴及临床应用

通过现代数据挖掘技术分析治疗选穴规律及根据当前临床研究显示，廉泉作为治疗卒中后失语症的主穴，使用频率最高，针刺效果明显。廉泉位于舌骨体上缘凹陷中，属任脉经穴，为任脉，阴维脉之会。有通舌窍，利咽喉的作用。中医学认为舌为心之苗窍，气血所注，脾、肾、肝诸经脉所络，舌根为气血经络肌肉汇聚之处，针刺廉泉可疏通舌根部气血经络。西医学研究发现，针刺廉泉，通过刺激舌体根部的末梢神经，反射性地增强中枢神经网络系统兴奋性，促进神经反射，加速患者语言功能的恢复。

石学敏院士创立的“醒脑开窍针刺法”通过醒脑开窍、启闭开音，在治疗卒中后失语症的临床应用中，疗效显著。该针刺法以内关、人中、三阴交为主穴，以极泉、委中和尺泽为辅穴。失语症患者配以廉泉和金津、玉液点刺放血。其中，内关、人中醒神以导气；三阴交为阴经之会。《黄帝内经》曰：“肾主骨生髓，脑为髓海；脑为元神之府。”因此，三穴共奏醒脑调神、滋补肝肾之功。肢体辅穴用以疏通经络之气。醒脑开窍针刺法对每一个腧穴的针刺手法操作都有严格的量学标准，例如，双侧内关直刺 0.5~1 寸，实施捻转提插泻法 1 分钟；人中，实施雀啄法向鼻中隔方向斜刺 0.3~0.5 寸；患侧三阴交，沿胫骨内侧缘与皮肤呈 45° 斜刺 1~1.5 寸，实施提插补法，使患侧下肢抽动 3 次为度。配以廉泉，提插泻法针向舌根 1.5~2 寸，金津、玉液用三棱针点刺放血 1~2 mL。每日 2 次，10 天为 1 个疗程，持续治疗 3~5 个疗程。该针刺法可增加脑供血供氧，改善血液流变性；还可通过改善脑电活动以及调节微血管的 ATP 酶代谢，增强大脑的语言功能。

（三）针刺手法剂量与效应的关系

根据传统针灸学理论，针刺刺激量是针灸取得疗效的关键因素。“针刺手法量学”思想源于《黄帝内经》，在历代针灸医籍中均有论述。《素问·刺要论》云：“病有浮沉，刺有浅深，各至其理，无过其道……浅深不得，反为大贼。”《素问·刺齐论》中

曰："刺骨者无伤筋，刺筋者无伤肉，刺肉者无伤脉，刺脉者无伤皮。"这些记载都是根据疾病部位深浅而确定刺深刺浅，刺之浅深，应结合患者体质和病情，以需要刺达的组织为度。国医大师程莘农认为，针刺浅深是毫针刺法的重要技术指标之一，可直接决定疗效。《灵枢·官能》中记载："泻必用员，切而转之。补必用方，微旋而徐推之。"说明针刺补泻疗效的关键在于捻转的频率、幅度和大小。实验研究证实，捻转频率和角度是影响针刺效应的重要因素。目前国外的研究者也已经认识到，针灸不仅仅是简单的针刺，这一观点已逐渐被接受。

针刺手法是指毫针从进针到出针前的一系列操作方法。临床实践证明，针刺手法对针刺疗效具有直接影响，关键在于针刺量的不同。只有适度的刺激量，才能达到预期的疗效。明代《针灸大成》关于针刺量学的理论奠定了古代针刺量学的基础，对针灸的临床实践具有重要指导意义。国医大师石学敏院士结合古代医籍，在现代研究的基础上，率先提出"针刺手法量学理论"，他认为针刺作用力的方向、大小、施术时间及两次针刺间隔时间为针刺手法量学的四大要素，使针刺疗法更具有规范性、可重复性、可操作性。而严格的针刺手法量学标准也是"醒脑开窍针刺法"的灵魂。大量的临床研究证实，醒脑开窍针刺法对于脑卒中及其并发症的治疗优于常规针刺法，疗效显著。

不同的针刺手法参数产生不同的疗效，其结果不仅有利于对针刺起效因素进行分析，而且可用于寻找最佳针刺参数组合。目前国外研究表明，针刺手法操作可能会改变穴位局部外围组织的生理学特性。MINS 等应用不同针刺操作方法（仅插入皮肤、一次手法操作、重复手法操作）针刺志愿者的合谷，发现重复手法操作针刺组能引起更明显的局部微循环改变。BENHAMA 等对志愿者采取不同针刺方法（双向捻转组、模拟捻转组）针刺手三里，分析显示双向捻转组相对于模拟捻转组能明显增加针刺的镇痛效应。CHANGXB 等通过聚类分析探讨针刺操作参数对针刺效应的影响，结果显示针刺穴位时不同的针刺参数可以得到不同的针刺效果；每个穴位都有其最佳针刺参数；针刺参数可能是影响针刺效应的主要因素。

六、针刺手法量学在实际应用中存在的问题

（一）临床手法难以量化

通过古籍和现代小样本临床试验研究发现，对廉泉实施傍刺、齐刺、合谷刺以及苍龟探穴针刺法均能产生不同程度的临床疗效。然而，手法各异，标准难以量化。有学者通过总结近 10 年的针刺手法量学临床研究发现，在适宜患者病情的条件下，高强度、高频率以及长时间的针刺刺激效应会产生更好的临床疗效。然而，针对不同的疾病以及同种疾病的不同阶段，这些针刺参数往往不具备可参照性，且因人而异的中医治疗法则，在没有客观化评价的情况下，更加难以实现规范化操作。

（二）科学研究难以标准

近年来，很多专家对针刺手法量学的研究开展了大量工作，取得了可观的成绩，这些研究成果为健全和完善针刺手法量学标准奠定了基础，也为后续研究工作提供了指导

价值。选择适合患者病情的最佳针刺方式始终被临床工作者所重视，但研究者往往会忽略实验条件下的针刺手法量学操作标准。目前，有效的针刺手法可重复性较差，这在针刺研究中可能产生潜在的偏倚，导致研究结果间相互比较和重复的可能性较低。针刺手法参数的不稳定性限制了针刺手法研究的可靠性。

近年来，针刺临床研究发展迅速，然而，当前国际的临床研究方法及评价标准尚难以达成一致，经常出现相反的研究结论。例如，发表在国际知名期刊《Circulation》和《Hypertension》中的关于针刺干预治疗高血压疾病疗效的两个临床试验研究，其中一则研究得出结论，传统针灸疗法相比假针疗法能够显著降低血压；而另一则临床试验认为，针灸疗法并不比假针疗法带给患者更多获益，呈现出相反的研究结果。

从这些问题中反思原因，可能与影响针刺疗效的诸多因素如针刺时间、干预时机、针刺取穴、针刺手法、留针时间、间隔时间，以及针刺疗程等未能规范化有一定关系。然而，针灸操作的细节在临床试验方法中被详细的、客观量化报道的依然很少，导致了针刺研究的相互比较和重复的可能性较低。当然，这也和目前尚未形成可严格测量的客观针刺手法定性定量的国际标准有关。因此，在循证医学快速发展的时代，遵循严格的试验设计，加快针刺手法量学标准化的发展是针灸走向剂量化、规范化以及科学化的必由之路。

七、针刺手法量学发展的对策与展望

针刺手法量学在卒中后失语症研究中的应用，对针刺手法量学在针刺临床实践及科学研究中的推广具有启示意义。近些年，脑成像技术有了长足的进步，它已成为脑科学研究领域的一种重要工具，发展较为成熟血氧水平依赖性功能磁共振成像和扩散张量成像技术的相继应用及结合，使活体中无创地对人脑功能和结构进行研究成为可能。多模态影像学技术作为一种非侵入、无辐射、无创伤、可精确定位的技术，能即时直观反映大脑的高级功能，弥补了针灸与脑相关性研究中不可视、创伤性的缺陷。BOLD-fMRI 是功能性磁共振成像的主要形式，通过血氧饱和度的对比变化来反映脑神经功能活动情况，可无创地对脑功能区进行定位，将功能成像与解剖细节结合起来，能够显示失语症患者及正常人的大脑活动情况，对比研究失语症患者及正常人语言功能区的变化。通过 BOLD-FMRI、DTI 有机结合的多模态磁共振影像技术，使用不同刺激量针刺廉泉，将针刺对于脑卒中所致言语功能障碍的剂量效应关系与中枢神经功能影像结果相结合，可观察大脑结构、功能以及中枢神经网络连接的变化，创新性地探索不同的针刺手法是如何影响中枢调节机制，发挥脑的可塑性，进而影响卒中后失语症的康复效果的。

然而我们也看到，大量的临床和基础研究成果尚难以在医疗实践中实现可重复性转化，名老专家的针刺疗效难以在临床实践中进行复制。因此，基于多角度、多学科交叉的现代科学技术，在针刺治疗过程中实时、准确、连续地提取临床疗效显著的针刺手法参数，建立针刺手法大数据库，为针刺量效关系的规范化研究提供资源及方法保障。同时，利用新型互联网技术，实现数据公开与资源共享，发挥传统中医针刺手法的特色与优势，更好地服务于针灸临床与科研，从而推动针灸学科的现代化发展。

针刺是针具对腧穴、经络的物理性机械刺激，针刺的指力、方向、时间以及针体的运动形式，都会对机体产生不同程度的影响。研究者通过“针刺手法信息技术管理系统”对所采集的针刺手法参数进行分析发现，由于缺乏针刺手法操作的客观化标准，导致目前临床针刺手法呈现出定性好、定量较差的状况。因此，我们建议结合中国现代针灸病谱，选择使用针灸独立治疗并获得临床治愈的疾病，对确有疗效的针刺手法刺激量进行记录分析，有助于确有疗效的针刺手法进行临床推广。

记录针刺手法的数据处理技术不断发展，现代研究通过将物理动力学、运动学、力学及数学等学科研究方法相结合，基于电信号转换、力学传感、生物信号传感等技术，进行针刺手法参数的实验研究分析，已形成对针刺手法参数的采集技术及利用针刺手法参数的针刺仿真技术，从而对针刺手法进行量化研究及量效分析，以获取最佳疗效参数。例如，传感针技术近年来从无到有，发展迅速。它是以针灸针为载体，集合多种现代技术加工而成的新型生物传感器。实施针灸治疗的同时，可以研究经络现象、动态观测腧穴中各种生理、生化参数、获取腧穴信息，无损或微损地实现在体定位、实时动态测量、传感人体微区中的温度、pH、氧分压、多巴胺等信息。使用视频技术及传感针对针刺手法进行客观评价，实现针刺手法参数采集与量化是使针刺临床研究结果具有可靠性及可重复性的一种解决方法，有助于阐释针刺手法的作用机制，为解释古代文献记载的针刺手法理论的科学性创造了条件。

然而，我们也必须看到当前学科交叉融合及技术开发的局限性。应用目前开发的技术所测定的针刺手法，可能仍与临床实际存在一定的差别，这就需要在实践过程中深化多学科配合，不断改进，实现技术创新。此外，在针刺治疗过程中，如何实现既能直观有效地反映针灸师手法特点，又不影响针刺操作，也是目前该领域需要解决的问题之一。既能保持传统针刺的精髓，又能客观反映针刺刺激量，这对于针刺量学的发展具有重要意义。相信随着科技的不断进步，针刺手法参数量化技术这一交叉学科特征极为明显的研究领域会越来越完善。

当前，大量的研究结果及确有疗效的针刺手法难以确证，可重复性较低，影响了针刺手法量学的发展。因此，应加快创新性开发针刺手法参数客观化测量技术，使之更好地服务于针灸科学研究及临床实践。同时，建立针刺手法量学大数据库，实现数据资源共享，促进针刺研究的成果转化，对针灸的标准化、现代化和国际化发展都具有重要意义。

主要参考文献

[1] 王拥军，李子孝，谷鸿秋，等. 中国卒中报告 2019（中文版）[J]. 中国卒中杂志，2020，15（10）：1037–1043.

[2] 谭洁，张泓，韩国栋，等. 针灸治疗失语症临床文献的回顾性分析 [J]. 中国针灸，2016，36（4）：431–436.

［3］牟蛟，傅立新，卢引明，等．醒脑开窍针刺法配合语言康复治疗脑梗死致运动性失语30例临床观察［J］．中医杂志，2010，51（5）：428-431.

［4］任超展，吕汐妍，张茜娟，等．“金钩钓鱼”开窍解语针法联合言语康复训练治疗中风后运动性失语疗效观察［J］．中国针灸，2020，40（10）：1037-1041.

［5］王玲姝，李静，顾雪彤，等．舌针、头针配合言语训练治疗缺血性卒中后运动性失语疗效观察［J］．河北中医，2020，42（1）：118-121.

［6］徐静艳．颅脑外伤的早期康复治疗进展［J］．现代中西医结合杂志，2011，20（1）：122-123.

［7］于莹，张功，黄海量，等．针刺治疗缺血性中风后失语的组穴规律分析［J］．辽宁中医杂志，2016，43（11）：2374-2376，2463.

［8］吴开肖，郭雪琴，武志全．舌三针配合头针治疗中风失语症的临床观察［J］．针灸临床杂志，2018，34（1）：11-14.

［9］席娜．醒脑开窍针刺法结合语言康复训练治疗脑梗死运动性失语效果［J］．中医临床研究，2020，12（10）：47-49.

［10］杨金生，王莹莹，程凯，等．国医大师程莘农针灸临床三要［J］．中国针灸，2010，30（1）：61-65.

［11］闵友江，严振国，杨华元，等．针刺效应影响因素的定性定量化实验研究［J］．辽宁中医杂志，2008，35（12）：1923-1927.

［12］孟智宏．论针刺量效关系［J］．世界中医药，2014，9（12）：1581-1585.

［13］陈治忠，赖新生．从计量学角度探讨杨继洲针刺手法［J］．针灸临床杂志，2006（2）：1-2，56.

［14］卞金玲，张春红．石学敏院士针刺手法量学的概念及核心［J］．中国针灸，2003（5）：38-40.

［15］石学敏．“醒脑开窍”针刺法治疗中风9005例临床研究［J］．中医药导报，2005（1）：3-5.

［16］王红艳，王卫刚．傍刺廉泉治疗中风失语70例疗效观察［J］．内蒙古中医药，2015，34（1）：67.

［17］徐运瑜．廉泉穴合谷刺治疗中风失语症37例观察［J］．浙江中医杂志，2007（5）：287.

［18］潭少牧，徐元山，于然锡，等．苍龟探穴法针刺廉泉穴治疗中风失语96例［J］．针灸临床杂志，1993（Z1）：47.

［19］汪瑛，朱春沁，陈少飞．廉泉穴齐刺治疗脑梗死后运动性失语疗效观察［J］．上海针灸杂志，2014，33（3）：200-201.

［20］李孟汉，鲁海，杜元灏，等．近10年针刺手法量学研究进展［J］．针灸临床杂志，2020，36（11）：83-87.

［21］石学敏．针刺手法与临床效果的相关性研究——同一穴位针刺方向、深度、施术与对应症的关系［J］．中医学报，2012，27（9）：1077-1079.

［22］高璇，鲁海，高霄英，等．针刺临床研究中常用的Rs-fMRI分析方法：10年

概况［J］.分子影像学杂志，2020，43（4）：568–571.

［23］陈建华，段青，薛蕴菁.BOLD-fMRI成像在语言障碍研究中的应用进展［J］.功能与分子医学影像学（电子版），2015，4（1）：610–613.

［24］刘健，樊小农，王舒，等.针刺量学和规范化研究中针灸仪器应用的思考［J］.中国针灸，2009，29（1）：35–39.

［25］刘堂义，蒯乐，杨华元，等.针刺手法操作规范化初探［J］.中国针灸，2008（5）：356–358.

［26］杜元灏，李晶，孙冬纬，等.中国现代针灸病谱的研究［J］.中国针灸，2007（5）：373–378.

［27］唐文超，杨华元，刘堂义，等.针刺手法参数测定研究进展及前景展望［J］.中华中医药学刊，2015，33（5）：1073–1075.

［28］马旭，沈婧蕾，杨华元.针刺手法参数采集及量效关系分析［J］.上海针灸杂志，2020，39（11）：1479–1482.

［29］陆蓉，王章金，任恕.传感针在医学中的应用及前景［J］.中国针灸，1999（11）：45–47.

［30］赵宇平，杨华元，徐刚，等.中医传感针研究展望［J］.中国针灸，2010，30（12）：1032–1034.

第十节　针刺手法量学中时间、频率、方向与深度因素的研究进展

一、收录杂志及作者

本文收录于《针灸临床杂志》。
作者：刘杰，孟智宏。

二、基金项目

国家重点基础研究发展计划（“973”计划）资助，编号：2010CB530506。

三、摘要及关键词

（一）摘要

针刺疗效受到针刺手法中多种因素的影响，近年来人们对针刺手法量学的研究逐渐深化并取得了重大进步，但仍存在不足之处，某些在针刺疗效中起重要作用的影响因素

还未被深入研究，因此更加科学化地评价及研究不同操作手法的作用机制及产生的临床效应，正确认识各个影响因素的作用及地位，将会大大提高临床疗效，推动针灸学走向标准化、规范化、现代化。

（二）关键词

针刺，手法量学，时间，频率，方向，深度。

四、前言

针灸作为一种物理刺激疗法，必然要涉及治疗量的问题，《黄帝内经》对此早有论述，尽管在刺激量上的某些概念及观点还很模糊，但至少反映了古人对量学观认识的萌芽状态。而当代针灸学家石学敏院士在未规范化的针刺量学基础上率先提出了“针刺手法量学理论”，他认为针刺作用力方向、大小、施术时间及两次针刺间隔时间为针刺手法量学的四大要素，这一理论的提出使针刺疗法更具有科学性、可重复性、可操作性。故本研究试对针刺手法量学中的多个因素进行讨论。

五、针刺时间

针刺时间对针刺疗效的影响具有重要意义，无论古时还是现代对于针刺时间的疗效研究从未停止，早在《难经·七十难》中已有相关记载：“春夏者，阳气在上，人气亦在上，故当轻取之；秋冬者，阳气在下，故当深取之。”亦有《灵枢·四时气》曰：“四时之气，各有所在，灸刺之道，得气穴为定。故春取经血脉分肉之间，甚者深刺之，间者浅刺之。夏取盛经孙络，取分间绝皮肤。秋取经输，邪在腑，取之合。冬取井荥，比深以留之。”现代对于这一因素的研究也越来越深入，包括以下四个部分。

（一）针刺介入时间

人生活在自然界中，人体的气血、阴阳的盛衰也随着自然界的变化而变化，而人体的功能状态与针刺的疗效密切相关。故在不断变化着的人体的生理功能下选择不同的针刺介入时间对于针刺的疗效也有着不同的影响。古时针灸医家已经认识到了此二者之间的关系，故提出了子午流注针法、飞腾八法及灵龟八法。现代医家亦对此进行了研究。王婷婷等将50只雄性SD大鼠随机分为空白组、模型组、电针Ⅰ组、电针Ⅱ组、电针Ⅲ组，电针各组分别在造模后2小时、6小时、12小时进行电针治疗。在造模后24小时采集标本，检测一氧化氮（NO）、超氧化物歧化酶（SOD）和丙二醛（MDA）含量的变化。结果上述指标含量均有变化，以造模后2小时针刺影响最明显（$P<0.05$ 或 $P<0.01$），造模后6小时针刺次之，造模后12小时针刺再次之。结论为急性脊髓损伤后早期介入（2小时针刺）疗效更佳。安英将符合纳入标准的60例原发性痛经患者随机分为3组，经前针刺组（经前5天左右针刺）、疼痛时针刺组（经前发作或疼痛发作时针刺）、空白对照组各20例。观察治疗3个月经周期中及结束后组间COX痛经症状评分量表中的主要症状小腹部疼痛评分的变化。结论为经前针刺组和疼痛时针刺组均能显著地改善原发性痛经患者的小腹部疼痛症状；不同的针刺介入

时机（经前5天左右针刺或疼痛发作时针刺）对原发性痛经的疗效无显著性影响，但经前5天左右针刺有优于疼痛发作时针刺的趋势。沈特立等将发病3天内的周围性面瘫的患者279例随机分为4组，即A组、B组、C组及对照组。各组均于发病第3天开始西药醋酸泼尼松治疗，A组、B组、C组在此基础上分别在发病第3、7、10天开始针刺治疗。结果A组、B组、C组、对照组临床总有效率依次呈递减变化，痊愈病程长短按照A组、B组、C组和对照组的次序呈递增变化，表明面瘫急性期为针灸治疗最佳介入时间，针刺介入时间越早，疗效越好，疗程越短。上述研究均能有力地表明针刺介入时间对针刺疗效有着重要的影响意义，如前所述，不同时间内人体功能状态的差异导致了针刺疗效的差异，故选择合适的介入时间会使针刺的疗效得到更好的发挥。

（二）行针时间

将针刺入腧穴后为了使之得气，调节针感以及进行补泻而实施的各种针手法称之为行针，行针可以使针刺效果得到更大的发挥，但是多长时间的行针对针刺疗效的最大限度发挥是合适的，目前尚未有统一的定论。林娜等将212例脑梗死恢复期患者，随机分为A组、B组。两组均给予针刺治疗，取穴及操作方法等均一致。A组得气后行针30秒，B组得气即停止行针，连续治疗4周。治疗前后进行脑卒中残损评价量表（SIAS）、Bathel指数（BI）评定。结果根据A、B两组SIAS、BI差值显示行针时间长（30秒）可更有效促进脑梗死恢复期患者神经功能和日常生活活动能力改善。陈莉将67例胃动过缓患者随机分成运针组和不运针组，并进行针刺前和针刺后30分钟的胃电图测试，运针组加测5分钟、15分钟的胃电图。结果为不运针组的胃电图主频虽有上升但明显不及运针组。运针组15分钟主频达峰值，至30分钟均能维持疗效，如不运针则疗效降低。结论可显示针刺效果随着对穴位的不断刺激而增强。行针时间是影响针刺疗效的另一因素，相同的穴位、针刺手法、留针时间，不同的行针时间也会产生不同的临床疗效，虽然古时医家已经认识到二者的关联，如《灵枢·九针本源》曰："刺之而气不至，无问其数。"但此皆经验之谈，缺乏科学的研究及论证，而现代对于行针时间与针刺疗效之间关系的研究也很不足，故在这一方面需要加大研究力度，得出对于此二者关系客观而严谨的结论以增大临床疗效。

（三）留针时间

留针即指将针刺入腧穴，行针得气并施以或补或泻手法，将针留置于穴内一定时间。《灵枢》八十一篇中，其间言及留针之文就有二十九条。《素问·离合真邪论》有"静以久留"之说体现静留针法，《针灸大成》有"病滞则久留之"体现动留针法。目前认为留针有候气、调气、逐邪扶正、协助补泻之功效。姚肖君等将80例急性腰扭伤患者随机分为留针20分钟、30分钟、45分钟、60分钟4组，以McGill疼痛询问表为观察指标，记录观察对象治疗前后疼痛症状的各项评分变化，对不同留针时间干预方法的疗效进行对比评价。

结果经统计分析，45分钟组针刺镇痛疗效明显优于其他3组。研究结果表明急性腰扭伤针刺镇痛最佳疗效的留针时间为45分钟。何扬子等将73例缺血性中风患者随机分成3组，留针时间分别为20、40和60分钟，以《脑卒中患者临床神经功能缺损程度评分标准》评分为观察指标。结果显示3组的显效率为46%、52%和58%，大部分指标也显示随留针时间延长而改善幅度较大的趋势。结论为针刺治疗缺血性中风留针时间与疗效存在一定时效关系，值得深入研究。许云祥等将272例踝关节软组织损伤患者随机分为5组：留针5分钟组，20分钟组，30分钟组，40分钟组，60分钟组。结果显示在急性损伤中，以留针30分钟疗效最佳（$P<0.01$）；慢性损伤中，以留针60分钟疗效最佳（$P<0.01$）；急性损伤疗效明显优于慢性损伤。

上述研究均可说明留针时间与针刺疗效之间存在密切的联系，而现代医者在留针时间的掌握上存在盲目性及随意性，有时难以达到临床预期效果，故寻找治疗不同疾病所采用的合理的留针时间对于疾病的治疗及恢复均具有重要的意义。

（四）针刺间隔时间

针刺时间因素是影响临床疗效的一个重要方面，而针刺间隔时间更是其中的一个重要组成部分，《灵枢·逆顺肥瘦》云："婴儿者，其肉脆，血少气弱，刺此者以毫针浅刺而疾发针，日再可也……刺壮士真骨，坚肉缓节监监然，此人重则气血浊，刺此者深而留之，多益其数。"王文靖等将96只雄性SD大鼠随机分为正常组、模型组和电针组，以佐剂性关节炎大鼠作为炎症痛模型，分别以3、6、12、24小时作为电针治疗间隔时间。选用昆仑和悬钟穴，电针频率15~100 Hz，疏密波，电压2~4伏特，留针20分钟，连续治疗6天后观测大鼠疼痛级别、痛阈、下丘脑前阿黑皮素和前脑啡肽原mRNA的表达。结果显示电针组的疼痛级别明显低于模型组（$P<0.05$），24小时电针组的痛阈高于模型组（$P<0.01$），各电针组下丘脑前阿黑皮素和前脑啡肽原mRNA表达的细胞数均明显高于模型组。在不同间隔时间电针治疗中，以间隔24小时治疗更能明显降低炎症痛大鼠的疼痛级别并提高其痛阈，促进下丘脑前阿黑皮素和前脑啡肽原mRNA表达（$P<0.05$或$P<0.01$）。结论为电针对炎症痛大鼠模型具有非常明显的镇痛作用，间隔24小时重复治疗可显著提高其镇痛效果。林娜等以120例DGP患者为观察对象，随机分为A、B、C 3组，A每日1次针刺足三里、内关、中脘穴，B组每日针刺2次，C组口服多潘立酮10 mg，每日3次，疗效均为4周。治疗前后X线钡餐检测胃排空及进行临床症状评分并于治疗结束后1个月随访评价临床疗效。结果3组治疗后胃内残留小钡条数目以B组减少数目最多，临床总有效率以B组最高，1个月后随访显示B组临床疗效最优。结论每日2次针刺治疗DGP较每日1次针刺及药物治疗均更有效。赵仓焕等将96只大鼠随机分为对照组、模型组和电针组，每组再分为3小时、6小时、12小时和24小时小组，以Freund.s完全佐剂造成AA大鼠模型，电针选取悬钟和昆仑穴，分别以3小时、6小时、12小时和24小时作为治疗间隔时间，连续治疗6天，以痛阈、炎症局部前阿黑皮素（POMC）mRNA和前脑啡肽原（PENK）mRNA表达作为观察指标。

结果显示间隔24小时电针可明显提高对AA大鼠的镇痛效应。现代研究认为针刺是一项具有时效关系的治疗手段，随着针刺时间的行进针刺产生的临床效应会经历逐渐上升、达到峰值之后逐渐回落的阶段，由此可见临床效应的维持是有时间限度的，对于间隔多长时间重复1次针刺治疗是合理的，目前临床上选择的做法大多为每日1次、两次或隔日1次，但此皆为经验行为，故对针刺间隔时间进行科学的研究显然是必不可少的。

六、针刺频率

针刺频率亦是针刺疗效的一个影响因素，不同的频率可产生不同的临床疗效。李军汉等将50只大鼠随机分成安静组（A）、运动即刻组（B组）、运动后60分钟组（C组）、运动加电针1组（D组）、运动加电针2组（E组），采用递增负荷跑台运动建立运动性疲劳大鼠模型，D组和E组分别采用2/15 Hz、2/100 Hz不同针刺频率进行干预，测定各组大鼠血清皮质酮、睾酮以及丙二醛（MDA）、超氧化物歧化酶（SOD）的变化。结果显示电针足三里能有效防治运动性疲劳，不同频率针刺对运动性疲劳的防治效应不同，2/15 Hz频率针刺效果优于2/100 Hz频率针刺。葛建军等将实验大鼠随机分为对照组、模型组、针刺1组（30 Hz）、针刺2组（100 Hz），穴取后三里、三阴交、关元、中脘。比较治疗前后各组大鼠体重指数（Leeps指数）、左肾周脂肪重量和脂肪细胞体积、血脂、胰岛素、瘦素的变化。结果：两针刺组与模型组比较，上述指标均有明显改变（$P<0.01$），且针刺2组比针刺1组变化程度更高（$P<0.05$）；两针刺组与模型组比较，血清瘦素水平、血清胰岛素水平均有降低，但针刺1组与针刺2组比较，差异无显著意义（$P>0.05$）。结论为不同频率电针刺激对肥胖大鼠的脂代谢有不同影响，100 Hz电针刺激治疗肥胖症较之30 Hz效果更好。韩科等参照Zea-Longa线拴法复制Wistar大鼠MCAO模型，按正交设计分9组并分别施以频率1、2、3次/秒，时间5、60、180秒不同组合下的针刺干预，以大鼠梗死侧脑血流量为评价效应指标。结果显示内关穴的针刺时间和频率均是改善MCAO模型Wistar大鼠脑血流量显著因素（$P<0.05$），针刺频率与时间的最优搭配是3次/秒、60秒。结论为内关穴针刺时间和频率均是改善MCAO模型大鼠脑血流量的显著因素，且针刺频率和时间存在最优搭配方案。

七、针刺方向

针刺方向大体有直刺、斜刺、平刺3种，补泻迎随不仅受针刺方向的影响，临床疗效也因针刺方向的不同而产生巨大的差异。宣丽华等将126例患面神经炎的病例随机分成粗针平刺组、传统针灸组、西药对照组各42例。观察3组患者治疗前后面神经功能分级、面部症状、面神经电图的变化并进行安全性评价。

结果显示神道穴粗针平刺能明显改善面神经功能分级和Portmann临床简易评分法（RPA）积分，并能改善面神经电图潜伏期比例和波福比例。结论为神道穴粗针能促进面神经炎患者面部功能迅速恢复、病程缩短。钱文中将80例臀中肌综合症患者随机分为治疗组的粗针斜刺治疗，对照组的传统针刺方法。结果显示治疗组愈显率为97.5%，对照组愈显率为92.5%，组间差异有统计学意义（$P<0.05$）。结论为粗针斜刺治疗臀中肌综合症疗效确切。同一腧穴若针刺方向不同，获得针感的强弱及快慢均不同，刺入腧穴后未得气，此时变化针尖方向，则可出现针感而达到气至病所的效果，故针刺方向是针刺手法中的一个重要因素，掌握准确的针刺方向将对临床疗效大有裨益。

八、针刺深度

《灵枢·逆顺肥瘦》曰："年质壮大，血气充盈，肤革坚固，因加以邪，刺此者，深而留之，此肥人也……瘦人者，皮薄色少，肉廉廉然，薄唇轻言，其血清气滑，易脱于气，易损于血。刺此者，浅而疾之……婴儿者，其肉嫩，血少气弱，刺此者，以毫针浅刺而疾发针，日再可也。"由此可见，古人以认识到需根据人的体质形态来选择不同的针刺深度以达到最优的临床疗效，现代亦有对于针刺深度与临床疗效之间关系的研究。张昕等将42例膝关节骨性关节炎患者随机分为治疗组21例的深刺治疗和对照组21例的常规针刺深度治疗，结果显示治疗组总有效率为90.48%，对照组总有效率为80.95%。结论为治疗膝骨关节炎深刺较常规进针深度疗效显著。许军峰等采用深刺和浅刺对丙酸睾酮所致前列腺增生症（BPH）大鼠模型进行干预，结果显示针刺组前列腺、膀胱指数明显小于模型组；形态学观察，针刺组较模型组增生明显减轻，腺上皮呈单层柱状，腺体数目明显减少，间质充血、钙化明显减轻，结缔组织无增生，腺腔内分泌物减少。深刺组好于浅刺组。结论为深刺对实验性BPH大鼠的干预作用好于浅刺方法。金英姬等采用自身对照的方法将20例肩周炎患者分为同深度组与不同深度组进行针刺治疗，分别于治疗前、治疗后10分钟、20分钟进行疗效评价，结果显示不同深度组在治愈率、VAS分值、日常生活动作及肩周炎活动度改善上均优于同深度组（$P<0.05$，$P<0.01$）。结论为腹针治疗疾病，相同穴位不同深度疗效不同。掌握穴位的不同深度，能在临床上取得最佳的治疗效果。《素问·刺要论》曰："病有浮沉，刺有浅深，各至其理，无过其道……浅深不得，反为大贼。"由此可见，取穴深浅，需依四时变换、体质形态、气血盛衰而定，选择准确的针刺深度方能收取良效。

九、结语

针刺疗法是针灸学不可或缺的组成部分，它具有适应证广、疗效显著、应用方便、经济安全等优点，数千年来深受广大人民的欢迎，对中华民族的繁衍昌盛作出了重要贡献。从古人对针刺疗法朦胧地认识到现代医家科学化的研究，针刺疗法经历了令人瞩目的进步，其中必然包括针刺手法的长足发展。针刺手法的实施是针刺治疗中关键的一步，历代医家对针刺手法做了定性及朴素的定量分析，大多为主观经验之谈而缺少成熟统一的客观量化认识，此时即体现出客观化标准化针刺手法的重要性及紧迫性，而"针刺手法量学"这一理论的问世及时弥补了此项不足，西医学对本研究中论述的四大影响因素及本研究未提及的其他影响因素的研究均取得了相当的进展。

但不可否认的是由于这一理论提出的较晚，相关的临床及实验研究还未相当成熟，其中亦有很多欠缺之处：笔者查阅相关文献发现对于时间及频率两因素研究较多，而对其他因素如针刺方向等研究相对较少，另外可加大研究范畴，增加对腧穴本身的特异性、患者自身的体质、功能状态及心理因素等的研究；得气与否是判断能否取得良好临床疗效的重要标准，而得气则主要依靠患者自身体会到的针感及医师针刺时手下的感觉，如何将患者机体的得气状态用客观量化的标准来衡量亦可成为今后研究的重要方面；临床及实验研究中需要更科学化更严谨化的方案及态度，剔除主观影响因素，将研究推向更高更精准结论的水平；精密的仪器是研究必不可少的工具，应用更多样化更具有针对性的仪器，提高实验者运用各种仪器的技术水平将令研究事半功倍。今后研究中应该弥补上述不足之处，更加深入地探讨针刺的时效、量效关系，推动针刺手法量学的发展以提高针刺疗效，使针灸学无愧于中医瑰宝的称号。

主要参考文献

[1] 王银平，王彩虹，杨华元，等. 针刺手法刺激量定量化研究进展［J］. 上海针灸杂志，2006（4）：47-50.

[2] 韩培海，高思山，杨琴. 中医时间观与针灸［J］. 江西中医药，2008（11）：8.

[3] 王婷婷，邬继红，钟煜朝，等. 电针不同介入时间对急性脊髓损伤大鼠一氧化氮、超氧化物歧化酶和丙二醛的影响［J］. 中医杂志，2009，50（12）：1100-1102.

[4] 安英. 不同介入时机针刺组穴治疗原发性痛经的临床研究［D］. 山东中医药大学，2009.

[5] 沈特立，曹莲瑛，张伟，等. 周围性面瘫针刺介入时机的临床对比研究［J］. 中国针灸，2009，29（5）：357-360.

[6] 林娜，颜国富，李淑君. 不同行针时间对脑梗死恢复期患者 SIAS 评分、BI 指数的影响［J］. 中西医结合心脑血管病杂志，2012，10（8）：942-943.

[7] 陈莉. 针刺运针与否对胃电图影响的观察［J］. 中国针灸，2004（3）：43-44.

[8] 姚肖君，刘建武. 不同留针时间治疗急性腰扭伤临床观察［J］. 上海针灸杂志，2013，32（12）：1044-104.

[9] 何扬子，徐宗，陈卓铭，等. 留针时间对缺血性中风针刺疗效的影响［J］. 暨南大学学报（自然科学与医学版），1999（6）：56-59.

[10] 许云祥，陈贵珍. 不同留针时间对踝关节软组织损伤的疗效观察［J］. 中国针灸，2001（10）：33-34.

[11] 王文靖，赵仓焕，谢步霓，等. 不同间隔时间电针对炎症痛大鼠下丘脑阿片肽基因表达的影响［J］. 针刺研究，2006（3）：131-135，193.

[12] 林娜，颜国富，李淑君. 两种针刺间隔时间治疗糖尿病胃轻瘫的疗效比较［J］. 光明中医，2013，28（10）：2109-2111.

[13] 赵仓焕，王文靖，谢步霓，等. 不同间隔时间电针对佐剂性关节炎大鼠炎症局部前阿黑皮素和前脑啡肽原 mRNA 表达的影响［J］. 暨南大学学报（自然科学与医学版），2006（6）：812-816.

[14] 李军汉，黄雷. 不同频率电针足三里防治大鼠运动性疲劳的实验研究［J］. 四川体育科学，2011（4）：41-44.

[15] 葛建军，王少锦，孙立虹，等. 不同频率电针刺激对实验性肥胖大鼠减肥效应的影响［J］. 中国针灸，2007（8）：598-600.

[16] 韩科，杨咏红，王舒，等．内关穴捻转手法干预MCAO大鼠的针刺时间和频率的正交优化研究[J]．辽宁中医杂志，2012，39（12）：2495-2497.

[17] 宣丽华，王丽莉，侯群，等．粗针神道穴平刺促进面神经炎面肌功能恢复的研究[C]//中国针灸学会.2006中国针灸学会临床分会第十四届全国针灸学术研讨会针药结合论坛．浙江省中医院，浙江中医学院，浙江省中医院，浙江省中医院，浙江省中医院，2006：5.

[18] 刘美琳，诸毅晖，成词松．从《内经》看针刺刺激量[J]．实用中医药杂志，2012，28（4）：316-317.

[19] 张昕，于慧娟，谭奇纹．不同针刺深度治疗膝骨性关节炎疗效对比观察[J]．中国医药导报，2012，9（15）：137-138.

[20] 许军峰，杨兆钢．不同针刺深度对前列腺增生症大鼠重量指数的影响及形态学观察[J]．上海针灸杂志，2003（3）：15-17.

[21] 金英姬，王丽平．腹针针刺深浅度对肩周炎疗效影响的临床观察[C]//中国针灸学会腹针专业委员会．第三届腹针国际学术研讨会腹针40周年回顾与展望论文集．北京中医药大学，北京中医药大学附属护国寺中医医院，2012：6.

第十一节　合谷穴治疗中枢性面瘫量效规律探讨

一、收录杂志及作者

本文收录于《吉林中医药》。

作者：田光，李凌鑫，孟智宏。

二、基金项目

国家重点基础研究发展计划（“973”计划）资助（2010CB530506）。

三、摘要及关键词

（一）摘要

以针刺为干预方式的临床随机对照研究与其他临床试验相比有其独特之处，针刺治疗过程的可见性特点使其在实施中更易受到研究者和研究对象主观因素的影响，在本类研究中宜设计空白针刺组对照，面神经麻痹程度分级量表及面部残疾指数问卷表中躯体功能部分较为适合本类研究的疗效评价。本类研究可采用盲法评价，盲法统计作为针刺疗效或量效临床研究的设计原则，并且在研究中应尽量由一位熟悉面瘫症状积分表的研究者对所有研究对象进行评价。以求降低主观因素的影响，提高本类试验结果科学性及可靠性。

（二）关键词

面神经麻痹，穴，合谷，中枢性面神经瘫痪，量效规律，针灸疗法。

四、前言

中枢性面瘫是指面神经核以上神经通路损伤所致的面肌瘫痪。临床上表现为病灶对侧鼻唇沟变浅和口角歪斜，常见于脑血管病。虽然与周围性面瘫相比，其临床症状较轻，面肌受损范围较小，但是随着脑卒中发病率的不断上升，中枢性面瘫的发病率也随之上升。针刺治疗是促进脑卒中患者功能康复的有效疗法之一，临床上也常通过针刺面口部功能受损局部穴位及合谷穴来治疗卒中所致的中枢性面瘫。明代杨继洲所著《针灸大成》中就有“面口合谷收”的记载，在许多针刺治疗中枢性面瘫的报道中合谷穴也是最常用穴位之一。针刺刺激量能够直接影响临床治疗效果，许多研究都表明在不同针刺参数条件下，针刺效应存在差异。目前对中枢性面瘫的研究大多集中在针灸的有效性上，涉及经穴量效规律的报道较少。本文将在研究对象、分组、干预措施、评价指标、盲法设置、质量控制等方面探讨如何在遵循临床科研设计原则的前提下结合针刺特点设计试验方案，以求科学地证实不同刺激量针刺合谷穴对脑卒中后中枢性面瘫的治疗效果的差异。

五、研究对象

研究对象是样本人群中符合纳入和排除标准的合格对象，合理地设计纳入及排除标准，可减少偏倚，增加入选病例的代表性。首先，由于导致中枢性面瘫的原因较为复杂，为排除针刺对不同疾病所致的该症疗效不同，要对患者病因进行严格筛选。例如，拟对脑卒中后中枢性面瘫的患者进行针刺研究，而脑卒中包括出血性卒中和缺血性卒中，且缺血性脑卒中又包括动脉粥样硬化性血栓性脑梗死和脑栓塞等病因类型，故应通过公认的诊断标准明确规定引起中枢性面瘫的疾病。其次，为排除由于反复发病所致的陈旧神经损害或原发病的病程病情轻重不同造成的患者症状恢复上的差异，应对纳入病例的性别、年龄、其他慢性病史、卒中病程、药物及针刺治疗史、病情轻重（可通过 NIHSS 等卒中量表进行评价）及是否首次发病等进行筛选。另外还应排除接受过溶栓、手术等其他疗法的患者，以排除对针刺疗效的干扰，保证研究对象的可比性。

六、试验分组及干预措施

（一）试验分组及对照设置

与针刺有效性的研究不同，本研究的目的是探讨不同刺激量针刺合谷穴治疗中枢性面瘫的量效关系，寻找经穴的最佳刺激量，所以试验分组要求体现不同的针刺刺激参数。对不同针刺要素（针刺时间、方向、频率等）的多因素多水平的析因设计分组方法可以评价各个参数针刺效应的优劣及其交互作用的影响，筛选最佳刺激参数，明确它们之间的最佳搭配。

设置对照组是临床研究中检查系统误差的有效方法。针灸的安慰对照方法，尚未得到公认，目前在针刺临床试验中应用较多的安慰对照方法包括针刺部位（非穴位/非治疗穴位）、针刺深度（穴位/非穴位浅刺法）、需要辅助工具（非刺入法的安慰针具及模拟皮表电刺激等）等。在这3类方法中，前者可有效模拟针刺感受，但需要受试者不熟悉被研究穴位的确切位置，后两者的问题在于很难准确模拟针刺感受。合谷穴治疗中枢性面瘫疗效规律的研究中，由于伦理学的要求，患者同时还接受基础针刺治疗，熟悉针刺的特殊感受，且中国患者对针灸接受度较好，大多有接受针灸治疗的经历，对简单常用的穴位“合谷”有一定认识，故通过上述3种方法设立安慰针对照组来消除偏倚意义不大。所以笔者认为在本类研究中宜设计空白针刺组对照，即对照组不针刺合谷穴。

（二）干预措施

为了符合临床试验的伦理要求并保证患者依从性，对所有患者都应给予基础治疗，但应尽量统一治疗方法，对治疗经过应详尽记录。对于各组观察穴位合谷穴的针刺次数、进针手法、方向、深度、是否得气，得气标准、留针时间等针刺刺激量参数都应有明确规定。

七、研究指标

（一）安全性评价

针灸临床研究与药物试验不同，其主要不良反应主要是晕针、断针、剧烈疼痛、出血、血肿或针刺处感染等，而针刺的量效研究中由于不同组别的刺激量大小不一，其不良反应出现的概率也不尽相同，刺激量较大组的针刺不良反应出现的概率可能也较高，故详细记录上述针刺不良反应对研究不同刺激量的疗效及患者耐受性之间的规律意义重大，也为最优针刺方案的推广提供可靠依据。

（二）临床疗效评价

面瘫的疗效评价研究通常采用患者的临床症状和生活质量量表评分作为结局指标，目前最常用的量表包括House-Brackmann量表（H-B量表），多伦多面神经分级量表（TFGS量表），面神经麻痹程度分级量表（DFNP量表），面部残疾指数问卷表（FDI量表）等。但是这些量表大都是针对周围性面瘫制定的，尚无针对中枢性面瘫的评分系统。由于中枢性面瘫的临床表现与周围性面瘫相比，症状较轻，受损区域较小，并无面瘫量表条目外的损伤症状，故可选用一种或多种面神经麻痹评分量表进行疗效评价。上述4个量表中，House-Brack-mann评价系统是目前应用最为广泛的面瘫评价量表，该量表注重综合分级，而对面部功能细节评价不足，所以在评估过程中易受患者整体状态的影响；多伦多量表对静态面部情况评估的较为详细，适合评价面部肌肉张力的恢复情况；DFNP量表因其含有较多评估患者下面部面肌动态功能指标，且评分分级较细，更适宜本类研究评估治疗效果。此外，由于中枢性面瘫在大多数患者身上只是缺血性脑卒中的一个伴随症状，对于患者生存质量的影响较卒中本身要小，所以FDI量表中患者社会、心理功能影响方面的评分变化并不明显，但此量表中躯体功能评价涉及中枢性面瘫对患者日常生活中面部功能的项目能够有效反映患者生存质量的变化。故笔者认为面神经麻痹程度分级量表及面部残疾指数问卷表中躯体功能部分较为适合本类研究的疗效评价。同时也可尝试综合上述常用量表中与中枢性面瘫相关的条目，并通过大样本的观察整合出针对中枢性面瘫的评价系统。

八、盲法

双盲法是指研究对象与医生均不知道分组情况，目前多用于随机对照临床试验。双盲法能充分保证研究结果不受医生与患者心理因素的影响，但是针刺研究有其特殊性，很难对患者实施盲法，且在量效研究中还设有多个不同参数的针刺量学组，所以也无法对医务人员严格实施盲法，故本类研究可采用盲法评价，盲法统计作为针刺疗效或量效临床研究的设计原则。

九、研究质量控制方法

（一）针刺操作者

针刺研究中的干预方法是由针灸医生实施的，但在临床试验的实际操作中，虽然对针刺参数有明确的规定，但不同医师的操作还是存在差异的。所以应对所有参与临床治疗的人员进行统一培训，使其熟悉掌握研究过程中的具体实施细则和操作规程，尽量提高研究人员手法操作的一致性，并尽可能地减少针刺操作者的人数，以保证临床研究结论的可靠性。

（二）量表评估者量表评估

与其他生物学指标相比具有一定的主观性，其偏倚主要来自评估者。不同的评估者的询问方式、对症状严重程度的判断标准等都有差异，即使经过统一标准的培训也不能完全消除这种偏倚，故笔者认为在研究中应尽量由一位熟悉面瘫症状积分表的研究者对所有研究对象进行评价。

十、小结

随着针灸医学在世界范围的广泛传播，通过严谨的试验设计证实针刺疗法的有效性及针刺疗效规律成为目前针刺临床研究的热点和难点。在循证医学中，大样本的随机对照试验结果是临床疗效评价的Ⅰ级证据，但是针刺疗法自身的复杂性使其很难完全符合随机对照试验的设计方法。其问题主要存在于对照组的合理设置、盲法实施及保证针刺统一规范操作等方面。针刺临床量效规律的研究对推动针刺标准化意义重大，科学可靠的试验结果能够有效指导临床实践，提高临床疗效。与针刺有效性研究相比其试验设计更为复杂，各种因素的干扰更难控制，如何建立符合循证医学原则的针刺量效规律临床试验设计标准还需进一步地在实践中摸索和总结。

主要参考文献

[1] 傅平华，蔡德芳．刺血为主治疗中枢性面瘫临床体会［J］．针灸学报，1992(6)：30.

[2] 王京筑，陈德珍．针刺结合胞磷胆碱及维生素 B_{12} 治疗中枢性面瘫［J］．中国针灸，2002，22（S1）：3.

[3] 万春晓，王旻晨．针刺治疗中枢性面瘫疗效分析（附120例报告）［J］．苏州大学学报（医学版），2007（6）：1022，1024.

[4] 吴芬芬，孟智宏．风池穴不同针刺方向治疗椎-基底动脉供血不足的研究近况［J］．辽宁中医杂志，2013，40（9）：1943-1946.

[5] 蔡海红，王玲玲．王玲玲教授八髎穴深刺法及临床应用［J］．中国针灸，2014，34（3）：285-288.

[6] 余晓璐，范刚启．针刺方向、角度、深度与偏头痛针刺疗效的关系［J］．针灸临床杂志，2012，28（8）：76-79.

[7] 何伟，马洪癸．不同针刺时间治疗颈性眩晕疗效对比观察［J］．上海针灸杂志，2013，32（6）：493-494.

[8] 郝传传，朱正萍，孙轩翔，等．颈源性头痛针刺治疗方案的初步优选［J］．中医杂志，2014，55（6）：478-481.

[9] 刘志顺，蔡玉颖．针灸临床研究设计存在的问题及方法学思考［J］．中国针灸，2010，30（1）：67-71.

[10] 杨万章，吴芳，张敏．周围性面神经麻痹的中西医结合评定及疗效标准（草案）［J］．中西医结合心脑血管病杂志，2005（9）：786-787.

第十二节　近10年针刺手法量学研究进展

一、收录杂志及作者

本文收录于《针灸临床杂志》。

作者：李孟汉，鲁海，杜元灏。

二、基金项目

国家重点基础研究发展计划（“973”计划）项目；编号：2010CB530506。

三、摘要及关键词

（一）摘要

目的：探讨近10年针刺手法量学的临床研究和基础研究进展。方法：通过检索中国期刊全文数据库（CNKI）、维普数据库（VIP）和PubMed数据库，收集整理从2010年1月—2019年10月的针刺手法量学以及针刺量效关系的文献，从临床研究和基础研究两方面进行分析、归纳、总结其研究进展和一般规律。结果：通过筛选，最终获得针刺手法量学的文献40篇，其中中文36篇、英文4篇。不同针刺手法量学参数在效应指标上确实存在差异，初步反映出强量学参数效应优于弱量学参数，但针刺手法量效作用规律仍不明确。结论：在今后研究中，规范针刺量学参数，针对某一具体病证开展量效作用研究，开展更多高质量的临床试验研究，寻求针刺手法量学的安全性边界，从而明确针刺量学参数的量效作用规律，指导临床，使针刺疗法更具规范性、可重复性、可操作性。

（二）关键词

针刺，量学，量效关系，综述。

四、前言

针刺是通过刺激经络腧穴而达到治疗疾病的目的，针刺刺激是针刺取得疗效的前提，而针刺手法量学主要研究针刺刺激量，即根据病情确定相应的手法及足够的刺激量，以获取对疾病治疗和转归的最佳疗效。针刺刺激量与疗效关系密切，其研究越来越受到重视。石学敏院士首先提出针刺手法量学的概念，他提出的科学、明确的量学标准及量效关系，通过将针刺力的大小、施术时间等进行量化，改变了历代针刺忽视计量的状态，从而使针刺疗法更具规范性、可重复性和可操作性，便利了针灸科学研究和在临床探索出最优的针刺量。为此，笔者试对近10年来针刺手法量学相关文献加以归纳，以期为进一步深入开展针刺量学与实验研究提供思路。

五、文献检索概况

（一）文献检索方法

1. 文献来源　中文数据库为中国期刊全文（CNKI）、万方（WANFANG）和维普数据库（VIP）；外文数据库为PubMed。

2. 检索策略　采用主题词检索，以“针刺”“针灸”“手针”“量学”“量效关系”等为检索词，用布尔逻辑运算符连接，对中文数据库进行检索。如主题词（针刺 or 针灸 or 手针）and 主题词（量学 or 量效关系）；以“acupuncture”“manipulationquantity”“quantity-effectrela-tionshipofacupuncture”等为检索词检索英文数据库，对各数据库自2010年1月1日—2019年10月31日发表的针刺量学的相关文献进行检索。并从针刺量学的内涵、针刺量学在临床研究中的应用、针刺量学在实验研究中的应用、总结与展望四个方面进行阐述分析，以深入揭示针刺量学研究规律，为今后研究提供帮助。

（二）文献筛选标准

1. 纳入标准 ①针刺量学的理论探讨文献。②针刺量学的临床研究文献。③针刺量学的实验研究文献。

2. 排除标准 ①排除单用电针、温针灸等非手法针刺操作。②重复发表的文献。③个案、验案报道类。④只收录题录信息的文献。

（三）检索结果

初步检索共获得中文文献104篇，英文文献6篇。最后由研究者阅读文献标题、摘要和全文，依照纳入和排除标准对文献进行筛选，最终共获得40篇文献，其中中文文献36篇，英文文献4篇。现将其具体研究进展总结如下。

六、针刺手法量学定义及内涵

针刺手法量学包括手法操作的频率、幅度和时间，石学敏院士首先提出针刺手法量学的概念，针刺手法量学就是研究和确定针刺最佳治疗剂量的学问，针刺作用力方向、大小、施术时间及两次针刺间隔时间为针刺手法量学的四大要素。针刺手法量学研究集中在国内，国外研究较少。

在中风研究上，石学敏院士明确提出“醒脑开窍”针刺法，有着特定的针刺手法量学标准，其主要穴位包括人中、内关、三阴交等穴位，手法量学有特定要求，如人中向鼻中隔水沟向鼻中隔方向斜刺5分钟，雀啄手法至眼球湿润或流泪为度等。

在高血压研究上，石学敏院士提出“活血散风、疏肝健脾”针刺法，有具体施术及手法量学要求，如人迎穴：患者去枕平卧位，头稍仰，充分暴露颈部，以手扪及颈动脉搏动处，避开动脉，垂直进针，缓缓刺入1.0~1.2寸，可见针体随动脉搏动而摆动，行以小幅度（<90 r/min）、高频率（120~160 r/min）捻转补法，施术1分钟1~3分钟。提插手法以患肢抽动3次为度。使针刺补泻更具有规范性、可重复性和可操作性。

七、针刺手法量学临床研究

在针刺手法量学临床研究方面，学者通过自身前后对照、不同针刺刺激强度、留针时间、针刺频率以及针刺前后功能核磁变化研究不同手法量学的临床疗效间差异，基本表明刺激强度越强、留针时间越长针刺效果越好。

（一）自身对照

利小华等应用石院士“活血散风、调和肝脾”针刺降压法观察治疗原发性高血压的疗效，将原发性高血压患者于早上特定时段进行针刺治疗。结果治疗后及随访的24小时动态血压监测的平均血压、夜间血压节律变化等参数均优于治疗前（$P<0.05$）。表明“活血散风、调和肝脾”针刺疗法能平稳调控血压。冯雅娟等研究石学敏院士的手法量

学方法对中风后患者异常增高的肌张力及运动功能的影响，治疗组采用石学敏手法量学结合拮抗肌电针法，对照组采用常规针刺手法配合电针法。结果表明石学敏手法量学结合拮肌电针法能显著改善脑卒中后的高肌张力状态。

（二）刺激强度

在研究不同刺激强度方面的研究较多，总体表明强刺激疗效优于轻刺激。田鸿芳采用单盲 RCT 试验设计，探讨不同针刺刺激量对治疗肝郁化火型原发性失眠的影响，将 66 例患者随机分为强、弱刺激组。强刺激组以透刺、深刺、行捻转泻法（角度 360°，频率 120~160 次 / 分，单穴行针 10 秒，1 次 /10 分钟）；弱刺激组以浅刺，不行手法为主，均留针时间 30 分钟。PSQI 等量表结果显示，强刺激组治疗第 1、2、3、4 周末及随访第 8、12 周末疗效均优于弱刺激组，表明针刺强刺激较弱刺激对肝郁化火型原发性失眠效果更佳。李学军等将功能性消化不良患者随机分为弱刺激组、中刺激组和强刺激组，将提插幅度分为 0.5、1.0、1.5 寸 3 个水平，捻转幅度分为 45°、180° 和 360°，频率为 60 次 / 分、90 次 / 分钟和 160 次 / 分，分别在足三里、中脘、内关 3 穴进行不同针刺强度、为期 4 周的治疗，结果表明中等刺激强度治疗能显著改善不同证型功能性消化不良临床症状，并能提高血清胃动素的水平，促进胃排空。任建雷等比较不同刺激量针刺对中枢性面瘫的影响，将脑卒中后中枢性面瘫患者随机分为治疗组和对照组，治疗组采用强刺激治疗（入针后、入针后 15 分钟及出针时行捻转手法 10 秒），对照组采用常规轻刺激，不行手法治疗，均留针 30 分钟。结果两组治疗后 House-Brackmann 量表（H-B）功能值等评分的变化与同组治疗前比较均有差异，且强刺激组疗效优于对照组，表明强刺激针刺治疗中枢性面瘫疗效更佳。Lin 等观察针灸刺激量对大脑网状激活系统的影响，将 58 名健康志愿者被随机分为 4 组，分别接受单针针刺或经皮电神经刺激（TENS）作为对照组，或通过三针针刺进行增强针刺或加强手法操作刺激，通过使用视觉模拟量表评估与治疗相关的感觉。研究表明通过功能性磁共振成像（fMRI）观察，增加针刺操作刺激强度可强化针灸的中枢效应。

（三）针刺时间

在研究留针和行针时间方面，研究表明长时间留针和行针临床疗效更佳。何伟等观察比较不同针刺时间治疗颈性眩晕的疗效差异，将颈性眩晕患者随机分为 30 分钟组、45 分钟组和 60 分钟组，3 组取穴均以风池、百会、太阳和印堂为主穴，结果针刺留针 60 分钟组能取得比较理想的疗效，提示长时间留针效果优于短时间留针。林娜等观察不同行针时间对脑梗死恢复期患者肢体活动度的影响，将 212 例脑梗死恢复期患者随机分为长时间行针组和短时间行针组，长时间行针组得气后行针 30 秒，短时间行针组得气后不行针，两组取穴相同，结果连续治疗 4 周后长时间行针组脑卒中残损评价量表（SIAS）、Bathel 指数（BI）评定优于短时间行针组。提示长时间行针在脑梗死恢复期患者神经功能和日常生活活动能力改善方面更优。

（四）针刺频率

在针刺频率上，有 1 项阴性研究。曾遥研究不同针刺频次治疗单纯性肥胖患者的临床疗效，将单纯性肥胖及超重志愿者 93 例，采用区组随机化将其分为 4 组，分别施以每周 1、2、3 和 4 次的不同针刺频次针灸治疗。治疗 4 周后，各主要指标组间疗效差异无统计学意义，需进行后续研究。

（五）其他参数

此外，一些学者还通过研究经脉循行等内容探讨最佳针刺参数。田光等将脑梗死所致中枢性面瘫患者依据针刺行针时间和针刺方向构成的不同刺激量随机分为4个合谷量学组和对照组，合谷组治疗方案为不同刺激量针刺合谷穴，研究提示合谷穴对缺血性脑卒中后中枢性面瘫患者有确切临床疗效，且存在最优量学参数。

八、针刺手法量学的实验研究

针刺手法量学实验研究多集中在针刺对大脑中动脉阻塞模型（MCAO）Wistar大鼠脑梗死率和神经功能缺损的研究上，主要由天津中医药大学第一附属医院团队完成，结果总体提示针刺提插及捻转手法的频率和时间存在最优搭配方案。

在提插手法上，李凌鑫等参照Zea-Longa线拴法复制Wistar大鼠MCAO模型，按正交设计分9组并分别施以频率60次/分、180次/分和120次/分，时间180秒、60秒和5秒不同组合的雀啄提插法针刺干预，结果针刺频率与时间的最优搭配是180次/分、5秒；针刺频率和时间存在最优搭配方案。

Zhang YN等研究应用电针仪模拟提插手法针刺MCAO大鼠内关穴对脑血流及脑梗死面积百分比的影响，提插频率及时间分别为提插频率为1 Hz、持续时间为180秒；2 Hz、持续时间为5秒；3 Hz、持续时间为60秒。结果对脑血流、神经功能的恢复及脑梗死面积百分比方面模拟提插组均优于模型组，且提插频率为3 Hz、持续时间为60秒效果最佳。Zhang C等研究也得到类似结论。

在捻转手法上，韩科等应用上述模型大鼠按正交设计分9组，并分别施以频率1次/秒、2次/秒和3次/秒，时间5秒、60秒和180秒不同组合下的针刺干预内关穴，结果表明针刺内关穴的最优搭配方案为频率3次/秒、针刺时间60秒。

在留针时间上，杨沙等采取大脑中动脉缺血模型（MCAO），随机分为正常组、假手术组、模型组、非针刺组以及内关短时间组（5秒）、中时间组（60秒）和长时间组（180秒）共7组。观察大鼠动物神经功能情况、缺血局部微循环血流量，结果表明内关组在效应指标的改善上优于模型组、非针刺组，且以中长时间较优。

九、小结

针刺手法的实施是针灸治疗的关键步骤。历代医家已经对针刺手法进行了朴素的定量分析，其中大多数基于主观经验，缺乏成熟和统一的客观定量标准。“针刺手法量学”理论的出现弥补了这一不足。众多研究发现不同针刺手法量学在效应指标上确实存在差异，通过以上研究结合其他文献，针刺疗效上，在一定范围内高强度刺激优于低强度刺激，高频率刺激的效果优于低频率刺激，长时间刺激优于短时间刺激，即强量学参数效应优于弱量学参数。正如《灵枢·九针十二原》论述“刺之而气不至，无问其数”，针刺未得气未达到一定刺激量，仍需继续行针以催气或留针以候气。针刺手法是针刺治疗疾病的重要因素，没有“量”就没有“效”，足够量的针刺刺激是临床取效的关键，但针刺量效作用规律仍不明确。针刺手法量学的研究是针刺规范化、现代化的必由之路，设计出更加科学严谨的研究方案，确定影响针刺疗效的量学参数最佳值。

当前研究普遍缺乏对刺激量的定义的标准，比如多大的刺激量属于强刺激，而多大的刺激量属于轻刺激，在各项研究之间难以进行横向比较和分析，在今后应当进一步规范针刺的刺激参数。而且由于刺激参数的确定及其操作往往具有明显的主观性和客观性，从而影响了实验的可信度和准确性，使研究结论更加混乱，未能形成统一的见解。因此今后无论是在动物实验还是临床试验中，都应严格控制定性和定量标准。

当前针刺手法量学的临床研究大多是针对某一具体病症、穴位的量效关系，实验研究甚至是针对某一单一穴位的研究，因此笔者认为针刺手法的量效作用关系尚不具备普遍性。在今后的研究中，应该对一些具体病证的治疗开展针刺手法量学作用规律的深入研究，这样有利于揭示基于某一病证的针刺手法量学规律，从而提高针刺疗效使针刺疗法更具规范性、可重复性、可操作性。高质量研究的文章不足，尤其是随机对照试验数量少，这与针灸的临床研究难度较高、在盲法的实施上存在困难相关。因为针灸操作的特殊性，尤其在针刺手法量学研究方面，很难做到对操作者实施盲法，但仍然可在盲法实施上有待于进一步改善，比如对于实施者，针刺手法量学操作的频率、幅度、角度和手法等尽量最大限度做到统一，以便提高操作的重复性。今后可以提高临床研究者对临床试验方法的掌握，产生更多设计严谨、方法科学的高质量随机对照试验。

此外，针刺是一种刺激手段，属于创伤性或伤害性刺激，刺激强度越大造成的损伤也越大。笔者前期研究表明，在有神经干及其分支的穴位上，行针手法过重、时间过长或反复提插探寻可能会造成周围神经的损伤，而捻转手法造成神经组织的损伤大于提插手法，针刺手法量学需要有安全性边界，因此应当寻求既能保证刺激强度，又能尽量减少神经损伤的针刺手法量学参数，指导针灸临床，在产生针感、保证疗效的前提下减少针刺不良反应、提高针刺安全性，这也是今后研究方向。

正如石学敏院士所指出，针刺手法量学是一项浩瀚而艰难的工程，需要众多学者，甚至几代学者共同努力才能完成，针刺手法量学标准化是针灸治疗学走向剂量化、规范化、标准化及科学化的必经之路，必将促进针灸的发展。

主要参考文献

[1] 刘保延. 古代科学瑰宝正在焕发出新的青春活力[J]. 中国针灸，2019，39(1)：1.

[2] 鲁海，张春红. 针刺量学研究在中风治疗中的运用[J]. 新中医，2018，50(6)：230-233.

[3] 常晓波，樊小农，王舒，等. “针刺量学”研究之探本溯源[J]. 中医杂志，2011，52(5)：363-366.

［4］石学敏，张存生，刘白雪，等．捻转补泻手法的应用及其量学概念［J］．中国医药学报，1987（5）：16–17.

［5］冯雅娟，贾晓沛，骆莉，等．石学敏手法量学结合拮抗肌电针法对中风后痉挛性瘫痪的影响［J］．世界中西医结合杂志，2018，13（6）：827–829，888.

［6］陈丹丹，侯献兵，申鹏飞．石学敏院士以人迎为主穴治疗高血压的经验浅析［J］．上海针灸杂志，2016，35（7）：780–781.

［7］杨恩达，王颖．论针刺、得气与疗效关系［J］．辽宁中医药大学学报，2016，18（2）：130–132.

［8］卞金玲，张春红．石学敏院士针刺手法量学的概念及核心［J］．中国针灸，2003，23（5）：38–40.

［9］许明辉，石学敏．“醒脑开窍”针刺法及临床研究［J］．辽宁中医杂志，2010，37（S1）：29–32.

［10］杜宇征．“活血散风、疏肝健脾”针刺法理论剖析及手法量学标准［J］．中华针灸电子杂志，2017，6（4）：133–135.

［11］利小华，王未寒，杜晓马，等．针刺治疗原发性高血压的近期及远期疗效［J］．上海针灸杂志，2019，38（1）：30–34.

［12］田鸿芳．不同针刺刺激量治疗肝郁化火型原发性失眠的临床疗效观察［D］．北京中医药大学，2016.

［13］李学军，龙小娜，刘礼梅，等．不同针刺强度对功能性消化不良患者临床疗效及胃排空的影响［J］．中医药临床杂志，2014，26（9）：896–899.

［14］任建雷，宣丽华．不同刺激量针刺治疗中枢性面瘫的疗效对比研究［J］．上海针灸杂志，2018，37（5）：515–518.

［15］何伟，马洪癸．不同针刺时间治疗颈性眩晕疗效对比观察［J］．上海针灸杂志，2013，32（6）：493–494.

［16］林娜，颜国富，李淑君．不同行针时间对脑梗死恢复期患者 SIAS 评分、BI 指数的影响［J］．中西医结合心脑血管病杂志，2012，10（8）：942–943.

［17］曾遥．不同针刺频次治疗单纯性肥胖患者的随机对照研究［D］．广州中医药大学，2016.

［18］田光，孟智宏．针刺合谷穴治疗中枢性面瘫量效关系研究［J］．上海针灸杂志，2015，34（2）：95–98.

［19］李凌鑫，田光，孟智宏，等．不同刺激量针刺合谷穴治疗缺血性脑卒中后中枢性面瘫：随机对照研究［J］．中国针灸，2014，34（7）：669–674.

［20］李凌鑫，樊小农，石学敏．醒脑开窍法人中穴针刺时间和针刺频率的正交优化研究［J］．辽宁中医杂志，2010，37（6）：1158–1160.

［21］韩科，杨咏红，王舒，等．醒脑开窍法针刺内关穴干预脑缺血量效关系的实验研究［J］．山东中医杂志，2012，31（11）：820–823.

［22］杨沙，樊小农，罗丁，等．慢频率下不同针刺时间影响内关穴干预 MCAO 大鼠效应的实验研究［J］．天津中医药，2013，30（9）：550–554.

［23］李志道，李平，王定寅，等．腧穴明理与实践心得［M］．北京：人民卫生出版，2018.

［24］李孟汉，李志道，孟智宏．浅谈驾驭针感的要素及临床应用［J］．中国针灸，2013，33（1）：43–45.

［25］陆凤燕．不同手法针刺足三里穴的得气针感及脑功能效应的差异研究［D］．中国中医科学院，2017.

［26］田夏．针刺手法操作差异的临床研究及其方法学探讨［D］．北京中医药大学，2017.

［27］鲁海，张春红．关于针刺最佳刺激量的几个关键因素［J］．中国中医基础医学杂志，2019，25（3）：350–352.

［28］施静，张沛霖．张沛霖注重针刺手法与量效的临证思路［J］．云南中医中药杂志，2015，36（5）：5–9.

［29］孟智宏．论针刺量效关系［J］．世界中医药，2014，9（12）：1581–1585.

［30］周丹，潘萍，郭义，等．针刺引起的炎性反应是针效产生始动环节之一［J］．中国针灸，2009，29（1）：32–34.

［31］李孟汉，郭茂娟，汤德安，等．针刺手法对家兔穴区组织损伤的形态学观察［J］．天津中医药，2012，29（6）：548–551.

［32］石学敏．针刺手法与临床效果的相关性研究——同一穴位针刺方向、深度、施术与对应症的关系［J］．中医学报，2012，27（9）：1077–1079.

第十三节　风池穴不同针刺方向治疗椎 - 基底动脉供血不足的研究近况

一、收录杂志及作者

本文收录于《辽宁中医杂志》。
作者：吴芬芬，孟智宏。

二、基金项目

国家重点基础研究发展计划（“973”计划）（2010CB530506）。

三、摘要及关键词

（一）摘要

椎 - 基底动脉供血不足（VBI）为中老年人多发病、常见病，近年来其发病率呈上升趋势，严重危害人类健康。大量临床研究表明，风池穴可有效改善椎 - 基底动脉供血，是治疗 VBI 最常用的腧穴之一。近年来，临床广泛应用针刺风池治疗 VBI，但在进针角度即针刺方向上，各家经验不一：有向鼻尖斜刺者，有向喉结刺者，有向对侧眼球刺者，有向下颌刺者，更有横刺透风池穴。文章总结近年来针刺风池穴治疗 VBI 的相关文献，探讨各种不同针刺方向的疗效，为临床量化治疗及深入研究提供参考。

（二）关键词

风池穴，椎 - 基底动脉供血不足，针刺方向。

四、前言

椎 - 基底动脉供血不足（verte brobasilar insuffieieney，VBI）是一种常见的缺血性脑血管疾病，由多种因素引起椎 - 基底动脉管腔变窄、血流速度缓慢，导致脑干、小脑、间脑、枕叶等区域的供血不足而出现的可逆性功能障碍。VBI 最常见的首发症状为眩晕，40%~85% 的患者常以眩晕为主诉就诊。VBI 是中老年人的常见病、多发病，随着人口老龄化程度的加剧，本病的发病率逐年提高，严重影响着人类健康。在我国，1995 年脑血管病分类中将椎 - 基底动脉供血不足列为第三大类，可见，对 VBI 进行及时预防和有效治疗具有极其重要的现实意义。VBI 属于中医学“眩晕”“厥证”等范畴，瘀血阻络、经气闭塞、清阳受阻是导致 VBI 眩晕的重要原因。风池穴位于胸锁乳突肌与斜方肌上端之间的凹陷中，平风府穴，为足少阳胆经腧穴，是手足少阳经、阳维脉和阳跻脉之会，可疏泄浮阳、调和气血、通经活络、醒脑开窍。现代研究表明，针刺风池对脑血管有解痉、扩张和收缩双重作用，可以改善脑部的血液循环，并且可以调节血管运动平衡，兴奋动脉壁细胞上的 β 受体，使血管扩张，脑血流量增加，改善大脑的缺血缺氧状况，提高脑部血液循环功能。因此，风池穴通过其活血化瘀通经的作用来改善脑部供血不足的状态，是 VBI 的首选穴位。近年来，临床广泛应用风池穴治疗 VBI 且疗效甚佳，但在进针角度即针刺方向上，各家经验不一：有向鼻尖斜刺者，有向喉结刺者，有向对侧眼球刺者，有向下颌刺者，更有横刺透风府穴。现就风池穴不同针刺方向治疗 VBI 改善椎 - 基底动脉供血的相关临床报道，做如下综述：关于风池穴的针刺方法，《腧穴学》描述其刺灸法为：向对侧眼睛方向斜刺 0.5~0.8 寸。《针灸学》中风池的操作要求为：针尖微下，向鼻尖斜刺 0.8~1.2 寸，或平刺透风府穴。另外，《中医应用腧穴解剖学》中风池的针刺方法是：针朝向对侧眼内眦方向直刺 0.8~1.0 寸。因此，从国内最权威的教材对风池进针方向的描述即可引申出 3 种不同观点：即向对侧眼球（包括对侧眼内眦），向鼻尖斜刺，还有向对侧风池穴透刺。而目前根据 2000—

2012年可查到的国内文献来看，风池针刺向鼻尖这一方向的操作在临床研究中占多数。

五、向鼻尖方向斜刺

陈盼碧以活血化瘀为治疗原则治疗50例VBI患者，采用1.5寸（40 mm）毫针针刺风池穴，操作时向鼻尖方向斜刺1寸，施以平补平泻手法，以得气为度。留针30分钟，中间行手法1次，每天治疗1次，每周5次，共治疗2周。以治疗前后的症状、体征和经颅多普勒（TCD）检查所示的椎动脉、基底动脉的平均血流流速为评估指标，结果治愈19例，显效21例，有效7例，无效3例，总有效率为94%。笔者认为风池一穴通多经，阳维脉维系诸阳经脉，刺激风池穴可以平肝熄风，又可使气血上注于脑，使眩晕渐消。又根据近部取穴的原则，风池穴位于项后，其深层正是椎动脉自寰椎横突孔穿出来后，先经椎后弓上方呈水平转向后内，至接近正中线时穿寰枕后膜入椎管之处，可调整头部的阴阳气血。因此陈盼碧认为配以正确的针刺手法，风池穴应是针刺治疗VBI的首选穴位。

陈希平对120例急诊的VBI患者随机分为两组，其中针刺组60例给以针刺风池穴，常规消毒后针尖对准鼻尖方向，进针深度25~40 mm，针感扩散至整个枕部及枕下部为佳。留针期间根据病情，施行提插、捻转、平补平泻手法。操作时以左右手双侧同时行针，患者能体会到较单穴轮流行针更强的针感，针感以患者能够忍受为度。每5分钟行针1次，最后1次行针后起针，留针20~30分钟，每日1次，6次为1个疗程。观察治疗前后的症状改善和TCD检查左右椎动脉和基底动脉的血流速度改善情况。结果针刺治疗VBI眩晕症状的总有效率为针刺1次后93%，6次后98%，并能显著增加椎-基底动脉的平均血流速度。董宇翔取风池、天柱穴治疗58例VBI门诊患者。其中风池穴针刺时针尖对准鼻尖方向，进针深度25~40 mm，以使针感扩散至整个枕部及枕下部为佳。留针期间同样应用提插、捻转、平补平泻手法，双侧同时行针，针感以患者能够忍受为度。每5分钟行针1次，留针20~30分钟。每日1次，共治疗10次。观察治疗前后临床症状及TCD检测左椎动脉、右椎动脉、基底动脉平均血流速度的变化情况。结果总有效率为89.66%。笔者认为VBI主要病机可归纳为风、火、痰、虚、瘀五个方面，而明代虞抟在《医学正传》中提出“血瘀致眩”，可见活血化瘀是治疗眩晕的重要方法之一，而此研究正是通过风池、天柱活血化瘀的作用来改善脑部供血不足的。大量临床与动物实验亦证明，针灸可以改善脑供血不足患者的脑血流量，减轻因供血不足而导致的神经功能损害，并能恢复已经受到损害的脑神经，这是针灸能有效治疗脑血管病的机制之一。

六、向喉结方向刺

石学敏对30例确诊的VBI志愿者进行针刺风池穴治疗的实验研究，进而探讨风池穴治疗缺血性脑血管病的机制。操作时针尖朝向内下，向喉结方向震颤深入2.5~3.0寸，施小幅度高频率捻转补法，行手法1分钟，以咽喉麻胀为宜。每天1次，15天为1个疗程，3个月为1观察周期。采用TCD检测仪观察患者针前、针后即刻、5分钟、10分钟、20分钟、30分钟、60分钟等时间椎-基底动脉的收缩期峰值流速（SV），平均流速（MV），血管搏动指数（PI），血管阻力指数（RI）。并将探测所得信息全部馈入256点FFT频谱分析系统，实时显示出血流动力学数据。研究结果表明：针刺风池穴后血流速度SV、MV在多时相明显加快，且持续时间较长。血流速度中MV的意义最大，MV增高表明脑血管充盈度高，血流量增多。PI及RI也有所降低，多在针后5分钟有此效应。石学敏院士对本病的治疗提出了手法量学的概念，对针刺的深度、方向、施术时间进行了科学的规定。

于秀采用电项针针刺治疗VBI患者40例，穴位常规消毒后，用28号毫针1.5寸，进针时风池穴针尖微向下，向喉结方向刺入1.5寸；供血、天柱、大椎、风府余穴常规刺法操作。接着用上海华宜医用仪器厂生产的BT701-A型电针仪，将电针仪导线正极接风池穴的针柄、负极接供血穴的针柄，同侧相接，选疏波，以头部轻度抖动为宜，每次留针30分钟，每天1次，共治疗10次。观察治疗前后的临床症状及TCD检测左椎动脉（LVA）、右椎动脉（RVA）、基底动脉（BA）平均血流速度。结果治愈14例，显效19例，有效5例，无效2例，总有效率为95%。笔者认为风池等项针穴位深层布有椎动脉和颈内动脉，通过电针能带动颈部肌肉有节律的跳动，可改善椎-基底动脉血管的柔顺性和血管弹性，从而减少血流的阻力，降低颈部软组织的紧张状态，对增加脑组织血流起到良性调节作用。

七、向对侧眼球方向刺

王晓燕对于31例VBI所致的眩晕患者给予针刺风池穴治疗。操作时患者取俯伏位，常规消毒后用28号2寸毫针向对侧眼球方向斜刺，得气后使针感上传于头，并取温灸艾条1.5 cm置针柄上施以温针灸，每日1次，5天后休息1天，10天为1疗程，2个疗程后评定疗效。治疗前后分别进行TCD、脑血流变学、脑血氧饱和度及血小板检测。结果治愈17例，好转13例，总有效率为96.78%。研究表明脑血管温度可使脑供血增加、脑血管紧张度降低，并且具有扩张脑血管、改善血液的黏、聚、凝状态的作用，针灸后改善了脑组织氧合血红蛋白饱和度。笔者认为椎-基底动脉神经调节主要来源于颈椎脊神经的后根支，风池穴为足少阳胆经颈部要穴，而胆经属木，其气外发，针刺此穴可升发阳经之气血，使之上注于脑，髓海得养则头晕渐消。通过腧穴断层解剖所见，风池穴浅层有枕神经、枕动脉，深层为延髓和椎动脉，温针灸温热之力可以通过毫针直达椎动脉及其周围组织，解除脑血管的痉挛，改善椎-基底动脉的供血，以消除头晕，因此风池穴不失为治疗脑供血不足引起的头晕之要穴。

郭青对52例门诊及病房收治的VBI患者进行为期25天的针刺治疗。治疗时患者采用俯伏坐位，取风池、颈夹脊、后顶穴，其中风池穴直刺，针尖朝向对侧目内眦1~1.5寸，捻转泻法，使针感向后头部放射，留针30分钟，中间捻针1次，每天1次，10天为1个疗程，2个疗程间休息3~5天。结果52例患者中，痊愈26例，占50%；

显效14例，占26.92%；有效9例，占17.31%；无效3例，占5.77%；总有效率为94.23%。笔者认为VBI治疗的关键是要调节椎-基底动脉供血，以改善脑干、小脑及枕叶之缺血缺氧状态，消除眩晕及其他并发症状。风池穴为手足少阳经、阳维脉的交会穴，《通玄赋》云“头晕头眩觅风池”，是祛风止眩的要穴，风池穴深部主要是延髓和椎动脉，针刺风池穴可直接作用于椎动脉及周围组织，缓解软组织对椎动脉的压迫，解除椎动脉的痉挛，改善椎-基底动脉的供血。

八、向下颌方向刺

刘先松以益气升阳、活血通络为治疗原则，从82例VBI患者中随机选取41例以针刺风池穴为主进行头针治疗。操作如下：患者取坐位，选用28号1寸的一次性无菌不锈钢毫针，定位后局部用750 g/L的酒精棉球常规消毒，右手持针将针尖与头皮呈30°快速刺入，接着风池向下颌方向针刺1~1.5寸，采用捻转补法，捻转频率>120次/分，捻转角度<90°，得气后每穴继续行针10 s或以局部持续沉重感为度，留针4小时，其间可以活动、进食及睡眠。5次为1个疗程，针刺2个疗程后观察患者TCD检测的平均血流速度变化。结果治愈8例，显效16例，有效12例，无效5例，总有效率占87.8%。因此，笔者认为针刺风池等头穴能使双侧椎动脉及基底动脉血液流速增加，头针治疗有较好的改善椎-基底动脉供血的作用，为中医治疗VBI性眩晕提供了可靠的方法。

徐文源采用自身前后对照的方法，观察针刺风池等穴治疗42例VBI患者前后的症状、体征改变。针刺时，针尖朝下颌方向刺入1~1.5寸，采用捻转补法，即捻转频率>120转/分，捻转角度<90°的高频率小幅度的捻转手法。每穴施手法1分钟，每日1次，留针30分钟，7天为1个疗程，针刺4个疗程统计疗效。结果显效18例，占43%；有效21例，占50%；无效3例，占7%；总有效率93%。结论：毫针刺法是一种治疗VBI性眩晕的有效治疗方法，疗效显著，操作简便。

九、横刺透风池穴

郭红健应用TCD测定98例VBI患者治疗前后血流量的变化。其中50例运用“风池透风池穴针刺疗法”治疗，治疗时患者取俯坐位，常规酒精消毒后，以4寸长针刺入患者左侧风池穴，直入指向对侧风池穴，中间经风府，快速捻转1分钟，不留针，快速出针，按闭针孔，以患者自觉头部、眼、颈发胀为佳。并以48例传统针刺法（向鼻尖斜刺）作对照，针双侧风池穴刺0.5~0.9寸，快速捻转1分钟，不留针，针感以局部麻胀为度。两组每天均治疗1次，连续10天为1个疗程。分别观察治疗前、治疗后即刻、治疗1个疗程后患者椎-基底动脉的血流峰值，结果治疗后即刻与治疗1个疗程后血流峰值均有提高，而治疗组血流速度明显高于对照组，疗效更佳。笔者认为“风池透风池穴”治疗VBI是临床实践中一个新的尝试，为针刺治疗缺血性脑血管病开创了一个新的思路，且见效快、取穴少、易于掌握，值得在临床上应用及推广。

周佛养亦取患者双侧风池穴，运用风池透刺风池的治疗方法（具体操作手法同郭红健），观察患者治疗前后左、右椎动脉、基底动脉收缩期峰值流速（Vs）、平均流速、平均流速（Vm）、血流搏动指数（PI）的变化。结果显示治疗后椎基-底动脉的Vs和Vm都显著增加（$P<0.05$，$P<0.01$），PI显著降低（$P<0.05$，$P<0.01$）。由于头为诸阳之会，头面之疾当首调阳经，可同时疏导少阳、太阳、督脉之气。风府为督脉穴，督脉为阳脉之海，主全身阳气。因此，笔者认为该透刺疗法可一针透5经连3穴，另加用廉泉可以通调任督，平和阴阳，疏通经气，祛风活络，调理气血，对半身不遂、头晕目胀、语言謇涩、头痛、舌缓不收均有良好效果，是治疗顽固性疾病的一种有效方法。但应格外注意，透刺时当以针尖顶起对侧皮肤为度，不可刺出；深浅不当均可造成不良影响；取穴不准，方向不当，也可引起严重的不良后果。

十、其他针刺方向

许平常用风池向同侧眼球方向针刺治疗眩晕症、颈椎病等，其临床体会认为，操作时令患者腰背紧靠于椅背，两肩放松，两臂曲肘平放于大腿上，以双目平视前方的端正姿势为最佳体位。术者站于患者背后直刺进针，向同侧眼球方向刺入1~1.5寸，针感常可上沿胆经脑空、承灵、临泣穴一线抵达前额，向下以经天柱向肩井、肩中俞、肩外俞等肩胛部位扩张为佳。鄂立春在治疗50例经中西药物治疗不佳的眩晕患者时，采用以针刺双侧风池穴为主的针刺方法。患者能坐起者可取俯伏坐位，如不能坐起者，可取俯卧位，头部稍低下，常规消毒后，取2~2.5寸毫针，直刺风池穴，针尖向对侧眼睛斜刺，深度达2~2.5寸（视其体质胖瘦而定），针刺得气后，留针15~20分钟出针，每天1~2次。结果痊愈30例占60%，显效12例占24%，好转8例占16%，总有效率为100%。笔者认为眩晕的发病机制主要与肝、脾、肾关系密切，故治疗当以平肝息风、利湿化痰、健脾燥湿、调补气血为要。风池穴属足少阳胆经穴，其经起自目外眦，循行经听会等十几个头部穴位，因此其临床经验针刺风池穴，可调整头晕目眩。另外，笔者从实践中体会到，风池穴浅刺0.5~0.8寸时应用于治疗外感病、风疹效果较好；如深刺达2~2.5寸时，则治疗头痛眩晕效果好。但须注意进针时一定要准确，缓慢，出现针感（得气）后停止进针，如出现全身性触电感时，立即停止进针，并将针退出少许，因深部为延髓，必须严格掌握针刺的角度与深度。

十一、结语

纵观近十年发展，针灸丰富的理论与方法在VBI治疗上颇有成效，尤其是以风池为主穴治疗的良好疗效已得到了普遍的肯定。然针灸对VBI的认识与治疗仍处于探索阶段，尽管有大量研究与临床实践，但对于VBI的治疗仍有许多亟待解决的矛盾与问题：①由于各医家对风池穴深部解剖结构挖掘得非常精细，又涉及胆经复杂的循行路线和交会穴的特殊作用，对其针刺方向见仁见智；另外，在针刺风池过程中，行针手法频率如何最佳，亦尚无共识，缺乏统一的量效标准。②临床研究设计尚不够严谨，使用随机盲法观察者较少，样本数的选取普遍偏少，并缺乏对患者疗效的远期随访。③疗效评估多以症状、体征的改善为主，客观指标也仅是简单比较 TCD 的平均血流速度，评定方法较单一。④此外，国际上已用后循环缺血（posterior circulation ischemia，PCI）概念取代了 VBI，国际疾病分类中已不再使用 VBI，认为该病的主要原因是动脉粥样硬化，而颈椎骨质增生仅是罕见的情况，颈椎病不是主要病因，对此应该引起足够重视，尽快与国际医学接轨。

VBI 是脑血管病研究中无法回避的一个重要课题，针灸在其治疗方面显示了巨大潜能。风池穴治疗 VBI 的针刺方向、频率、手法有待进一步研究，如何改变思维方式，寻找治疗的突破口，充分发挥针灸治疗的优势，确定出疗效最佳的方案，仍是我们努力的方向。

主要参考文献

［1］中华神经科学会．脑血管病疾病分类及诊断［J］．中华神经外科杂志，1997，13（1）：2-5.

［2］石学敏．针灸学［M］.2 版，北京中国中医药出版社，2008.

［3］袁晓军，郝喜书，赖仲平，等．针刺风池穴对脑血流的影响［J］．中医杂志，1996（5）：285-286，260.

［4］梅艳，王厺东，蔡敏．多普勒监测针刺前后椎基底动脉血流速度的变化［J］．浙江中西医结合杂志，1999（6）：54.

［5］符健．针刺风池穴为主治疗椎动脉型颈椎病临床研究［J］．北京中医药大学学报（中医临床版），2003（4）：38-40.

［6］罗玉芬．腧穴学［M］．上海：上海科学技术出版社，2009.

［7］严振国．中医应用腧穴解剖学［M］．上海：上海中医药大学出版社，2001.

［8］陈盼碧，吴远华，张小珊．针刺治疗椎 - 基底动脉供血不足临床研究［J］．贵阳中医学院学报，2012，34（1）：102-104.

［9］邹勇，金亚明，袁成业，等．风池、天柱穴位注射丹参液治疗颈性眩晕 40 例［J］．针灸临床杂志，2007（3）：34-35.

［10］陈希平，郑加平，姜宝英，等．针刺风池（GB20）、天柱（BL10）穴对椎基底动脉供血不足性眩晕的治疗作用［J］．临床急诊杂志，2007，8（6）：349-350.

［11］董宇翔，张萌，孙晓峰．针刺风池、天柱对椎 - 基底动脉供血不足的影响［J］．中国针灸，2005（12）：841-843.

［12］王凡，贾少微．针灸对缺血性脑血管病脑血流量影响的实验研究述评［J］．中国针灸，2001（4）：58-60.

［13］石学敏，杨兆钢，周继增，等．针刺治疗假性延髓麻痹 325 例临床和机制研究［J］．中国针灸，1999（8）：44-46，5.

［14］于秀，罗立欣．电项针疗法治疗椎—基底动脉供血不足 40 例观察［J］．实用中医内科杂志，2007（7）：101-102.

［15］王晓燕．温针灸治疗椎—基底动脉供血不足31例临床观察［J］．云南中医学院学报，2005（2）：16–18.

［16］郭青．针刺治疗椎-基底动脉供血不足性眩晕52例［J］．河南中医，2006(7)：59–60.

［17］吴绪荣，孟培燕．针刺治疗椎动脉型颈椎病的临床观察［J］．上海针灸杂志，2000（5）：13–14.

［18］刘先松，董永书．头穴留针治疗椎基底动脉供血不足性眩晕41例［J］．中医研究，2012，25（11）：66–67.

［19］徐文源，赵军．针刺治疗椎-基底动脉供血不足性眩晕的临床观察［J］．针灸临床杂志，2009，25（1）：16–17.

［20］郭红健．"风池透风池穴针刺疗法"治疗椎-基底动脉供血不足的疗效观察［J］．内蒙古医学院学报，2011，33（4）：341–343.

［21］周佛养，李申林，李飞，等．针刺廉泉、风池透风池穴对假性球麻痹患者TCD的影响［J］．安徽中医学院学报，2007（4）：26–28.

［22］许平．风池穴的不同针刺方向运用体会［J］．实用中医药杂志，2000（8）：45.

［23］鄂立春．针刺风池穴治疗眩晕证50例临床观察［J］．中医药信息，1995（3）：49.

第十四节　针刺内关治疗缺血性中风综合疗效的判定与最优参数的筛选

一、收录杂志及作者

本文收录于《中国中西医结合杂志》。
作者：张俊清，孟智宏，樊小农。

二、基金项目

国家重点基础研究发展计划"973"计划"资助项目（No.2010CB530506）。

三、摘要及关键词

（一）摘要

目的：判定针刺的综合效应，选择最佳针刺参数组。方法：采用LongaEZ线栓法复制大鼠大脑中动脉缺血模型（MCAO），以针刺频率的慢、中、快（60 次 / 分、120 次 / 分、180 次 / 分）和针刺时间的短、中、长（5 秒、60 秒、180 秒）的两因素三水平针刺参数搭配组合 9 种针刺参数组，以捻转手法刺激“内关穴”，以神经功能缺损评分、软脑膜血流量、微循环（输入支管径、输出支管径、输入 / 输出）、脑梗死率为效应指标，通过因子分析，判定不同针刺参数组作用于“内关穴”对 MCAO 的综合影响，以筛选最佳参数组。结果：通过因子分析，得到综合效应得分最高，最佳针刺疗效的针刺参数是 180 次 / 分，60 秒，即快频率，中时间，提示针刺内关治疗缺血性中风，应在保证快频率的前提下，采用适当的针刺时间。结论：捻转手法针刺内关治疗缺血性中风综合效应的最佳参数组是 180 次 / 分，60 秒。

（二）关键词

缺血性中风，内关，针刺手法，因子分析，最佳刺激参数。

四、前言

针刺的疗效与针刺的刺激量存在密切的关系，针刺的刺激量是由不同的影响针刺疗效的因素构成，如时间、频率、针刺的方向、针刺的深度、针刺的手法等。针刺的疗效是通过效应指标的体现，针刺的疗效体现在不同方面，是通过不同的效应指标的综合疗效体现。本研究以针灸的优势病种缺血性中风为载体，选取醒脑开窍的主穴内关穴为研究对象，选取神经功能缺损评分、软脑膜血流量、微循环（输入支管径、输出支管径、输入 / 输出）、脑梗死率为效应指标，通过不同的频率（短、中、快）、时间（短、中、长）组合不同的刺激参数，通过主成分 - 因子分析的方法来判断不同刺激量的综合疗效，来筛选最佳针刺疗效的刺激参数。

五、材料与方法

（一）实验动物

无特定病原体（speceficpathogenfree，SPF）动物，Wistar 成年健康雄性大鼠，250~280 g，由北京军事医学科学院实验动物中心提供，实验动物质量合格证号：0014091；动物防疫合格证号：（京丰）动防 2006055；实验动物生产许可证：SCXK（军）2007-004。

（二）试剂与仪器

DRT4 激光多普勒血流仪（美国惠普公司生产，瑞典百灵威医疗仪器中国公司代理）；XW-4 彩色微循环检测仪（合肥响石电子科技有限公司生产）；STRONG90 牙科钻；水合氯醛（分析纯）（天津市瑞科有限公司）；多聚甲醛（分析纯）、PBS 溶液、TTC 粉末、生理盐水（天津市联星生物技术有限公司）。

（三）实验设计及分组

参照 LongaEZ 线拴法复制大脑中动脉缺血模型（middle cerebralartery occlusion，MCAO），分为基础组和针刺组。基础组包括正常组、假手术组、模型对照组、非针刺组 4 组，针刺组按针刺时间（5 秒、60 秒、180 秒），针刺频率（60 次 / 分、120 次 / 分、180 次 / 分），两因素三水平正交设计，选用 L9（34）正交表（见表 6-14-1），构成 9 种针刺参数（用罗马数字Ⅰ ~ Ⅸ，见表 6-14-2）刺激内关穴，共计 13 组，每组 18 只大鼠。

（四）实验方法

1. 模型制备方法　参照 LongaEZ 线拴法复制 MCAO，主要步骤：禁食水 12 小时，10% 水合氯醛腹腔注射麻醉（250 mg/kg）至动物对疼痛刺激反应消失为止，5~15 分钟。背位固定于大鼠手术板，局部消毒后备皮。取颈部正中稍偏左切口 2~2.5 cm，分离甲状腺，暴露左侧胸锁乳突肌和胸骨舌骨肌间的三角区，钝性分离左侧颈总动脉和颈外动脉，并用 0 号手术线结扎颈外动脉。在分叉处和近心端处分别用小动脉夹夹闭一段颈总动脉，然后用 1 mL 注射器针头在近心端处扎 1 个小孔，用直径 0.265 mm 的渔线缓慢插入，待插进之后，放开分叉处的动脉夹，将渔线继续进入颈内动脉，至遇到阻力为止，渔线进入颅内深度为 18~20 mm（渔线事先已做好标记），此时插入的渔线正好封闭大脑中动脉开口，阻断大脑中动脉的血流。插线成功后结扎颈总动脉及针孔处，放开另 1 个动脉夹，剪去多余的手术线并滴上 2~3 滴庆大霉素，分层缝合，清理伤口后放入笼中。

表 6-14-1　实验设计方案因素水平表

因素水平	A：针刺频率（次 / 分钟）	B：针刺时间（秒）
1	60	5
2	120	60
3	180	180

表 6-14-2　实验分组与针刺参数表

组别	参数组	n	针刺频率（次 / 分钟）	针刺时间（秒）
1 次 / 秒，5 秒	Ⅰ	18	60	5
1 次 / 秒，60 秒	Ⅱ	18	60	60
1 次 / 秒，180 秒	Ⅲ	18	60	180
2 次 / 秒，5 秒	Ⅳ	18	120	5
2 次 / 秒，60 秒	Ⅴ	18	120	60
2 次 / 秒，180 秒	Ⅵ	18	120	180
3 次 / 秒，5 秒	Ⅶ	18	180	5
3 次 / 秒，60 秒	Ⅷ	18	180	60
3 次 / 秒，180 秒	Ⅸ	18	180	180

续表

组别	参数组	n	针刺频率（次 / 分钟）	针刺时间（秒）
非针刺		18		
假手术		18		
模型对照		18		
正常		18		

2. 造模成功判定方法　模型组：大鼠造模清醒后，按 ZausingerS 六分法对其神经功能缺损进行评分，去除未造模成功及病情过轻过重的模型，即评分为 0、4 和 5 分的大鼠；评分为 1、2、3 分的均视为造模成功，入组观 ZausingerS 六分法标准如下，0 分：不能自发行走；1 分：自由走动状态下向病变对侧旋转；2 分：抓住鼠尾，大鼠向病变对侧旋转；3 分：对于施向病变对侧的侧压力抵抗力下降者；4 分：不能伸直病变对侧前爪，甚至全身向对侧屈曲；5 分：无神经功能缺损。

3. 针刺干预方法　参照华兴邦等大鼠穴位图谱的研制，内关穴位于前肢内侧，离腕关节 3 mm 左右的尺桡骨缝间。针具选用苏州医疗用品厂生产的“华佗牌”毫针，规格 0.30 mm × 40 mm。针刺时间：造模成功后待大鼠清醒，即给予第 1 次针刺，每 12 小时针刺 1 次，共 72 小时，针刺 6 次。正常组、假手术组、非针刺组：造模成功后相应时间段内，用与针刺组实施同等条件的抓取，但不实施任何针刺干预，72 小时共抓取 6 次。模型对照组：不实施任何干预方法，造模后待大鼠清醒立即检测各指标和采集标本。

（五）观察指标及方法

1. 神经功能缺损评分　ZausingerS 六分法，具体见造模成功的判定方法。

2. 软脑膜血流量按包新民等的方法　将大鼠固定在脑立体定位仪上，取头皮正中切口，剪开骨膜，暴露前囟，于前自后 1 mm，中线向左旁开 3 mm 处为中心用牙钻开一骨窗，用 DRT4 激光多普勒血流仪连续动态监测缺血局部脑组织血流量。

3. 微循环方法　主要参考文献，将大鼠固定在脑立体定位仪上，取头皮正中切口，剪开骨膜，暴露前囟，于前自后 1 mm，中线向左旁开 3 mm 处为中心用牙钻开一骨窗，用 XW-4 彩色微循环检测仪来测量微循环输入支管径、输出支管径，计算输入 / 输出

4. 脑梗死率方法　主要参考文献，氯化三苯四氮唑染色法计算脑梗死率，大鼠取脑后，速冻分离去除嗅球、小脑和低位脑干，大脑部位等分切成 5 片，每片 2 mm。将脑片置于事先配好的 0.4%TTC 溶液中（0.4 克 TTC 粉末溶于 40 mLPBS，即 1 摩尔 / 升的 K2 小时 PO4 溶液，现配现用，避光保存），用锡纸包上（避光），37℃温孵 15~20 分钟。在染色过程进行一半时（大约 10 分钟）翻一次面，以保证双面染色均匀。取出脑片置于 12% 福尔马林中固定 1~2 分钟（防止破碎），然后将固定完毕的脑片取出，按切片顺序排列，在同样的光线强度及相同照相机参数设置条件下，由

一人操作，以数码相机进行拍照，每个标本正反面均照 2~3 张。每组选取 1 张比较理想的照片置于图像分析仪软件分析，使用 Image-ProPlus 6.0 图像分析软件，计算脑梗死面积。计算其梗死面积及未梗死半脑面积以及全脑面积，据此计算梗死面积的百分率。

（六）统计学处理

采用 PASWstatistics 18 软件包进行，降维 - 因子分析（注：因子分析属于降维分析中的一种方法）。

六、结果

（一）原始数据处理（表 6-14-3）

采用各效应指标的每组均值作为原始数据进行因子分析，见表 6-14-3。

表 6-14-3 原始数据表

参数组	软脑膜血流量（mL/s）	输入支管径（A）（μm）	输出支管径（V）（μm）	输入 / 输出（A/V）	脑梗死率（%）	神经功能缺损评分（分）
Ⅰ	370.51	26.73	56.00	0.47	0.45	2.33
Ⅱ	408.66	26.41	59.72	0.45	0.32	2.28
Ⅲ	373.17	27.91	60.10	0.47	0.34	2.33
Ⅳ	417.38	28.05	58.95	0.48	0.38	2.39
Ⅴ	417.72	27.06	60.93	0.45	0.41	2.22
Ⅵ	423.79	28.48	61.71	0.46	0.40	2.22
Ⅶ	448.93	30.72	62.55	0.50	0.47	2.00
Ⅷ	467.74	33.91	66.20	0.51	0.28	2.56
Ⅸ	365.69	30.82	66.00	0.47	0.34	2.33

（二）因子分析

（图 6-14-1，表 6-14-4）采用 KMO 检验，用主成分分析法提取公因子，采用特征值大于 1 确定公因子数目，采用方差最大法进行因子正交旋转，进行因子命名见表 6-14-4，采用回归法计算因子得分，依据因子得分进行针刺参数组的最优筛选。

1. KMO 检验　P=0.001，P<0.05 适合进行因子分析。

2. 特征值　特征值>1 共提取 2 个公因子，见碎石图 6-14-1。由图 6-14-1 可见提取 2 个公因子比较合适，第 3 个公因子时碎石土已经较为平稳。

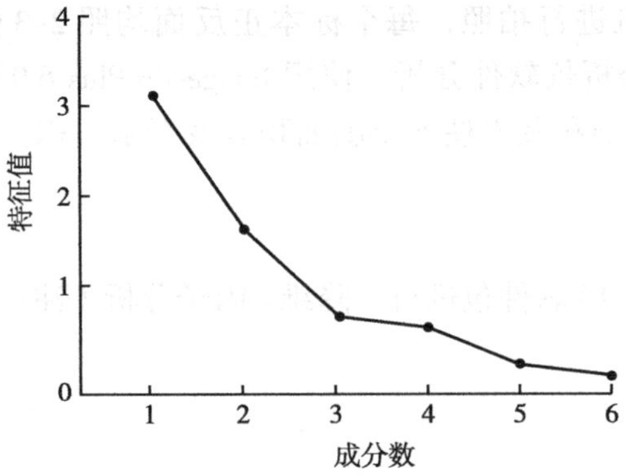

图 6-14-1 因子分析碎石图

（选取前两个点，从第三个点线比较平稳）

表 6-14-4 旋转后因子负荷成矩阵

效应指标	因子组成	
	1 血流循环	2 神经功能
输入支管径（A）	0.924	0.301
输入 / 输出（A/V）	0.863	0.044
软脑膜血流量	0.775	–0.144
输出支管径（V）	0.744	0.372
脑梗死率	–0.137	–0.933
神经功能缺损评分	0.043	0.899

3. 因子命名 通过旋转后因子负荷矩阵对因子进行命名见表 6-14-4（注：因子的命名是因子分析的一个核心问题。旋转后可决定因子个数，并对其进行命名。对于新因子变量的命名要根据新因子变量与原变量的关系，即观察旋转后的因子负荷矩阵中某个新因子变量能够同时解释多少原变量的信息），由表 6-14-4 可知，6 个效应指标，输入支管径、输入 / 输出、软脑膜血流量、输出支管径在第 1 个因子上的负荷较高，它们与第 1 个因子的相关程度高，神经功能缺损评分在第 2 个因子的负荷较高，与第 2 个因子的相关程度高。第 1 个因子代表了脑部的血液循环，第 2 个因子代表了神经功能情况。

4. 因子得分计算 根据回归算法计算因子得分函数系数见表 6-14-5，依据表 6-14-6 因子方差贡献率表，由 2 个因子方差贡献率确定权重，2 个因子各自的方差贡献率加权相加，计算因子得分函数见表 6-14-7。

表 6-14-5 因子得分矩阵表

效应指标	因子组成	
	1 血流循环	2 神经功能
软脑膜血流量	0.322	–0.183
输入支管径（A）	0.322	0.048

续表

效应指标	因子组成	
	1 血流循环	2 神经功能
输出支管径（V）	0.242	0.111
输入 / 输出（A/V）	0.332	–0.089
神经功能缺损评分	–0.101	0.499
脑梗死率	0.069	–0.507

由表 6-14-5 计算出因子得分函数

因子得分函数：

F1=1 × 0.332+2 × 0.332+3 × 0.242+4 × 0.332+5 ×（–0.101）+6 × 0.069

F2=1 ×（–0.183）+2 × 0.048+3+0.111+4 ×（–0.089）+5 × 0.499+6 ×（–0.507）

[注：得分矩阵是根据回归算法计算出来的因子得分函数的系数即表 6-14-5，根据表 6-14-5 计算因子得分函数（即 F1，F2），通过 2 个因子得分函数自动计算 9 个样本的 2 个因子得分，并将 2 个因子得分作为新变量保存在数据编辑窗口中（即表 6-14-7 中的 FAC1_1，FAC2_1）] 将两个因子得分函数自动计算 9 个组的因子得分，将因子得分作为新变量保存见表 6-14-7。

表 6-14-6 中第一列是因子编号，以后三列组成一组，每组中数据项的含义依次是特征根值，方差贡献率和累计方差贡献率。第一组数据项描述了因子初始解的情况。可以看到，第 1 个因子的特征值是 3.125，解释原有 6 个变量总方差的 52.084%（3.125/6 × 100%），累计方差贡献率为 52.084%。第二组数据项描述了因子解的情况。可以看到，由于指定提取 2 个因子，2 个因子共解释了原有变量总方差的 78.409%。总体上，2 个因子反映了原有变量的大部分信息，因子分析效果较理想。第三组数据描述了经过旋转后最终因子解的情况。可见，因子旋转后累计方差比没有改变，但重新分配了各个因子解释原有变量的方差，改变了各个因子的方差贡献，使得因子更易于解释。累计方差贡献率为 78.409%，因子的方差贡献率能够作为综合评价的权重，2 个因子各自的方差贡献率加权相加为综合评价得分，见表 6-14-7。

F=0.52084 × FAC1_1+0.26324 × FAC2_1。

表 6-14-6 因子方差贡献率表

组成	因子初始值			因子解			旋转后最终因子解		
	特征值（%）	方差贡献率（%）	累计方差贡献率（%）	特征值（%）	方差贡献率（%）	累计方差贡献率（%）	特征值（%）	方差贡献率（%）	累计方差贡献率（%）
1	3.125	52.084	52.084	3.125	52.084	52.084	2.774	46.228	46.228
2	1.579	26.324	78.409	1.579	26.324	78.409	1.931	32.181	78.409

表 6-14-7 综合评价得分表

组别	FAC1_1	FAC2_1	F	排序
Ⅰ	−1.03904	−0.48695	−0.669358312	9
Ⅱ	−0.89088	−0.89088	−0.354761339	7
Ⅲ	−0.67815	0.55704	−0.206572436	6
Ⅳ	−0.17791	0.12309	−0.060260433	4
Ⅴ	−0.49394	−0.50914	−0.391289723	8
Ⅵ	−0.04483	−0.44797	−0.141272880	5
Ⅶ	1.40875	−1.97699	0.213310502	3
Ⅷ	1.84375	1.47269	1.347969666	1
Ⅸ	0.07224	0.85323	0.262229747	2

由表 6-14-7 个参数组的综合评价得分排序为Ⅷ＞Ⅸ＞Ⅶ＞Ⅳ＞Ⅴ＞Ⅵ＞Ⅲ＞Ⅱ＞Ⅰ，（注：因子分析目的是依据得分排序来选取最佳针刺参数组）最佳参数组为Ⅷ（180 次 / 分钟，60 秒）即快频率、中时间组的综合得分最高，综合效应最佳，为最佳针刺刺激参数组。此外快频率组Ⅶ、Ⅷ、Ⅸ的综合得分都较高，说明临床上应该在快频率的基础上，选择合适的时间。

七、讨论

疗效是医学的生命力，疗效的判定是通过效应指标来体现，选取适当的效应指标是判定疗效的关键。实验研究目的是转化为临床研究的生产力，为了更符合临床，需要进行疗效判定。

实验观察指标的科学性和可行性决定了实验结果的真实性和可靠性，因此，指标的选择是研究的关键。本研究取神经功能缺损评分、软脑膜血流量、微循环来判定不同针刺参数组的疗效，来选择最佳针刺刺激参数组。

神经功能缺损评分是一种被广泛应用的脑缺血模型评价方法。资料显示，50%~70% 的脑梗死存活者遗留瘫痪、失语等，神经功能缺损评分可直观地反映这些症状和体征，症状与体征的检测又可以反映脑损伤与恢复的程度，所以 STAIR 在 1999 年提出的《神经保护药物疗效参考标准》中，将能否改善神经功能作为判断药物是否具有保护效果的标准之一。作为实验结果指标，它具有直观性和可反复操作性，能够反映模型大鼠在存活状态下病理生理发生发展的过程。脑梗死灶体积的测定是评价局部脑缺血及缺血性脑损害程度最重要的客观指标之一，是公认的评价药物是否具有神经保护效果的金标准。TTC 染色法能够直观地显示脑缺血发生的部位和程度，进而对脑梗死体积做出评价。TTC 是一种氧化还原剂，与正常脑组织中富含的完整的线粒体氧化酶系反应，诱发产生深红色产（formazandeposit）而使正常组织染色，缺血组织的线粒体损伤，不能诱导染色反应而呈白色，从而易于鉴别正常和梗死组织。此方法具有迅速、方便、廉价、可靠等特点，被广泛应用于检测大鼠脑梗死程度。是目前定量分析梗死灶的最主要方法之一。

脑梗死是由局部脑组织血流量减少或中断而引起的，当脑血流降低到代谢物质的运输不足以满足代谢的需要时，即发生脑缺血损伤。在脑缺血急性阶段，缺血半暗带（ischemic penumbra，IP，为围绕脑梗死中心的缺血性脑组织）脑组织电活动终止，但仍保持正常的离子平衡和结构上的完整，如果在一定时间内适度增加局部脑血流量，IP 内缺血脑组织的功能是可以恢复的，脑血流量和微血管管径大小等决定了微循环灌注量的多少，因此可在一定程度上反映脑梗死的病情轻重及预后情况，也相应决定 MCAO 模型的预后。本实验应用脑血流量来反映单位面积血管内每分钟血流数量，配合微血管管径综合客观地评价大鼠脑血流量的变化。激光多普勒血流测量可以快速反馈血流量的变化信息，可以连续、实时监测神经组织微循环血流量，其测量范围小，可以精确地动态反映局部组织的微循环的血流动力学。MCAO 后软脑膜微血管会出现严重痉挛，血流速度减慢，但经过一段时间后，管径会有所恢复，血流量可能增加，造成再灌注损伤。因此观察病灶侧软脑膜微血管管径可以辅助了解缺血部位的血流量变化。针刺治疗缺血性脑卒中的作用机制是多水平、多通道、多靶点的综合效应，因此疗效判定必须选取多指标研究。

多元统计分析能够在多个对象和对多指标互相关联的情况下分析它们的统计规律。因子分析是多元统计分析方法中的一种主要方法，它是通过寻找众多变量的公共因素来简化变量中存在复杂关系的一种统计方法，它将多个变量综合为少数几个“因子”以再现原始变量与“因子”之间的相关关系。通过因子分析能够提取多个效应指标的公因子，提取的公因子可以囊括多个指标大部分内容。通过公因子可以给每个参数组予以评价，依据每个参数组的 F 值进行排序，判定实验的疗效。针刺手法从性质上来讲，均属于机械性刺激，所以无论是补法还是泻法都涉及一个刺激量，即治疗剂量的问题。各种补泻手法在操作时采用多大的“剂量”，而剂量是通过效应指标来反映的，量与效之间存在密切关系，量是通过效来体现的，而效是通过量来评价的，单一指标反映针刺作用的一个方面，而多重指标涵盖了疾病的病生理过程，正好反映了针刺作用的全过程。

通过选取与缺血性脑梗死密切相关的神经功能缺损评分、软脑膜血流量、微循环、脑梗死率效应指标，通过多元统计因子分析方法将多个指标紧密相连，而综合评价整体的效应，筛选最佳刺激参数组。由研究可得综合效应最佳的参数组是Ⅷ组（180 次 / 分钟，60 秒）快频率、中时间，在改善神经功能缺损，增加脑血流、改善微循环，降低脑梗死率方面具有明显的优势。

主要参考文献

[1] 华兴邦，李辞荣，周浩良，等 . 大鼠穴位图谱的研制 [J]. 实验动物与动物实验，1999，1（1）：1–5.

[2] 包新民，舒斯云 . 大鼠脑立体定位图谱 [M]. 北京：人民卫生出版社，1991.

[3] 冯春燕，樊小农，张春红，等 . 氯化三苯四氮唑染色后梗死灶定量分析方法 [J]. 生物医学工程学杂志，2009，26（6）：1363–1366.

［4］贺妮娜，樊小农，王舒，等．正交设计法筛选“醒脑开窍”内关穴最优针刺参数方案的研究［J］．针灸临床杂志，2011，27（2）：52-56.

［5］卞金玲，张春红．石学敏院士针刺手法量学的概念及核心［J］．中国针灸，2003（5）：38-40.

第十五节　针刺内关穴治疗缺血性中风最佳刺激参数的筛选研究

一、收录杂志及作者

本文收录于《辽宁中医杂志》。

作者：张俊清，孟智宏，樊小农，杨沙。

二、基金项目

国家重点基础研究发展计划（“973”计划）（2010CB530506）。

三、摘要及关键词

（一）摘要

目的：了解针刺参数对针刺疗效的影响。探讨：“醒脑开窍”针刺法中内关穴最佳刺激参数。方法：复制大鼠大脑中动脉缺血模型（MCAO），以针刺频率的慢、中、快（1、2、3 次 / 秒）和针刺时间的短、中、长（5 秒、60 秒、180 秒）的两因素三水平针刺参数搭配组合 9 种针刺参数组以捻转手法刺激“内关穴”，以脑血流量为效应指标，通过正交设计、单因素方差分析，综合分析不同针刺参数组作用于“内关穴”对 MCAO 大鼠脑血流的影响。结果：针刺效率应受针刺频率、时间以及它们二者交互作用影响，其中针刺时间为最主要的影响因素，针刺频率次之，取得最佳针刺疗效的针刺参数是 3 次 / 秒，60 秒，即快频率，中时间，提示针刺改善脑梗死脑血流，应在保证快频率的前提下，采用适当的针刺时间。

（二）关键词

缺血性中风，内关，针刺手法正交设计，最佳刺激参数。

四、前言

中风是临床常见疾病，具有死亡率、复发率、致残率高的特点，给个人、家庭和社会带来沉重的负担，针刺治疗中风经过多年的临床实践疗效肯定。针刺的疗效与选穴、操作手法、得起感、补泻手法、刺激时间、操作频率等密切相关。针刺手法的量化是针刺标准化、科学化的关键问题，针刺的频率和时间是最容易控制的影响针刺疗效的因素，恢复急性期脑梗死的灌流，挽救缺血半暗带，减轻神经功能损害，是中风治疗的主要目标。因此本实验以软脑膜血流量为效应指标，选取醒脑开窍主穴内关穴，选取针刺治疗的优势病种缺血性中风，采用捻转手法，以针刺时间和频率为影响因素，研究针刺的最佳刺激参数。

五、材料和方法

（一）试剂与仪器

DRT4 激光多普勒血流仪（美国惠普公司生产，瑞典百灵威医疗仪器中国公司代理）；STRONG90 牙科钻、水合氯醛（分析纯）（天津市瑞科有限公司）。

（二）实验动物与分组

1. 实验动物　三级动物（SPF）Wistar 成年健康雄性大鼠，250~280 克，由北京军事医学科学院实验动物中心，实验动物质量合格证号：0014091；动物防疫合格证号（京丰）动防 2006055；实验动物生产许可证 SCXK（军）2007-004。

2. 实验设计及分组　参照 Zea-Longa 线拴法复制 MCAO 模型，分为基础组和针刺组。基础组包括正常组、假手术组、模型对照组、非针刺组 4 组，针刺组按针刺时间（5 秒、60 秒、180 秒），针刺频率（60 次 / 分、120 次 / 分、180 次 / 分），两因素三水平正交设计，选用 L9（3^4）正交表（表 6-15-1），构成九种针刺参数（用罗马数字Ⅰ~Ⅸ）（表 6-15-2），刺激内关穴，共计 13 组，每组 18 只大鼠。

表 6-15-1　实验设计方案因素水平表

因素水平	A：针刺频率（次 /s）		B：针刺时间（s）	
1	1	慢	5 s	短
2	2	中	60 s	中
3	3	快	180 s	长

表 6-15-2　实验分组与针刺参数表

参数组	鼠数	因素 A 水平（频率，次 / 秒）	因素 B 水平（时间，秒）	分组
Ⅰ	18	1	5	1 次 / 秒，5 秒
Ⅱ	18	1	60	1 次 / 秒，60 秒
Ⅲ	18	1	180	1 次 / 秒，180 秒
Ⅳ	18	2	5	2 次 / 秒，5 秒
Ⅴ	18	2	60	2 次 / 秒，60 秒

续表

参数组	鼠数	因素 A 水平（频率，次 / 秒）	因素 B 水平（时间，秒）	分组
Ⅵ	18	2	180	2 次 / 秒，180 秒
Ⅶ	18	3	5	3 次 / 秒，5 秒
Ⅷ	18	3	60	3 次 / 秒，60 秒
Ⅸ	18	3	180	3 次 / 秒，180 秒
	18			非针刺组
	18			假手术组
	18			模型对照组
	18			正常组

六、实验方法

（一）模型制备方法

参照 Zea-Longa 线拴法复制大脑中动脉缺血模型（MCAO），主要步骤：禁食水 12 小时，10% 水合氯醛腹腔注射麻醉（250 mg/kg）至动物对疼痛刺激反应消失为止，5~15 分钟。背位固定于大鼠手术板，局部消毒后备皮。取颈部正中稍偏左切口 2~2.5 cm，分离甲状腺，暴露左侧胸锁乳突肌和胸骨舌骨肌间的三角区，钝性分离左侧颈总动脉和颈外动脉，并用 0 号手术线结扎颈外动脉。在分叉处和近心端处分别用小动脉夹夹闭一段颈总动脉，然后用 1 mL 注射器针头在近心端处扎一个小孔，用直径 0.265 mm 的渔线缓慢插入，待插进之后，放开分叉处的动脉夹，将渔线继续进入颈内动脉，至遇到阻力为止，渔线进入颅内深度为 18~20 mm（渔线事先已做好标记），此时插入的渔线正好封闭大脑中动脉开口，阻断大脑中动脉的血流。插线成功后结扎颈总动脉及针孔处，放开另一个动脉夹，剪去多余的手术线并滴上 2~3 滴庆大霉素，分层缝合，清理伤口后放入笼中。

（二）造模成功判定方法

模型组：大鼠造模清醒后，按 Zausinger 六分法对其神经功能进行评分，去除未造模成功及病情过轻过重的模型，即评分为 0、4 和 5 分的大鼠；评分为 1、2、3 分的均视为造模成功，入组观察。Zausinger 六分法标准如下，0 分：不能自发行走；1 分：自由走动状态下向病变对侧旋转；2 分：抓住鼠尾，大鼠向病变对侧旋转；3 分：对于施向病变对侧的侧压力抵抗力下降者；4 分：不能伸直病变对侧前爪，甚至全身向对侧屈曲；5 分：无神经功能缺损。

（三）针刺干预方法

参照华兴邦等“大鼠穴位图谱的研制”，内关穴位于前肢内侧，离腕关节 3 mm 左右的尺桡骨缝间。针具选用苏州医疗用品厂生产的“华佗牌”毫针，规格 0.30 mm × 40 mm。针刺时间：造模成功后待大鼠清醒，即给予第一次针刺，每 12 小时针刺一次，共72小时，针刺6次。

（四）观察指标及方法

观察不同针刺参数组对MCAO大鼠脑血流的影响。脑血流量的测定：按包新民川的方法：将大鼠固定在脑立体定位仪上，取头皮正中切口，剪开骨膜，暴露前囟，于前自后1 mm，中线向左旁开3 mm处为中心用牙钻开一骨窗，用DRT4激光多普勒血流仪连续动态监测缺血局部脑组织血流量。

（五）统计学处理

采用PASWstatistics18软件包，正交设计助手Ⅱ，进行单因素方差分析，正交设计分析。

七、结果

13种针刺参数组干预MCAO大鼠后，各针刺组脑血流量结果见表6-15-3。

表6-15-3 不同针刺参数组干预“内关”穴对MCAO大鼠脑血流的影响

组别		n	
基础组	正常组	18	410.13 ± 106.91
	假手术组	18	361.14 ± 93.33
	模型对照组	18	345.64 ± 74.98
	非针刺组	18	401.12 ± 128.57
针刺组	参数Ⅰ组	18	370.51 ± 118.28
	参数Ⅱ组	18	408.66 ± 87.34
	参数Ⅲ组	18	37.17 ± 76.32
	参数Ⅳ组	18	417.38 ± 78.36
	参数Ⅴ组	18	417.72 ± 108.32
	参数Ⅵ组	18	423.79 ± 85.56
	参数Ⅶ组	18	448.93 ± 96.78
	参数Ⅷ组	18	467.74 ± 68.22
	参数Ⅸ组	18	365.69 ± 79.54

（一）正交实验分析结果

通过直观分析法（表6-15-4）了解影响MCAO脑血流的针刺参数的作用及主次地位。

表6-15-4中K、R值为正交试验结果表示法。K值反映考察因素水平的优劣（K值旁边的数字，表示考察因素的水平数）：相应因素水平的K值越大，表示这一水平在获得针刺效应中的作用越大，即K值越大越好；表6-15-4中频率因素A3最高，时间因素

B2 最高，则最佳刺激参数是 A3B2AB2，由于不能得知 AB 交互作用第三水平的具体参数，参照表 6-15-3 第 3 或第 4 列，用 3 次 / 秒的快频率持续刺激 60 秒（针刺方法Ⅷ），改善 MCAO 大鼠的脑血流较佳。极差值 Ri 反映因素变化时试验指标变化的幅度，能考察因素影响力的主次，极差值越大，该因素对指标的影响越大，就越重要。本实验结果显示 BRi＞ARi＞ABRi，对针效影响作用的强度由大到小依次为针刺时间、针刺频率以及它们二者的交互作用。提示针刺改善脑梗死脑血流，应在保证快频率的前提下，采用适当的针刺时间。

（二）单因素方差分析结果

用单因素方差分析法对 9 种针刺手法与基础组干预 MCAO 模型后的脑血流量，进行组间多重比较，见表 6-15-3，基础组间，与正常组相比，模型对照组、假手术组、非针刺组的脑血流量均有减少，模型对照组与正常组比较有明显差异（$P<0.05$），其他组与正常组之间没有统计学差异。针刺组较假手术组与模型对照组脑血流量均有增高，其中参数Ⅷ增高最明显，与模型对照组、假手术组、非针刺组相比均有统计学差异（$P<0.05$）。

综合分析以上正交试验、单因素方差分析结果，表明针刺频率、持续刺激的时间以及它们两者的交互作用都是影响针刺“内关”穴干预 MCAO 大鼠脑血流量（针刺效应）的重要因素，其中，针刺时间是最重要的影响因素，慢频率和短时间的针刺参数对其影响相对不大，提示临床必须在保证一定刺激时间的前提下，尽可能提高针刺操作的频率。理论上取得最大脑血流（最佳针刺效应）的最佳刺激参数是：中时间地应用最快频率进行针刺。但是，只要避免针刺频率慢和持续时间短的针刺手法，权衡好针刺频率和针刺时间，一般都可取得较好疗效。即取得良好效应的针刺参数，不是一个具体的、一成不变的固定参数，而正如临床检验值应该是一个范围，只要符合一定原则，可以灵活选择不同参数进行组合。

表 6-15-4　正交实验脑血流直观分析

实验号	A	B	A×B1	A×B2	软脑膜血流量
1	1	1	1	1	370.51
2	1	2	2	2	408.66
3	1	3	3	3	373.17
4	2	2	2	3	417.38
5	2	2	3	1	417.72
6	2	3	1	2	423.79
7	3	3	3	2	448.93
8	3	2	1	3	467.74
9	3	2	2	1	365.69
K1	384.113	412.273	420.680	384.640	

续表

实验号	A	B	A×B1	A×B2	软脑膜血流量
K2	419.630	431.373	397.243	427.127	
K3	427.453	387.550	413.273	419.430	
极差 R	43.340	43.823	23.437	42.487	
主次顺序	B＞A＞A × B（2）＞A × B（1）				
优水平	A_3	B_2			
优组合	A_3B_2				

八、讨论

目前实验研究已将对脑血流和局部脑血流量的参数作为评价脑循环储备能力的参考指标，低血流量可使同侧脑半球脑血流降低，导致供血能力降低。对氧的利用效率而言，氧在脑循环被传输能力比氧的释放能力更加重要，而氧的传输能力取决于脑血流的速度和含氧。内关为心包经络穴，心包为心的护卫，心主血脉，可调理心气，促进气血的运行，因此手厥阴心包经虽然不直接入络脑，但是同血液的关系很密切；内关系八脉交会穴之一，与阴维脉交会，主阴主血；“心藏神，脉舍神”“血者，神气也”，故内关穴调节心、脉、血、神的作用较强。西医学的研究表明，内关穴在调整心脏功能的同时，起着增加脑血氧供应的作用，体现了心包经代心行令，主一身之血脉，以达宁心调血安神之目的，故针刺内关穴可改善脑血流。针刺手法是针灸取效的关键。广义的针刺手法，是在确定选穴组方后，干预穴位的所有因素，包括进针、行针方法，针刺角度、方向，所用指力、腕力，针刺深浅，刺激频率、时间，留针时间，针刺间隔等众多因素。任何一个因素变化，都有可能影响针刺疗效，针刺的时间和频率是临床容易控制的因素，更能体现针刺量学的标准化。正交设计法可减少试验次数提高实验效率。正交试验设计能够同时观察几个因素的动态关系，如各因素的主次地位和各水平的优劣，而且能知道因素间存在什么性质的交互影响及其影响程度，最终找出诸因素各水平的最佳搭配，为临床提供确实可靠的试验依据。单因素方差分析是医学研究中最常用的统计方法，用之来确定一个因素不同水平是否有统计学意义。本研究中将针刺时间和频率的组合作为一个独立处理因素 - 针刺方法，就可用单因素方差分析研究不同针刺方法取得的各自针刺效应间的差异，并可弥补和完善正交试验。

本研究将针刺时间和频率设置为实验因素，按时间短中长和频率的慢中快各分三个水平进行正交设计（时间设定为 5 秒、60 秒、180 秒；频率设定为 1 次 / 秒、2 次 / 秒、3 次 / 秒），正交实验实际是安排多因素试验、寻求最优水平组合的一种高效率的试验设计方法，但是高效率的代价是以牺牲分析各因素的交互作用为代价的。本课题为 2 因素 3 水平实验，组合出 9 种针刺参数，选择 L9（34）正交表（实验计划表见表 6-15-3），并未提高实验效率，目的除进行正交试验以考察实验因素的主次地位和实验水平的优劣外，还能将每一种参数组合作为一个处理因素，进行单因素方差分析，明确取得最佳效应的针刺参数。正交设计与单因素方差分析表明，针刺参数组Ⅷ（3次/秒，60秒）在改善脑血流方面，可取得最佳效果，即快频率，中时可取得最佳针刺效果。

主要参考文献

［1］郭闫萍．醒脑开窍针刺法对针灸治疗中风的贡献［J］．针灸临床杂志，2007（11）：1-3.

［2］樊小农，王舒，李雅洁，等．“水沟”穴最佳刺激参数的筛选研究［J］．中国针灸，2008，28（12）：913-917.

［3］解秸萍．正交试验设计在腧穴功能特异性研究中的应用［J］．中医药学刊，2005（2）：264-265，27.

第十六节　内关穴捻转手法干预MCAO大鼠的针刺时间和频率的正交优化研究

一、收录杂志及作者

本文收录于《辽宁中医杂志》。

作者：韩科，杨咏红，王舒，樊小农，牟蛟。

二、基金项目

国家重点基础研究发展计划（“973”计划）资助项目（2010CB530506；2012CB518505）。

三、摘要及关键词

（一）摘要

目的：筛选针刺内关穴并采用捻转手法改善大脑中动脉阻塞模型（MCAO）Wistar大鼠脑血流量的针刺频率和时间优化方案。方法：参照Zea-Longa线拴法复制Wistar大鼠MCAO模型，按正交设计分9组并分别施以频率1、2、3次/秒，时间5、60、180秒不同组合下的针刺干预，以大鼠梗死侧脑血流量为评价效应指标。结果：内关穴的针刺时间和频率均是改善MCAO模型Wistar大鼠脑血流量显著因素（$P<0.05$），针刺频率与时间的最优搭配是3次/秒，60秒。结论：内关穴针刺时间和频率均是改善MCAO模型大鼠脑血流量的显著因素，且针刺频率和时间存在最优搭配方案。

（二）关键词

MCAO 大鼠，内关穴，捻转法，时间，频率，正交设计。

四、前言

中风是目前已超越肿瘤、成为人类的三大死亡原因之首。最新的研究统计得出 80% 以上的中风是由脑梗死所造成。梗死的病理生理机制为脑组织持续性的缺血缺氧导致神经元细胞、胶质细胞、内皮细胞坏死，出现相应的神经功能缺损。研究表明针刺内关穴，能够增加脑部缺血半暗带微循环的血流量，抢救受损的神经元，改善神经功能缺损症状，促进神经功能重塑。而在临床操作过程中，针灸的刺激量成为影响针刺疗效的关键问题，早在《黄帝内经》的时候就有关于针刺刺激量的描述。石学敏院士于 1972 年率先提出了针刺手法量学理论，确立了捻转补泻手法的四大要素，即作用力方向、大小、施术时间、两次针刺间隔时间等，提高了针刺手法的可操作性、可重复性，也提高了临床疗效，针刺量学认为，在准确选穴的基础上，定量、精确的针刺刺激才能够达到最佳针刺效应。

针刺刺激量包括刺激频率、时间、针刺深浅、捻转角度，留针时间、针刺间隔等众多因素，任何一个因素的变化都会对针刺最终效应产生很大的影响。基于针刺量学理论，本实验以醒脑开窍主穴之一“内关”穴为中心，以患侧大脑半球脑血流量为效应指标，采用捻转平补平泻手法，用正交设计法考察影响针灸疗效的时间和频率因素及相关的多个水平关系，并可找出诸因素各水平的最佳搭配。

五、材料和方法

（一）试剂与仪器

（1）主要试剂　水合氯醛（分析纯）（天津市瑞金特化学品有限公司）。

（2）主要仪器　针刺手法捻转控制仪（重庆海扶（HIFU）技术有限公司制造）、DRT4 激光多普勒血流仪（英国 Moor 公司生产）、BENCGMarkTm 脑立体定位仪、Strong90 牙钻。

（二）实验动物与模型

（1）实验动物　SPF（specificpathogenfreeanimals，SPF）级 Wistar 成年健康雄性大鼠，260~280 克，共 162 只，由军事医学科学院实验动物中心提供，合格证号：SCXK（军）2007-0004。

（2）模型制备　参照 Zea-Longa 线拴法复制大脑中动脉缺血模型（MCAO），主要步骤：① 10% 水合氯醛腹腔注射麻醉（250 mg/kg），背位固定于大鼠手术板。②局部消毒后备皮。③取颈部正中稍偏左切口 2~2.5 cm，暴露并钝性分离左侧颈总动脉和颈外动脉，用 0 号手术线结扎颈外动脉。④在分叉处和近心端处分别用小动脉夹夹闭一段颈总动脉，然后用 1 mL 注射器针头在近心端处扎一个小孔，用直径 0.31 mm 的渔线缓慢插入，待插进之后，放开分叉处的动脉夹，将渔线继续进入颈内动脉，至遇到阻力为止，渔线进入颅内深度 18~22 mm（以颈总动脉分叉处计算）。⑤插线成功后结扎颈总动脉，伤口局部滴 2~3 滴庆大霉素，分层缝合后放入笼中。

（3）动物模型制作成功的标准　参照按 Zausinger 六分法对其神经功能进行评分，造模后评分去除评分为 0 分、4 分和 5 分的动物。Zausinger 六分法评定如下：0 分不能自发行走；1 分自由走动状态下向病变对侧旋转；2 分抓住鼠尾，大鼠向病变对侧旋转；3 分对于施向病变对侧的侧压力抵抗力下降者；4 分不能伸直病变对侧前爪，甚至全身向对侧屈曲；5 分无经功能缺损。

（三）实验设计及分组

应用正交试验的研究方案，将内关穴操作法分为两因素 3 水平（详见表 6-16-1），并考察时间频率的交互作用（详见表 6-16-3），即针刺频率的慢、中、快和针刺时间的短、中、长，采取 L9（34）正交设计方案，将 162 只模型成功大鼠分为 9 个实验组，分别对应 9 种针刺参数，大鼠随机分配，每组 18 只。

表 6-16-1　因素水平表

因素水平 1	2	3
频率（次 / 秒）1	2	3
时间（秒）5	60	180

（四）选穴及干预方法

穴位定位参照李忠仁主编的《实验针灸学》的常用实验动物针灸穴位，内关穴位于前肢内侧，离腕关节 3 mm 左右的尺桡骨缝间，左右侧各 1 个穴；造模成功后待大鼠清醒，利用针刺手法捻转仪根据试验设计的 9 个参数（详见表 6-16-2）给予第 1 次针刺干预，之后每 12 小时用同样的方法再干预，共干预 3 天（72 小时，6 次）

表 6-16-2　针刺参数表

组别	鼠数（只）	因素 A（频率，次 / 秒）	因素 B（时间，秒）
1	18	1	5
2	18	1	60
3	18	1	180
4	18	2	5
5	18	2	60
6	18	2	180
7	18	3	5
8	18	3	60
9	18	3	180

（五）指标检测和方法脑血流量的测定

按包新民的方法：将大鼠固定在脑立体定位仪上，取头皮正中切口，剪开骨膜，暴露前囟，于前囟后 1 mm，中线向左旁开 3 mm 处为中心用牙钻开一骨窗，用 DRT4 激光多普勒血流仪连续动态监测缺血局部脑组织血流量，待稳定后，连续保存 1 分钟相对稳定的一段血流量，通过软件进行分析，得出此段时间的平均血流量。

（六）统计方法

数据应用 SPSS 18.0 统计软件分析，治疗前神经功能行为学评分用单因素方差分析进行方差齐性检验，脑血流量采用正交设计法进行直观分析、方差分析。

六、实验结果

（一）实验结果及直观分析

根据模型动物治疗前的神经功能缺损评分，用单因素方差分析进行治疗前动物神经功能评分基线一致性分析，结果显示 F=0.047，

P=1.00>0.5，表明各组方差齐性，具有可比性。

表 6-16-3 不同的针刺参数对 MCAO 大鼠脑血流量的影响（x ± s，mL/min）

组别	N	脑血流量
1	18	370.51 ± 118.28
2	18	408.66 ± 87.34
3	18	373.17 ± 76.32
4	18	417.38 ± 78.36
5	18	417.72 ± 108.32
6	18	423.79 ± 85.56
7	18	448.93 ± 96.78
8	18	467.74 ± 68.22
9	18	365.69 ± 79.54

k、R 值为正交试验结果表示法。k 值表示考察因素水平间的优劣（k 值旁边的数表示考察因素的水平数）；相应因素水平的 k 值越大，表示这一水平在获得针刺效应中的作用越大。极差值 R 反映因素变化时试验指标变化的幅度，能考察因素影响力的主次。

通过表 6-16-4 各因素及相关水平 k 值和 R 值可以看出各因素的主次关系为 RB>RA>R 交互 2>R 交互 1；R 交互 1 可以作为试验误差估计（Re），用 Re 可以衡量因子的主次，如果因素列的 R 值是 Re 的 2 倍以上者算主要因子，说明有 75% 的把握说明因子间的水平试验值有不同影响，由于 RA、RB、R 交互 2 均小于 2 倍 Re，说明因子间影响相似。交互作用的 R 值小于 RA、RB，因此最优水平的选取可直接选取 A 和 B

因素最优的k值进行组合，可不通过二元表进一步确定最优的水平组合。通过表4的k值可以得出因素A和B最优的水平搭配为A3B2：3次/秒、60秒。

表 6-16-4 脑血流的实验结果及直观分析

试验号	1	2	3	4	脑血流量
	A 频率	B 时间	交互 1	交互 2	（mL/min）
1	1	1	1	1	370.51
2	1	2	2	2	408.66
3	1	3	3	3	373.17
4	2	1	2	3	417.38
5	2	2	3	1	417.72
6	2	3	1	2	423.79
7	3	1	3	2	448.93
8	3	2	1	3	467.74
9	3	3	2	1	365.69
k1	384.11	412.27	420.68	384.64	
k2	418.63	431.37	397.24	427.13	
k3	427.45	387.55	413.27	419.43	
R	43.34	43.83	23.44	42.49	

注：k为因素间各水平均值；R为收率。

（二）方差分析

为检验各因素在针刺内关穴改善MCAO模型动物脑血流量疗效方面是否存在显著性差异，用SPSS 18.0软件进行正交设计方差分析，得出内关穴平补平泻捻转频率与时间改善MCAO模型脑血流的方差分析结果见表6-16-5。

表 6-16-5 因素方差分析结果

方差来源	离差平方和 SS	自由度	均方 MS	F 值	P 值
时间	61270.913	2	30635.457	3.7873.3	0.025*
频率	53386.891	2	26693.446	003.418	0.040*
交互	55299.961	2	27649.980		0.035*
误差	1237714.038	153	8089.634		
总计	2.87	162			

注：*P<0.05。

由上表可知，针刺时间和频率及交互的P值均<0.05，由于其交互作用为显著性影响因素，所以内关穴的针刺时间和频率均是改善脑血流量的关键性影响因素。

七、讨论

内关穴捻转法干预MCAO大鼠的针刺时间和频率的正交优化方案：本项研究对针刺内关穴、平补平泻捻转手法的针刺时间和频率两个主要影响因素进行了初步探讨，基于石学敏院士创立的"醒脑开窍"针法对内关穴操作要求，以大鼠梗死侧脑血流量为考察指标，重点在于找出时间和频率的最优方案，结果表明针刺内关穴最优方案为3次/秒、180秒。使针刺量学的参数更加客观化、规范化和标准化，完善了针刺量学的理论，促进了针刺量学的现代化研究进展。

内关穴与脑的关系：内关穴首见于《灵枢·经脉》曰："手心主之别，名曰内关……循经以上，系于心包络。"与脑无直接属络关系，但内关为心包经络穴，心之卫外，内络脏腑，主治内脏之疾。内关穴合于心，调气血，通血脉。脑病以元神匿藏为主要表现，与心神关系密切。心为神之舍，血之主，脉之宗，为"君主之官"。心主血脉，则脑为其所养，其所藏之元神亦能统御五脏之神，人体得以正常任物、思虑、处事等。心神异常，失其所主，不能推动血液上荣于脑，则神无所倚，发为脑病。从西医学角度出发可以认为，针刺内关穴保护心脏功能，加强心肌收缩力，增加心脏每搏输出量，给大脑提供足够的血液灌注，减少脑细胞死亡数量，有助于神经功能恢复。针刺内关穴采用捻转手法必要性：在针刺得气后，针尖完全处于得气部位，且保持相对静止、稳定，正如《素问·宝命全形论》所言："经气已至，慎守勿失。"最大限度做到守气，为实施补泻打下基础。描述该针法时，所需参数较少，主要是角速度和频率，较容易控制。

石学敏院士通过捻转频率、角度的数字化把握可将捻转补泻清晰表达出来。从而使该针法在稳定性和可重复性上优势较为突出，可满足实验需要。正交设计的优势：正交试验设计是用正交表来安排实验的，由于正交表的构造具有"均衡搭配"的特点，利用它能够选出代表性较强的少量试验，求得较优或最优的实验条件。与目前医学科研中广泛应用的单因素多水平的研究方法相比，本实验应用的正交设计方法因其可以同时考察多因素多水平在西医学研究中具有方法学上的重要意义。在针灸量学研究领域中，应用正交法设计实验，可以筛选出某一穴位在具体病症中的最优针刺量学参数，以及不同穴位在治疗相同疾病时最优的穴位搭配。

主要参考文献

[1] 周元成，吴新贵，肖贻财.电针刺激"足三里"和"内关"对脑梗死大鼠GAP-43表达的影响[J].中国针灸，2011，31（1）：55-59.

[2] 樊小农，王舒，钱宇斐，等.从脑血流动力学角度研究针刺、穴位的特异性[J].中医杂志，2009，50（8）：712-715.

[3] 王世军，崔可密，卢岩，等.针刺对MCAO大鼠海马CA_3区微血管数目及神经元死亡率的影响[J].山东中医药大学学报，2005（1）：59-60.

［4］钱聚义．浅论《内经》中针刺补泻的量学标准［J］．天津中医学院学报，1998（3）：9–10.

［5］李忠仁．实验针灸学［M］．北京：中国中医药出版社，2003.

［6］《大鼠脑立体定位图谱》出版消息［J］．神经解剖学杂志，1991（1）：118.

［7］周永治，马志庆．医药数理统计学［M］．北京：科学技术出版社，2004.

［8］徐吉民．正交法在医药科研中的应用［M］．北京：中国医药科技出版社，1987.

［9］康明明，张智龙．“醒脑开窍”针刺法主穴特性之稽考和再认识［J］．辽宁中医杂志，2010，37（5）：917–918.

［10］杨阿根．石学敏针刺补泻手法量学切入点浅析［J］．上海中医药杂志，2011，45（11）：32–34.

第十七节　基于神经功能行为学筛选内关穴的最佳刺激参数

一、收录杂志及作者

本文收录于《辽宁中医杂志》。

作者：韩科，杨咏红，王舒，樊小农，张俊清，牟蛟，张超，赵帅，焦洋，孟智宏。

二、基金项目

国家重点基础研究发展计划（“973”计划）资助项目（2010CB530506；2012CB518505）。

三、摘要及关键词

（一）摘要

目的：筛选针刺内关穴并采用捻转手法改善大脑中动脉阻塞模型（MCAO）Wistar大鼠神经功能行为学最佳针刺频率和时间优化方案。方法：参照Zea-Longa线拴法复制Wistar大鼠MCAO模型，分别施以频率1、2、3次/秒，时间5、60、180秒不同组合下的针刺干预，以大鼠神经功能行为学为评价效应指标。结果：针刺时间和频率参数3次/秒，60秒较其他实验组能够非常显著地改善MCAO大鼠的行为学，$P<0.01$。结论：醒脑开窍针刺法中内关穴的针刺频率和时间存在最优搭配方案为3次/秒，60秒。

（二）关键词

MCAO，神经功能行为学，内关穴，捻转法。

四、前言

针刺规范化研究是当前针刺研究领域一项非常重要的任务，目前国内对针刺规范化的研究主要集中在腧穴的定位和主治的规范化，以及针刺手法补泻量化两大方面。早在20世纪70年代石学敏院士首次提出了针刺手法量学概念，创立了“醒脑开窍”针刺手法，并对捻转补泻手法确定了新定义和量化操作，在此之后围绕针刺手法量学概念的研究不断，但研究的核心内容不变，在中风的研究和治疗领域中取得了令人满意的研究成果。本实验以MCAO模型大鼠的神经行为学评分为效应指标，考察“醒脑开窍”主穴之一“内关”穴及其平补平泻捻转手法的最佳时间和频率的组合搭配，从而探讨找出针刺内关穴最佳刺激参数。

五、材料与方法

（一）试剂与仪器

（1）主要试剂　水合氯醛（分析纯）（天津市瑞金特化学品有限公司）。

（2）主要仪器　针刺捻转手法控制仪［重庆海扶（HIFU）技术有限公司制造］。

（二）实验动物与模型

（1）实验动物　SPF（specific pathogen free animals，SPF）级Wistar成年健康雄性大鼠，260~280克，共234只，由军事医学科学院实验动物中心提供，合格证号：SCXK（军）2007-0004。

（2）模型制备　参照Zea-Longa线拴法复制大脑中动脉缺血模型（MCAO），主要步骤：①10%水合氯醛腹腔注射麻醉（250 mg/kg），背位固定于大鼠手术板。②局部消毒后备皮。③取颈部正中稍偏左切口2~2.5 cm，暴露并钝性分离左侧颈总动脉和颈外动脉，用0号手术线结扎颈外动脉。④在分叉处和近心端处分别用小动脉夹夹闭一段颈总动脉，然后用1 mL注射器针头在近心端处扎一个小孔，用直径0.31 mm的渔线缓慢插入，待插进之后，放开分叉处的动脉夹，将渔线继续进入颈内动脉，至遇到阻力为止，渔线进入颅内深度18~22 mm（以颈总动脉分叉处计算）。⑤插线成功后结扎颈总动脉，伤口局部滴2~3滴庆大霉素，分层缝合后放入笼中。

（3）动物模型制作成功的标准　参照按Zausinger六分法对其神经功能进行评分，造模后评分去除评分为0分、4分和5分的动物。Zausinger六分法评定如下：0分不能自发行走；1分自由走动状态下向病变对侧旋转；2分抓住鼠尾，大鼠向病变对侧旋转；3分对于施向病变对侧的侧压力抵抗力下降者；4分不能伸直病变对侧前爪，甚至全身向对侧屈曲；5分无神经功能缺损。

（4）假手术组　除不插渔线外，其他操作与手术组相同，且Zausinger六分法评分为5分的动物。

（5）非针刺组　造模成功后在相应时间段内，用与针刺组实施同等条件的抓取，但不实施任何针刺干预。

（6）模型即刻组　待大鼠完全清醒，经Zausinger评分为1、2、3的大鼠，不实施任何针刺。

（7）正常组、假手术组、模型即刻组、非针刺组在同等条件下共抓取6次。

（三）实验动物组别和针刺参数

实验动物组别和针刺参数见表6-17-1。

表6-17-1　实验组别和针刺参数表

组别	n	针刺参数	
		频率（次/秒）	时间（秒）
1	18	1	5
2	18	1	60
3	18	1	180
4	18	2	5
5	18	2	60
6	18	2	180
7	18	3	5
8	18	3	60
9	18	3	180
10	18	模型即刻	
11	18	非针刺组	
12	18	假手术组	
13	18	正常组	

（四）选穴及干预方法

穴位定位参照李忠仁主编的《实验针灸学》的常用实验动物针灸穴位，内关穴位于前肢内侧，离腕关节3 mm左右的尺桡骨缝间，左右侧各1个穴；造模成功后待大鼠清醒，利用针刺手法捻转仪根据试验设计的9个参数（详见表6-17-1）给予第1次针刺干预，之后每12小时用同样的方法再干预，共干预3天（72小时，6次）。

（五）观察指标和方法

按Zausinger六分法对其神经功能进行评分，造模后评分去除评分为0分、4分和5分的动物。观察第1次针刺前每只大鼠行为学评分，针刺3天（共计6次）后记录第6次针刺后每只大鼠的行为学评分。Zausinger六分法评定如下：0分不能自发行走；1分自由走动状态下向病变对侧旋转；2分抓住鼠尾，大鼠向病变对侧旋转；3分对于施向病变对侧的侧压力抵抗力下降者；4 分不能伸直病变对侧前爪，甚至全身向对侧屈曲；5 分无神经功能缺损。

（六）统计方法

数据应用 SPSS 18.0 统计软件分析，组别为 1~9 的针刺干预实验组先采用自身前后的配对 t 检验，然后根据第 6 次行为学评分应用单因素方差分析，见表 6-17-2。

表 6-17-2 第 1 次评分和第 6 次评分的自身前后的统计学对比

组别	鼠数（只）	第 1 次评分（x±s）	第 6 次评分（x±s）	t 值	P 值
1	18	1.89 ± 0.47	2.33 ± 0.77	1.92	0.072
2	18	2.11 ± 0.32	2.28 ± 0.46	1.37	0.187
3	18	1.89 ± 0.32	2.33 ± 0.49	3.06	0.007**
4	18	2.11 ± 0.47	2.39 ± 0.78	1.76	0.096
5	18	1.89 ± 0.58	2.22 ± 0.55	2.38	0.029*
6	18	2.00 ± 0.49	2.22 ± 0.43	1.46	0.163
7	18	1.89 ± 0.47	2.00 ± 0.84	0.57	0.579
8	18	1.94 ± 0.24	2.56 ± 0.51	4.27	0.001**
9	18	1.94 ± 0.42	2.33 ± 0.49	2.72	0.015*
10	18	1.94 ± 0.42	2.00 ± 0.49	0.57	0.589

注：第 6 次评分和第 1 次评分比较，$^*P<0.05$，$^{**}P<0.01$。

通过每只大鼠的第 1 次评分和第 6 次评分的自身前后的统计学对比可以得出针刺干预组别的 3、5、8、9 经过相应针刺参数的干预后，第 6 次的神经功能行为学评分较第 1 次明显改善，$P<0.05$。且 3 和 8 试验参数组评分有非常显著的改善，$P<0.01$，即 1 次 / 秒、180 秒和 3 次 / 秒、60 秒比其他针刺参数能够更有效改善 MCAO 模型的大鼠的运动功能。余下其他各组通过均值可以看出评分都有所改善，但统计学无明显差异，说明针刺能够改善神经功能行为学评分，提高 MCAO 模型大鼠运动功能得到。因此由表 6-17-1 可以得出最佳的针刺参数为：1 次 / 秒、180 秒和 3 次 / 秒、60 秒。

（七）单因素方差分析

通过 Zausinger 评分可以看出，分数越高说明 MCAO 模型大鼠运动功能经过治疗后恢复得越好，因此以第 6 次神经行为学评分为效应指标，考察各针刺参数之间对大鼠行为学的影响，并结合自身前后行为学评分比较最终得出最优的刺激参数。

根据模型动物治疗后的神经功能缺损评分，用单因素方差分析进行治疗后的动物神经功能基线一致性分析，检验水准 $\alpha=0.05$，针刺治疗后经方差检验结果显示 $F=1.072$，$P=0.38>0.05$，表明各组方差齐性，具有可比性。

表 6-17-3　第 6 次评分的各组的 P 值表

组别	1	2	3	4	5	6	7	8	9	11	12	13
1												
2	0.76											
3	1.00	0.76										
4	0.76	0.54	0.76									
5	0.54	0.76	0.54	0.36								
6	0.54	0.76	0.54	0.36	1.00							
7	0.07	0.13	0.07	0.03	0.22	0.22						
8	0.22	0.13	0.22	0.36	0.07	0.07	0.003					
9	1.00	0.76	1.00	0.76	0.54	0.54	0.07	0.22				
10	0.07	0.13	0.07	0.03	0.22	0.22	1.00	0.003	0.07			
11	0.00	0.00	0.00	0.00	0.00	0.00	0.00	0.00	0.00	0.00		
12	0.00	0.00	0.00	0.00	0.00	0.00	0.00	0.00	0.00	0.00	1.00	

由上表可以看出由于正常和假手术组神经行为学无损害，评分均为 5 分因此 12、13 与其他各组比较差异性非常显著，P<0.01。有报道研究表明，由于 MCAO 模型大鼠造模成功后自身存在一定的自愈性，第 11 组别即非针刺组设置可以排除 MCAO 模型大鼠的自愈性，各针刺参数组通过与非针刺组的对比可以比较针刺疗效和大鼠自愈性之间的差异，从而确定针刺的疗效。由表 6-17-3 可以看出只有组别为 4 和 8 的参数组即 2 次 / 秒、5 秒和 3 次 / 秒、60 秒和非针刺组对比统计学存在差异性，且组别 8 有非常显著的差异，P<0.01。

结合表 6-17-2 的统计结果，通过单因素方差分析和自身前后的配对 t 检验两种统计方法综合分析初步可以得出针刺内关穴，平补平泻手法能够非常显著改善 MCAO 模型大鼠神经功能行为学且最优的针刺参数为：3 次 / 秒、60 秒。

六、讨论

神经行为学评分以其简便、无损伤、连续性观察为特点在脑血管病模型的基础实验中被广泛采用，在研究腧穴特异性、针刺量效关系以及针灸量学研究中起到举足轻重的作用。行为学评分法可直观显示各种针灸干预措施的效果，持续性地监察动物的运动功能状态，有助于了解疾病不同时间段的运动功能的恢复情况，从而根据病情的变化增减针灸的刺激量取得更好的针刺效应。

内关穴首见于《灵枢·经脉》曰：“手心主之别，名曰内关……循经以上，系于心包络。”与脑无直接属络关系，但内关为心包经络穴，合于心，调气血，通血脉，大量的文献研究表明针刺内关穴能够治疗与心脏相关的疾病。脑病虽以元神匿藏为主要表现，与心神关系密切。心为神之舍，血之主，为“君主之官”。心主血脉，则脑为其所养。心神异常，失其所主，不能推动血液上荣于脑，则神无所倚，发为脑病。从西医学角度出发可以认为，针刺内关穴保护心脏功能，加强心肌收缩力，增加心脏每搏输出量，给大脑提供足够的血液灌注，减少脑细胞死亡数量，有助于神经功能恢复。

针灸量学理论是伴随着针灸临床实践一起产生和发展的，临床实践和量学理论的有机结合随之而产生针灸的量效关系，由此可见针灸的量效关系是客观存在的，量的反应表现为临床实践即效应。针灸的效应能够深化针灸量学理论，探索针灸量学特征，最终阐明针灸量效规律，促进了针灸学科临床的重大发展针灸的效应受针灸刺激量的影响，而影响针灸刺激量的因素众多，如针刺手法、针刺作用力、针刺方向及深度、针刺频率、针刺幅度、针刺时间、留针时间、针刺间隔时间和针刺疗程等，这些针刺量学参数根据病情的需要确实能产生不同的临床疗效或针刺效应。

而如何将这些影响针灸刺激量的因素根据不同的症状和体征进行规范的量化是当前研究的重点和难点。目前针灸量化、规范化和标准化已成为我国针灸界急需解决的重要问题，其最终目的是规范临床操作，提高临床疗效，加强国际学术交流，为针灸医学在国际上的有序传播起到保障作用。因此对针刺手法进行定性定量分析，有着重要的意义。

七、小结

通过 SPSS 18.0 软件，从行为学角度初步探索了针刺内关穴，采用捻转平补平泻手法对 MCAO 模型大鼠神经功能影响，并结合单因素方差分析和自身前后配对 t 检验两种统计方法筛选出其最优频率和时间的组合：3 次 / 秒、60 秒，为提高临床疗效提供切实可靠的实验依据。

主要参考文献

[1] 李忠仁 . 实验针灸学［M］. 北京：中国中医药出版社，2003.

[2] 刘喆，赖新生 . 电针对 SD 大鼠 MCAO 模型神经功能缺损及脑梗死体积的影响［J］. 中国中医基础医学杂志，2006（6）：454–456.

[3] 张亚男，樊小农，王舒，等 . 大鼠行为学评价在针刺作用机制研究中的应用［J］. 针刺研究，2008（5）：351–355.

[4] 康明明，张智龙 . “醒脑开窍”针刺法主穴特性之稽考和再认识［J］. 辽宁中医杂志，2010，37（5）：917–918.

[5] 石学敏，张春红 . 新世纪针灸学科面临的挑战和对策［J］. 天津中医药大学学报，2008（3）：121–126.

[6] 卞金玲，张春红 . 石学敏院士针刺手法量学的概念及核心［J］. 中国针灸，2003（5）：38–40.

[7] 姜桂美，吴思平，贾超，等 . 不同刺激量针刺拮抗肌与主动肌治疗脑卒中后痉挛性偏瘫的临床疗效观察［J］. 针灸临床杂志，2008（11）：1–3.

［8］陈少宗．针刺作用时效关系研究的临床意义［J］．针灸临床杂志，2008（6）：1–3.

第十八节　醒脑开窍法针刺内关穴干预脑缺血量效关系的实验研究

一、收录杂志及作者

本文收录于《山东中医杂志》。
作者：韩科，杨咏红，王舒，樊小农，牟蛟，孟智宏。

二、基金项目

国家重点基础研究发展计划（“973”计划”）资助（编号：2010CB530506；2012CB518505）。

三、摘要及关键词

（一）摘要

目的：探讨醒脑开窍针刺法针刺内关穴并采用捻转手法改善大脑中动脉阻塞模型（MCAO）Wistar大鼠脑梗死率和微循环输入支管径的最佳针刺频率和时间优化方案。方法：参照Zea-Longa线拴法复制Wistar大鼠MCAO模型，按正交设计分9组并分别施以频率1次/秒、2次/秒、3次/秒，时间5秒、60秒、180秒不同组合下的针刺干预，以大鼠脑梗死率和微循环输入支管径为评价效应指标。结果：针刺的时间和频率是针刺效应影响因素，不同的效应指标对针刺时间和频率的影响不同，但时间和频率搭配的最佳刺激参数相同。结论：醒脑开窍针刺法中内关穴的针刺频率和时间存在最优搭配方案为3次/秒，60秒。

（二）关键词

醒脑开窍法，内关穴，捻转法，时间，频率，正交设计。

四、前言

心脑开窍针刺法（醒法）是我国著名针灸学家、中国工程院院士石学敏教授于1972年创立的治疗中风的大法，其核心内容为“针刺手法量学”理论，即研究和确定针刺最佳疗效，使针刺治疗由定性上升到定量的水平。内关穴为醒法主穴之一，能够宁心安神、疏通气血。有研究表明，针刺内关穴通过不同的信息传导途径激活不同的脑区，增加脑血流灌注，改善脑缺血，减少神经细胞坏死数目，从而促使神经功能恢复；另一方面针刺手法的刺激量对针刺的疗效同样有重要的影响。针刺刺激量包括刺激频率、时间、针刺深浅、捻转角度，留针时间、针刺间隔等众多因素，任何一个因素的变化都会对针刺最终效应产生很大的影响。基于针刺手法量学理论，本实验以醒脑开窍主穴之一“内关”穴为中心，以脑梗死率和微循环输入支管径为效应指标，采用捻转平补平泻手法，结合两个效应指标，用正交设计考察影响针刺疗效的时间和频率因素及相关的多个水平关系，并找出诸因素各水平的最佳搭配。

五、实验材料和方法

（一）实验试剂与仪器

水合氯醛（分析纯）、碘伏、生理盐水、硫酸庆大霉素、磷酸盐缓冲液（PBS）、氯化三苯四氮唑（TTC）粉末、甲醛（分析纯）等均由天津市瑞金特化学品有限公司提供；针刺手法捻转控制仪（重庆海扶技术有限公司制造）、XW-4 彩色微循环检测仪（合肥响石电子科技有限公司提供）、BENCGMarkTm 脑立体定位仪、电子天平、数码相机、三脚架；Strong90 牙钻。

（二）实验动物

SPF 级 Wistar 成年健康雄性大鼠，体质量 260~280 克，共 162 只，由军事医学科学院实验动物中心提供，合格证号：SCXK（军）2007-0004。

（三）模型制备

参照 Zea-Longa 线拴法复制大脑中动脉缺血模型（MCAO），主要步骤：① 10% 水合氯醛腹腔注射麻醉（250 mg/kg），背位固定大鼠于手术板。②局部消毒后备皮。③取颈部正中稍偏左切口 2.0~2.5 cm，暴露并钝性分离左侧颈总动脉和颈外动脉，用 0 号手术线结扎颈外动脉。④在分叉处和近心端处分别用小动脉夹夹闭一段颈总动脉，然后用 1 mL 注射器针头在近心端处扎一个小孔，用直径 0.31 mm 的渔线缓慢插入，待插进之后，放开分叉处的动脉夹，将渔线继续进入颈内动脉，直至遇到阻力，渔线进入颅内深度为 18~22 mm（以颈总动脉分叉处计算）。⑤插线成功后结扎颈总动脉，伤口局部滴 2~3 滴庆大霉素，分层缝合后放入笼中。动物模型制作成功的标准参照按 Zausinger 六分法对其神经功能进行评分，造模后评分去除评分为 0 分、4 分和 5 分的动物。Zausinger 六分法评定如下：0 分不能自发行走；1 分自由走动状态下向病变对侧旋转；2 分抓住鼠尾，大鼠向病变对侧旋转；3 分对于施向病变对侧的侧压力抵抗力下降者；4 分不能伸直病变对侧前爪，甚至全身向对侧屈曲；5 分无神经功能缺损。

（四）实验设计及分组

应用正交试验的研究方案，将内关穴按照时间和频率组合操作法分为两因素三水平（表 6-18-1），并同时考察时间频率的交互作用（表 6-18-3），即针刺频率的慢、中、快和针刺时间的短、中、长，采取 L9（34）正交设计方案，将 162 只模型成功大鼠分为 9 个实验组，分别对应 9 种针刺参数，大鼠随机分配，每组 18 只。

表 6-18-1 因素水平表

	1	2	3
频率（次 / 秒）	1	2	3
时间（t/ 秒）	5	60	180

（五）选穴及干预方法

穴位定位参照《实验针灸学》的常用实验动物针灸穴位，内关穴位于前肢内侧，离腕关节 3 mm 左右的尺桡骨缝间，左右侧各 1 个穴；造模成功后待大鼠清醒，利用针刺手法捻转仪根据试验设计的 9 个参数（见表 6-18-2）给予第 1 次针刺干预，之后每 12 小时用同样的方法再干预，共干预 3 天（72 小时，6 次）。

表 6-18-2 针刺参数表（n=18）

	因素 A（次 / 秒）	因素 B（t/ 秒）
1 组	1	5
2 组	1	60
3 组	1	180
4 组	2	5
5 组	2	60
6 组	2	180
7 组	3	5
8 组	3	60
9 组	3	180

（六）指标检测和方法

1. 脑梗死率的检测方法 ①取脑：将大鼠置于断头器上，快速取下大鼠头部。先将头皮剥离，然后剪去大脑两边肌肉，然后在两侧分别用力剪两刀，将颅骨剪开，最后用剪刀将颅骨掀开，暴露大脑。用剪子轻轻将脑膜剪开，使大脑充分暴露，用细竹片将完整大脑轻轻挖出。将取出的大脑置于小塑料平皿中，放入 -20℃冰箱速冻 30 分钟左右。②切片：将速冻完的大脑取出，用刀片切去嗅球和小脑部分，将大脑平均切成 5 片，每片 2 mm。③TTC 染色：将脑片置于事先配好的 0.4%TTC 溶液中（0.4 克 TTC 粉末溶于 40 mLPBS，现配现用，避光保存），用弯镊轻轻将粘在一起的脑片剥离开，避免粘连部位由于液体未能进入而不染色，后用锡纸包上（避光），37℃温孵 15~20 分钟。在染色过程进行一半时（大约 10 分钟）翻一次面，以保证双面染色均匀。④照相：取出脑片置于 12% 福尔马林中固定 1~2 分钟（防止破碎），然后将固定完毕的脑片取出，按切片顺序排列，在同样的光线强度及相同照相机参数设置条件下，由一人操作，以 Olympusfe-240 数码相机进行拍照，每个标本正反面均照 2~3 张。⑤计算梗死率：每组选取一张比较理想的照片置于图像分析仪软件（Im-age-proPlus 6.0）分析，计算出梗死面积及未梗死面积，保存后计算梗死面积的百分率；公式：梗死面积 = 梗死部分体积 / 半球体积 ×100%。

2. 微循环输入支管径的测量　①插上电源，打开电脑，打开冷光源预热 1~2 分钟。②麻醉与备皮：10% 水合氯醛腹腔麻醉（0.9 mL/250 g），取头皮正中切口，将大鼠颅充分暴露。③打孔：找到前囟位置，定位原点，操作立体定位仪，向左 1 mm，向下 3 mm，取此点做上标记。使用牙科钻在标记点处打孔，其深度以手下有突破感为度。打完一个孔后向四周继续扩大，直径约 5 mm。④打开软件操作界面，建好新的记录并命名。⑤将备好的大鼠置于显微镜台上，将光源对准大鼠（光束刚好射到打孔之处）。⑥用一细小竹签放于打孔处，在电脑屏幕上寻找到这根小竹签，然后拿走竹签，观察此处的血管情况，选取血管较丰富位置，拍照，然后用针刺法针刺，观察即刻微血管变化情况，照相。根据软件分析最后两张照片，出报告、保存。

六、统计学方法

数据应用 SPSS 18.0 统计软件分析，治疗前神经功能行为学评分用单因素方差分析进行方差齐性检验，脑梗死率和输入支管径采用正交设计法进行直观分析、方差分析。

七、实验结果

（一）实验结果及直观分析

根据模型动物治疗前的神经功能缺损评分，用单因素方差分析进行治疗前动物神经功能评分基线一致性分析，结果显示 F=0.082，$P>0.5$，表明各组方差齐性，具有可比性。

k、R 值为正交试验结果表示法。k 值反映考察因素水平间的优劣（k 值旁边的数表示考察因素的水平数），相应因素水平的 k 值越大，表示这一水平在获得针刺效应中的作用越大。极差值 R 反映因素变化时试验指标变化的幅度，能考察因素影响力的主次。

1. 梗死率实验结果分析　通过表 6-18-3 各因素及相关水平 k 值和 R 值可以看出梗死率各因素的主次关系为 RB>RA×B>RA；由于 RA 值最小，因此可以作为试验误差估计（Re），用 Re 可以衡量因子的主次，如果因素列的 R 值是 Re 的 2 倍以上者算主要因子，说明有 75% 的把握说明因子间的水平试验值有不同影响，可知 B 时间是主要影响因素，两者的交互作用不是主要影响因素，可不通过二元表来进一步确认最优的因素水平组合，为检验各因素在改善梗死率疗效方面的显著性，通过正交方差分析得出（见表 6-18-5）A，B 及 A×B 均无显著性差异（$P>0.05$）。由于梗死率表示梗死程度，即梗死率越小说明治疗效果越好，因此通过实验结果的直观分析 k 值可以看出各因素最优水平为 A3B2：3 次 / 秒，60 秒。

表 6-18-3　实验结果及直观分析

		1 A 频率	2 B 时间	3 A×B1	4 A×B2	梗死率 （%）	输入支管径 （l/μm）
1		1	1	1	1	0.45	26.73
2		1	2	2	2	0.32	26.41
3		1	3	3	3	0.34	27.91
4		2	1	2	3	0.38	28.05
5		2	2	3	1	0.41	27.06
6		2	3	1	2	0.40	28.48
7		3	1	3	2	0.47	30.72
8		3	2	1	3	0.28	33.91
9		3	3	2	1	0.34	30.82
梗死率	k1	0.370	0.433	0.377	0.400		
	k2	0.397	0.337	0.347	0.397		
	k3	0.363	0.360	0.407	0.333		
	R	0.034	0.096	0.060	0.067		
输入支管径	k1	27.017	28.500	29.707	28.203		
	k2	27.863	29.127	28.427	28.537		
	k3	31.817	29.070	28.563	29.957		
	R	4.800	0.627	1.280	1.754		

k 为因素间各水平均值；R 为收率；A×B 表示针刺频率和时间的交互作用 RA×B=RA×B（1）+RA×B（2）/2。

2. 微循环输入支管径实验结果分析　通过表 6-18-3 输入支管径的直观分析可以看出，RA>RA×B>RB，RA 是主要的影响因素，经过正交方差分析同样验证了频率 A 对输入支管径影响非常显著，$P<0.01$。而 RA、RA×B>2 倍 RB，RB 作为实验误差估计（Re），原理同梗死率结果分析，因素 B 各水平最优值的选取取决于二元表的交互作用均值的大小，按照正交实验有交互作用两因素的最优水平取决于其交互作用列的最优水平的原则，利用二元表计算 A 与 B 不同水平组合时相应水平的输入支管径的均值，以确定两因素交互列的最优水平。由表 6-18-4 可 A3B2>A3B3>A3B1，即交互作用中 B2 水平最优，结合上述的 A3 水平可以得出针刺内关穴平补平泻捻转法改善微循环输入支管径的频率时间最优搭配为 A3B2：3 次 / 秒，60 秒。

表 6-18-4　输入支管径二元表分析

因素 A	因素 B		
	B1	B2	B3
A1	26.73	26.41	27.91
A2	28.05	27.06	28.48
A3	30.72	33.91	30.82

（二）方差分析

为检验各因素在针刺内关穴改善 MCAO 模型动物脑血流量疗效方面是否存在显著性差异，用 SPSS 18.0 软件进行正交设计方差分析，得出内关穴平补平泻捻转频率与时间改善 MCAO 模型梗死率和微循环输入支管径的方差分析结果见表 6-18-5。

表 6-18-5 方差分析结果

方差来源		离差平方和 SS	自由度	均方 MSF	P
梗死率	A（频率）	0.034	2	0.0170.257	0.774
	B（时间）	0.267	2	0.1331.990	0.140
	A×B1	0.104	2	0.0520.775	0.463
	A×B2	0.160	2	0.0801.193	0.306
	误差	10.245	152		
	总计	33.694	162		
输入支管径	A（频率）	731.846	2	365.92311.654	0.000**
	B（时间）	17.069	2	8.5340.272	0.762
	A×B1	73.994	2	36.9971.178	0.311
	A×B2	121.110	2	60.5551.929	0.149
	误差	4804.033	153	31.399	
	总计	141009.133	162		

注：$^{**}P<0.01$。

由上表可知，梗死率的方差分析中针刺频率和时间及两者的交互作用均不是显著的影响因素；输入支管径的方差分析中，频率是非常显著的影响因素，$P<0.01$，结合直观分析可知，针刺内关穴，采用捻转手法的快频率、中时间对改善脑梗死率和输入支管径可取得较佳的量效目标。

八、讨论

针刺手法刺激量与针刺效应密切相关，针刺手法的量化研究能指导和规范针刺手法的临床应用，掌握最佳刺激量，是提高临床疗效、防止不良反应的重要措施。明代医家徐凤、杨继洲所创立的天、人、地三才法将刺激量贯穿深浅刺法之中，尤其是杨继洲的“刺”有大小论，用大补大泻、平补平泻来区分针刺刺激量的轻重，从理论到具体针刺手法，达到了刺激量和手法结合的成熟阶段，这种针刺手法量化的思想对针灸临床和后世医家具有十分重要的指导意义。针刺手法量效关系的研究越来越受到研究者的重视，但刺激参数的确定及其操作往往带有较明显的主观性，客观化不足，影响了实验的可信度及精确率。本研究采用针刺手法捻转控制仪，可以更客观地控制针刺深度，捻转角度，针刺时间和针刺频率对针刺量的影响，在一定程度上达到了量化和规范化，通过正交设计找出最佳的刺激参数组合，使针刺疗效取决于针灸师个人的因素也逐渐减少，针刺疗法更具规范性、可重复性、可操作性。

本实验研究的目的是通过梗死率和输入支管径两个效应指标，筛选出针刺内关穴捻转平补平泻手法时间和频率最佳的搭配。选用正交设计方法可以同时考察并分析多指标、多因素、多水平的实验结果，在实验过程中能够均衡搭配，求得较优或是最优的实验条件，同时正交试验设计能够观察几个因素的动态关系，如各因素的主次地位和各水平的优劣，而且能知道因素间存在什么性质的交互影响及其影响程度，最终找出诸因素各水平的最佳搭配，为醒脑开窍内关穴的针刺手法和刺激量临床应用以及针灸量化、规范化和标准化研究提供确实可靠的实验依据。

主要参考文献

［1］王舒，钱宇斐，樊小农，等．醒脑开窍针刺法主穴内关对脑缺血模型（MCAO）大鼠脑神经细胞坏死的抑制作用研究［J］．山西中医，2009，25（8）：41–44.

［2］付平，贾建平，王葳，等．电针内关和神门穴对脑功能成像不同影响的观察［J］．中国针灸，2005（1）：65–67.

［3］徐振华，许能贵，符文彬，等．不同刺激量针刺对脑缺血后功能恢复影响的临床研究［J］．江苏中医药，2006（8）：38–40.

［4］李忠仁．实验针灸学［M］．北京：中国中医药出版社，2003.

［5］周永治，马志庆．医药数理统计学［M］．北京：科学技术出版社，2004.

［6］徐吉民．正交法在医药科研中的应用［M］．北京：中国医药科技出版社，1987.

［7］盛燮荪．杨继洲刺有大小论探析［J］．浙江中医杂志，2000（7）：3–4.

第十九节　针刺内关治疗缺血性中风微循环最佳参数筛选研究

一、收录杂志及作者

本文收录于《辽宁中医杂志》。

作者：张俊清，孟智宏，樊小农，杨沙。

二、基金项目

国家重点基础研究发展计划（“973”计划）（2010CB530506）。

三、摘要及关键词

（一）摘要

目的：了解针刺参数对针刺微循环疗效的影响。探讨："醒脑开窍"针刺法中内关穴最佳刺激参数。方法：复制大鼠大脑中动脉缺血模型（MCAO），以针刺频率的慢、中、快（1次/秒、2次/秒、3次/秒）和针刺时间的短、中、长（5秒、60秒、180秒）的两因素三水平针刺参数搭配组合9种针刺参数组以捻转手法刺激"内关穴"，以微循环（输入支管径、输出支管径、输入/输出）为效应指标，通过多因素方差分析明确时间、频率以及二者交互作用的显著性，通过正交设计分析不同针刺参数组作用于"内关穴"对MCAO大鼠微循环的影响。结果：频率对微循环有显著影响，时间和交互作用的影响较弱。输入支管径的最优组合是快频率，中时间组（3次/秒，60秒）；输出支管径的最优组合是快频率，长时间组（3次/秒，180秒）；输入/输出的最优组合为快频率，短时间组（3次/秒，5秒），可见临床上针刺在改善微循环，增加微循环灌注量上必须保证快频率，才能取得较满意的疗效。

（二）关键词

缺血性中风，内关，微循环，最佳参数。

四、前言

脑血管病已经成为我国城市和农村人口的第一位致残和死亡原因，且发病有逐年增多的趋势，目前我国现存脑血管病患者有700余万人，其中约70%为缺血性脑卒中，缺血性脑卒中与中医学的缺血性中风密切相关。针刺治疗中风疗效肯定，醒脑开窍法治疗中风安全有效，cochrane共纳入25个研究（4 377例患者），Meta分析显示，与对照组比较，针刺在降低致残率、致死率方面有明显趋势。内关为醒脑开窍的主穴，在调节MACO大鼠脑部微循环，增加微循环灌注量方面有明显优势，针刺的时间和频率是针刺手法的组成要素，也是影响针刺疗效的重要因素。因此本实验以微循环（输入支管径、输出支管径、输入/输出）为效应指标，选取醒脑开窍主穴内关穴，选取针刺治疗的优势病种缺血性中风，采用捻转手法，以针刺时间和频率为影响因素，研究针刺的最佳刺激参数。

五、材料和方法

（一）试剂与仪器

DRT4激光多普勒血流仪（美国惠普公司生产，瑞典百灵威医疗仪器中国公司代理）；XW-4彩色微循环检测仪（合肥响石电子科技有限公司生产）；STRONG90牙科钻；水合氯醛（分析纯）（天津市瑞科有限公司）、多聚甲醛（分析纯）、PBS溶液、TTC粉末、生理盐水（天津市联星生物技术有限公司）。

（二）实验动物与分组

1. 实验动物　三级动物（SPF）Wistar成年健康雄性大鼠，250~280 g，由北京军事医学科学院实验动物中心，实验动物质量合格证号：0014091；动物防疫合格证号（京丰）动防2006055；实验动物生产许可证：SCXK（军）2007-004。

2. 实验设计及分组　参照Zea-Longa线拴法复制MCAO模型，分为基础组和针刺组。基础组包括正常组、假手术组、模型对照组、非针刺组4组，针刺组按针刺时间（5秒、60秒、180秒），针刺频率（60次/分钟、120次/分钟、180次/分钟），两因素三水平正交设计，选用L9（34）正交表（表6-19-1），构成9种针刺参数（用罗马数字Ⅰ~Ⅸ），（表6-19-2）刺激内关穴，共计13组，每组18只大鼠。

表6-19-1　实验设计方案因素水平表

因素水平	A：针刺频率（次/秒）	B：针刺时间（秒）	
1	1慢	5秒	短
2	2中	60秒	中
3	3快	180秒	长

表6-19-2　实验分组与针刺参数表

参数组	鼠数	因素A水平（频率，次/秒）	因素B水平（时间，秒）	分组
Ⅰ	18	1	5	1次/秒，5秒
Ⅱ	18	1	60	1次/秒，60秒
Ⅲ	18	1	180	1次/秒，180秒
Ⅳ	18	2	5	2次/秒，5秒
Ⅴ	18	2	60	2次/秒，60秒
Ⅵ	18	2	180	2次/秒，180秒
Ⅶ	18	3	5	3次/秒，5秒
Ⅷ	18	3	60	3次/秒，60秒
Ⅸ	18	3	180	3次/秒，180秒
	18			非针刺组
	18			假手术组
	18			模型对照组
	18			正常组

（三）实验方法

1. 模型制备方法　参照Zea-Longa线拴法复制大脑中动脉缺血模型（MCAO），主要步骤：

禁食水12小时，10%水合氯醛腹腔注射麻醉（250 mg/kg）至动物对疼痛刺激反应消失为止，5~15分钟。背位固定于大鼠手术板，局部消毒后备皮。取颈部正中稍偏左切口2~2.5 cm，分离甲状腺，暴露左侧胸锁乳突肌和胸骨舌骨肌间的三角区，钝性分离左侧颈总动脉和颈外动脉，并用0号手术线结扎颈外动脉。在分叉处和近心端处分别用小动脉夹夹闭一段颈总动脉，然后用1 mL注射器针头在近心端处扎一个小孔，用直径0.265 mm的渔线缓慢插入，待插进之后，放开分叉处的动脉夹，将渔线继续进入颈内动脉，直至遇到阻力，渔线进入颅内深度为18~20 mm（渔线事先已做好标记），此时插入的渔线正好封闭大脑中动脉开口，阻断大脑中动脉的血流。插线成功后结扎颈总动脉及针孔处，放开另一个动脉夹，剪去多余的手术线并滴上2~3滴庆大霉素，分层缝合，清理伤口后放入笼中。

2. 造模成功判定方法　模型组：大鼠造模清醒后，按Zausinger六分法对其神经功能进行评分，去除未造模成功及病情过轻过重的模型，即评分为0分、4分和5分的大鼠；评分为1分、2分、3分的均视为造模成功，入组观察。Zausinger六分法标准如下，0分：不能自发行走；1分：自由走动状态下向病变对侧旋转；2分：抓住鼠尾，大鼠向病变对侧旋转；3分：对于施向病变对侧的侧压力抵抗力下降者；4分：不能伸直病变对侧前爪，甚至全身向对侧屈曲；5分：无神经功能缺损。

3. 针刺干预方法　参照华兴邦等“大鼠穴位图谱的研制”，内关穴位于前肢内侧，离腕关节3 mm左右的尺桡骨缝间。针具选用苏州医疗用品厂生产的“华佗牌”毫针，规格0.30 mm×40 mm。针刺时间：造模成功后待大鼠清醒，即给予第一次针刺，每12小时针刺1次，共72小时，针刺6次。

4. 观察指标及方法　神经行为学评分Zausinger六分法，具体见造模成功的判定方法。微循环：将大鼠固定在脑立体定位仪上，取头皮正中切口，剪开骨膜，暴露前囟，于前囟后1 mm，中线向左旁开3 mm处为中心用牙钻开一骨窗，用XW-4彩色微循环检测仪来测量微循环输入支管径、输出支管径，计算输入/输出。

5. 统计学处理　采用PASWstatistics 18软件包进行多因素方差分析，采用正交设计助手Ⅱ进行正交设计分析。

6. 结果　多因素方差分析结果。

9种针刺参数组干预MCAO大鼠后，各针刺组微循环结果见表6-19-3。

表6-19-3　不同针刺参数组干预“内关”穴对MCAO大鼠微循环的影响

组别	频率（次/秒）	频率（秒）	时间×频率	Mean ± sd		
				输入支管径（A）	输出支管径（V）	输入/输出（A/V）
Ⅰ	1	5	1次/秒，5秒	26.73 ± 7.43	56.00 ± 7.57	0.47 ± 0.11
Ⅱ	1	60	1次/秒，60秒	26.41 ± 6.30	59.72 ± 14.87	0.45 ± 0.10
Ⅲ	1	180	1次/秒，180秒	27.91 ± 4.98	60.10 ± 10.14	0.47 ± 0.58
Ⅳ	2	5	2次/秒，5秒	28.05 ± 4.19	58.95 ± 14.87	0.48 ± 0.42

续表

组别	频率（次/秒）	频率（秒）	时间 × 频率	Mean ± sd		
				输入支管径（A）	输出支管径（V）	输入/输出（A/V）
Ⅴ	2	60	2次/秒，60秒	27.06 ± 4.52	60.93 ± 10.01	0.45 ± 0.45
Ⅵ	2	180	2次/秒，180秒	28.48 ± 5.27	61.71 ± 10.09	0.46 ± 0.61
Ⅶ	3	5	3次/秒，5秒	30.72 ± 5.01	62.55 ± 11.36	0.50 ± 0.78
Ⅷ	3	60	3次/秒，60秒	33.91 ± 6.64	66.20 ± 10.85	0.51 ± 0.56
Ⅸ	3	180	3次/秒，180秒	30.82 ± 5.55	66.00 ± 11.97	0.47 ± 0.67

六、时间、频率及其交互作用的显著性检验

将输入支管径、输出支管径、输入/输出进行有交互作用的单变量多因素方差分析，结果见表6-19-4。

表6-19-4　微循环时间、频率及其交互作用显著性检验

	输入支管径（A）		输出支管径（V）		输入/输出（A/V）	
	F	P	F	P	F	P
频率（次/秒）	11.19	0. 00	4.98	0.01	3.24	0.04
时间（秒）	0.20	0.82	1.71	0.18	0.70	0.50
频率与时间的交互作用	1.16	0.33	0.05	0.10	0.95	0.43

由表6-19-4可知，输入支管径，频率P=0.00<0.05，对其有显著影响，时间P=0.82和交互作用P=0.33>0.05，对其影响较小。输出支管径，频率P=0.01<0.05，对其有显著影响，时间P=0.18，交互作用P=0.10>0.05对其影响较小。输入/输出，频率P=0.04<0.05，对其有显著影响，时间P=0.50，交互作用P=0.43>0.05，对其影响较小。

七、正交设计分析不同针刺参数组

作用于"内关穴"对MCAO大鼠微循环的影响将针刺时间和频率设置为实验因素，按时间短中长和频率的慢中快各分三个水平进行正交设计（表6-19-1），以考察实验因素的主次地位和实验水平的优劣。针刺参数是由于频率和时间构成的，频率和时间是影响针刺效应的关键因素，设计上以频率为A，时间为B并考虑二者的交互作用设计了正交表。通过直观分析、判断各因素的主次地位及判断最佳参数，采用L9（34）正交表，见表6-19-5实验计划表。

表 6-19-5 实验计划表

因素	频率	时间	实验结果		
			输入支管径	输出支管径	输入 / 输出
1	1 次 / 秒	5 秒	26.73	56.00	0.47
2	1 次 / 秒	5 秒	26.41	59.72	0.45
3	1 次 / 秒	5 秒	27.91	60.10	0.47
4	2 次 / 秒	60 秒	28.05	58.95	0.48
5	2 次 / 秒	60 秒	27.06	60.93	0.45
6	2 次 / 秒	60 秒	28.48	61.71	0.46
7	3 次 / 秒	180 秒	30.72	62.55	0.50
8	3 次 / 秒	180 秒	33.91	66.20	0.51
9	3 次 / 秒	180 秒	30.82	66.00	0.47

注：以每组的均值为实验结果进行正交分析。

（一）输入支管径直观分析见表 6-19-6

由表 6-19-6 可知极差 RA＞RA×B（2）＞RA×B（1）＞RB，输入支管径以频率为主要影响因素，交互作用其次，时间影响最弱。因素 A：K3＞K2＞K1，因素 B：K2＞K3＞K1，最优组合为 A3B2，即Ⅷ组（3 次 / 秒，60 秒），快频率，中时间组。

（二）输出支管径直观分析见表 6-19-7

由表 6-19-7 可知极差 RA＞RB＞RA×B（2）＞RA×B（1），输出支管径以频率为主要影响因素，时间其次，交互作用影响最弱。因素 A：K3＞K2＞K1，因素 B：K3＞K2＞K1，最优组合为 A3B3，即Ⅸ组（3 次 / 秒，180 秒），快频率，长时间组。

表 6-19-6 输入支管径直观分析

实验号	A	B	A×B1	A×B2	输入支管径
1	1	1	1	1	26.73
2	1	2	2	2	26.41
3	1	3	3	3	27.91
4	2	1	2	3	28.05
5	2	2	3	1	27.06
6	2	3	1	2	28.48
7	3	1	3	2	30.72
8	3	2	1	3	33.91
9	3	3	2	1	30.82

续表

实验号	A	B	A×B1	A×B2	输入支管径
K_1	27.017	28.500	29.707	28.203	
K_2	27.863	29.127	28.427	28.537	
K_3	31.817	29.070	28.563	29.957	
极差 R	4.800	0.627	1.280	1.754	
主次顺序	A＞A×B（2）＞A×B（1）＞B				
优水平	A_3	B_2			
优组合	A_3B_2				

表 6-19-7 输出支管径直观分析

实验号	A	B	A×B1	A×B2	输出支管径
1	1	1	1	1	56.00
2	1	2	2	2	59.72
3	1	3	3	3	60.10
4	2	1	2	3	58.95
5	2	2	3	1	60.93
6	2	3	1	2	61.71
7	3	1	3	2	62.55
8	3	2	1	3	66.20
9	3	3	2	1	66.00
K_1	58.607	59.167	61.303	60.977	
K_2	60.530	62.283	61.557	61.327	
K_3	64.917	62.603	61.193	61.750	
极差 R	6.310	3.436	0.364	0.773	
主次顺序	A＞B＞A×B（2）＞A×B（1）				
优水平	A3B3				
优组合	A3B3				

（三）输入 / 输出直观分析见表 6-19-8

由表 6-19-8 可知极差 RA＞RA×B（2）＞RB＞RA×B（1），输入 / 输出以频率为主要影响因素，交互作用其次，时间影响最弱。因素 A：K3＞K2=K1，因素 B：K1＞K2＞K3，最优组合为 A3B1，即Ⅵ组（3 次 / 秒，5 秒），快频率，短时间组。

表 6-19-8 输入 / 输出直观分析表

实验号	A	B	A×B1	A×B2	输入 / 输出
1	1	1	1	1	0.47
2	1	2	2	2	0.45
3	1	3	3	3	0.47
4	2	1	2	3	0.48
5	2	2	3	1	0.45
6	2	3	1	2	0.46
7	3	1	3	2	0.50
8	3	2	1	3	0.51
9	3	3	2	1	0.47
K1	0.463	0.483	0.480	0.463	
K2	0.463	0.470	0.467	0.470	
K3	0.493	0.467	0.473	0.487	
极差 R	0.030	0.016	0.013	0.024	
主次顺序	A>A×B（2）>B>A×B（1）				
优水平	A3B1				
优组合	A3B1				

通过正交分析可知，输入支管径、输出支管径、输入 / 输出，均以频率为主要影响因素，输入支管径与输入 / 输出交互作用其次，时间影响最弱，输出支管径与时间影响其次，交互作用影响最弱。输入支管径的最优组合是 A3B2，即Ⅷ组（3 次 / 秒，60 秒），快频率，中时间组；输出支管径的最优组合是 A3B3，即Ⅸ组（3 次 / 秒，180 秒），快频率，长时间组；输入 / 输出的最优组合为 A3B3，即Ⅸ组（3 次 / 秒，5 秒），快频率，短时间组，可见针刺在改善微循环上必须保证快频率，才能取得较满意的疗效。

八、讨论

微循环是指微动脉和微静脉之间的血液循环，是血液与组织细胞进行物质交换的场所，微循环的基本功能是进行血液和组织液之间的物质交换。正常情况下，微循环的血流量与组织器官的代谢水平相适应，保证各组织器官的血液灌流量并调节回心血量。如果微循环发生障碍，将会直接影响各器官的生理功能。微循环的组成随器官而异。典型的微循环一般由微动脉、后微动脉、毛细血管前括约肌、真毛细血管、通血毛细血管、动 - 静脉吻合支和微静脉 7 个部分组成，微循环的血液可通过 3 条途径由微动脉流向微静脉。微动脉、后微动脉、毛细血管前括约肌和微静脉的管壁主要含有平滑肌，它们的舒缩活动直接影响到微循环的血流量。微动脉是毛细血管前阻力血管，在微循环中，起“总闸门”的作用，其口径决定了微循环的血流量。微静脉属毛细血管后阻力血管。在微循环中，起“后闸门”的作用，其口径的变化在一定程度上控制着静脉回心血量。通过输入支（微动脉）管径、输出支（微静脉）管径的观测，可以了解脑部的微循环状态。

内关为心包经络穴，心包为心的护卫，心主血脉，可调理心气，促进气血的运行，因此手厥阴心包经虽然不直接入络脑，但是同血液的关系很密切；内关系八脉交会穴之一，与阴维脉交会，主阴主血；“心藏神，脉舍神”“血者，神气也”，故内关穴调节心、脉、血、神的作用较强。西医学的研究表明，内关穴在调整心脏功能的同时，起着增加脑血氧供应的作用，体现了心包经代心行令，主一身之血脉，以达宁心调血安神之目的，故针刺内关穴可改善脑微循环。针刺手法是针刺起效的关键。针刺起效涉及众多因素，包括进针、行针方法、针刺角度、方向，所用指力、腕力，针刺深浅，刺激频率、时间，留针时间，针刺间隔等众多因素。任何一个因素变化，都有可能影响针刺疗效，针刺的时间和频率是临床容易控制的因素，更能体现针刺量学的标准化。正交设计法可减少试验次数提高实验效率。正交试验设计能够同时观察几个因素的动态关系，如各因素的主次地位和各水平的优劣，而且能知道因素间存在什么性质的交互影响及其影响程度，最终找出诸因素各水平的最佳搭配，为临床提供确实可靠的试验依据。多因素因差分析是多元统计分析常用方法，它用来研究两个或两个以上因素是否对指标产生显著影响，不仅能分析多个因素对指标的独立影响，更能分析多个因素的交互作用能否对指标产生显著影响，进而找到利于指标的最优组合。

本研究将针刺时间和频率及其交互作用设置为实验因素，以微循环（输入支管径、输出支管径、输入/输出）为效应指标，通过交互作用的多因素方差分析来判定时间、频率及其交互作用对微循环的显著性。以时间和频率为实验因素，分别各自以短、中、长和慢、中、快各分三个水平进行正交设计（时间设定为5秒、60秒、180秒；频率设定为1次/秒、2次/秒、3次/秒），分析不同参数组对微循环的影响、寻求最优水平组合。频率对微循环有显著影响，时间和交互作用的影响较弱，输入支管径的最优组合是快频率，中时间组；输出支管径的最优组合是快频率，长时间组；输入/输出的最优组合为快频率，长时间组，可见临床上，针刺在改善微动脉管径需要采取快频率，中时间的捻转手法；改善微静脉管径上需要采取快频率，长时间的捻转手法；同时改善动静脉上需要采取快频率，长时间的捻转手法，在增加微循环灌注量上必须保证快频率，才能取得较满意的疗效。

主要参考文献

［1］中华医学会神经病学分会脑血管病学组缺血性脑卒中二级预防指南撰写组．中国缺血性脑卒中和短暂性脑缺血发作二级预防指南2010［J］．中华神经科杂志，2010，43（2）：154-160.

［2］杨志新，石学敏．醒脑开窍针刺法治疗中风疗效与安全性的系统评价［J］．中国针灸，2007（8）：601-608.

［3］郭闫萍．醒脑开窍针刺法对针灸治疗中风的贡献［J］．针灸临床杂志，2007（11）：1-3.

［4］樊小农，王舒，李雅洁，等．“水沟”穴最佳刺激参数的筛选研究［J］．中国针灸，2008，28（12）：913-917.

［5］解秸萍．正交试验设计在腧穴功能特异性研究中的应用［J］．中医药学刊，2005（2）：264-265，271.

第二十节　针刺手法量学中时间、频率、方向的研究进展

一、收录杂志及作者

本文收录于《四川中医》。

作者：郭婷华，孟智宏。

二、基金项目

国家重点基础研究发展计划（基金号：2010CB0506）。

三、摘要及关键词

（一）摘要

针刺手法与针刺疗效密切相关，针刺时间、频率、方向是针刺手法量学中的重要因素。本文拟就三者定量化的研究从实验及临床方面做一综述。针刺手法量学的研究越来越受到研究者的重视，以推动针刺疗法更好地发展。

（二）关键词

针刺，手法量学，时间，频率，方向。

四、前言

针刺手法是中医针刺治疗中的重要环节，针刺手法刺激量与针刺的临床疗效有着密切的关系，针刺手法的量化能指导和促进针刺手法的临床应用。古籍对针刺手法中量的论述已有一些记载，《灵枢·九针十二原》中根据病的属性判定留针时间的长短，指出：“刺诸热者，如以手探汤；刺寒清者，如人不欲行。”这句话形象地描述了针刺时间的长短。《难经·七十难》云：“春夏者，阳气在上，人气亦在上，故当轻取之；秋冬者，阳

气在下，故当深取之。”古人的这句话以深浅论述了针刺量。时至今日，针刺手法量学的概念已经演变成为一个包括针刺时间、频率、方向、力度、幅度、深度等众多因素在内的综合范畴。本文就针刺手法量学中时间、频率、方向三个因素对针刺手法量学的研究做一概述。

五、针刺时间

针刺时间包括介入时间、行针时间、留针时间和针刺间隔时间。

（一）介入时间

针刺是通过调节人体的功能而达到治疗疾病的目的，由于人体的功能在一天之中是不断变化的，因此针刺介入时间对针刺效果有重要的影响作用。古代医者提出了“子午流注”时间针法。

现代同样有许多研究也证实了针刺介入时间对针刺疗效的作用。有研究在不同时辰电针金黄地鼠“肾俞”穴，发现在卯、酉时针刺能显著影响昼夜节律的峰相位，但作用性质相反；而在子、午时针刺对节律中值、振幅有一定影响，但移相作用不明显。这说明了针刺效应具有应时性的特点。谢感共等以豚鼠为研究对象，观察不同时辰针刺豚鼠对其血清 SOD、MDA 的影响，结果发现针刺可提高健康豚鼠 SOD 活力，卯时升高幅度最大，午时最小；亦可降低 MDA 的含量，午时降低幅度最大，亥时最小。说明了针刺介入时间的影响作用。针灸工作者们不仅对针刺介入时间进行了大量的实验研究，而且更注重临床研究。舒勤等观察了不同时辰电针络穴对正常青年人血清皮质醇水平的影响，发现正常青年人血清皮质醇存在昼夜节律，不同时辰电针络穴可以改变节律的某些参数。提示电针施治不当能对机体造成一定损害。也有研究发现不同时辰针刺内关穴对冠心病患者的左心功能效应不同，以辰时针刺左心功能的改善最为明显，于戌时针刺，却可使冠心病患者的 PEPI 延长，PEPI/LVETI 比值变大，提示左心功能受到损害。甄俊平等研究不同时辰针刺足少阴肾经脑功能磁共振成像对比试验中发现足少阴肾经开穴组与闭穴组脑功能成像结果显示功能被激活信号增高和功能被抑制信号减低的脑区有所不同。开穴组最大激活脑区位于双侧扣带回，最大抑制脑区位于右侧眶内侧回。闭穴组最大激活脑区位于左侧小脑，最大抑制脑区位于右侧眶内侧回。说明不同时辰针刺足少阴肾经后，脑功能激活信号增高脑区和信号减低抑制脑区均有差异，开穴时段内两经络激活区和抑制区的数目和范围要比闭穴时段内多和广。开穴时可以形成完整的中枢激活与反射环路，闭穴时则无法形成完整的环路。

（二）行针时间

不同的行针时间对针刺效果的影响不同，但具体行针多长时间是效果最好的，目前的研究尚没有统一的结论。有研究在相同的刺激频率（3 次 / 秒）下，分别用 5 秒、60 秒、180 秒不同的针刺时间针刺大脑中动脉缺血模型（MCAO）大鼠的水沟穴，以光镜观察针刺 72 小时 MCAO 大鼠海马、皮层及纹状体区的病理形态学变化并对各区域所得数据分别进行灰色关联度分析。结果发现所有组均对一些效应指标有良性调节，但 5 秒组整体良性调节作用最显著。这说明恰当的针刺持续时间可以取得最优的针刺效果。张亚男等在相同的刺激频率（60 次 / 秒），分别用短、中、长（5 秒、60 秒、180 秒）不同的针刺时间干预 MCAO 模型大鼠的水沟穴和非穴，用 Zausinger 六分法评测针刺后 72 小时 MCAO 大鼠神经功能改善情况，发现针刺水沟穴后，无论针刺持续何种时间（短、中、长时间）均可改善行为学（$P<0.05$），针刺非穴后，只有达到一定程度的针刺持续时间（中、长时间），行为学才能改善（$P<0.05$），结果表明针刺持续时间是影响穴位效应的重要因素，好的针刺手法可以弥补取穴不当造成的影响。姚凤祯等观察了诊断明确并经 CT 证实的 78 例急性脑梗死患者头穴透刺时不同刺激量的即刻效应和远期效应。即刻效应结果显示：针刺后 3 分捻转组、0.5 分捻转组急性脑梗死患者的上下肢肌力均有不同程度的提高，与针前相比 3 分捻转组有显著性意义，而对照组还相当于针前水平。远期效应观察结果：治疗前后三组患者的肌力均有不同程度的改善，自身对照 A 组（3 分捻转，连续观察 20 天）、B 组（0.5 分捻转，连续观察 20 天）有显著性意义（$P<0.01$，$P<0.05$），而针刺组间比较，A 组 MRC 差（louvet 七肌力测定法，即运动指数评价法）提高的程度明显优于 B 组（$P<0.05$）。

（三）留针时间

留针是当毫针刺入腧穴，行针得气并施以或补或泻手法后，将针留置在穴内一定时间。临床上一般认为留针有候气、调气、逐邪扶正、协助补泻的作用。杨晓明等做了手针针刺不同时程对大鼠痛阈影响的实验观察，结果表明针刺 5 分钟、10 分钟、15 分钟、20 分钟、25 分钟均可提升大鼠痛阈，针刺 15 分钟为针刺最优时间，既达到针刺最佳效果又达到时间最短。有研究在甲醛致痛的情况下增强针刺频率并延长针刺时间，观察大鼠三叉神经脊束核尾侧亚核内大颗粒小泡非突触部位胞吐的情况，结果发现在一定时间内，大鼠三叉神经脊束核尾侧亚核大颗粒小泡于非突触部位的胞吐数量随针刺时间的延长而增加，但之后随针刺时间的延长大颗粒小泡的数量及胞吐呈下降趋势，逐渐出现大颗粒小泡衰竭现象。侯良芹等以 5 分钟、15 分钟、30 分钟、60 分钟四种不同时间电针远交群大鼠“足三里”，发现留针 15 分钟时才引起隔区一氧化氮合酶表达增强，而 15 分钟、30 分钟、60 分钟组之间隔区一氧化氮合酶表达水平无明显差别。以上研究表明了针刺时间 - 效应关系，即留针时间有一个最佳结点，在该结点之前，时 - 效关系成正比，但超过该结点，效应不仅不随留针时间的增加而增加反而下降。这就指导在针刺治疗疾病的过程中留针时间尽量地控制在最佳效应期内以便取得最佳的疗效。有些研究分析认为：以留针 60 分钟为佳，90 分钟反而疗效差。也有临床研究发现针刺冠心病患者内关穴 15 分钟时，有感传者的心电图改善显著，而无感传者的心电图没有明显的变化，组间差异显著；针刺 30 分钟时，有感传者和无感传者的心电图都进一步改善。无感传者心电图改善的程度也有了显著意义，两组之间的差异不再显著。说明在针刺内关穴治疗冠心病时对于针感不敏感的患者可以通过改变留针时间改善针刺疗效。因此确定最佳留针时间，是今后值得进一步研究的另一个课题。

（四）针刺间隔时间

针刺结束后的后续效应会随着时间的推移逐渐减弱至消失，所以为了获得针刺治疗的最大疗效，应在针刺后续效应消失之前进行下一次针刺。闵友江等以氢化可的松造成肾阳虚大鼠为研究对象，通过观察睾酮、雌二醇的水平比较每日针刺和隔日针刺大鼠的效果发现，每日针刺组取得的疗效优于隔日针刺组。梁跃等以快速老化模型小白鼠SAMP10为脑衰老动物模型，观察分析四种不同时间间隔针刺方式对该小鼠甲苯胺蓝染色后海马神经元数量及形态的影响。结果间隔针刺的气血2和4组神经元功能和形态好于P10对照组小鼠，趋向正常SAMR1小鼠水平。表明一周两次的针刺方式对神经元的功能和形态的可塑性有改善作用，作为保健针法长期应用是较好的时间间隔参数，间歇疗程的针刺方式也有较好的改善作用，而长期频繁的针刺效果较差。在临床研究中，针灸工作者们对最佳的针刺间隔时间的选取也不一而足。石学敏院士等认为针灸治疗脑梗死的2次施术间隔时间的最佳参数为3~6小时。

六、针刺频率

除了针刺时间可以影响针刺疗效，针刺频率也是影响针刺效果的一个重要因素。提插与捻转手法中关于捻转手法的频率研究比较多，而提插手法的频率相对较少。

韩科等以大脑中动脉阻塞模型（MCAO）大鼠为研究对象，分别以1次/秒、2次/秒、3次/秒不同频率对其内关穴进行针刺干预，每12小时干预1次，72小时后以大鼠梗死侧脑血流量为评价效应指标。实验结果表明内关穴的针刺频率是改善MCAO模型大鼠血流量的显著因素（$P<0.05$），3次/秒是最佳频率。刘志敏等用不同手法针刺家兔足三里穴，分别为留针组、提插组、慢捻转组（12次/分）、快捻转组（180次/分），观察到四组手法对胃运动的影响主要表现为抑制效应，其中慢捻转手法对胃运动的抑制效应最为明显。有研究用不同刺激量的捻转手法刺激自发性高血压大鼠，比较其降压效应，发现轻刺激量捻转手法（捻转角度144°，频率75次/分钟）与中刺激量捻转手法（捻转角度255°，频率111次/分）均有显著抑制血压上升的作用（$P<0.05$），而重刺激量捻转手法（捻转角度360°，频率140次/分）抑制血压上升的效果不明显（$P>0.05$）。王西明为探讨在不同频率下针刺过程对病灶传递的行针能量和作用效果，运用物理学中的能流密度和声强级概念，计算平均能流密度和次声声强级随频率的分布，研究证明在频率相同情况下，提插法行针比捻转法行针平均输入到腧穴的能量大。姜桂美等以不同刺激量针刺拮抗肌与主动肌治疗脑卒中后痉挛性偏瘫，结果发现捻转角度大于180°，提插深度大于0.5 cm的拮抗肌强刺激与捻转角度小于90°，提插深度小于0.3 cm的弱刺激均能够明显改善患者的痉挛程度与临床痉挛指数（CSI），以弱刺激组效果更佳，且能够提高运动功能和日常生活能力，是治疗脑卒中后痉挛性偏瘫的一种有效的方法。王樟连用强（捻转角度>360°，频率120~180次/分）、中（捻转角度180°~360°，频率60~120次/分）、弱（捻转角度45°~180°，频率<60次/分）三种不同的刺激量针刺双侧内关、足三里，观察左心搏血量的变化。三种手法均能增加心气虚患者左心搏血量，其中中等刺激量最明显。

七、针刺方向

针刺方向是指针刺进针、行针施术过程中，针尖应对准某一方向或部位。掌握不同针刺方向，不仅是为了适合在不同腧穴部位作针刺，也是构成导气、补泻手法的主要组成部分，特别是在针刺某些腧穴时，只有通过不同的方向来针刺，才能较好地发挥其治疗作用，因而针刺方向是针刺技术的重要组成部分。

余晓璐等在针刺治疗偏头痛研究中认为针刺方向是提高疗效的重要因素。同传统直刺法相比较，斜刺法沿着肌肉长轴走行方向进行针刺，更能够以点带线，以线带面，最大限度地直接针刺到病变的肌肉筋膜，而传统直刺方法只能作用于一点，间接作用于受损部位，因此治疗结果不如斜刺理想。用“醒脑开窍”法治疗脑卒中，石学敏为了使腧穴起到醒脑开窍、疏通经络良好的协同治疗效果，对所选穴位指定了针刺方向：如人中向鼻中隔方向斜刺，三阴交沿胫骨内侧缘与皮肤呈 45° 斜刺，风池、完骨、翳风针向结喉，合谷针向三间穴，等等。有研究者发现同一穴位不同方向针刺治疗的疾病也不同。此外，临床上容易造成针刺意外的穴位定出较为安全的针刺方向是至关重要的。有学者研究活体在 CT 定位下穴位的安全针刺方向，如方继良等研究风池穴 CT 定位下拟刺向 3 个方向（鼻尖、对侧内眦和对侧眼球），结果刺向对侧眼球危险性最大，将伤及延髓；刺向鼻尖方向危险性最小，只会伤及椎动脉；刺向对侧眼内眦时，将伤及椎动脉，少数可损伤延髓。

八、结语

近几十年针刺手法量化研究取得了一些可观的成果并且极大地推动了针灸临床的发展。但是不得不指出，由于刺激参数的确定及其操作往往带有较明显的主观性，客观化不足，影响了实验的可信度及精确率，使研究结论比较杂乱未能达成比较统一的意见。所以在今后不管是动物实验或是临床试验，都应该严格控制定性定量标准。除此之外，在针刺手法量化的研究中，还应该考虑患者对于针刺的反应、医师手法的差异、穴位本身特异性作用等其他因素的影响。今后，在对针刺手法量化的研究工作中，我们应努力克服以上不足，使针刺疗法更具规范性、可重复性、可操作性，提高针刺的临床疗效从而促进针刺治疗更好地发展。

主要参考文献

［1］刘旭光，宋开源，余曙光，等．不同时辰针刺对金黄地鼠自发活动及体温昼夜节律的影响［J］．中国针灸，2005（6）：417–419.

［2］谢感共，赵彩娇，卢献群，等．不同时辰针刺对豚鼠血清 SOD、MDA 的影响［J］．中国针灸，2007（10）：757–760.

［3］李雅洁，樊小农，王舒，等．不同参数针刺“水沟”穴对脑缺血模型大鼠脑组织病理形态学的影响［J］．辽宁中医杂志，2012，39（6）：1165–1168.

［4］杨晓明，鲁赛帅，孟凡迅，等．手针针刺时程对大鼠痛阈影响的实验观察［J］．时珍国医国药，2012，23（12）：3152–3153.

［5］乔跃兵，马秀艳，孔祥玉，等．延长针刺时间大鼠三叉神经脊束核尾侧亚核非

突触部位胞吐数量的变化［J］. 中国临床康复，2006（35）：78–80.

［6］侯良芹，熊克仁 . 电针不同留针时间对隔区一氧化氮合酶表达的影响［J］. 中国针灸，2006（12）：879–882.

［7］李艳 . 留针时间及针刺频次规律与针刺时效关系探讨［J］. 辽宁中医杂志，2013，40（3）：538–540.

［8］张亚男，杨沙，樊小农，等 . 穴位及针刺持续时间对针刺效应影响的实验研究［J］. 天津中医药，2010，27（2）：118–120.

［9］闵友江，严振国，杨华元 . 基于氢化可的松动物模型的针刺效应影响因素的定性定量化初步研究［C］// 中国针灸学会（China Association of Acupuncture-Moxibustion）. 2011 中国针灸学会年会论文集（摘要）. 江西中医学院附属医院针灸康复科，上海中医药大学，2011：10.

［10］梁跃，肖川，王磊，等 . 不同针刺方式对 SAMP10 鼠海马神经元可塑性影响的实验研究［C］// 中国针灸学会（China Association of Acupuncture-Moxibustion）.2011 中国针灸学会年会论文集（摘要）. 天津中医药大学，天津中医药大学第一附属医院针灸研究所分子生物学实验室；天津中医研究院，2011：7.

［11］韩科，杨咏红，王舒，等 . 内关穴捻转手法干预 MCAO 大鼠的针刺时间和频率的正交优化研究［J］. 辽宁中医杂志，2012，39（12）：2495–2497.

［12］刘志敏，姜松林 . 不同手法针刺家兔“足三里”对胃运动及胃电的影响［J］. 中国针灸，1986（4）：25–27.

［13］杨华元，钟小红，刘堂义，等 . 针刺仿真手法对高血压大鼠血压及心肌血管紧张素Ⅱ的影响［J］. 针刺研究，2008（3）：186–190.

［14］杨华元，钟小红，刘堂义，等 . 针刺仿真手法对高血压大鼠血压及心肌血管紧张素Ⅱ的影响［J］. 针刺研究，2008（3）：186–190.

［15］王西明 . 针刺频率和输入能量的关系［J］. 中国组织工程研究与临床康复，2010，14（39）：7382–7385.

［16］舒勤，王静，刘世敏，等 . 不同时辰电针络穴对正常青年人血清皮质醇水平的效应研究［C］// 中国中西医结合学会时间生物医学专业委员会筹委会 .2004 全国时间生物医学学术会议论文集 . 上海中医药大学，2004：4.

［17］李磊，陈汉平，奚永江，等 . 不同时辰电针内关穴对冠心病患者左心功能的影响［J］. 上海中医药杂志，1995（1）：29–30.

［18］甄俊平，柳澄，何敬振，等 . 不同时辰针刺足少阴肾经脑功能磁共振成像对比研究［J］. 中国中西医结合影像学杂志，2008（5）：325–331.

［19］姚凤祯，郭加利，潘洋，等 . 头穴透刺不同量与时间对急性脑梗死疗效影响［J］. 中医药信息，1997（2）：18–19.

［20］卞金玲，张春红 . 石学敏院士针刺手法量学的概念及核心［J］. 中国针灸，2003（5）：38–40.

第二十一节　针刺手法量学中时间与频率因素的研究进展

一、收录杂志及作者

本文收录于《针灸临床杂志》。

作者：张超，孟智宏。

二、基金项目

国家重点基础研究发展计划（“973”计划）资助，编号：2010CB530506。

三、摘要及关键词

（一）摘要

针刺手法与针刺疗效密切相关，针刺时间与频率是针刺手法量学中的两个重要因素，对于二者的实验与临床研究可以促进针刺手法走向标准化，从而提高临床针刺的疗效。目前的研究中也存在一些欠缺，今后应开展更多的定性定量化研究，使针刺手法量学研究更为客观准确，以推动针刺疗法更好地发展。

（二）关键词

针刺，手法量学，时间，频率。

四、前言

20世纪80年代，针刺手法量学的概念被正式提出。此后，对于针刺手法量学的研究不断丰富，时至今日，针刺手法量学的概念已经演变成为一个包括针刺时间、频率、方向、力度、幅度、深度等众多因素在内的综合范畴。针刺的疗效与针刺手法的操作密不可分，因此手法量学作为针刺手法的标准化研究，其意义不言而喻。本研究试从针刺时间与频率两个方面概述针刺手法量学的研究进展。

五、针刺时间

包括针刺介入时间、行针时间、留针时间和针刺间隔时间。

（一）针刺介入时间

针刺通过调整人体的功能状态而达到治愈疾病的目的，人体本身的功能状态对于针刺作用的发挥至关重要。而由于人体的功能在一天之中是不断变化的，因此针刺介入的时间不同，对于治疗的效果也不相同。古代的针灸医家就已经观察到针刺介入时间对于疗效的影响，因此提出了“子午流注”等时间针法的概念。现代研究也证实了时间针法的可取之处。有研究以家兔为受试对象，观察了不同时辰针刺对家兔白细胞总数的影响，结果发现家兔白细胞总数在不同时辰是有变动的，午时偏高，酉时偏低，当白细胞总数偏高时，针刺效应弱，效应维持时间亦短，而当白细胞总数偏低时，针刺效应强而持久，这种结果说明了针刺介入时间的影响作用。有研究以55名大学生为实验对象，观察了针刺百会对脑血流图的影响及其时间节律，初步揭示了针后脑血流图形的特异性变化和针刺时间有关，在一天24小时里呈规律性波动，辰时和子时针刺对脑血流影响幅度最大，性质相反，表明针刺效应具有应时性的特点。晴格对中风后康复患者进行针刺治疗，观察时间因素对针刺疗效的影响，针刺选取手足阳经穴位如肩髃、曲池、足三里、丰隆等穴位，上午针刺于9~10时进行，下午针刺于14~15时进行。2个疗程的治疗结束后，进行单因素组间分析，结果表明下午针刺治疗中风疗效优于上午针刺（$P<0.05$），而不同的留针时间和针刺间隔时间则无明显差异（$P>0.05$）。说明了针刺介入时间在针刺治疗过程中有时候可能起关键作用。刘振寰等观察通督醒神针刺法对脑性瘫痪幼鼠脑神经细胞凋亡及神经生长因子蛋白表达、肢体功能的影响，分析该种影响是否与针刺时间有关。结果表明，针刺对脑性瘫痪幼鼠脑组织损伤大鼠具有一定的保护作用，针刺干预时间越早，效果越好。这些研究对于重新审视针刺介入时间这一问题具有重要的意义。临床上对于某些疾病比如中风，以往的看法是急性期不宜进行针刺治疗，但是近年来已经有研究表明，针刺的超早期介入是具有肯定疗效的。因此，选择合适的针刺介入时间，会使针刺治疗发挥更好的作用。

（二）行针时间

针刺的行针时间必须有一定量的积累，才会使针刺达到有效的刺激量，但具体多长时间的行针被认为是合适的，目前的研究尚没有统一的结论。张亚男等在相同的刺激频率（60次/秒）下，分别用短、中、长（5秒、60秒、180秒）不同的针刺时间干预大脑中动脉缺血模型（MCAO）大鼠，用Zau-singer六分法评测针刺后72小时MCAO大鼠神经功能改善情况，结果发现针刺水沟穴组，无论针刺持续何种时间（短、中、长时间），均可改善行为学（$P<0.05$），而针刺非穴组，当达到一定程度的针刺持续时间（中、长时间），行为学也有改善（$P<0.05$），提示尽管腧穴的选择在针刺治疗中占据关键的地位，但针刺持续时间也是影响穴位效应的重要因素，好的针刺手法可以弥补取穴不当造成的影响。来自黑龙江中医药大学的研究对头穴针刺手法之刺激量（捻转时间）与疗效的关系做了即刻与远期疗效观察，结果表明脑梗死急性期可以作为头穴针刺的良好时机，不同刺激量（捻转时间）疗效不同，持续捻转6分钟优于捻转3分钟优于捻转0.5分钟，疗效呈曲线上升，以捻转3~6分钟为优，说明在一定范围内较

长时间的行针可以增加得气的概率或效果，从而也更易使“气至病所”，更好地发挥疗效。

（三）留针时间

留针是指进针以后，将针留置在穴位的一种针刺方法，临床上一般认为留针有候气、加强针感和延长针刺作用时间的功效。傅俊钦等观察“以痛为腧”治疗肌筋膜疼痛综合征（MPS）3种针刺时间之临床疗效差异，采用视觉模拟量表之数字量表评定疼痛缓解的临床疗效。结果显示针刺5分钟组、针刺15分钟组与针刺25分钟组这3组针刺时间对肌筋膜疼痛之治疗前后疼痛改善均有显著性差异（$P<0.05$）。针刺后留针时间越久完全缓解率增加，针刺时间延长，疼痛再缓解有限。乔跃兵等用形态与功能相结合的方法，观察在甲醛致痛时，延长电针针刺时间并增强针刺频率，大鼠三叉神经脊束核尾侧亚核内大颗粒小泡非突触部位胞吐的情况，发现在一定时间内，大鼠三叉神经脊束核尾侧亚核大颗粒小泡于非突触部位的胞吐数量随针刺时间的延长而增加。因而对于甲醛致痛的抑制作用也更明显。卜磊以失眠大鼠模型脑内5-HT、5-HIAA为指标，观察不同留针时间对针刺效果的影响，结果显示电针10分钟组和电针30分钟组与对照组相比较，大鼠脑内5-HT和5-HIAA均显著升高，而电针30分钟组比电针10分钟组大鼠脑内5-HT、5-HIAA升高更明显。但是也有研究却发现了不同趋势的结果，来自云南中医学院的动物实验，观察针刺留针时间的长短对肾阳虚家兔皮质醇及生命质量的影响。在对肾阳虚模型的家兔给予不同时间（15分钟、30分钟、40分钟）的针刺干预后，通过采血检测皮质醇，发现15分钟组显著高于30分钟组和40分钟组，提示适当地缩短留针时间可以提高针刺治疗肾阳虚证患者的疗效。从这些研究可以看出，合适的留针时间也是影响针刺疗效的一个方面。针刺需要一定的留针时间来增强疗效，但这个时间是有限度的，过长的留针时间可能反而会削弱针刺的作用。

（四）针刺间隔

时间针刺治疗作用具有后续性，但是随着时间的推延，针刺后续效应也将逐渐消失，针刺治疗如要发挥最大疗效，应在每次针刺后续效应消失之前进行下一次针刺治疗。确立合理的针刺间隔时间可以使针刺疗效最大化。邬继红等对针刺大椎治疗哮喘的时效性进行初步探讨，以哮喘模型豚鼠为观察对象，随机分为空白组、模型组、每日针刺组、隔日针刺组和隔2日针刺组，选用大椎穴作为治疗穴位，以白细胞介素-4（IL-4）和肿瘤坏死因子（TNF）为观察指标。实验结果显示，针刺大椎穴后，各针刺组IL-4含量和TNF含量均有不同程度的下降，隔2日针刺组降低最为明显，与模型组相比有非常显著的差异（$P<0.001$），得出结论是隔2日针刺为最佳治疗时间。石学敏的手法量学概念中提出两次施术间隔时间最佳参数为3~6小时，根据不同疾病表现与患者对针刺治疗的反应，具体的针刺间隔时间也不同，如针刺人迎穴治疗脑血管疾病，根据脑血流图形显示，施术后6小时后脑供血开始衰减，提示对此疾病应该6小时蓄积一次治疗。而针刺治疗哮喘有效治疗作用时间持续3~4小时，对此疾病间隔3~4小时之后继续下一次治疗会有较好的疗效。

六、针刺频率

除针刺时间因素以外，针刺的频率也对针刺疗效有着重要的影响。在针刺两种基本手法——提插与捻转中，关于捻转手法的频率研究较多，而提插手法的频率相对较少。钟煜朝等以急性脊髓损伤模型大鼠为观察对象，随机分为空白组、模型组、2 Hz 电针组、50 Hz 电针组和 100 Hz 电针组。选用大椎穴、命门穴作为治疗穴位，通过测定脊髓中的脊髓丙二醛（MDA）和超氧化物歧化酶（SOD）含量变化，从而确定对治疗急性脊髓损伤最有帮助的电针频率。结果显示针刺大椎、命门穴后，各针刺组 MDA 含量均有不同程度的下降，100 Hz 针刺组差异显著（$P<0.05$），同时 100 Hz 针刺组 SOD 含量上升也最为明显。提示较高针刺频率对于降低 MDA 含量和提高 SOD 活性效果最好。周国祥等以捻转角度 180°、频率 60 次 / 分钟为轻手法，以捻转角度 360°、频率 200 次 / 分钟为重手法，采取以上两种不同手法针刺大鼠内关穴对心肌缺血再灌注损伤的影响，发现重手法针刺在减轻应激反应方面效果优于轻手法针刺。罗东明等研究针刺频率对大鼠海马脑片群体锋电位和场兴奋性突触后电位的影响，发现中频率刺激（16 Hz、32 Hz）引起的 PS 振幅和 PEPSP 的斜率增加最多，因此镇痛效果最好，其次是高频率（64 Hz、128 Hz）刺激，低频率（2 Hz、4 Hz、8 Hz）最差。谢凯等观察针刺对单纯性肥胖大鼠的降脂作用，发现强刺激针刺手法（捻转角度大于 360°，频率 3 次 / 秒）优于常规针刺手法（捻转角度 180°，频率 1 次 / 秒）。张雪等以 Zea-Longa 线栓法复制大鼠 MCAO 模型，对“醒脑开窍”针刺法主穴水沟施以快频率 180 次 / 秒和慢频率 60 次 / 秒、持续时间均为 5 秒的针刺干预，共 6 次，计数皮层、海马、纹状体部位微血管及炎性细胞的变化。结果显示与未针刺组比较，快频率针刺组可明显减少皮层和海马的炎性细胞数，慢频率针刺组可明显增加纹状体的炎性细胞数和微血管数，各组比较差异有统计学意义（$P<0.05$），从而认为快、慢频率针刺法改善脑缺血的作用环节不同，具有脑区部位的特异性。总体看来，在针刺频率的研究中，目前对于中高频率针刺的支持多于低频率，这与笔者正在进行的研究工作得出的初步结果也是一致的，而关于其中机制的探讨则有待更加深入的研究。

七、针刺时间与频率关系

针刺时间与频率因素在针刺治疗中都非常重要，对于针刺疗效都具有较大的影响。二者之间是何种关系，也有就此方面而进行的一些研究。闵友江等采用 L8（27）正交表，通过观察睾酮、雌二醇的水平，研究针刺穴位的相对特异性、针刺捻转角度和频率、针刺时间以及针刺间隔时间四个方面因素对肾阳虚大鼠模型的影响作用的主次。结果发现上述四个因素对针刺效应的影响大小依次是捻针角度和频率、穴位选择、针刺时间和针刺间隔时间，其中捻针角度和频率是影响针刺效应的最重要因素（$P<0.01$ 或 <0.05），穴位的特异性也是影响针刺效应的重要因素（$P<0.05$），而针刺时间和针刺间隔时间相对来说是次要因素（P 均 >0.05）。樊小农等以短（5 秒）、中（60 秒）、长（180秒）三水平的针刺时间和慢（1次/秒）、中（2次/秒）、快（3次/秒）三水平的针刺频率搭配而成的9种针刺方法刺激MCAO大鼠“水沟”穴，观察其脑血流量变化，通过多种统计方法的综合分析后，表明针刺效应受针刺时间、频率以及它们二者之间交互作用的影响，其中针刺时间影响作用最大，尽可能长时间地应用最快频率针刺可取得最佳针刺效应。针刺时间与频率，作为针刺中必不可少的两个因素，合理地搭配能够使针刺的效应最大化，二者之间谁占主导地位、何种搭配才最优效，尚需更多的研究进一步说明。

八、结语

尽管针刺手法量学的概念提出较晚，但是今天依然可以从古代文献中窥见关于针刺手法量学思想的一些雏形，如《素问·刺要论》云：“病有浮沉，刺有浅深，各至其理，无过其道。”即是较早的关于针刺深度的讨论。《灵枢·经水》云：“足阳明刺深六分，留十呼；足太阳刺深五分，留七呼。”其中不仅有针刺深浅的记载，还有关于留针时间的记载。元代窦汉卿《标幽赋》中“迎夺右而泻凉，随济左而补暖”则是关于针刺捻转补泻手法的重要记载。杨继洲在《针灸大成》中提出了刺有大小论，用大补大泻、平补平泻来区分刺激量的轻重。这些文献中的记载虽然十分抽象朦胧，但并非不准确。抽象朦胧的概念很多时候反而更接近事物的本质。但是要使针刺治疗达到较好的疗效，仅仅依靠这些朦胧抽象的概念去指导临床，是远远不够的。也正是因此，近几十年来国内很多专家学者对于针刺手法量学的研究开展了较多的工作，取得了一些可观的成果，这些研究成果为针刺手法量学标准的健全与完善奠定了基础，也为后续的研究工作提供了有价值的指导。但是也必须看到，目前的这些研究还比较杂乱，无论是研究方法，还是研究得出的结论，都未能达成比较统一的意见，有的甚至出现了一些相反的研究结果。需要从这些问题中反思原因、总结经验，不管是对于动物实验或是临床试验，都应该严格控制研究过程中的定性定量标准，这样最后才能得出令人信服的研究成果。目前较多是对于针刺手法中某一个或两个因素的研究，针刺手法量学不仅包括时间、频率，还应该包括针刺的方向、力度、幅度、深度等众多因素，在今后的工作中，对于这些因素以及对于综合多因素的研究十分必要。在针刺手法量化的研究中，还应该考虑诸如腧穴本身的特异性作用、不同医师手法的差异、患者对于针刺的反应等其他因素的影响。已有学者将信息化技术融入针刺手法量化的研究中，为针刺手法的数据采集和分析提供了更好的途径。针刺手法仪等仪器的应用也使针刺手法量化的研究更趋于标准化，随着这些新技术的进一步完善和更多研究工作的继续进行，相信未来关于针刺手法量化的研究会更加成熟，从而促进针刺治疗更好的发展。

主要参考文献

［1］石学敏．捻转补泻手法应用及量学概念［J］．中国医药学报，1987，4（5）：6.

［2］周桂桐，曹一鸣．不同时辰针刺对家兔白细胞总数的影响［J］．陕西中医，

1985（1）：34–35.

［3］吴绪平，王亚文，刘又香，等.针刺对脑血流图影响及其时间节律［J］.黑龙江中医药，1993（1）：36–39，57.

［4］晴格（N.Munkhchimeg）.针刺治疗中风不同时效临床研究［D］.南京中医药大学，2006.

［5］刘振寰，潘佩光，祁岩超，等.通督醒神针刺法对脑性瘫痪幼鼠脑组织神经细胞凋亡及神经生长因子蛋白表达的影响［J］.中医药临床杂志，2010，22（1）：36–40，95.

［6］张亚男，杨沙，樊小农，等.穴位及针刺持续时间对针刺效应影响的实验研究［J］.天津中医药，2010，27（2）：118–120.

［7］董礼.头穴透刺治疗急性脑梗死手针与电针刺激对比临床与实验研究［D］.黑龙江中医药大学，2001.

［8］傅俊钦，赵百孝."以痛为腧"治疗肌筋膜疼痛综合征针刺时间之临床研究［J］.辽宁中医杂志，2011，38（8）：1528–1531.

［9］乔跃兵，马秀艳，孔祥玉，等.延长针刺时间大鼠三叉神经脊束核尾侧亚核非突触部位胞吐数量的变化［J］.中国临床康复，2006（35）：78–80.

［10］卜磊.电针针刺不同时间对大鼠睡眠脑电及脑内5-HT、5-HIAA影响的实验研究［D］.黑龙江中医药大学，2004.

［11］左政，姜云武，汤晓云，等.留针时间对肾阳虚家兔皮质醇及生命质量的影响［J］.云南中医中药杂志，2005（5）：33–34，69.

［12］邬继红，马惠芳，吕海波，等.不同针刺时间对致敏豚鼠血清IL-4和TNF影响的实验研究［J］.北京中医药大学学报（中医临床版），2006（5）：10–12.

［13］卞金玲，张春红.石学敏院士针刺手法量学的概念及核心［J］.中国针灸，2003（5）：38–40.

［14］钟煜朝，王婷婷，梁佳，等.不同电针频率对急性脊髓损伤大鼠MDA和SOD影响的实验研究［J］.针灸临床杂志，2009，25（5）：22–24，4.

［15］周国祥，林亚平，王晓顺，等.不同手法针刺大鼠内关穴对心肌缺血再灌注损伤和β-内啡肽的影响［J］.湖南中医药大学学报，2009，29（4）：70–73.

［16］罗东明，展丽英，刘祚周.针刺频率对大鼠海马脑片群体锋电位和场兴奋性突触后电位的影响［J］.四川生理科学杂志，1991（Z1）：24.

［17］谢凯，李海舟.强刺激针法对单纯性肥胖大鼠脂代谢的调节作用［J］.上海针灸杂志，2010，29（2）：122–124.

［18］张雪，樊小农，王舒，等.大脑中动脉栓塞大鼠脑区病理生理动态变化及不同频率针刺法的影响［J］.中国中西医结合杂志，2010，30（9）：970–973.

［19］闵友江，严振国，杨华元，等.针刺效应影响因素的定性定量化实验研究［J］.辽宁中医杂志，2008，35（12）：1923–1927.

［20］樊小农，王舒，李雅洁，等."水沟"穴最佳刺激参数的筛选研究［J］.中国针灸，2008，28（12）：913–917.

［21］刘堂义，杨华元，李小俊，等．“针刺手法信息分析系统”的开发与应用［J］．针刺研究，2008（5）：330–333.

第二十二节 针刺刺激量影响因素研究进展

一、收录杂志及作者

本文收录于《新中医》。

作者：李凌鑫，孟智宏，石学敏。

二、基金项目

国家重点基础研究发展计划（“973”计划）（编号：006CB504504，2010CB530506）。

三、关键词

针刺刺激量，影响因素，综述文献。

四、前言

针刺刺激量是指在临床施治针具刺入机体时，针具或以针具为媒介对机体所产生或传递的能量。针刺刺激量对针刺效应影响的研究是当前针灸学领域最重要，也是最为热点的研究课题。针刺刺激量直接影响针灸临床的治疗效果，因此，为了取得较好的针刺治疗效果，必须重视各种刺激量的影响因素。

由于针刺刺激量不同，其针刺效应也不相同，而针刺刺激量大小的影响因素又受诊疗过程中医患双方各方面因素的影响，因此，明确各种针刺刺激量的影响因素并了解其影响特点和规律，对提高临床疗效具有十分重要的意义。既往许多研究表明，在不同针刺刺激量条件下，针刺效应作用存在差异，而且针刺刺激量主要由各种针刺参数所决定，如针刺时间和针刺频率等。故笔者主要从针刺时间、针刺频率、针刺作用力大小、针刺方向及深度、电针量学参数等方面回顾近5年的相关文献，旨在为本领域的研究提供文献参考和研究思路。

五、针刺时间

不论是手针还是电针，针刺的时间因素均包括治疗时机、行针时间、留针时间、针刺间隔时间及疗程四个方面的要素。

（一）治疗时机

中医时间医学是在天人相应的整体观基础上发展形成的，针灸学领域中子午流注、灵龟八法和飞腾八法等时间针法是这一理论渊源在中医实践中的具体应用。当前，对时间针法在临床上的应用已进行了广泛的研究，其重点主要集中在两个方面，一是分析不同疾病分期阶段针灸干预的效应差异，如有研究表明针灸治疗周围性面瘫早期介入、轻强度刺激疗效较好；假性球麻痹后早期介入针灸治疗能有效改善构音障碍、吞咽困难和饮水呛咳等症状。二是不同时点上针灸干预的效应差异，如针刺治疗失眠以下午或晚上为宜。另外，相关动物实验研究也表明，不同时点针刺干预模型大鼠，会产生不同的生物学效应，如子宫平滑肌电活动、血清 BCL-2、Bax 蛋白表达等。由此可见，在影响针灸疗效的时间因素中，治疗时机的选择十分重要。

（二）行针时间

针刺时行针持续时间是决定针刺刺激量大小的主要因素之一，适宜的行针时间与针刺效应密切相关。如醒脑开窍法针刺人中穴采用短时间，高频率刺激时能明显改善大脑中动脉阻塞（MCAO）模型大鼠神经功能缺损评分；治疗椎 - 基底动脉供血不足时，在风池穴或头部晕听区用捻转手法持续 1~4 分钟常有明显的治疗作用。这表明，对特定的疾病和病证，适当的行针时间是提高临床疗效的关键环节之一。

（三）留针时间

留针时间也是针刺刺激量的重要参数之一。临床上留针的意义在于候气、守气、调气和施行补泻手法。一般通常的留针时间以 20~30 分钟疗效较好，在留针过程中，每间隔 5 分钟行针 1 次，能有效激发经气、维持有效刺激量。但近年来相关研究一方面表明不同的留针时间会产生不同的针刺效应，如在针刺干预热水致痛小鼠甩尾实验研究中发现，留针时间 20 分钟时能达到最大镇痛效应；在为期 4 天的针刺干预运动大鼠抗疲劳作用研究中发现，不同留针时间针刺抗疲劳效应不同，从 20~50 分钟逐日递增的留针模式比固定留针 30 分钟的疗效更好。同时，另一方面也显示，不同疾病其最佳留针时间不同，如有研究表明，周围性面瘫留针时间 19 分钟疗效较好；针刺治疗缺血性中风时留针 60 分钟比 20 分钟、40 分钟更能改善缺血性中风患者血液流变学；针刺治疗多发性抽动症留针宜 30 分钟；而有研究表明，针刺治疗腓肠肌痉挛时，快针疗效优于留针治疗。总的来说，针刺留针时间是近年来研究较多的问题，留针与病种、病情、病位等诸多因素有关，也与患者体质、针刺得气与否等有关。在今后的相关研究中应当结合病种、病情、选穴等要素严格设计实验，进行系统研究，以期探索不同疾病的最佳留针时间。

（四）间隔时间与疗程

针灸间隔时间与疗程是巩固治疗效果的重要环节。针刺治疗间隔时间、针刺次数不同，针刺效应会有很大差异。有研究表明，针刺治疗神经根型颈椎病每天 1 次，疗效优于隔天 1 次。临床上针刺间隔时间和疗程与特定疾病病种、病情等因素有关，当前应当从大量具体针灸优势疾病入手，应用科学严谨的设计方法进行动物实验并进一步在临床中反复观察和验证，从而明确相关疾病的最佳针刺间隔时间和疗程。

六、针刺频率

针刺频率和幅度与针刺刺激量大小直接相关。有研究从生物物理学角度探讨针刺频率与输入能量的关系，结果显示，不同的针刺频率与针刺刺激量关系密切，频率越快，输入和传递的能量越多。而且针刺频率不同，针刺效应也有所差异。有研究表明，不同频率针刺大鼠足三里对脊髓背根神经元放电活动有不同影响，特别是平均放电持续时间明显有差异；在针刺人中干预 MCAO 模型大鼠的最优参数筛选研究中也表明不同频率针刺人中穴，MCAO 模型大鼠神经功能缺损改善情况存在明显差异，快频率针刺更能恢复缺损神经功能；另外，还有一些研究也显示，不同频率的电针刺激也能产生不同的疗效或效应，如对甲状腺手术的辅助麻醉作用；对肥胖症模型大鼠的减肥效应等。

七、与针刺刺激量相关的其他因素

针刺操作中与针刺刺激量大小相关的因素除最主要的针刺时间和针刺频率外，还与针刺时作用力大小、针刺方向和深度有关。

针刺操作时作用力的大小直接决定了刺激量的大小，因而也直接与针刺效应相关。但目前此方面研究不多，临床上行针操作时很难对作用力的大小做出值的量化，多数情况下取决于医者个人的临床经验和手法特点。

针刺方向和深度，主要取决于腧穴的局部解剖特征、补泻手法、病变部位三个因素，也与病性、患者体形体质、季节时令等有关。

临床上运用适宜的针刺指力，掌握正确的针刺方向和深度有利于取得针感并使气至病所、实施针刺补泻，同时不伤及脏腑组织器官，从而提高针刺疗效。

八、电针量学参数

电针的量学参数主要包括电流强度、电针持续时间、波形、频率等。相对于手针而言，电针的刺激量参数更容易量化，研究中也更为方便，但对电针的针刺刺激量效关系和规律，目前也同样处于初步探索阶段。

九、小结与展望

综上所述，针刺刺激量是取得临床疗效的主要因素，故临床工作中必须充分考虑诊疗过程中各个方面的影响因素以提高临床疗效。当前，相关研究还存在对针刺刺激量关键影响因素认识不够和实验设计定量化不科学等问题，今后应从可客观化、定量化的可控性影响因素切入，在实验设计上科学量化各参数，以探索针刺刺激量的关键影响因素及其量效规律，为临床诊疗提供有价值的参考。

主要参考文献

[1] 张福顺. 子午流注针法在临床中的应用 [J]. 针灸临床杂志，2008 (5)：19.

[2] 高少才. 子午流注与时间医学的比较研究 [J]. 中国中医药现代远程教育，2008 (11)：1307-1309.

[3] 樊明法，樊蓉，樊姆. 蟒针刺筋络和电针治疗周围性面瘫最佳适针时间及疗效的影响 [J]. 世界中医药，2009，4 (6)：330-333.

[4] 黄翠华. 谈周围性面神经麻痹早期针刺治疗刺激量 [J]. 中国中医药现代远程教育，2008，(1)：45.

[5] 蒋中秋，赵艳青，李景文，等. 周围性面瘫针刺治疗时机量学要素不同的治疗对比观察 [J]. 河北医学，2010，16 (5)：636-638.

[6] 叶飞，董军立，席刚明，等. 假性球麻痹后不同时间针刺风池穴的疗效比较 [J]. 中国康复，2008 (2)：88-89.

[7] 肖晓玲，刘志顺. 不同时间电针治疗失眠疗效评价 [J]. 针刺研究，2008 (3)：201-204.

[8] 刘俊岭，陈淑萍，高永辉. 电针不同穴位对大鼠子宫平滑肌电活动的影响 [J]. 针刺研究，2007 (4)：237-242.

[9] 刘丹，韩威，张迪. 不同时间针刺对局灶性脑缺血再灌注大鼠 BCL-2Bax 蛋白表达的影响 [J]. 中华中医药学刊，2007 (3)：622-623.

[10] 张亚男，杨沙，樊小农，等. 穴位及针刺持续时间对针刺效应影响的实验研究 [J]. 天津中医药，2010，27 (2)：118-120.

[11] 李凌鑫，樊小农，石学敏. 醒脑开窍法人中穴针刺时间和针刺频率的正交优化研究 [J]. 辽宁中医杂志，2010，37 (6)：1158-1160.

[12] 徐文源，赵军. 针刺治疗椎-基底动脉供血不足性眩晕的临床观察 [J]. 针灸临床杂志，2009，25 (1)：16-17.

[13] 崔建美，马树祥，武淑娟，等. 针刺“后三里”穴不同留针时间对小鼠甩尾痛阈的影响 [J]. 中国针灸，2009，29 (8)：653-654.

[14] 郝慧琴，王蕴红，姚鸿恩. 不同留针时间电针对血清自由基及骨骼 JNK 蛋白表达的影响 [J]. 沈阳体育学院学报，2008 (3)：46-48.

[15] 赵义造. 针刺不同留针时间对面神经麻痹疗效观察 [J]. 上海针灸杂志，2010，29 (9)：580-581.

[16] 何扬子，韩冰，郑仕富，等. 不同留针时间针刺对缺血性中风患者血液流变学的影响 [J]. 针刺研究，2007 (5)：338-341.

[17] 林树芬，马培锋，万红晨，等. 强刺激速刺疗法治疗腓肠肌痉挛 38 例 [J]. 中国针灸，2008 (3)：176.

[18] 吴萌萌，管莉萍，刘存志. 针刺留针时间影响因素的研究进展 [J]. 中国针灸，2010，30 (2)：170-172.

[19] 鹿传娇，侯书伟 . 针刺留针时间探究 [J]. 山东中医药大学学报，2009，33(5)：376–377.

[20] 兰妮，赵仓焕 . 不同间隔时间针刺对疗效的影响及方法启示 [J]. 山东中医药大学学报，2010，34(1)：35–36.

[21] 杨帆，程彪，谭奇纹 . 不同时间间隔针刺治疗对神经根型颈椎病疗效观察 [J]. 中医学报，2010，25(5)：1002–1003.

[22] 王西明 . 针刺频率和输入能量的关系 [J]. 中国组织工程研究与临床康复，2010，14(39)：7382–7385.

[23] 门聪，王江，边洪瑞，等 . 不同手法及频率针刺神经电信号的编码特征提取 [J]. 系统科学与数学，2010，30(6)：877–886.

[24] 黎玉辉，马武华，高晓秋，等 . 不同频率针刺辅助麻醉用于甲状腺手术的效果比较 [J]. 广东医学，2008(8)：1257–1260.

[25] 葛建军，王少锦，孙立虹，等 . 不同频率电针刺激对实验性肥胖大鼠减肥效应的影响 [J]. 中国针灸，2007，(8)：598–600.

[26] 张少君，骆钧梵，鲍圣涌，等 . 针刺方向初探 [J]. 吉林中医药，2007(2)：5–6.

[27] 胡追成，杨华元 .《黄帝内经》针刺浅深量学之思考 [J]. 辽宁中医杂志，2008(11)：1654–1656.

第二十三节 不同针刺时长对脑出血大鼠血脑屏障保护机制的研究

一、收录杂志及作者

本文收录于《中华中医药杂志》。

作者：孙小茁，杨卓霖，孟智宏。

二、基金项目

国家重点基础研究发展计划（"973" 计划）项目（No.2010CB530506）；天津市北辰区科技发展计划项目（No.2018-SHGY-26）。

三、摘要及关键词

（一）摘要

目的：探讨不同针刺时长对脑出血（ICH）大鼠脑含水量、脑组织超微结构和水通道蛋白 4（AQP- 4）的影响。方法：36 只雄性 SD 大鼠随机分为假手术组、模型组、针刺 5 秒组、针刺 60 秒组，检测脑组织脑含水量、电镜下脑血肿周围区超微结构、免疫组化 AQP-4 含量及 AQP-4 蛋白表达。结果：与假手术比较，模型组大脑含水量、AQP-4 阳性细胞及 AQP-4 蛋白表达均显著上升（$P<0.05$）；与模型组比较，针刺 5 秒组、针刺 60 秒组含水量下降（$P<0.05$），针刺 60 秒组 AQP-4 阳性细胞表达显著降低（$P<0.05$）；针刺 5 秒组、针刺 60 秒组 AQP-4 蛋白表达水平均显著降低（$P<0.05$）。结论：不同针刺时长均能减轻 ICH 后脑水肿，可降低脑组织中 AQP-4 蛋白表达，以 60 秒最佳并能有效降低脑组织中 AQP-4 含量。

（二）关键词

脑出血，脑水肿，针刺时长，水通道蛋白 -4。

四、前言

脑出血（ICH）是指原发性非外伤性脑实质内出血，也称自发性脑出血。ICH 急性期继发脑水肿是导致本病高病死率、高致残率的重要因素。如脑水肿后颅内压增高形成脑疝、对血脑屏障和血 - 脑脊液屏障的损伤，均对患者健康产生严重影响。基于目前的医疗水平，临床会采取甘露醇和托拉塞米联合用药的方案，除传统脱水药物外的治疗手段相对较少。

从中医角度来说，针刺治疗急性期脑出血的方法较多，其中以石学敏院士“醒脑开窍”法临床应用最为广泛，有调元神、利脑窍、充脑髓、补肝肾的功效，可以神导气、以气通经来帮助脑水肿的康复。近年来有关“针刺手法的量效关系及生物学机制的研究”课题在临床中广泛开展，针刺刺激量的不同可直接影响疗效率。现研究水通道蛋白 -4（aquaporin-4，AQP-4）与脑水肿的形成与吸收密切相关，被认为是反映脑水肿程度的关键指标，本研究通过检测脑组织脑含水量、电镜下脑血肿周围区超微结构、AQP-4 含量以及 AQP-4 蛋白表达，在相同针刺手法、频率的条件下选用不同的行针时间来观察脑水肿的改善程度，探讨针刺时长对脑水肿的影响。

五、材料与方法

（一）动物及分组

选用 SPF 级健康 8 周龄雄性 SD 大鼠 36 只，体质量（300 ± 25）克。由北京维通利华实验动物技术有限公司提供，动物生产许可证号：SCxK（京）2016-0002。饲养于中国医学科学院放射医学研究所，实验动物使用许可证：SYxK（津）2014-0002，环境温度为 20~25℃，昼夜规律喂养。采用随机数字表法将 36 只大鼠随机分为假手术组、模型组、针刺 5 秒组、针刺 60 秒组，共 4 组，每组 9 只。对实验动物的处理符合国际兽医学编辑协会《关于动物伦理与福利的作者指南共识》。

（二）主要试剂与仪器

兔抗 AQP-4 多克隆抗体（abcam 公司，编号：46182）；DAB 显色试剂盒、苏木素

（北京中杉金桥生物技术有限公司）；涡旋振荡仪（海门市其林贝尔仪器制造有限公司，型号：QL-902）；离心机（Eppendorf 公司，型号：5430）；PVDF 膜（Millipore 公司）；电子显微镜（奥林巴斯公司，型号：Bx51T-PHD-J11）；电子天平（Sartorius 公司，型号：BSA124S-CW）；针灸针（华佗牌，φ0.25 mm × 40 mm）。

（三）造模方法

采用尾状核自体血缓慢注入法制作脑出血模型。大鼠经 10% 水合氯醛水溶液腹腔注射麻醉，剂量为 300 mg/kg，麻醉后剃除头顶毛；俯卧位，固定于大鼠脑立体定位仪，先固定耳间线，移头部至正中，固定门齿于齿沟上，调整定位仪，使门齿沟平面略低于耳间线；碘伏溶液消毒后沿正中皮肤、肌肉剪开约 1.5 cm 纵行切口，血管钳分离，过氧化氢水溶液擦拭去颅骨骨膜，显露颅骨，暴露颅骨上的前囟和冠状缝，此时大鼠尾部正对实验者，以前囟为原点，向前旁开 2 mm，向右旁开 3 mm 处，用直径 1 mm 骨钻钻孔，孔直径约为 1 mm；使定位仪上的微量注射器针尖移至要注射的部位，缓慢进针 5 mm，向尾状核内缓慢（7 分钟）注入 50 微升未抗凝的自体全血，留针 8 分钟后将针缓慢退出，并用骨蜡封闭钻孔，缝合皮肤肌肉并用碘伏消毒防止伤口感染；置于环境温暖处自然苏醒，此过程保持大鼠的自主呼吸。数小时麻醉苏醒后，大鼠或不立即出现神经功能缺损症状，归笼饲养，次日出现明显神经功能缺损症状，认为造模成功。假手术组模拟手术创伤过程但并不针刺入脑组织。

假手术组于手术后次日开始模拟针刺组的捉抓过程，每日捉抓 1 次；模型组于造模成功后次日开始模拟针刺组的捉抓过程，每日捉抓 1 次；针刺组于造模成功后次日开始针刺。

（四）针刺方法

两组针刺组均选取大鼠“水沟”、双侧“内关”穴，大鼠腧穴定位根据中国针灸学会实验针灸研究会制定的《动物针灸穴位图谱》；水沟采用“雀啄”法，内关采用捻转泻法；针刺 5 秒组各穴施快频率（3 次 / 秒）手法 5 秒，针刺 60 秒组各穴施快频率（3 次 / 秒）手法 60 秒，不留针，每日 1 次，共治疗 5 天。

（五）标本的取材与制备

假手术组、模型组、针刺 5 秒组和针刺 60 秒组于术后 5 天后经麻醉断头处死，在冰板上迅速开颅取脑。各组随机选取 3 只大鼠，取大脑，吸除表面水分、血液，用于脑组织含水量测定；取 3 只大鼠，选取血肿及周围脑组织约 100 mg，做电镜下脑组织超微结构的病理变化观察及免疫组化法；另取 3 只大鼠鼠脑，取血肿及周围脑组织做 WesternBlot 分析脑血肿区 AQP-4 蛋白表达。

（六）观察指标

1. 大脑含水量测量　大鼠断头取脑之后，迅速去除嗅球、小脑和延髓后，滤纸吸净脑组织表面血液，测量脑组织湿重；随后，60℃烘箱内连续烘干 72 小时至恒重后，计算脑组织含水量：脑组织含水量（%）=（湿重 − 干重）/ 湿重 × 100%。

2. 电子显微镜下观察脑组织超微结构的病理变化　各组大鼠脑组织进行 PBS 清洗后，取距血肿中心区外缘 1 mm 处小于 0.5 cm × 0.1 cm × 0.1 cm 组织块进行固定和包埋，切片（5 μm 厚）附于载玻片上，脱蜡入水。置于透射电镜下观察。

3. 免疫组化法检测脑血肿周围区AQP-4的表达　取材、固定、包埋、切片同前，按说明滴加一抗（兔抗AQP-4）、二抗（抗IgG）进行免疫组化染色。随机取每只大鼠脑组织切片3张，光镜下每张选取5个不重叠阳性反映区视野（×400），检测每个视野的阳性细胞百分比与显色强度，并分级（分级标准：0级：阳性细胞数0~1%；1级：1%~10%；2级：10%~50%；3级：50%~80%；4级：80%~100%。显色等级：0级：阴性；1级：弱阳性；2级：阳性；3级：强阳性），计算含量（含量＝阳性细胞数等级×显色强度分级），取其平均值。

4. WesternBlot分析脑血肿区AQP-4蛋白表达　每组3只大鼠断头取脑后，取血肿区约0.5 cm×0.6 cm×0.5 cm脑组织置于液氮中备测，按试剂盒操作方法检测AQP-4蛋白表达。

（七）统计学方法

所得数据用SPSS 19.0统计软件进行统计学处理，计量资料以 $\bar{x}\pm s$ 进行表示，定量分析应用单因素方差分析，方差齐时用LSD检验，方差不齐用Dunnett'-T3检验。$P<0.05$ 为差异有统计学意义。

六、结果

（一）各组大鼠的大脑含水量比较

具体见表6-23-1。

与假手术组比较，模型组大鼠大脑含水量显著上升（$P<0.05$）；与模型组比较，针刺5秒组、针刺60秒组含水量显著下降（$P<0.05$）。

表6-23-1　各组大鼠大脑含水量、AQP-4阳性细胞、AQP-4蛋白表达比较（$\bar{x}\pm s$，n=3）

组别	含水量（%）	AQP-4阳性细胞	AQP-4蛋白
假手术组	78.40 ± 0.21	8.71 ± 3.15	0.58 ± 0.12
模型组	82.93 ± 1.61*	32.38 ± 6.76*	1.05 ± 0.20*
针刺5秒组	80.59 ± 0.23*△	28.92 ± 8.02*	0.88 ± 0.18*△
针刺60秒组	78.18 ± 0.51△	20.57 ± 4.83*△	0.68 ± 0.13*△

注：与假手术组比较，*$P<0.05$；与模型组比较，△ $P<0.05$。

（二）电子显微镜下细胞形态学观察

假手术组不同区域发现正常神经元；高倍镜下组织未见异常。模型组可见神经元高度水肿，细胞器减少，线粒体嵴和膜融合模糊不清，粗面内质网出现颗粒融合和脱颗粒现象。针刺5秒组可见神经元中度水肿，细胞器减少，线粒体嵴和膜融合模糊不清，粗面内质网出现颗粒融合和脱颗粒现象。针刺60秒组不同区域可发现正常神经元；局部高倍组织大致正常。

（三）各组大鼠脑血肿周围区域AQP-4阳性细胞表达比较

具体见表6-23-1。

与假手术组比较，模型组血肿周围组织视野中 AQP-4 阳性细胞表达增多；与模型组比较，针刺 60 秒组 AQP-4 阳性细胞表达显著减少（$P<0.05$）。

（四）各组大鼠脑血肿区 AQP-4WesternBlot 检测结果

具体见表 6-23-1。

与假手术组比较，模型组血肿区 AQP-4 蛋白表达显著升高（$P<0.05$）；与模型组比较，针刺 5 秒组、针刺 60 秒组表达水平均显著降低（$P<0.05$）。

七、讨论

ICH 发生后，急性期的患者多出现脑水肿，常危及生命，导致这种情况发生可能是因为占位效应、血肿周围继发性出血、流体静脉压的增加、血凝块的回缩等，严重者继发形成高颅压、脑疝等。西医疗法常应用托拉塞米和甘露醇的联合用药方案，但多用于提高 ICH 急性期脑水肿患者的疗效，远期效果并不明显，因此本文从中医角度出发，寻求安全、有效、持久的针灸治疗方法。据报道，石学敏院士的“醒脑开窍”法在中风的治疗中总有效率可高达 98.56%，在中风的初期及恢复期取得较好的临床疗效。本课题组选取的大鼠双侧内关穴和水沟穴为“醒脑开窍”法主穴，可调神通络，补益脑髓。中风病因病机相对复杂，东汉张仲景认为“络脉空虚”为主因，朱丹溪则主张病机为“湿痰生热”，因此在 ICH 后脑水肿期应以祛痰通络、利湿调神为主。

而行针过程中针刺的时长及行针手法对疗效也有一定的影响，如《灵枢·经水》记载：“足阳明刺深六分，留十呼。足太阳深五分，留七呼。足少阳深四分，留五呼。足太阴深三分，留四呼。足少阴深二分，留三呼。足厥阴深一分，留二呼。手之阴阳，其受气之道近，其气之来疾，其刺深者，皆无过二分，其留皆不过一呼。”文中记载在治疗不同经脉时留针时间不尽相同。汉代《武威汉代医简》记载：“次刺膝下五寸分间，荣深三分，留针如炊一升米顷，出针，名曰三里。次刺项从上下十一椎侠椎两刺荣深四分，留针百廿息，乃出针，名曰肺俞。”意为针刺的深度及留针时长根据穴位而定。本研究选取相同针刺频率 3 次 / 秒，根据结果得知虽然针刺时长 5 秒与 60 秒均能改善脑水肿，但针刺时长 60 秒效果更优，针刺时长的选取是影响针刺组效力的重要因素。

脑组织中最重要的水通道蛋白 AQP-4 主要功能为介导水分子的跨膜转运，直接参与了水分子的双向转运，维持体液、渗透压平衡，可调节脑组织的水液代谢，因此 AQP-4 直接影响 ICH 后脑水肿的形成与吸收。有学者通过基础实验证实，AQP-4mRNA 的动态变化曲线与 ICH 后脑水肿的发展过程趋势相一致。并且在应用抗炎、抗水肿药物后可明显降低脑组织中 AQP-4mRNA 的表达，因此可通过观察 AQP-4 的表达情况得知针刺是否可有效降低脑水肿程度。本实验表明，ICH5d 后血肿周围 AQP-4 镜下含量及蛋白表达均增高，模型组最高，针刺 60 秒最少。同时脑含水量、AQP-4 含量及 AQP-4 蛋白表达的变化趋势一致，提示 AQP-4 与 ICH 后脑水肿的吸收密切相关，因此符合 AQP-4 水平可反映脑水肿严重程度的理论。本文中针刺大鼠双侧内关穴及水沟穴，可有效降低 AQP-4 含量，改善大鼠脑水肿。《血证论》记载：“须知痰水之壅，由瘀血使然，但去瘀血则痰水自消。”因此“醒脑开窍”针刺法在 ICH 后脑水肿期可达到以气通经、祛瘀利窍的功效，尤以针刺 60 秒最优，针灸量效关系的应用可使针刺效应最大化，选择最优的针刺时长及手法可进一步加快脑水肿吸收及 ICH 的康复。

主要参考文献

［1］吴江，贾建平．神经病学［M］．北京：人民卫生出版社，2015.

［2］贺媛媛，杨烽，冯静．分析不同用药方案治疗急性脑出血后脑水肿的效果［J］．世界最新医学信息文摘，2018，18（64）：64–65.

［3］刘健，樊小农，王舒．石学敏院士学术思想对中风治疗的贡献［J］．中国针灸，2014，34（1）：80–82.

［4］邱国平，孙善全，卓飞，等．β-DG 对脑内水通道蛋白 4 极性表达变化的影响［J］．重庆医科大学学报，2016，41（4）：374–378.

［5］李波．阿托伐他汀治疗急性脑出血脑水肿的作用机制研究［J］．内蒙古医学杂志，2017，49（6）：706–707.

［6］贺媛媛，杨烽，冯静．分析不同用药方案治疗急性脑出血后脑水肿的效果［J］．世界最新医学信息文摘，2018，18（64）：64–65.

［7］石学敏．“醒脑开窍”针刺法治疗中风 9005 例临床研究［J］．中医药导报，2005（1）：3–5.

［8］韩科，杨咏红，王舒，等．醒脑开窍法针刺内关穴干预脑缺血量效关系的实验研究［J］．山东中医杂志，2012，31（11）：820–823.

［9］孟智宏．论针刺量效关系［J］．世界中医药，2014，9（12）：1581–1585.

［10］薄文集，石召华，王平，等．七叶皂苷钠冻干粉对出血性脑水肿大鼠脑组织 MMP-9 及 AQP4 的影响［J］．中华中医药杂志，2018，33（3）：1060–1062.

第二十四节　不同针刺手法时长对脑出血模型大鼠血脑屏障保护机制的研究

一、收录杂志及作者

本文收录于《康复学报》。

作者：孙小茁，杨卓霖，孟智宏。

二、基金项目

国家重点基础研究发展计划“973”计划”项目（2010CB530506）；天津市北辰区

科技发展计划项目（2018-SHGY-26）。

三、摘要及关键词

（一）摘要

目的：探究不同针刺手法时长对脑出血模型大鼠脑组织血脑屏障紧密连接蛋白的影响。方法：将20只SD雄性大鼠按照随机数字表法分为假手术组、模型组、针刺5秒组、针刺60秒组，每组5只。脑出血模型采用尾状核自体血缓慢注入法，造模成功后，针刺5秒组和针刺60秒组针刺水沟穴及双侧内关穴，分别行针5秒和60秒，每天1次，共干预5天；假手术组及模型组不予针刺。5天后比较光镜下（400倍）大鼠脑血肿区紧密连接蛋白Occludin、Claudin-5和JAM-1免疫荧光阳性细胞表达的情况。结果：①各组大鼠血肿区域Occludin免疫荧光阳性细胞表达比较，假手术组出现生理性表达；与假手术组比较，模型组、针刺5秒组、针刺60组秒Occludin表达均显著降低，差异具有统计学意义（$P<0.05$）；与模型组比较，针刺5秒组、针刺60秒组Occludin均升高，且针刺60秒组升高更显著，差异具有统计学意义（$P<0.05$）。②各组大鼠血肿区域Claudin-5免疫荧光阳性细胞表达比较，假手术组Claudin-5出现生理性表达；与假手术组比较，模型组、针刺5秒组、针刺60秒组Claudin-5表达均显著降低，差异具有统计学意义（$P<0.05$）；与模型组比较，针刺5秒组、针刺60秒组Claudin-5均升高（$P<0.05$）。③各组大鼠血肿区域JAM-1免疫荧光阳性细胞表达比较，假手术组JAM-1呈生理性表达；与假手术组比较，模型组、针刺5秒组、针刺60秒组JAM-1表达均显著降低，差异具有统计学意义（$P<0.05$）；与模型组比较，针刺5秒组表达不显著，差异无统计学意义（$P>0.05$）；与模型组比较，针刺60秒组JAM-1升高显著，差异具有统计学意义（$P<0.05$）。结论：较长时间针刺手法对脑出血后血脑屏障的保护有正向作用，可增加血脑屏障的通透性。

（二）关键词

脑出血，针刺手法，手法时长，紧密连接蛋白，血脑屏障。

四、前言

急性脑出血是临床上病情较为危急的脑血管疾病，当颅内血管破裂出血后会在脑组织内形成血肿，不仅造成神经系统损伤，在局部形成脑水肿，还会引发炎性反应、血脑屏障的破坏等。在血脑屏障损伤后，血脑屏障的通透性明显增加，外周血液中炎性因子及细胞会通过血脑屏障进入大脑进而损伤脑组织。血脑屏障主要由脑微血管内皮细胞及其间紧密连接（tightjunction，TJ）组成，紧密连接蛋白在分子结构上，是由一组蛋白分子所构成的复合体，可分为跨膜蛋白和胞浆附属蛋白2种，其中，跨膜蛋白主要由Occludins、Claudins和JAMs等蛋白家族所构成；而胞浆附属蛋白主要是由ZOs蛋白家族所构成，它们的正常表达是紧密连接结构功能维持稳定的基础和前提。石学敏院士在1972年提出了“醒脑开窍”针刺法，以醒脑开窍、滋阴补肾为主，治疗脑病效果显著，同时“醒脑开窍”针刺法强调针刺手法量学规范、重视行针得气感，因此有别于传统针刺法。本文通过免疫荧光染色法比较脑出血模型大鼠脑血肿区域紧密连接蛋白 Occludin、Claudin-5 和 JAM-1 阳性细胞表达情况，观察血脑屏障修复水平，从而研究不同针刺手法时长对大脑血脑屏障保护机制的影响，同时得出最佳针刺时长规律。

五、材料与方法

（一）材料

1. 动物及分组　选用健康 7 周龄雄性 SD 大鼠 20 只，体质量（290 ± 25）克，由北京维通利华实验动物技术有限公司提供［实验动物生产许可证：SCXK（京）2016-0002］。大鼠饲养于中国医学科学院放射医学研究所［实验动物使用许可证：SYXK（津）2014-0002］，饲养环境温度为 20~25℃，昼夜规律喂养。将 20 只大鼠按照随机数字表法分为假手术组、模型组、针刺 5 秒组、针刺 60 秒组，每组 5 只。假手术组于手术后次日开始模拟针刺组的捉抓过程，每日捉抓 1 次；模型组于造模成功后次日开始模拟针刺组的捉抓过程，每日捉抓 1 次；针刺组于造模成功后次日开始针刺。大鼠在干预 5 天后断头取脑，称重，制备冻存样品与石蜡切片。对实验动物的处理符合国际兽医学编辑协会《关于动物伦理与福利的作者指南共识》。

2. 主要试剂与仪器　兔多克隆抗体 Claudin-5（Abcam 公司，编号：15106）；兔单克隆抗体 Occludin（Abcam 公司，编号：216327）；兔多克隆抗体 JAM-1（Abcam 公司，编号：180821）；PBS 溶液（中杉金桥生物技术有限公司）；柠檬酸盐缓冲液（中杉金桥生物技术有限公司）；石蜡切片机（徕卡公司，型号：RM2015）；显微镜（奥林巴斯公司，型号：BX51T-PHD-J11）；针灸针（华佗牌，型号：0.25 mm × 40 mm）；多功能细胞图像分析管理系统（MediaCybernetics 公司，版本：Image-ProPlus）。

（二）造模方法

脑出血模型采用尾状核自体血缓慢注入法。SD 大鼠用 10% 水合氯醛水溶液腹腔注射麻醉，剂量为 300 mg/kg，观察麻醉情况，待呼吸变浅、微弱，眼见浅反射迟钝，四肢肢体无挣扎反应后剃除头顶毛发，将大鼠俯卧位固定于脑立体定位仪上，先固定耳间线，移头部至正中，固定门齿于齿沟上，调整定位仪，使门齿沟平面略低于耳间线，此时大鼠尾部正对实验者，大鼠断尾取血并将其血放入抗凝管 34 内，用微量注射器将血缓慢地抽入微量注射器中备用；头颅手术区域常规碘伏溶液消毒，沿正中皮肤、肌肉剪开约 2 cm 纵向切口，血管钳分离，过氧化氢水溶液擦拭去颅骨骨膜，暴露颅骨上的前囟和冠状缝，以前囟为原点，向前旁开 2 mm，向右旁开 3 mm 处，用直径 1 mm 骨钻钻孔，孔直径约为 1 mm；将定位仪上的微量注射器针尖移至钻孔处，缓慢进针 5 mm，向尾状核内缓慢（7 分钟）注入 50 μl 未抗凝的自体全血，留针 8 分钟后将针缓慢退出，并用骨蜡封闭钻孔，缝合皮肤肌肉并用碘伏消毒防止伤口感染；置于环境温暖处自然苏醒，此过程保持大鼠的自主呼吸。数小时麻醉苏醒后，大鼠或不立即出现神经功能缺损症状，归笼饲养，次日出现明显神经功能缺损症状，认为造模成功。假手术组模拟手术创伤过程但并不针刺入脑组织。

（三）针刺方法

2个针刺组均选取大鼠水沟穴、双侧内关穴，大鼠腧穴定位根据中国针灸学会实验针灸研究会制定的《动物针灸穴位图谱》。水沟采用“雀啄”法，内关采用捻转泻法。针刺5秒组各穴施快频率（3次/秒）手法5秒；针刺60秒组各穴施快频率（3次/秒）手法60秒，不留针，每日1次，共干预5天。

（四）标本的取材与制备

各组大鼠于干预5天后麻醉，行4%多聚甲醛内固定术：固定大鼠，打开胸、腹腔暴露心脏，在右心耳剪开一小口，由左心室插入导管至升主动脉，在动脉处显露导管头；注射200 mL生理盐水冲洗血液直至心耳处流出清水，肝脏颜色变浅；后经150 m L4%多聚甲醛溶液灌注至肝脏、尾部、四肢僵硬。断头，在冰板上迅速取脑，置于多聚甲醛溶液中待测。

（五）观察指标及检验方法

1. 神经行为学评分　各组大鼠术后清醒后，每天使用Longa评分法进行神经行为学指标评分，评分标准见表6-24-1。评分为2分纳入实验，0分、1分、3分、4分均剔除实验。

表6-24-1　Longa神经病学评分 Table1Longaneurologicalscore

评分	行为学
0分	大鼠无神经功能缺损症状
1分	大鼠左侧前爪轴挛缩，不能完全伸展
2分	行走时，大鼠向左侧转圈
3分	行走时，大鼠身体向左侧（瘫痪侧）倾倒
4分	大鼠不能自发行走，出现明显意识丧失

2. 免疫荧光法检测脑血肿区Occludin、Claudin-5和JAM-1含量　取大鼠大脑，PBS溶液清洗，取距离血肿中心区外缘1 mm处约0.5 cm × 0.5 cm × 0.4 cm的组织块进行固定和包埋，切成厚度5微米切片附于载玻片上，脱蜡、入水，按说明滴加一抗、荧光二抗（抗IgG）进行染色。每只大鼠脑切片随机选取3张，置于显微镜下，每张切片选取3个不重叠阳性视野（400倍）；软件检测每个视野的阳性细胞百分比与显色强度，并分等级（分级标准为：0<0级≤1%，1%<1级≤10%，10%<2级≤50%，50%<3级≤80%，80%<4级≤100%；显色等级阴性为0，弱阳性为1，阳性为2，强阳性为3），计算含量（含量=阳性细胞数等级 × 显色强度等级），取平均值。

（六）统计学方法

采用SPSS 19.0软件进行统计分析，所得数据以（x ± s）表示。计量资料应用单因素方差分析，方差齐时用LSD-t检验，方差不齐用Dunnett'-T3检验。$P<0.05$为差异有统计学意义。

六、结果

(一)4组大鼠体质量比较

见表6-24-2。F=0.04，$P>0.05$，4组间大鼠体质量比较差异无统计学意义。

表6-24-2 4组大鼠体质量比较（x ± s）Comparisonofbodymassofratsinfourgroups（x ± s）

组别	n	体质量
假手术组	5	290.67 ± 16.59
模型组	5	294.83 ± 10.73
针刺5秒组	5	292.00 ± 26.42
针刺60秒组	5	291.00 ± 9.54

(二)4组大鼠神经行为学观察手术前实验大鼠Longa评分均为0分

假手术组术后没有神经功能障碍，活动正常；模型组、针刺5秒组、针刺60秒组大鼠脑出血损伤后出现意识丧失、偏瘫、旋转等功能障碍，纳入实验均为Longa评分2分。

(三)免疫荧光法检测脑血肿区Occludin、Claudin-5和JAM-1阳性细胞表达水平见表6-24-3

表6-24-3 4组Occludin、Claudin-5、JAM-1阳性细胞表达水平比较（x ± s）

组别	n	Occludin	Claudin-5	JAM-1
假手术组	5	36.54 ± 4.87	33.29 ± 5.55	41.03 ± 4.74
模型组	5	10.07 ± 3.641	12.01 ± 4.811	14.14 ± 5.081
针刺5秒组	5	17.36 ± 5.31 1）2）	18.86 ± 6.97 1）2）	16.31 ± 4.021
针刺60秒组	5	28.15 ± 6.63 1）2）	19.73 ± 5.76 1）2）	33.14 ± 6.31 1）2）

注：与假手术组比较，1）$P<0.05$；与模型组相比，2）$P<0.05$。

Note：Comparedwiththesham-operatedgroup，1）$P<0.05$；Comparedwiththemodelgroup，2）$P<0.05$.

(四)4组大鼠血肿区域Occludin阳性细胞表达比较光镜下（×400）假手术组Occludin为生理性表达

与假手术组比较，模型组、针刺5秒组、针刺60秒组，3组Occludin表达均显著降低，差异具有统计学意义（$P<0.05$）；与模型组比较，针刺5秒组、针刺60秒组Occludin均升高，且针刺60秒组升高更显著，差异具有统计学意义（$P<0.05$）。见图6-24-1。

(五)4组大鼠血肿区域Claudin-5阳性细胞表达比较在光镜下（×400）假手术组Claudin-5为生理性表达

与假手术组比较，模型组、针刺5秒组、针刺60秒组Claudin-5表达均显著降低，差异具有统计学意义（$P<0.05$）；与模型组比较，针刺5秒组、针刺60秒组Claudin-5均升高，差异具有统计学意义（$P<0.05$）；2个针刺组比较，差异无统计学意义（$P>0.05$）。见图6-24-2。

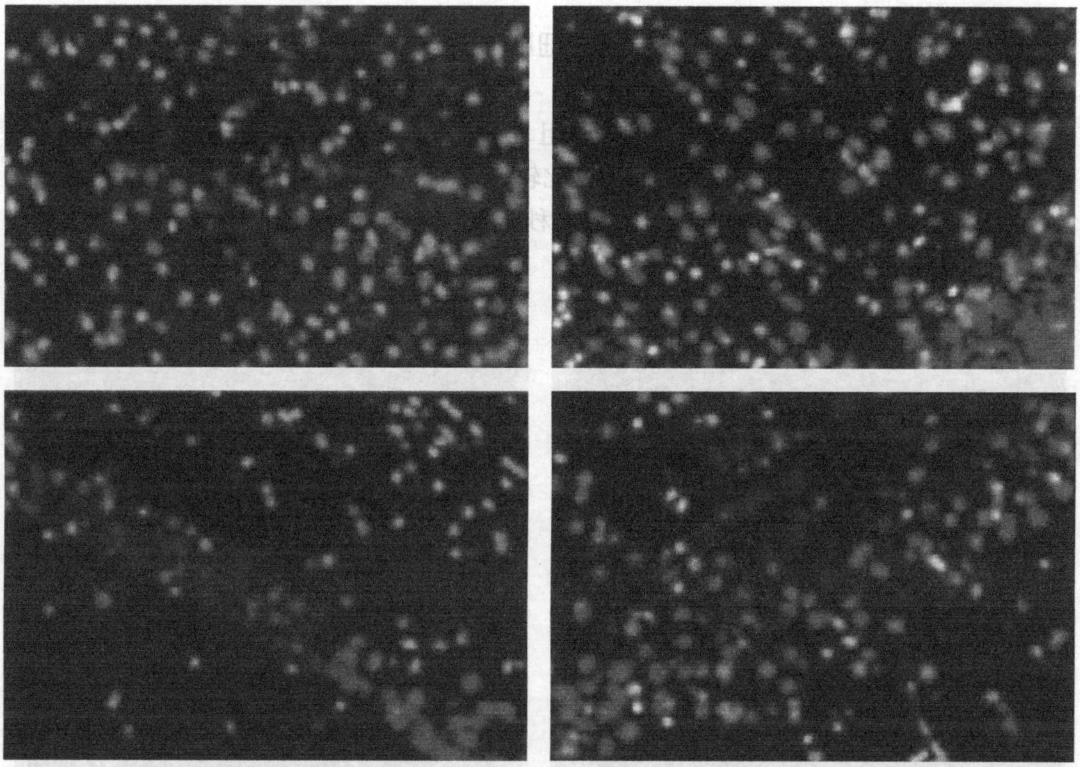

图 6-24-1 假手术组模型组针刺 5 秒组针刺 60 秒组图 14 组大鼠血肿区域 Occludin 表达比较（×400）

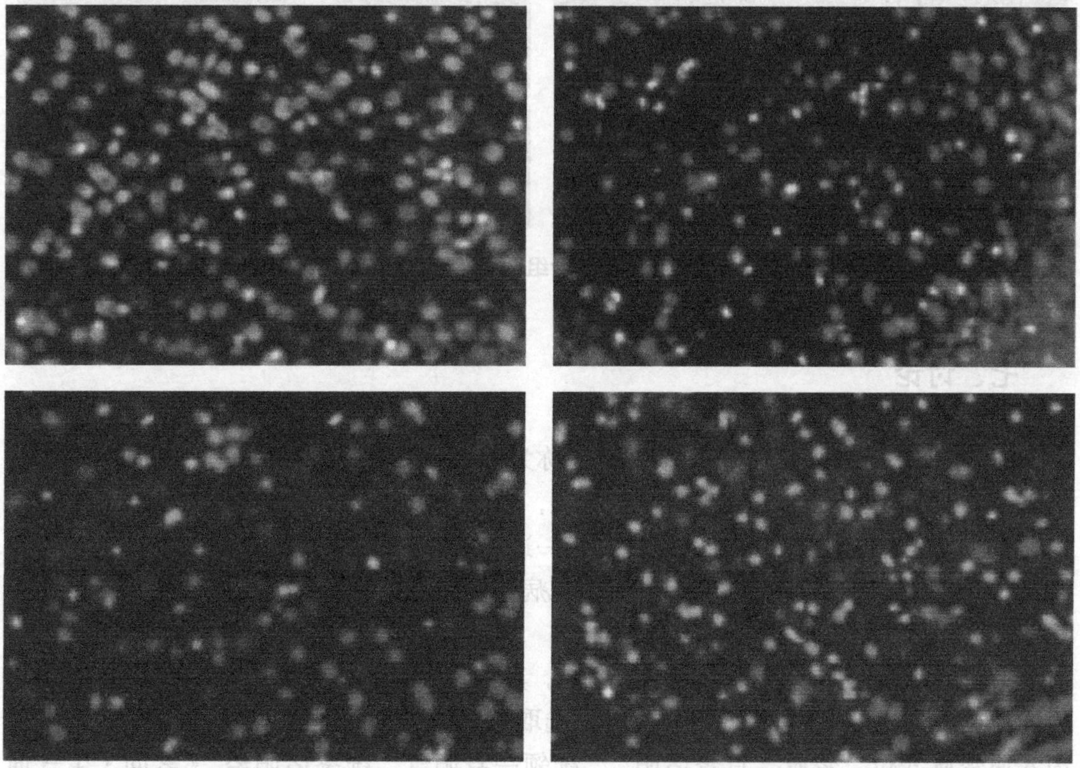

图 6-24-2 假手术组模型组针刺 5 秒组针刺 60 秒组图 24 组大鼠血肿区域 Claudin-5 表达比较（×400）

（六）4组大鼠血肿区域JAM-1阳性细胞表达比较在光镜下（×400）假手术组JAM-1为生理性表达

与假手术组比较，模型组、针刺5秒组、针刺60秒组JAM-1表达均显著降低，差异具有统计学意义（$P<0.05$）；与模型组比较，针刺5秒组表达不显著，差异无统计学意义（$P>0.05$）；与模型组比较，针刺60秒组JAM-1升高显著，差异具有统计学意义（$P<0.05$）。见图6-24-3。

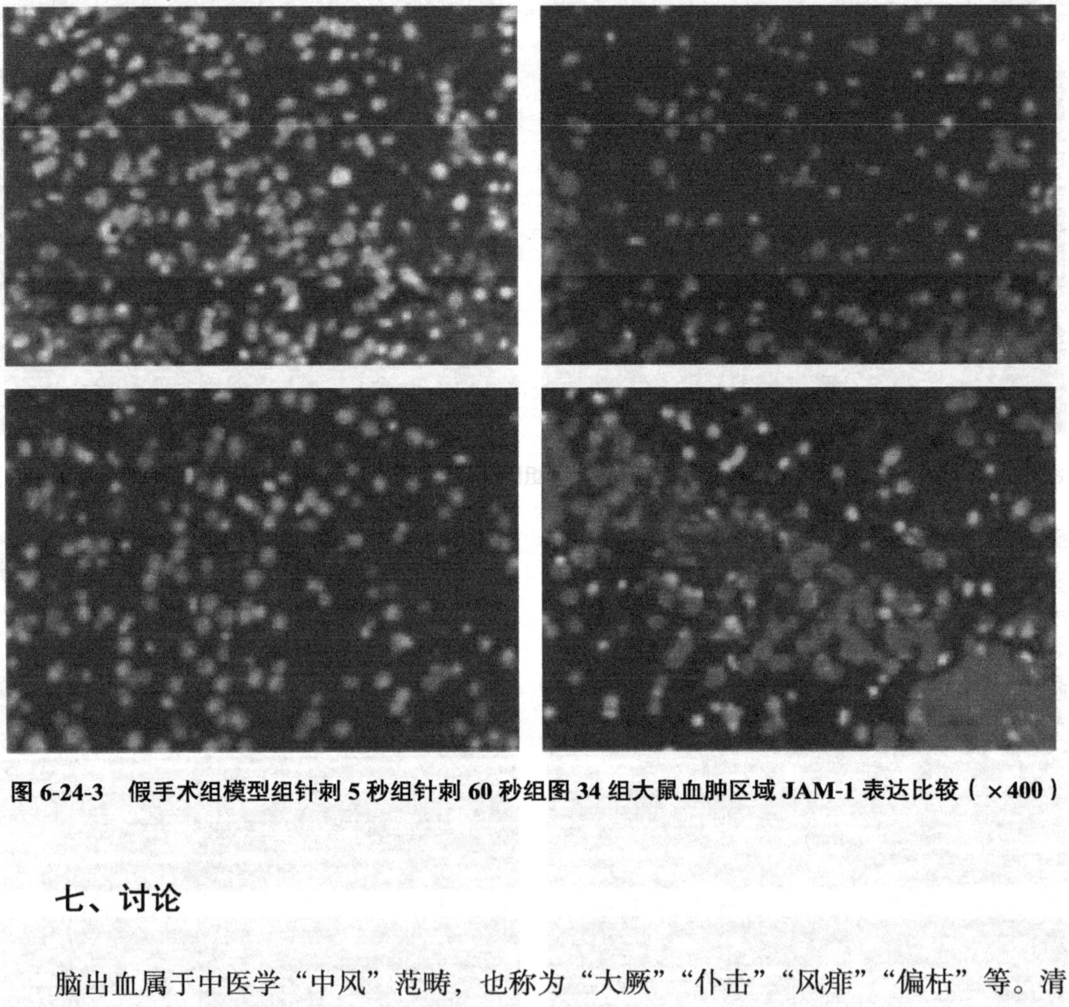

图6-24-3　假手术组模型组针刺5秒组针刺60秒组图34组大鼠血肿区域JAM-1表达比较（×400）

七、讨论

脑出血属于中医学“中风”范畴，也称为“大厥”“仆击”“风痱”“偏枯”等。清代《医学衷中参西录》中记载：“对于此证，专以气虚立论，谓人之元气……而气虚者经络必虚，有时气从经络虚处通过，并于一边，彼无气之边，即成偏枯。”张锡纯认为“偏枯”的发生与机体阳气虚弱有关，中风病势多较危急，以突然昏仆、口眼㖞斜、半身不遂、言语謇涩或失语等为主要症状。

中医治疗脑出血多以针灸和中药为主，其中急性脑出血最为危急，针刺疗法应用最广泛。本研究采用“醒脑开窍”法，选取水沟穴与双侧内关穴进行干预。其中水沟穴属督脉穴位，督脉“总督诸阳”，统领一身阳气，统率诸阳经。《素问·生气通天论》中记载："凡阴阳之要，阳密乃固。"阳气可维持机体的生命活动。督脉"上至风府，入属于脑"，可调神志，因此选用水沟穴尤为重要。现代研究发现，水沟穴有保护脑组织及修复神经系统损伤的作用，针刺水沟穴还可舒张脑微血管、改善呼吸节律、提升血压和抗休克等。内关穴，为手厥阴心包经之络穴、八脉交会穴。《针灸甲乙经》记载："心惕惕不能动，失智，内关主之。"针刺内关穴可调心神，对于中风急性期患者起到统调气血、回阳救逆的作用。从解剖学上来说，内关穴处分布有丰富的皮神经、正中神经、骨间神经与伴行动静脉。现代研究发现，针刺内关穴，不仅可以改善心脏功能、调整血压，还可以改善脑血液供应和提高患者认知能力的作用。

在针灸治疗过程中，行针手法及施术时长对疗效也有重要的影响。根据本实验可以看出，行针时间越长，治疗效果越好，血脑屏障修复程度越高。而这些不同的行针手法及时长可归结为针刺剂量的范畴。早在《针灸大成》中便有针刺剂量的记载，如"平补平泻""针头补泻""大补大泻"等。《针灸大成·经络迎随设为问答》记载："针手经络者，效春夏停二十四息。针足经络者，效秋冬停三十六息。"《标幽赋》对针刺得气感及行针刺激量进行了记载："气速至而速效，气迟至而不治。""轻滑慢而未来，沉涩紧而已至。既至也，量寒热而留疾。未至也，据虚实而候气。气之至也，如鱼吞钩饵之沉浮；气未至也，如闲处幽堂之深邃。"在行针过程中所引起的刺激量可直接决定针刺效果，刺激量越到位治疗效果越好。本实验对不同施术时长下的脑组织机制研究也是针刺量效关系研究范畴中的一种具体形式。

在脑出血后若血脑屏障被破坏，毛细血管内血浆蛋白与水分渗出而引起脑组织细胞外液增多，引起血管源性脑水肿。紧密连接是存在于血脑屏障毛细血管与上内皮细胞中间较为复杂的细胞系统，是血脑屏障的结构细胞基础，可调控维持血脑屏障正常的功能。Claudin-5、Occludin 及 JAM-1 是组成紧密连接的主要结构蛋白，可衡量紧密连接功能变化，与血脑屏障的通透性有关。Occludin 是第一个被识别的完整膜蛋白，可形成 2 个细胞外循环和 1 个细胞内循环。这些循环有助于调节细胞外通透性。Occludin 蛋白是维持血脑屏障功能稳定的前提，因此在细胞结构中起到重要作用。Claudins 的结构与 Occludin 相似，有 4 个跨膜结构域和相似的环结构，是紧密连接的主干，在紧密连接封闭细胞外空间的能力中发挥着重要作用。JAM 即连接黏附分子是免疫球蛋白超家族的一部分，有助于调节紧密连接的细胞旁通路功能，也有助于维持细胞极性。本研究结果表明，在急性脑出血后，血脑屏障被破坏、通透性降低，紧密连接蛋白表达减少，脑微血管内皮系统损伤，Claudin-5、Occludin 及 JAM-1 含量降低，在针刺 5 秒组和针刺 60 秒组中三者含量均有升高，并且针刺 60 秒组升高更为明显，证实针刺 60 秒可有效改善血脑屏障的损伤，增加血脑屏障的通透性，改善脑出血引起的脑水肿。

主要参考文献

[1] 野战鹰，邢郜英，潘宝根，等.血脑屏障紧密连接在血管性认知障碍中作用的研究进展[J].现代预防医学，2018，45（19）：3639–3642.

[2] 魏微，闵连秋，张微微.小牛血清去蛋白肠溶胶囊对脑缺血大鼠血脑屏障保护的研究[J].现代预防医学，2013，40（8）：1507–1509.

[3] 石学敏."醒脑开窍"针刺法治疗中风9005例临床研究[J].中医药导报，2005（1）：3–5.

[4] 杜艳军，孙国杰，孔立红.电针水沟对脑出血大鼠大脑皮质NPY调节作用的动态观察[J].中国中医急症，2011，20（2）：254–256.

[5] 高靓，崔景军，黎波，等.水沟穴急救的中医理论依据和西医作用基础浅析[J].辽宁中医杂志，2012，39（3）：430–432.

[6] 沈雪勇.经络腧穴学[M].北京：中国中医药出版社，2007.

[7] 舒适，杨丽坤，尤艳利，等.电针水沟穴对高血压性脑出血大鼠脑水肿及血脑屏障影响的动态观察[J].上海中医药大学学报，2011，25（2）：69–71.

[8] 胡玲，何璐，蔡荣林，等.电针不同单穴与原络配穴对急性心肌缺血家兔心功能及心肌酶的影响[J].针刺研究，2010，35（5）：363–367.

[9] 刘健，樊小农，王舒.石学敏院士学术思想对中风治疗的贡献[J].中国针灸，2014，34（1）：80–82.

[10] 韩科，杨咏红，王舒，等.醒脑开窍法针刺内关穴干预脑缺血量效关系的实验研究[J].山东中医杂志，2012，31（11）：820–823.

第二十五节　不同针刺手法治疗后循环缺血性眩晕患者120例随机双盲对照试验

一、收录杂志及作者

本文收录于《医药卫生科技》。
作者：贺思，赵晓峰，文妍，邓士哲，黄灵慧，孟智宏。

二、基金项目

国家重点基础研究发展计划（"973"计划）（2010CB530506）。

三、摘要及关键词

（一）摘要

目的：观察不同针刺手法治疗后循环缺血性眩晕（PCIV）患者的临床疗效并探讨其可能作用机制。方法：将120例PCIV患者随机分为风池1组29例，风池2组31例，风池3组30例，风池4组30例。各组均以风池为主穴，风池1组：针刺方向为对侧外眼角，行手法捻转，频率为60次/分钟；风池2组：针刺方向为喉结方向，频率为60次/分钟；风池3组：针刺方向为对侧外眼角，频率为120次/分钟；风池4组：针刺方向为喉结方向，频率为120次/分钟。每周3或4次，共14次。治疗前后测定患者血浆5-羟色胺（5-HT）、去甲肾上腺素（NE）、γ-氨基丁酸（GABA）、谷氨酸（Glu）水平，评价眩晕程度，并观察各组临床疗效。结果：各组患者临床疗效比较差异无统计学意义（$P>0.05$）。各组患者治疗后眩晕症状量表评分较治疗前均明显下降（$P<0.05$），且治疗后改善值组间比较，风池3组明显优于其他3组（$P<0.05$）。各组NE治疗后较治疗前均明显升高（$P<0.05$），风池4组GABA治疗后较治疗前明显下降（$P<0.05$）。结论：针刺治疗能改善PCIV患者眩晕症状，不同针刺手法间有明显差异，风池3组效果最好，其机制可能与调节NE水平有关。

（二）关键词

后循环缺血，针刺，眩晕，神经递质，随机对照试验，风池穴。

四、前言

后循环缺血（PCI）是由椎-基底动脉供血不足演变而来的概念，我国2006年关于后循环缺血的专家共识中明确PCI为后循环的短暂性脑缺血发作（TIA）和脑梗死，主要症状有头晕或眩晕、肢体头面部麻木、耳鸣耳聋、视觉障碍、行走不稳或跌倒等。研究表明，针灸治疗PCI疗效良好。由石学敏院士率先提出的针刺量学理论强调针刺作用力的大小、频率、方向、时间等对临床疗效具有重要影响，即在准确选穴的基础上，精确的针刺刺激量才能够得到最佳的针刺疗效。本课题采用随机双盲对照试验，以后循环缺血性眩晕（PCIV）患者为研究对象，选取针刺量学中的频率、方向两因素，观察风池穴不同捻转频率和不同针刺方向对血浆单胺类神经递质、氨基酸的影响。该研究通过天津中医药大学伦理委员会审查（伦理号：TJUTCM-EC20110005）。

五、资料

（一）一般资料

研究对象来源于2012年1月至2013年12月天津中医药大学第一附属医院针灸门诊的PCIV患者120例。按照随机数字表法分为风池1组（29例），风池2组（31例），风池3组（30例），风池4组（30例）。随机入组编号保存在密闭不透明的信封内，临床操作者对纳入患者根据信封内的方案随机分配入组治疗。本研究采用评估者盲和患者盲，患者在治疗前通过填写调查问卷以确定未揭盲。各组患者一般资料详见表 6-25-1。

（二）诊断标准

PCI 诊断标准参照 2007 年《中国脑血管病防治指南》及 1989 年世界卫生组织（WHO）提出的椎 - 基底动脉供血不足诊断标准拟定：眩晕或头晕；经颅多普勒超声（TCD）/ 核磁提示椎 - 基底动脉供血不足；伴有以下一种或几种症状：突发地站立不稳或共济失调；单侧或双侧（由一侧发展到另一侧）的视觉、运动或感觉功能障碍；复视；构音障碍或吞咽困难；突发的意识不清或者意识丧失。

表 6-25-1　各组患者一般资料

项目		风池 2 组（31 例）		风池 3 组（30 例）		风池 4 组（30 例）		*P* 值
男 / 女（例）		9/22		15/15		7/23		0.035
平均年龄（岁）		59.97（6.95）		61.69（6.88）		57.14（7.16）		0.096
平均病程（SD）		64.81（71.74）		51.79（58.27）		57.4（58.97）		0.834
既往史（%）	中风	4（12.90）		4（13.33）		2（6.67）		0.719
	冠心病	9	（29.03）	14	（46.67）	5	（16.67）	0.070
	高脂血症	13	（41.94）	13	（43.33）	9	（30.00）	0.404
	高血压	10	（32.26）	13	（43.33）	9	（30.00）	0.640
	糖尿病	5	（16.13）	8	（26.67）	2	（6.67）	0.201
	动脉硬化症	17	（54.84）	21	（70.00）	10	（33.33）	0.018
	颈椎病	21	（67.74）	22	（73.33）	26	（86.67）	0.273
	其他	10	（32.26）	10	（33.33）	17	（56.67）	0.189
用药史［例（%）］	降压药	3	（9.68）	8	（26.67）	5	（16.67）	0.380
	调脂药	3	（9.68）	3	（10.00）	3	（10.00）	1.000
	降糖药	3	（9.68）	2	（6.67）	0		0.145
	心脑血管药	16	（51.61）	18	（60.00）	15	（50.00）	0.703
	其他	5	（16.13）	4	（13.33）	5	（16.67）	0.729

（三）纳入标准

符合上述诊断标准；年龄 40~75 岁；患者签署知情同意书。

（四）排除标准

合并脑出血、真球麻痹者；收缩压>180 mmHg 或者舒张压>120 mmHg 者；格拉斯哥昏迷指数评分<15 分者或长谷川智力测定<27.5 分者；合并肝、肾、造血系统、内分泌系统等原发性疾病者；病情危重需行手术治疗者；准备妊娠及妊娠期或哺乳期妇女；精神病患者；正在参加其他药物临床研究的受试者。

六、方法

（一）治疗方法

各组均以双侧风池为主穴。风池 1 组：针刺方向为对侧外眼角，行手法捻转，频率为 60 次 / 分钟；风池 2 组：针刺方向为喉结方向，频率为 60 次 / 分钟；风池 3 组：针刺方向为对侧外眼角，频率为 120 r/min；风池 4 组：针刺方向为喉结方向，频率为 120 次 / 分钟。伴头目胀痛、易怒、耳鸣，加气海、双侧劳宫、双侧阴郄；伴神疲乏力、心悸少寐者，加双侧足三里、双侧内关；伴腰膝酸软、耳鸣者，加双侧太溪、双侧照海；伴头重如裹、胸闷恶心者，加中脘、双侧足三里、双侧丰隆；伴头痛、痛有定处、舌暗有瘀斑者，加气海、双侧血海。

操作与疗程：采用 0.25 mm×40 mm 一次性无菌针灸针（华佗牌，苏州医疗用品厂有限公司）。双侧风池穴，针刺得气后行捻转补法 1 分钟，配穴针刺得气后留针 20 分钟。每周 3 或 4 次，共 14 次。针刺操作统一由天津中医药大学第一附属医院主任医师、医学博士、从事针灸临床工作 20 余年的针灸医师完成。

（二）观察指标及方法

各组患者治疗前后均于上午 7：30~8：30 抽取空腹静脉血 5 mL，3000 r/min 离心 10 分钟，取血浆，–80℃保存待测。采用 ELISA 法测定血浆 5- 羟色胺（5-HT）、去甲肾上腺素（NE）、γ- 氨基丁酸（GABA）水平试剂盒由武汉华美生物试剂公司提供并测定［人 5-HT，批号：CSB-E08363h；人 NE，批号：CSB-E07021h；人 GABA，批号：CSB-E08367h］。采用比色法测定谷氨酸（Glu）浓度，试剂盒由南京建成生物有限公司提供，批号：A074-20131125。

治疗前后进行眩晕症状量表评分评价眩晕程度，包括站立不稳、眩晕感、跌倒趋势、摇晃感、颠簸感、位置改变引起眩晕和突然间发作 7 个方面，根据症状程度无、轻微、较重、严重分别计为 0 分、1 分、2 分、3 分。

（三）疗效判定标准

参考《中药新药临床研究指导原则》，根据眩晕主要症状的改善程度评价疗效，疗效指数 =（眩晕治疗前评分 – 眩晕治疗后评分）/ 眩晕治疗前评分 ×100%。有效：疗效指数≥30%，无效：疗效指数<30%。

（四）统计学方法

采用 SPSS 11.5 统计软件处理数据。计量数据。采用（x±s）表示，治疗前后比较采用配对 t 检验，各组间比较采用单因素方差分析。入组患者的男女构成比、动脉粥样硬化症病史组间比较有统计学差异（$P<0.05$），为消除此因素对疗效的可能影响，以下组间比较时性别、动脉粥样硬化症病史将作为协变量做协方差分析。计数资料计算构成比与率，组间比较采用 χ^2 检验。

七、结果

（一）各组患者治疗前后临床疗效比较

表 6-25-2 示，各组间临床疗效总有效率比较差异无统计学意义（$P>0.05$）。

（二）各组患者治疗前后眩晕症状量表评分比较

表 6-25-3 示，各组患者治疗后眩晕症状量表评分较治疗前均明显下降（$P<0.05$），改善值组间比较差异有统计学意义（$P<0.05$），以风池 3 组较好。

表 6-25-2　各组后循环缺血性眩晕患者临床疗效比较 [例（%）]

组别	例数	有效	无效	总有效
风池 1 组	29	25（86.2）	4（13.8）	25（86.2）
风池 2 组	31	30（96.8）	1（3.2）	30（96.8）
风池 3 组	30	30（100）	0	30（100）
风池 4 组	30	28（93.3）	2（6.7）	28（93.3）

表 6-25-3　各组后循环缺血性眩晕患者治疗前后眩晕症状量表评分比较（分，$\bar{x}\pm s$）

分组	例数	治疗前	治疗后	治疗前后差值
风池 1 组	29	9.86 ± 3.62	3.45 ± 3.19*	6.41 ± 3.63
风池 2 组	31	11.43 ± 3.72	3.39 ± 2.62*	7.50 ± 3.70
风池 3 组	30	11.97 ± 4.57	2.93 ± 2.46*	9.03 ± 3.52
风池 4 组	30	10.83 ± 4.29	3.70 ± 2.58*	7.13 ± 3.83

注：与本组治疗前比较，*$P<0.05$；治疗前后差值组间比较，经协方差检验 $P<0.05$。

（三）各组患者治疗前后血浆 5-HT、NE、GABA、Glu 水平比较

比较前首先采用箱形图法（四分位法）处理数据离群值，然后对处理过的数据进行统计分析。表 6-25-4 示，各组 NE 治疗后较治疗前均明显升高（$P<0.05$），风池 4 组 GABA 治疗后较治疗前明显下降（$P<0.05$），各组 5-HT 及 Glu 水平治疗前后比较差异无统计意义（$P>0.05$）。治疗后各指标组间比较，差异无统计学意义（$P>0.05$）。

八、讨论

5-HT 是重要的中枢神经递质强烈的血管收缩胺，与缺血性疾病密切相关；NE 是交

感神经节后纤维释放的神经递质。研究表明，脑梗死患者会出现交感神经过度兴奋，血浆 NE 水平升高；GABA 是抑制性氨基酸，脑缺血时其含量升高是机体自身保护机制，以减轻缺血对脑细胞的损害；Glu 是中枢神经系统的兴奋性氨基酸，与脑梗死后脑的损害有着密切的关系。相关研究表明，缺血性脑血管病中血浆 5-HT、NE、GABA、Glu 水平均升高，随着病情的好转，血浆 5HT、NE、GA-BA、Glu 水平逐渐降低直至恢复到正常水平。本研究结果显示，治疗前后风池 1 组、2 组、3 组、4 组患者血浆 5-HT 浓度比较差异虽无统计学意义，但均呈降低趋势。

本研究结果显示，不同手法针刺风池穴均能有效改善 PCIV 患者临床症状，且风池 3 组对临床症状的改善情况优于其他组；针刺风池穴能升高 PCIV 患者血浆 NE 浓度，不同针刺手法对血浆 5-HT、NE、GABA、Glu 浓度的影响没有明显不同。单胺类神经递质、氨基酸递质测定结果与临床症状改善情况不完全相符的原因可能有：①患者存在安慰剂效应，对针刺的心理反应所引起的临床结果的偏差无法排除。②患者基础用药如降压药、降糖药等虽然无统计学意义，但仍可能影响递质水平。③患者既往病史对递质水平的影响，动脉硬化症既往史组间比较差异有统计学意义，故不能排除其对递质水平的影响。

表 6-25-4　各组后循环缺血性眩晕患者治疗前后血浆单胺类递质及氨基酸水平比较（x±s）

组别	时间	例数	5-HT（ng/ml）	NE（pg/ml）	GABA（pg/ml）	Glu（μmol/l）
风池 1 组	治疗前	28	33.94 ± 36.15	3.05 ± 2.25	134188.8 ± 37049.27	87.64 ± 48.66
	治疗后	28	30.61 ± 26.45	5.24 ± 2.92*	107182.1 ± 30433.39	74.47 ± 20.34
风池 2 组	治疗前	31	59.92 ± 63.92	2.75 ± 2.56	114294.9 ± 26625.10	60.65 ± 21.18
	治疗后	30	44.59 ± 39.09	5.52 ± 3.81*	114988.8 ± 33889.40	87.51 ± 82.00
风池 3 组	治疗前	30	76.02 ± 64.61	4.86 ± 2.13	110942.8 ± 22922.23	63.90 ± 25.16
	治疗后	30	68.72 ± 49.30	6.64 ± 3.65*	107505.4 ± 27484.16	78.37 ± 62.85
风池 4 组	治疗前	29	51.88 ± 56.77	4.46 ± 2.18	114984.1 ± 30434.45	69.42 ± 39.14
	治疗后	29	47.08 ± 43.24	6.62 ± 3.59*	110341.0 ± 32312.88*	113.48 ± 109.46

注：5-HT，5- 羟色胺；NE，去甲肾上腺素；GABA，γ- 氨基丁酸；Glu，谷氨酸；与本组治疗前比较，$*P<0.0$。

针刺风池穴不同的针刺方向、捻转频率对血浆单胺类神经递质、氨基酸及临床症状改善作用不同，原因有以下两点：一为穴位的特异性。风池穴属胆少阳之经穴，位于后项部，根据“经脉所过，主治所及”之论，推断该穴对 PCI 有一定治疗作用。以往诸多相关研究证明了风池穴对后循环缺血的疗效，如王舒等发现，双侧风池提插手法对血流速度有改善作用；吕万娟应用以风池穴为主穴的醒脑开窍之法治疗椎 - 基底动脉供血不足性眩晕，有效率达 97%；刘广霞等通过针刺组与药物组对比治疗 PCIV，结果在改善血流和临床疗效方面针刺组均优于药物组。二为针刺的量效关系。本研究以单穴风池为切入点，根据针刺方向、捻转频率不同进行分组。所谓针刺方向及捻转频率不同的针刺捻转补泻法强调的是针刺的量化学。

综上，针刺治疗能改善 PCIV 患者眩晕症状，不同针刺手法间有明显差异。风池 3 组即针刺刺向对侧外眼角、捻转频率 120 次 / 分钟，临床改善眩晕等相关效果较好。另外，针刺能调节 PCIV 患者血浆单胺类神经递质、氨基酸递质浓度，提示针刺风池穴治疗 PCIV 与患者血浆神经递质的变化可能有关。

主要参考文献

［1］中国后循环缺血专家共识组．中国后循环缺血的专家共识［J］．中华内科杂志，2006，45（9）：786–787.

［2］罗文舒．针灸任督脉经穴治疗后循环缺血患者临床观察［J］．中国中医急症，2010，19（3）：410–411.

［3］高兵兵，赵敬东．项针对后循环缺血性眩晕血流的影响［J］．中国中医急症，2010，19（7）：1107，1152.

［4］齐学军，刘金敏．穴位注射天麻素注射液治疗后循环缺血性眩晕的疗效观察［J］．中西医结合心脑血管病杂志，2010，8（8）：937–938.

［5］王俊卿，曹义战，王伯良，等．针刺治疗椎 - 基底动脉供血不足性眩晕临床研究［J］．中国中医急症，2003（1）：27.

［6］卞金玲，张春红．石学敏院士针刺手法量学的概念及核心［J］．中国针灸，2003（5）：38–40.

［7］饶明俐．中国脑血管病防治指南［M］．北京：人民卫生出版社，2007.

［8］张继志，姜长青，朱振华，等．长谷川氏痴呆量表在老年人中试用结果的初步分析［J］．老年学杂志，1987（3）：19–22，63.

［9］郑筱萸．中药新药临床研究指导原则（试行）［M］．北京：中国医药科技出版社，2002.

［10］中华人民共和国卫生部．中药新药临床研究指导原则（第一辑）［M］.1993.

［11］鲁远君，文治成，贺传沙，等．脑卒中患者血浆去甲肾上腺素与自主神经功能障碍的变化及意义［J］．重庆医学，2013，42（11）：1226–1228.

［12］刘在贵，孙贻华，程方敏，等．血浆兴奋性氨基酸含量与脑梗死关系的研究［J］．医学综述，1998（11）：618–619.

［13］王舒，周颖，李军，等．风池穴提插手法对椎基底动脉供血不足患者血流动力学的影响［J］．针灸临床杂志，1997（11）：26–28.

［14］吕万娟．醒脑开窍针刺法治疗椎基底动脉供血不足性眩晕的临床研究［D］．南京：南京中医药大学，2011.

第二十六节　针刺合谷穴对合谷及迎香穴区温度变化的影响

一、收录杂志及作者

本文收录于《上海针灸杂志》。

作者：李凌鑫，田光，孟智宏。

二、基金项目

国家重点基础研究发展计划（2010CB530506）。

三、摘要及关键词

（一）摘要

目的：研究不同刺激量针刺合谷穴对合谷穴区及对侧迎香穴区红外热像温度的影响。方法：将 30 名缺血性脑卒中致中枢性面瘫患者依据不同刺激量随机分为合谷 1~4 组和对照组。观察针刺过程中合谷穴区、对侧迎香穴区红外温度变化。结果：针刺合谷穴前后，合谷穴及对侧迎香穴区红外温度发生先降低再升高的变化（$P<0.05$）。结论：针刺合谷穴后合谷穴局部与对侧面部迎香穴区体表红外热像温度变化具有相关性，提示经脉体表循行路线具有特异性，不同合谷组的两穴区温度变化虽有不同，但尚未发现明确规律。

（二）关键词

合谷穴，迎香穴，红外热像，随机对照试验。

四、前言

“面口合谷收”最早载于明代杨继洲著《针灸大成》，是穴位主治作用的高度概括，其基本意义是指合谷穴可治疗头、面、口部诸多疾病，是针灸临床实践重要的取穴原则，其理论基础是手阳明大肠经从手走头的经络循行规律。

传统针灸理论认为经脉具有体表特异性循行及经穴脏腑特异性联系的规律，这是经脉功能和穴位主治的重要理论基础和具体体现。应用现代科学技术，诠释传统针灸理论的科学内涵及生物学机制，阐明穴位主治作用的规律和机制，是现代针灸学科领域中最大也是最难的课题之一。

近年来有关经络实质的研究取得许多进展，但迄今为止并未找到明确的经络物质基础，这使得我们必须从新的角度去阐释经络理论的科学内涵。故本研究采取现象反证结构的研究思路，以针刺合谷穴治疗缺血性脑卒中致中枢性面瘫为载体，以合谷穴区和对侧面部迎香穴区红外热像温度为观察指标，旨在观察合谷穴与其循经远隔面部迎香穴之间体表温度变化的生物学现象，从而证实手阳明大肠经体表循行的客观存在性，并探索其可能存在的量效规律。

五、资料与方法

（一）仪器

本研究采用日本产 NEC TH9260 红外热像仪（温度分辨率≤0.06℃，空间分辨率为 0.6 mrad）。拍摄针刺过程中患者合谷穴区及对侧迎香穴区红外热像图。

（二）仪器检查方法及操作环境

1. 检测环境　检测在无灯光、无阳光直射、无强红外辐射源等其他热源存在及室内外通风隔绝的室内进行。观察的室温范围在 19~27℃，相对湿度在 40%~60%，每例实验前后室温的波动尽量控制在 0.5℃之内。

2. 检测过程　患者于检查床上采取平卧位休息 30 分钟，适应室温且情绪稳定后进行检测。红外摄像机镜头安放于距患者 0.5 米高度，患者保持平卧位，于针刺前、针刺手法结束后即刻和针刺结束后（留针 20 分钟）3 个时间点采集患侧头面部和健侧上肢红外热像图。

（三）受试对象分组及针刺方法

1. 试验设计与分组　本研究为随机对照临床试验，采用随机数字编秩法进行分组。利用 SPSS 17.0 统计软件，采用函数法（随机函数为均值 =100，标准差 =10 的正态分布函数）生成包含 30 个数字的随机数字序列，并进行编秩（rank，R），根据秩次确定分组，分为合谷 1~4 组与对照组。合谷组均取面瘫对侧合谷穴，施以捻转手法，并据针刺方向和针刺时间不同分 4 组。合谷 1 组为直刺进针，行针 5 秒；合谷 2 组为逆经脉方向斜刺进针，行针 5 秒；合谷 3 组为直刺进针，行针 30 秒；合谷 4 组为逆经脉方向斜刺进针，行针 30 秒；对照组不针刺合谷穴。

2. 试验对象　本研究所纳入 30 例缺血性脑卒中致中枢性面瘫患者均为 2012 年 3 月至 2012 年 7 月天津中医药大学第一附属医院针灸部住院患者。所有患者均签署知情同意书并符合下列纳入标准。①符合脑梗死和中枢性面瘫诊断标准（参考《中国急性缺血性脑卒中诊治指南 2010》及《现代面神经外科的基础与临床》）。②首次发病。③年龄为 40~80 岁。④发病 30 天内（急性期及恢复早期）。⑤ NIHSS 量表评分为 5~20 分。

（四）检测部位及分析方法

使用 NS9300 Image Processor Pro Ⅱ处理程序分析红外热像图。在患者健侧合谷穴和患侧迎香穴直径 1 cm 大小的圆形区域采集温度数值进行统计分析。

（五）统计学方法

各组红外温度变化数据采用 Wilcoxon signed- rank 秩和检验，两穴区温度变化相关性采用配对 t 检验。以 $P<0.05$ 表示差异具有统计学意义。

六、结果

为考察针刺合谷后合谷穴区红外热像温度出现的即刻变化效应，将针刺前、针刺手法结束（针刺中）和针刺留针结束（针刺后）3 个时点所采集的合谷穴区红外热像温度数据进行统计，其中对照组的“针刺中”时点指针刺前时点后 30 秒，“针刺后”时点指针刺前时点后 20 分钟。详见表 6-26-1。

由表 6-26-1 可见，合谷 2、3 组合谷穴区红外温度经多样本秩和检验两两比较针刺结束后跟针刺手法结束时温度具有明显变化（$P<0.05$）。上述数据还提示针刺合谷穴后，各合谷组穴区局部皮肤温度均先降低而后再升高，即在针刺手法结束时，穴区皮温出现降温效应，而在留针过程中又再次出现升温效应，且针刺结束时穴区皮肤温度均高于针刺前皮肤温度。与此同时，对照组则显示各时点穴区皮肤温度无明显变化，这说明上述温度变化效应是由针刺合谷穴所引起的。

针刺合谷穴对对侧面部迎香穴区红外热像温度的影响。为考察针刺合谷后对侧面部迎香穴区红外热像温度出现的即刻变化效应，对上述 3 个时点采集的迎香穴区红外热像温度数据进行统计。详见表 6-26-1。

表 6-26-1 迎香穴区红外热像温度的变化［M（Q）］

迎香穴区红外温度（℃）

组别	n	针刺前	针刺中（手法结束后）	针刺后
合谷 1 组	6	38.0（1.1）	36.7（.7）	38.4（1.0）
合谷 2 组	6	37.7（1.0）	37.0（1.1）	38.2（1.1）
合谷 3 组	6	38.3（1.2）	36.0（1.3）	38.2（.9）
合谷 4 组	6	38.1（1.0）	37.1（.3）	37.9（.7）
对照组	6	38.7（.7）	38.8（1.2）	38.5（10.4）

由表 6-26-1 可见，迎香穴区针刺结束后与针刺手法结束时红外温度变化在各合谷组均具有显著性差异（$P<0.05$）；针刺手法结束时与针刺前相比，除合谷 2 组外其余各针刺组差异也均具有统计学意义（$P<0.05$），而对照组的红外热像温度在针刺前中后差异并无统计学意义。上述结果还表明针刺合谷穴可导致合谷穴区和对侧面部迎香穴区皮肤温度的短暂下降，而后再上升，且总体变化特点是呈明显的升温效应，而对照组无此效应。

合谷穴区与迎香穴区红外热像温度变化的相关性分析见表 6-26-2。

前述结果提示针刺合谷穴后可引发对侧面部迎香穴区先降温而后再升温并且总体呈升温的变化效应。与此同时合谷穴区本身也出现上述温度变化特征，为探讨针刺后合谷穴与对侧面部迎香穴区皮肤温度变化是否具有相关性，我们将两穴区温度变化差值进行直线相关分析，相应数据见表 6-26-2。

表 6-26-2　合谷穴区与迎香穴区红外热像温度变化相关性（x ± s）

针刺前后温度差（℃）

组别	n	合谷穴区温差	迎香穴区温差
合谷 1 组	6	0.6 ± 1.26	1.4 ± 0.41
合谷 2 组	6	0.8 ± 0.89	1.5 ± 0.79
合谷 3 组	6	0.5 ± 0.81	1.4 ± 0.39
合谷 4 组	6	0.6 ± 0.68	1.0 ± 0.65
对照组	6	–0.1 ± 0.18	–0.6 ± 0.48

各组相关系数经假设检验后发现，合谷 2 组、3 组两穴间温度变化差值具有相关性，而其余各组针刺前后温度变化并无明确的线性相关关系，但有意义的是合谷各组均提示针刺后两穴区总体温度变化特征为升温反应，而对照组合谷穴与迎香穴均呈现降温效应。这一现象提示了针刺后合谷穴区与对侧面部迎香穴区红外热像温度变化可能有相关性，且合谷穴治疗作用与升温效应间可能存在潜在联系。

七、讨论

国内经络研究开发起于中华人民共和国成立后，70 余年来经络研究从力求明确“经络特定实质形态”到探索“经络特定生物学属性”的研究思路的转变，目前经络特异性循行路线及其生物学效应的客观检测与显示是经络研究的重要方向之一。国内学者们从光、电磁、热等角度揭示了经络可能的物理属性，并从生物化学角度提示了与经络可能相关的物质基础，本研究利用红外热像技术，探讨针刺合谷穴后对对侧面部迎香穴区温度的影响作用，并试图从体表温度角度客观展示“面口合谷收”的生物学效应。

本试验观察到针刺合谷穴后对侧面部迎香穴区皮肤温度呈现先短暂降温而后再升温且总体呈升温效应的变化趋势，针刺前后相比温度增加效应具有显著性，且这种效应在各合谷组与对照组之间存在统计学差异，即说明非针刺合谷组不能引起上述变化，说明合谷穴与对侧面部迎香穴之间存在特异性联系，间接提示经络体表循行特异性。同时我们还观察到针刺合谷穴后合谷穴区本身温度变化也呈先短暂降温而后再升温的变化，这说明针刺合谷穴后合谷穴与对侧面部迎香穴区皮肤红外热像温度有相近的变化特征，这也在一定程度上说明了合谷穴与对侧面部迎香穴存在特异性联系。尽管本试验尚无法证实各个刺激量针刺后合谷穴区温度变化与对侧面部迎香穴区温度变化之间存在线性相关关系，但这一统计结果与前述针刺合谷穴后可引起对侧面部迎香穴区特征性温度变化趋势并不相矛盾。因为有统计学者认为线性相关性分析对样本量虽无明确要求，但一般认为不宜少于8对数据，因此有可能本试验尚不能证实两穴区间温度变化具有相关关系的结果为样本量较小所致。

另外，本研究依据针刺时间和针刺方向构成的不同刺激量设计了4个合谷组，试图通过红外热像技术从针刺的生物学效应方面探索不同刺激量间的量效规律。试验结果提示不同合谷组的合谷穴区及迎香穴区红外热像变化确有不同，但尚未发现明确规律所在，可能与本研究样本量较小有关，可进一步开展大样本临床随机对照试验探索其量效规律。

主要参考文献

[1] 舒珊.2010年相关经络存在及经络实质文献的研究[J].江西中医学院学报，2012，24(1)：18–21.

[2] 卢六沙.经络物质构成模型假说[J].中国针灸，2008(10)：764–766.

[3] 马瑞玲，张仁.思考经络研究[J].中国针灸，2007(1)：69–71.

[4] 中华医学会神经病学分会脑血管病学组急性缺血性脑卒中诊治指南撰写组.中国急性缺血性脑卒中诊治指南2010[J].中国医学前沿杂志(电子版)，2010，2(4)：50–59，69.

[5] 林顺涨，孙爱华.现代面神经外科的基础与临床[M].上海：第二军医大学出版社，2002.

[6] 周丹，张赛，郭义.经络科学研究60年总结与分析[J].西部中医药，2012，25(9)：26–28.

[7] 蒋兴慧，刘汉平，郭周义，等.经络腧穴的光学特性研究进展[J].激光生物学报，2010，19(1)：127–135.

[8] 邓晓辉，张守康.经络腧穴电磁特性研究概况[J].中国针灸，2009，29(8)：633–636.

[9] 刘骥，张棣.热色液晶热像法客观探究经络的在表征象[J].中国医学创新，2012，9(26)：143–145.

[10] 罗汀，郭义，王秀云.经络循行生化研究近况[J].上海针灸杂志，2006(6)：45–47.

[11] 成柏华，李忠华，杨红英.针刺不同经络对穴位内K^+、Na^+、Ca^{2+}、H^+的动态变化观察[J].上海针灸杂志，1994(2)：80–82.

[12] 曲丽芳，宫斌，顾瑞生，等.从环核苷酸含量及变化看膀胱经和背俞穴的功能——与肾经、任脉、胃经比较[J].中国针灸，1997(12)：755–757，708.

[13] 郭义，陈爽白，张春煦，等.健康人体经穴Ca^{2+}浓度分布特异性的观察[J].上海针灸杂志，2002(1)：37–38.

[14] 宋晓晶，张栋．针刺合谷与光明穴在面部的红外热像显示研究[J]．中国针灸，2010，30(1)：51-54.

第二十七节 浅谈驾驭针感的要素及临床应用

一、收录杂志及作者

本文收录于《中国针灸》。

作者：李孟汉，李志道，孟智宏。

二、摘要及关键词

（一）摘要

探讨针感和针灸治疗疗效间的关系。针感是决定针刺疗效的关键，在治疗中有很多影响针感的因素，包括分经得气、选择合适的刺激强度、针刺深度、留针时间和出针方式。特别是治疗周围神经系统和运动系统疾病时，有选择性地让针感或强或弱传导至病变部位，以“气至病所”，往往取得良效。医者在治疗中应该因患者体质、病情、病程和所处时期，在试探中找出适合该患者该时段的针感，从而更好地治疗疾病。

（二）关键词

得气，针刺针感，行针。

三、前言

针感是指针灸治疗过程中通过各种操作手法，使患者产生的酸、麻、重、胀等感觉，是决定针刺疗效的关键因素之一。《灵枢·九针十二原》曰：“刺之要，气至而有效。”《标幽赋》曰：“气速至而速效，气迟至而不治。”针感是受试者得气情况的重要指征，很大程度上影响针刺疗效。笔者根据实践总结出影响针感的因素，通过调整患者的针感产生更好的疗效，为临床提供帮助。

四、分经得气

分经得气指针感向病所方向扩延和传布。杨继洲《针灸大成》曰：“有病道远者，必先使气直到病所。”笔者认为，气至病所包括两部分内容：一是针刺腧穴后针感传导到脏腑，治疗相应疾病的方法。虽然有时患者并无明显感觉，但有治疗效应，仍属于气至病所的范畴；二是分经得气，指针感沿经络传导到相应躯干部位来治疗疾病的方法。

本法强调根据疾病症状所在躯体的部位，针刺与经络走行相应的神经，此时的针感多为触电感和放射感，沿着神经的传导到达病处，即选择让针感传到相应部位。本法要求医者熟悉解剖结构，尤其是神经的走行，做到有的放矢，而不是盲目试探。分经得气法在躯干疾病应用较多，因为周围神经定位较为准确，且医者容易刺激周围神经。刺中神经一般不会对患者产生损害。值得注意的是，针刺前医者一定仔细检查针身是否光滑，针尖有无钩刺；在针刺穴位患者出现放射感或触电感后便停止行针或减轻刺激量，不可过分刺激，以免损伤神经。

针感的传导与疗效间存在密切的联系，笔者在治疗周围神经系统和运动系统疾病时运用本法，疗效令人满意。例如，同样是坐骨神经痛，不同的疼痛部位要求不同的针感。一些患者或胫神经支配区域疼痛明显，或腓总神经支配区域疼痛明显，也有两支神经都疼痛剧烈者。笔者将坐骨神经痛分为太阳 - 少阴型和阳明 - 少阳型，前者疼痛区域为小腿后侧，属胫神经痛，后者疼痛区域为小腿前外侧，属腓总神经痛。在针刺环跳时，不仅需要产生触电感，而且必须使这种针感循经传到相应部位。患者会说“麻到脚心了”（刺中胫神经），或是“麻到脚面了”（刺中腓总神经），这才达到分经得气的目的。又如对于颈椎病引起的手指麻木，应根据麻木部位选取相应穴位。如果症状是手背拇指、示指和中指桡侧半的近节麻木疼痛，这是桡神经受压的表现，针刺尺泽；若症状是手掌拇指、食指、中指、环指桡侧半以及手背食指和中指末两节麻木疼痛，是正中神经受压的特征，针刺内关或间使；环指和小指麻木疼痛，属于尺神经支配的范畴，针刺神门或支正。再如，笔者治疗三叉神经痛所选的 3 个主穴是鱼腰、四白、夹承浆，3 穴分别位于眶上孔（切迹）、眶下孔和颏孔上方，分别治疗三叉神经第 1、第 2、第 3 支痛，3 穴都可刺中神经，产生放射样针感。在治疗三叉神经痛时，即根据患者表现出来的症状，判断出是哪一支或几支神经痛，根据以上介绍的取穴原则，在治疗时不断调整针刺角度和深度刺到相应的神经分支，使之产生触电感和放射感，使针感到达疼痛区域。

需要说明的是，并不是所有患者都适合分经得气的针刺方法，对于年老体弱或惧怕针灸者则疗效不佳。这些人往往不能耐受产生的触电感和放射感，如某椎管狭窄致左坐骨神经痛半年余的老年患者，年逾八十，身体虚弱。初始治疗时患者出现了刺中胫神经和腓总神经的针感，结果转日患者却叙述夜间疼痛加剧，一夜不能入睡。后采用轻刺激，不产生触电感，疼痛则大幅减轻。分经得气法是驾驭针感治疗疾病的关键环节，在治疗周围神经系统和运动系统疾病时，疗效确切，但并非所有的患者都需要这种强针感，在治疗过程中医者要用心体会，应多次和患者沟通，找出最佳针感。

五、刺激强度

行针刺激强度主要与提插捻转的频率和幅度有关。很多医师认为针感越强，疗效越佳。现代研究也表明，针刺反应越强，治疗效果越好。但笔者在临床实践中发现情况并非如此，在大多数时候，针感强弱程度和疗效呈正相关，但对于某些患者，针感过强反而疗效不佳。如某神经衰弱患者初期治疗时选取神门、内关、三阴交等穴位，都产生很强针感，患者反馈睡眠质量更差。后经采用轻刺激，针刺避免产生放射感，不实施手法，患者症状才得到改善。又如某脑梗死患者，上下肢肌力 3 级，肢体活动不利。初始治疗时使用直径 0.30 mm 毫针，针刺深度 25 mm 左右，产生的针感与治疗一般的中风患者相同，疗效不佳，后采用非常弱的刺激，使用直径 0.25 mm 毫针，针感轻微并且深度较浅时，疗效才好。临床实例表明，针刺刺激强度必须因人而异，并非针感越强疗效越佳。

六、针刺深度

《灵枢·终始》曰："在骨守骨，在筋守筋。"针刺时应该治于病变所在部位。国医大师程莘农认为，针刺浅深问题是毫针刺法的重要技术指标之一，直接决定疗效。病位浅者宜刺浅，病位深者宜刺深。如治疗臀上皮神经炎时针刺深度要浅，刺激皮神经；而治疗梨状肌疼痛时针刺深度要深，因为臀大肌丰满，梨状肌位于臀大肌的深面，非深刺疗效不著。治疗时一般选用 75 mm 长的毫针，前者采用斜刺，扩大治疗范围；后者采用直刺，到达病变部位。

七、留针时间和方式

不同疾病需不同的留针时间。《灵枢·终始》曰："久病者，邪气入深，刺此病者，深内而久留之。"对于病程长的疾病，采取长时间留针，使针刺刺激的时间延长，更好地激发经气。如面神经炎导致的面肌痉挛是临床顽固性病症之一，其病程多迁延日久、反复发作。笔者治疗这类疾病时，采取长时间动留针法。如某面肌痉挛两年余的患者，之前留针时间为 20 分钟，疗效不佳，后留针时间改为 1 小时，中间每隔 15 分钟间断行针，引发其出现面肌抽动后继续捻转行针，直到抽动消失，疗效较好。长时间动留针法的操作目的是使针感保留更长时间，适用于某些疾病的发作阶段和顽固性疾病，如急性腰扭伤的疼痛期、顽固性三叉神经痛等。其他学者的研究也表明，对于顽固性疾病，久留针效果优于短时间留针。如何扬子等研究发现治疗中风，留针 60 分钟疗效优于 40 分钟和 20 分钟。蔡朗观察到对于顽固性面痛留针 1~1.5 小时疗效优于留针 30 分钟。黄虹发现对于三叉神经痛留针 1.5~3 小时疗效优于留针 30 分钟。

八、出针方式

出针是针灸治疗的最后一个环节，处理得当，往往能提高疗效。笔者独创阴性出针法和阳性出针法。阴性出针法出针后无遗留针感，操作方法为出针时手法轻巧，尽量不使患者产生拔针感，适用于身体虚弱和慢性病的患者，如神经衰弱、更年期综合征、胃溃疡等。阳性出针法出针后有针感遗留，操作方法为留针至规定时间后，出针时仍施行捻转提插等手法，一边行针一边出针，使患者在出针后仍觉有针在肌体上，适用于各种实证、急证，如急性腹泻、急性腰扭伤。如某坐骨神经痛患者，穴取患侧环跳、风市、阳陵泉、悬钟，针刺得气后，每穴按每分钟180次的频率、每次180°的幅度捻转2分钟，留针2小时，其间每隔半小时行针1次，其频率、幅度、时间略小于前。留针过程中疼痛明显减轻。出针时仍行以高频率大幅度捻转手法，在捻转的过程中逐渐将针取出。患者反映，出针后十几小时内仍有很强的针感保留，并且能抑制疼痛，效果较理想。

九、讨论

针灸治病虽然多数时候追求较强针感和运用分经得气法取得的疗效较好，但是必须根据患者情况选择合适的刺激强度、针刺深度、留针时间和出针方式。即使某些患者没有产生酸、麻、胀、重、痛、电击感，治疗效果也不一定就不好。针刺“气至而有效”，但不“得气”也能获效。因为这样的刺激属于阈下刺激，虽然不能为大脑皮质感知接受，仍然有治疗效果。对于体质虚弱之人和某些虚弱性疾病，针刺时不需强烈针感也能见效，强烈针感反而疗效不佳。一般来说，痿证、痹证、偏瘫和急性疼痛等疾病得气强则效果好；失眠等疾病得气弱反而效果显著。对针感强弱的应用应以“中病即止”为原则，在针刺过程中发现患者的病痛缓解或消失，就是适合的刺激量和最佳针感。

本文某些观点可能偏颇粗浅，希望在以后的学习及临床实践工作中能与同道继续探讨。在针灸治疗过程中，医者可细心体会手触针的指感，随时调整刺激强度、针刺深浅等因素，从而调控患者的针感，通过驾驭针感，最大程度发挥针灸临床治疗作用。

主要参考文献

［1］屠健如．定量描述针刺刺激量及其效应的规则［J］．中国针灸，2012，32（4）：363-366.

［2］赖新生，童钟．针刺“得气”分类与捕获的研究思想［J］．中医杂志，2008，49（5）：392-394.

［3］陈波，赵雪，王丽，等．李志道教授针灸临证心识［J］．中国针灸，2011，31（7）：635-637.

［4］胡雯雯，李桂兰，郭义．针刺效应与反应［J］．吉林中医药，2009，29（3）：226-228.

［5］杨金生，王莹莹，程凯，等．国医大师程莘农针灸临床三要［J］．中国针灸，2010，30（1）：61-65.

［6］蔡朗．毫针长时留置法治疗顽固性面痛疗效观察［J］．中国针灸，1996（4）：17-18.

［7］黄虹．久留针强针感治疗三叉神经痛疗效观察［J］．上海针灸杂志，1999（6）：

10–11.
［8］李志道．遗留针感法与热则疾之［J］．中医杂志，1995（9）：569.
［9］李志道．浅谈留针与出针的临床应用［J］．陕西中医，1984（8）：27–28.
［10］管莉萍，刘存志．得气与临床疗效相关性及其作用机制研究进展［J］．中国针灸，2009，29（11）：945–948.
［11］仇裕丰，李玉堂，哈团柱．得气、针感与疗效辨析［J］．上海针灸杂志，2003（2）：40.
［12］张权，张连城．浅议"气至而有效"［J］．中国针灸，2011，31（3）：276.

第二十八节　针刺水沟穴抑制 MCAO 大鼠海马区神经细胞坏死的作用研究

一、收录杂志及作者

本文收录于《医药卫生科技》。

作者：牟蛟，樊小农，孟智宏，张亚男，张俊清，韩科。

二、基金项目

国家重点基础研究发展计划（"973"计划）资助项目（2010CB530506）。

三、摘要及关键词

（一）摘要

目的：对比针刺水沟穴与水沟旁非穴对 MCAO 大鼠海马区坏死神经元作用。方法：将 72 只健康雄性 Wistar 大鼠按照随机数字表分为正常组、假手术组、模型对照组、非针刺组、水沟旁组、水沟组 6 组，每组 12 只。模型对照组、水沟旁组、水沟组参照 Zea-Longa 线栓法复制大鼠大脑中动脉缺血模型（MCAO）。水沟旁组、水沟组以频率 180 次 / 分钟、持续 5 秒进行针刺干预。观察大鼠神经行为学，血流量，脑梗死面积比率，以及海马区神经细胞坏死率。结果：水沟组分别与非针刺组和水沟旁组比较差异都具有显著差异性 $P<0.05$，而增加血流量方面水沟组也明显优于水沟旁组 $P<0.01$。水沟旁组与非针刺组无显著性差异（$P>0.05$）。结论：针刺水沟穴抑制 MACO 大鼠神经细胞坏死，增加血流量从而降低梗死面积，而水沟旁无此作用。

（二）关键词

针刺，水沟穴，MCAO 大鼠，海马，神经细胞坏死。

四、前言

脑血管病是导致人类死亡的三大疾病之一，也是中老年人致残的主要原因，发病率为140~200/10万人口，其中缺血性脑血管病占50%~65%，死亡率为115~127/10万，也是最广泛应用针灸治疗的适应证之一。水沟穴作为"醒脑开窍"针刺法的主穴，在缺血性脑血管病急性期发挥着重要作用。我们通过对MACO大鼠进行水沟穴和水沟旁点的针刺治疗，结果如下。

五、材料与方法

（一）动物分组及模型复制

72只正常雄性Wistar大鼠，体重250~280克，北京维通利华实验动物技术有限公司，合格证号：SCXK（京）2012-0001。按随机数字表随机分为6组，分别为正常组，假手术组、模型对照组，非针刺组、水沟旁组及水沟组，每组12只。

模型复制：模型组采用Longa颈内动脉线栓法复制左侧大脑中动脉闭塞（middle cerebral artery occlusion，MCAO）模型。于大鼠清醒后，按照Zausinger六分法评定模型复制是否成功，得分为0~4分的大鼠判定为成功模型。假手术组除线栓不插入颈内动脉外，其他手术步骤同模型组。

（二）取穴及针刺方法

1. 取穴及定位　取水沟穴。定位：依据《实验针灸学》的常用实验动物针灸穴位，水沟穴位于唇裂鼻尖下1 mm正中处。水沟旁即非经非穴，在水沟穴水平向右旁开2 cm处。

2. 干预方法针刺法　水沟组和水沟旁组在造模成功后待大鼠清醒，1小时左右，即给予第一次针刺干预，之后每12小时用同样的方法再干预，72小时共干预6次。由于前期研究得出结论，具体针刺操作方法为：两人配合操作，一人用手抓取活体大鼠以固定，另一人做3次/秒的快频率提插手法操作，持续时间为5秒。非针刺法：非针刺组在造模成功后相应时间段内，用与针刺组实施同等条件的抓取，但不实施任何针刺干预，72小时共抓取6次。与正常组、假手术组、模型对照组，不实施任何干预方法。

（三）观察指标

1. 神经行为学评定　按Zausinger六分法进行大鼠神经行为学评定不能自发行走为0分；自由走动状态下向病变对侧旋转为1分；抓住鼠尾，大鼠向病变对侧旋转为2分；对于施向病变对侧的侧压力抵抗力下降为3分；不能伸直病变对侧前爪，甚至全身向对侧屈曲为4分；无神经功能缺损为5分。

2. 软脑膜血流量测定　将大鼠备皮麻醉后，在其头皮剪开2 cm切口，暴露颅骨，将DRT4激光多普勒血流仪（惠普公司生产）探头置于颅骨表面，测定脑血流量。

3. 脑缺血面积测定　将大鼠麻醉后，断头取脑，将脑置于-20℃冰箱内20 cm，取冠状面均匀切成2 cm厚脑片，迅速放于2% TTC溶液中，37℃避光孵育30分钟，10%

甲醛固定 2 cm，数码相机（Olympusfe-240）拍照后输入计算机，用 Image-ProPlus 6.0 图像分析软件，计算脑梗死面积比率，梗死面积比率 =（未梗死半脑 - 梗死脑的未梗死部分）/ 未梗死半脑的面积。

4. 脑组织病理形态学观察　将大鼠麻醉后，断头取脑，取海马脑组织制成光镜标本。10% 中性甲醛固定 24 小时，酒精梯度脱水，二甲苯透明，石蜡包埋，制成 5 微米石蜡切片，常规 HE 染色。于 400 倍高倍镜下，随机选取 2 个视野，计数神经细胞，并以坏死神经细胞 / 神经细胞计算出神经细胞梗死率。

5. 统计方法　采用 SPSS11.5 软件包，进行正态性及方差齐性检验和单因素方差分析，方差齐用 S-N-K 法检验，方差不齐用 Dunnetts' T3 法分析，数据以均数 ± 标准差（x ± s）。

六、结果

见表 6-28-1。

表 6-28-1　72 小时后各项观察指标（x ± s）

组别	n	行为学评分	梗死面积比率	血流量	海马区神经坏死率
正常组	12	5.00 ± 0.00	0.00 ± 0.00	433.23 ± 68.35	0.02 ± 0.02
假手术组	12	4.44 ± 1.02	0.00 ± 0.00	419.68 ± 37.71	0.22 ± 0.09
模型对照组	12	1.50 ± 0.80	0.42 ± 0.27	208.80 ± 42.33	0.72 ± 0.20
非针刺组	12	1.83 ± 0.73	0.36 ± 0.18	166.33 ± 45.83	0.45 ± 0.13
水沟旁组	12	1.77 ± 1.03	0.34 ± 0.20	179.53 ± 43.28	0.36 ± 0.21
水沟组 *	12	2.48 ± 0.62 # *	0.14 ± 0.12 # *	333.78 ± 114.24 # # **	0.15 ± 0.11 # #

注：# 表示与非针刺组比较 $P<0.05$，# # 表示与非针刺组比较 $P<0.01$；* 表示与水沟旁比较 $P<0.5$，** 表示与水沟旁组比较 $P<0.01$。

结果显示在各项评分中，水沟组分别与非针刺组和水沟旁组比较差异都具有显著差异性 $P<0.05$，而增加血流量方面水沟组也明显优于水沟旁组 $P<0.01$。而非针刺组和水沟旁组之间各项指标并没有统计学差异。

HE 染色可见：正常组以正常神经元为主，细胞形态完整，罕见有细胞水肿，无核固缩现象；假手术组大鼠脑组织偶见脑细胞坏死，脑组织水肿及炎性细胞浸润现象，海马区神经细胞排列整齐；模型组和水沟旁组大鼠海马区神经细胞周围间隙显著增宽，空泡形成，胞浆及核膜形态不规则，边界不清，部分细胞核固缩、深染，偶见深染的凋亡小体，甚至神经细胞崩解，组织水肿明显，部分神经纤维束排列不规则，间隙疏松，胶质细胞增生明显缺血坏死区周围有明显的炎细胞浸润；水沟组与模型组、水沟旁组比较有明显改善，针刺后神经细胞数目明显增多，变性坏死细胞较少，细胞周围间隙明显缩小。

七、讨论

海马各区域神经元对缺血的敏感程度不同，CA_1 区及门区最易受损，其次为 CA_2 区、CA_3 区和齿状回，而海马区神经细胞受损后的主要表现是发生神经细胞的凋亡、坏死。有研究表明电针水沟、内关穴可显著减低 MCAO 大鼠缺血后海马 CA_3 区的神经元死亡率减轻神经细胞的损伤。本研究以高频率、短时间针刺水沟穴亦可明显抑制海马区神经细胞坏死。

《难经·二十八难》云："督脉者，起于下极之俞，并于脊里，上至风府，入属于脑。"故和脑有密切的关系。针刺水沟穴对神经元损伤保护作用的可能机制有：①抑制炎性因子基因表达。针刺水沟穴治疗后 P- 选择素和 E- 选择素蛋白表达明显下调，抑制了白细胞与血管内皮的黏附，阻断了白细胞的跨内皮迁移，在炎症细胞浸润的关键环节起到抑制作用，而且可促进脑缺血后拮抗白细胞介素 -1β 的 mRNA 表达，起到神经保护作用。②减轻钙超载。研究发现电针水沟穴可明显降低脑缺血 / 再灌注后海马 CA_1 区脑片 Ca^{2+} 含量，使大鼠海马区 Calbindin-D28k 的表达增加调节细胞内的 Ca^{2+} 水平，减轻 Ca^{2+} 的超载。③改善脑微循环。针刺可以通过增加软脑膜微循环血流量，改善脑微循环，进而改善缺血脑组织细胞的代谢及功能的作用。④增加 C-fos 蛋白表达和 hsp70mRNA 的表达。针刺水沟可增加 C-fos 蛋白表达，提高神经细胞的应激能力和对脑缺血损伤适应性变化，增强脑组织的修复能力。研究发现醒脑开窍针刺法可增加梗死后海马区 hsp70mRNA 的表达，对缺血后脑细胞的保护作用。⑤调节 Bcl-2/Bax。电针水沟穴可以抑制 Bax 过度表达，同时促使 Bcl-2 大量表达，使得 Bcl-2/Bax 升高。抑制脑神经细胞凋亡、发挥脑保护作用。

水沟穴旁开 2 cm 的点是遵照选取穴位旁开某特定长度点作为对照而设立的，主要是基于同一穴位水平，选取水沟穴的非穴位对照点。虽然这种取穴方法会使非穴位点旁落到其他经的可能，但是也可以得出针刺穴位准确性对于针灸效应的产生是至关重要的。

本研究表明，针刺激水沟穴组和刺激水沟穴旁开组对于海马区神经细胞坏死抑制效应相比较，前者海马区神经细胞坏死率明显低于后者，而且前者的脑梗死容积明显小于后者，血流量也较后者有明显增加，说明针刺水沟穴抑制 MACO 大鼠神经细胞坏死效应具有特异性。

主要参考文献

[1] 李忠仁. 实验针灸学 [M]. 北京：中国中医药出版社，2003.

[2] 李雅洁，樊小农，王舒，等. 针刺水沟穴治疗脑梗死的参数优化研究 [J]. 中医杂志，2009，50（5）：428–431.

[3] 李雅洁，樊小农，王舒，等. 基于光镜观察的水沟穴治疗脑梗死的参数优化研究 [J]. 时珍国医国药，2008，19（12）：2938–2941.

[4] 王世军，崔可密，卢岩，等.针刺对 MCAO 大鼠海马 CA_3 区微血管数目及神经元死亡率的影响[J].山东中医药大学学报，2005（1）：59-60.

[5] 刘玉珍，韩景献，蒋戈利，等.针刺对脑缺血再灌注大鼠 P- 选择素和 E- 选择素蛋白表达影响的实验研究[J].四川中医，2007（1）：14-16.

[6] 许贞峰，姜建伟，吴根诚，等.电针对局灶性脑缺血 / 再灌注大鼠 IL-1RamRNA 表达的调节[J].针刺研究，2002（1）：14-19.

[7] 马玉侠，王舒，倪光夏，等.醒脑开窍针刺法对不同时间局灶性脑缺血 / 再灌注损伤时活体脑片海马神经元[Ca~(2+)]_i 的影响[J].中医药学报，2007(5)：9-11，63.

[8] 马惠芳，任秀君，林彩霞，等.脑缺血损伤大鼠海马区钙结合蛋白 Calbindin-D28k 蛋白表达的变化及针刺对其影响[J].广州中医药大学学报，2009，26（3）：237-240.

[9] 王世军，史仁华，姬广臣，等.针刺对 MCAO 大鼠脑软膜微血管管径及血流速度的影响[J].潍坊医学院学报，1998（1）：32.

[10] 马惠芳，任秀君，林彩霞，等.针刺对实验性脑梗死（MCAO）模型大鼠脑细胞凋亡及 c-fos 基因表达影响的研究[J].广州中医药大学学报，2009，26（3）：237-240.

[11] 马岩璠，王舒，鲁斌，等.醒脑开窍针刺法干预实验性脑梗死大鼠热休克蛋白基因表达的研究[J].中国针灸，2001（2）：43-48.

[12] 郁洁，章薇，郭卫军，等.电针人中穴对大脑中动脉阻塞大鼠脑神经细胞凋亡及其相关基因表达的干预[J].中国临床康复，2006（31）：90-92.

第二十九节　针刺治疗高血压时效关系述评

一、收录杂志及作者

本文收录于《中国中医基础医学杂志》。
作者：曹蓓迪，李波漩，孟智宏。

二、基金项目

国家重点基础研究发展计划（“973”计划）(2010CB530506)；天津中医药大学第一附属医院 2021 年度“拓新工程”科研课题（院 YB202112）。

三、摘要及关键词

（一）摘要

高血压是导致心脑血管疾病及靶器官损伤的一个重要因素，目前研究中显示针刺能够有效降低血压，笔者翻阅相关文献后，认为针刺治疗高血压具有时效关系，在高血压前期（Prehypertension，PHT）尽早针刺介入能延缓高血压进程，预防靶器官早期损害；临床治疗中，辰时针刺居多，但缺乏足够证据证实其疗效及可行性，笔者认为针刺时辰要根据高血压不同证型及血压形态进行调整；行针时长、留针曹蓓迪时长、针刺频次及针刺疗程的长短与针刺疗效之间并非完全正相关，建议学者们深入研究，设计出高质量正交优化方案以确定最佳参数。

（二）关键词

时效关系，高血压，针刺，综述。

四、前言

循环动脉血压持续升高为主要特征，血压长期升高易导致靶器官如心、肾、脑、血管的损害，严重时易引发卒中、心肌梗死、肾功能衰竭等危及生命的并发症。高血压是全球心血管疾病和全因死亡率的主要可预防危险因素，与血压升高相关的心血管及肾脏疾病带给家庭和社会巨大的经济负担。我国人群高血压和高血压前期的患病率较高，人们对高血压的知晓、治疗和控制水平较低。目前，控制血压主要以药物治疗为主，但药物的毒副作用及患者依从性不佳的问题亟待学者们寻找一种可持续的治疗方式来调控血压。Wang 等认为以药物为主的治疗方式需要改进。针刺作为一种非药物措施，因其具有降低治疗成本、副作用和并发症的优势，已经被证实了有效降压的可行性。但在临床中不同医者针刺时对介入时机、留针时长及行针时长等因素的把控并不完全一致，易造成针刺治疗无法向国际化、规范化、可重复化的方向发展。

针刺手法量学是由石学敏院士于 20 世纪 70 年代率先提出的概念，随着近些年研究的深入，量学理论研究逐渐被划分成了量效关系研究和时效关系研究。除了补泻手法不同、针刺深度差异等量效因素，时间也是影响高血压患者针灸疗效的关键因素。目前对于疗效关系的研究已经较为广泛，但针对某种疾病的时效关系研究较少，笔者翻阅了针刺治疗高血压的文献，对于针刺治疗高血压的时效关系也有了进一步的认识，现将相关时效关系的分析讨论如下。

五、时效关系讨论

（一）介入时机

收缩压为 120~139 mmHg 和（或）舒张压在 80~89 mmHg 为高血压前期（Prehypertension，

PHT），PHT 若得不到及时控制，将发展成为高血压。因此 PHT 阻遏血压的进一步发展是防治高血压的关键。有学者提出，血压值高于 120/80 mmHg 时应该采用非药物疗法进行早期介入来辅助降低血压，针刺作为无副作用的非药物疗法在近些年的研究中也逐渐被证实了防治 PHT 的良好效果。

在临床研究中，谷文龙等将 60 例患者随机分成对照组和针刺组，每组各 30 例，两组在同样生活方式干预的基础上，针刺组加用“活血散风，疏肝健脾”针刺法（以下称“活血散风”针刺法）治疗，结果显示该针刺法可以平稳调控血压，显著提高血压达标率，并降低了向高血压进展的风险。

高血压是心脑血管疾病发生的危险因素，易导致如脑卒中、冠心病、心脏衰竭等严重并发症，给家庭和社会带来沉重负担，因此，防治高血压是阻遏心脑血管疾病发生的关键。左室质量指数是超声心动图中用于诊断左心室肥厚的主要指标，左心室肥厚易导致心脏功能减退及加速冠状动脉粥样硬化；颈动脉内 - 中膜厚度作为反映动脉粥样硬化的指标，可预测脑卒中和心肌梗死的风险，这两项指标与心脑血管疾病的发生密切相关。李会娟等对患者进行为时 8 周的针刺治疗后，结果显示患者左室质量指数及颈动脉内 - 中膜厚度得到显著改善，认为该针刺法可有效降低高血压前期对心脏及血管靶器官的损害。另外有研究认为针刺可以通过下调与高血压密切相关的基因表达来调节 PHT 大鼠血压，从而保护靶器官。综上所述，进行早期针刺介入有利于延缓高血压进程，预防靶器官早期损害。

（二）针刺时辰

人体通过对自然环境的适应和自身调节形成了类似于时钟的生物钟节律，昼夜节律的紊乱可能会导致人体易患有心脑血管疾病、糖尿病和一些常见癌症的风险。现代研究发现正常人血压有明显的昼夜节律，呈昼高夜低、双峰 - 谷的杓型特征，血压的双峰分别位于卯辰时（3: 00~7: 00）和申酉时（15: 00~19: 00），低谷位于子丑时（23: 00~3: 00），部分高血压患者可能会出现血压昼夜节律紊乱，呈现非杓型或者反杓型变化。

现代研究表明，在不同时辰对高血压患者进行针刺治疗，疗效有所差异，王增荣等于辰巳时采用“活血散风”针刺法治疗高血压合并脑梗死患者，结果显示该针法对清晨血压及血压变异性有明显调节作用。杨帆等观察不同时辰针刺对血压和血液动力学的影响，结果显示酉时针刺优于辰时和未时。但在临床中，考虑到患者的实际情况，针刺治疗时间多集中在辰时。因为临床观察到高血压患者在早晨起床后的几个小时（6: 00~10: 00 AM）内血压会出现骤升，而血压的骤然升高会加重心血管事件发生的危险，这就是晨峰现象。郑琦等认为应该控制清晨血压以预防心血管事件。王艳君等发现口服降压药物结合每日辰时针刺可以更加有效地降低血压水平，改善血压昼夜节律，认为机制可能与调节血清 MT 和 5-HT 水平及提高心脏 Clock 和 Bmal1 基因的表达水平有关；

另外，《国家基层高血压防治管理指南 2020 版》中将高血压证型大致分为风阳上亢证和肝肾阴虚证。有研究指出不同证型高血压患者血压的最高峰值位于不同的时辰，其中偏阳亢型血压峰值位于辰时，而偏阴虚型患者的血压峰值位于酉时，研究者选择在血压最高峰值时进行针刺治疗，也取得不错疗效。李杉等认为每日酉时针刺联合西药治疗能更加有效地降低肝肾阴虚型原发性高血压患者收缩压及舒张压水平，且酉时针刺改善肝肾阴虚症状的效果优于非择时针刺。上述可见，时辰及证型都会影响到针刺效应的时效关系。

（三）行针时长

在毫针刺入腧穴之后，为了使患者产生针刺感应或调整针感的强弱或使针感向某一方向扩散、传导而采取的操作方法称为行针。窦汉卿《标幽赋》一文中有云："轻滑慢而未来，沉涩紧而已至。"指出了针刺气至时医者手下针感为沉紧感。《灵枢·九针十二原》曰："刺之要，气至而有效。"指出针刺得气后才能发挥针刺的疗效，而通过行针可以促使针刺之后气至或加强针刺感应，但行针时长为多少才能得到最佳得气感并使针刺疗效得到最佳程度的发挥，目前没有统一的标准。

行针时长是研究时效关系的重要参数之一，在许多针刺治疗高血压的文献中对相关穴位行针时长进行了说明，但不同研究中的行针时长也各有差异，如5秒、15秒、30秒、1分钟，行针时长并没有统一的量学标准。王雪蕊等在自发性高血压大鼠太冲穴行针30秒，较之于浅刺不行手法的非穴组，发现针刺干预能显著降低大鼠收缩压，认为降压机制可能与调节氧化应激水平有关。石学敏院士对高血压的最佳行针时长做了系统研究，并制定了相应的量学标准，石学敏院士认为在不同的穴位处按照相应的补泻手法施术1分钟是治疗高血压的最佳行针时长，这对临床医生进行治疗提供了宝贵的借鉴意义。笔者认为，临床上应根据患者个体得气感差异和证型不同而采用相应的补泻手法来确定最佳行针时长，在提高临床疗效的同时也利于针刺更加规范化，但需要进一步的研究。

（四）留针时长

《灵枢·五十营》云："呼吸定息，气行六寸……气行交通于中，一周于身。"一息相当于现在时间的6.4秒，则气行一周的时间为28.8秒，这可能是现行临床中普遍留针时间为20~30分钟的依据。"活血散风"针刺法中对于留针时间的量学标准规定为30分钟。钱俊等在不同参数针刺治疗原发性高血压的正交方案研究中发现留针时间对于舒张压负荷的影响最为显著，其中，针刺30分钟的疗效优于针刺15分钟；并提出了针刺调节收缩压负荷、舒张压负荷及血压昼夜节律的最佳方案为深刺人迎或太冲30分钟。而有学者观察是否留针对肝火亢盛型高血压患者即刻血压的影响，结果发现二者均有明显的即刻降压和改善中医证候的效果，且二者疗效相当，但快针针刺疗法比较方便快速，为临床上即刻降压提供了借鉴意义。对于高血压的治疗，留针与否，留针时间为多少？现如今还没有统一定论。

明代汪机所著《针灸问对》一书中提出："刺之而气不至，无问其数。刺之而气至，乃去之，勿复针。"即留针时间长短应以气至为主要原则，不能拘泥于"呼之多少"。中华人民共和国成立初期，朱琏先生在《新针灸学》一书中指出留针时间长短应根据患者病症和具体情况决定。陈少宗提出留针时间的长短应该以最佳诱导期为依据，如果留针时间过短，则无法达到最佳疗效，如果时间过长，则易导致穴位疲劳进而降低疗效。笔者认为，对于高血压治疗时的留针时间，应该根据个体差异、证型不同、气至迟速及临床诉求等因素来综合考量留针时间的长短。

（五）针刺频次和针刺疗程

通过查阅文献，笔者发现目前针刺治疗的研究中对针刺频率的关注较少，现有研究中，选取的针刺频率多为1次/日，1次/隔日，5次/周或6次/周。樊小农等在研究中发现"活血散风"针刺法与高血压不同证型具有相关性，并提出不同证型应该采用时间分散或者集中的针刺频度。陈少宗认为针刺作用的半衰期和残效期研究是确定针刺频次的科学依据。其认为就针刺疗效而言，每日针刺2次比针刺1次更具有科学性，但缺乏系统研究依据。作为一种物理的机械式刺激，针刺治疗在一定时间限度内是效应不断累积的过程，为了得到更好的疗效，需要进行下一次针刺以增强针刺效应，龚彪等认为若是超过这个限度，机体对于针刺的反应性反而会降低。在高血压治疗方面，针刺频次缺少严格的针刺频次标准，未来要进行长期而深入的研究。

在多数针刺治疗高血压的研究中，疗程的时间长短不一，对于针刺疗程的界定也没有规范的标准。而针刺疗效依赖于针刺治疗量的累积，只有累积到一定程度时，针刺治疗才能产生疗效，但治疗量累积所需时间以及针刺治疗一段时间后血压水平维持时长这些问题都不太明确，有研究曾通过随机对照试验发现，在针刺治疗6周后平均24小时动态血压得到显著下降，但在停止针刺后的3个月和6个月血压值恢复到针刺前水平。根据目前的针刺治疗高血压的研究结果显示，针刺疗程一般为6周或8周，但停止治疗后的血压情况不详。

针刺不仅有即时效应，也有针刺后持续较长时间的后效应，后效应存在时间的长短与针刺疗效有密切关系。一方面，以恒定强度刺激腧穴时，若刺激时间增加到一定限度后，有效刺激量会转变为无效甚至恶性刺激，影响临床疗效。另一方面，经过一段时间的针刺治疗后，机体对刺激量逐渐适应，原有的刺激强度、穴位、手法不能产生与原来相同的疗效或疗效更差。于是就产生了针刺耐受现象，对临床疗效有不良的影响。如何在针刺治疗中延长后效应，减少针刺耐受，笔者认为可以结合针刺频次和针刺疗程进行相应调整。例如：①由轻到重，循序渐进的针刺刺激强度。②将穴位进行分组轮流使用。③根据高血压患者不同证型及所处病程阶段，灵活调整针刺频次及疗程长短。

六、结语

《中国心血管健康与疾病报告2019》显示，我国高血压患病人数已达2.45亿，一直以来临床上治疗高血压仍以西药治疗为主，但药物治疗的不良反应和患者依从性不佳等问题使药物治疗的地位受到了波动。针刺作为一种绿色疗法，近年来逐渐被证实了用于高血压的安全性和切实可行性，"活血散风"针刺法、"育阴潜阳，平冲降逆"针刺法等针刺理论的提出为高血压的临床研究提供了量学意义上的借鉴，通过上述研究进展，可以得出以下结论：① PHT尽早介入针刺治疗可以提高血压达标率，降低患高血压的风险。②针刺时辰的选择要依据不同证型及患者的血压形态进行调整。③行针时长、留针时长、针刺频次及针刺疗程的长短和针刺疗效有着密切的关系，但并不是完全正相关，具体时间因素的长短应该根据患者个体差异、病程阶段、证型不同等来进行灵活调整。问题及展望：通过对文献的查阅和总结，笔者发现了目前研究中一些未解决的问题：①目前高血压的分型不够明确，虽然上述文章中只提及了风阳上亢证和肝肾阴虚证，但高血压病理因素有“风、火、痰、瘀、虚”，涉及另外的病理因素及证型临床研究讨论较少。②在临床中对于高血压的针刺治疗多集中在辰时，但缺乏足够的临床研究数据来验证辰时降压的疗效及可行性。③行针时间和留针时间目前为止没有一个统一且规范化的标准，建议学者们多设计一些以严谨的手法操作和评价指标为基础的高质量正交优化方案，科学地确定出最佳时间参数。④近几年对针刺频次和针刺疗程的研究较为空白，建议学者们多加关注，进行更深入的研究。

高血压对现代人的负面影响不容小觑，应该加以重视高血压的防治。笔者认为，研究针刺时效关系有利于更好结合传统医学中的时间理论及西医学中的生物节律，有利于更好地研究时间各参数与针刺疗效之间的关系，有利于更加合理地利用临床医疗资源，也有利于针刺治疗更加量化、标准化、可重复化。未来还需要更多学者致力于对时效关系的高质量系统化研究中来。

主要参考文献

［1］刘巍，熊兴江，王阶．高血压前期的中医认识及治疗［J］．中国中药杂志，2013，38（14）：2416-2420.

［2］谷文龙，柳昌希，王增荣，等．活血散风针刺法对高血压前期患者血压的影响［J］．中国中西医结合杂志，2015，35（11）：1318-1321.

［3］国家基层高血压防治管理指南2020版［J］．中国循环杂志，2021，36（3）：209-220.

［4］李会娟，王文熠，郭蕴萍，等．“活血散风、调和肝脾”针刺法对高血压前期病人血压、颈动脉内-中膜厚度及左室质量指数的影响［J］．中西医结合心脑血管病杂志，2019，17（11）：1611-1613.

［5］朱华超，纪智，郭文，等．基因芯片研究针刺对应激性高血压前期大鼠心脏基因表达的影响［J］．针灸临床杂志，2016，32（4）：77-81.

［6］郭骐影，孙启胜，贾文睿，等．针刺对应激性高血压前期大鼠肾脏基因表达的影响［J］．长春中医药大学学报，2016，32（6）：1112-1115.

［7］孙启胜，郭骐影，贾文睿，等．针刺捻转泻法对应激性高血压前期大鼠下丘脑基因表达谱的影响［J］．针刺研究，2017，42（3）：209-216.

［8］王增荣，金珊珊，谷文龙，等．“活血散风，疏肝健脾”针刺法对高血压合并脑梗死患者清晨血压与血压变异性的调控［J］．辽宁中医杂志，2016，43（4）：815-818.

［9］杨帆，王频，昂文平，等．择时针刺对高血压患者血压及血流动力学即时效应的影响［J］．上海针灸杂志，2002（2）：8-9.

［10］郑琦，吴可贵，晋学庆．清晨高血压对心血管事件的影响［J］．高血压杂志，

2004（5）：6–8.

［11］王艳君，赵鑫，兰向东，等. 辰时针刺对原发性高血压患者的降压效应（英文）［J］.World Journal of Acupuncture-Moxibustion，2020，30（4）：272–276.

［12］王艳君，李宏坤，孙明新，等. 基于钟基因 Clock 和 Bmal1 调控探究辰时针刺自发性高血压大鼠的降压机制［J］. 安徽中医药大学学报，2020，39（5）：72–77.

［13］夏亦嗣，陈可冀，苗阳，等. 高血压患者血压昼夜节律与阴阳证型关系研究［J］. 中医杂志，1998（5）：300–302，260.

［14］李杉，张立德，程岩岩，等. 基于中医时间医学探讨高血压血压节律性变化及治疗进展［J］. 中华中医药杂志，2020，35（6）：3011–3014.

［15］杨继洲. 针灸大成［M］. 北京：人民卫生出版社，2006.

［16］王雪蕊，郭玉红，徐霄龙，等. 针刺对高血压大鼠延髓头端腹外侧区氧化应激水平影响的研究［J］. 世界中医药，2021，16（1）：77–81.

［17］石学敏. 针刺手法与临床效果的相关性研究——同一穴位针刺方向、深度、施术与对应症的关系［J］. 中医学报，2012，27（9）：1077–1079.

［18］鲁海，张春红. 关于针刺最佳刺激量的几个关键因素［J］. 中国中医基础医学杂志，2019，25（3）：350–352.

［19］杜宇征. 高血压与"活血散风、疏肝健脾"针刺法［J］. 中华针灸电子杂志，2017，6（3）：89–92.

［20］钱俊，韩珍真，翟佳佳，等. 不同参数针刺治疗原发性高血压的正交优化方案研究［J］. 中医药导报，2021，27（2）：60–62，67.

［21］吕海波，宋金兴. 快针针刺疗法对肝火亢盛型原发性高血压患者即时血压的影响［J］. 中国当代医药，2020，27（30）：148–151.

［22］汪机. 针灸问对［M］. 太原：山西科学技术出版社，2011.

［23］朱琏. 新针灸学［M］. 南宁：广西科学技术出版社，2008.

［24］陈少宗. 针刺作用时效关系研究的临床意义［J］. 针灸临床杂志，2008（6）：1–3.

［25］龚彪，李长清，杨里. 间生态学说与针刺有效刺激量、补泻、时间及疗程［J］. 中国针灸，2005（3）：40–42.

［26］张来举，王亚军，宋凯. 疗程对针灸疗效的影响［J］. 中医药临床杂志，2018，30（4）：754–757.

［27］席强，郭义，郭永明，等. 浅探针刺耐受［J］. 针灸临床杂志，2009，25（12）：43–44，71.

［28］石学敏. 针刺降压：卒中二级预防的新道路［J］. 中华针灸电子杂志，2017，6（2）：45–47.